Inhaltsübersicht

Grundlagen

Flußschemata und Fallstricke

Spezielle Gefäßregionen

Anhang

Checklisten der aktuellen Medizin

Der Grundgedanke

- Mediziner in Klinik und Praxis benötigen – unabhängig von ihrem Ausbildungsstand – handlungsrelevante Informationen.
- Der Zugriff zu den Informationen soll einfach und schnell möglich sein.
- Die Fakten müssen dabei umfassend und konkret dargestellt werden.

Das Konzept

- Ein Stichwort wird *einmal ausführlich* behandelt.
- Die Checklisten sind trotz der Faktenfülle handlich, kompakt und übersichtlich.
- Das ausführliche Sachregister mit Erklärung der verwendeten Abkürzungen ermöglicht einen raschen Informationszugriff.
- Die Informationen lassen sich direkt in die Praxis umsetzen.
- Farbliche Gliederung erleichtert die Orientierung.

In der Checkliste Dopplersonographie finden Sie:

im grauen Teil

Einführung und Grundlagen zum Thema Dopplersonographie:

- Physikalische und technische Grundlagen
- Apparative Voraussetzungen, z. B. Erläuterung verschiedener Schallköpfe
- Verschiedene Untersuchungsverfahren, z. B. Dopplerstiftsonde, B-Bild, Farbdoppler
- Richtlinien

im grünen Teil

Diagnosefindung:

- Flußschemata zu häufigen Krankheitsbildern, die den Weg durch die Diagnostik aufzeigen

Fallstricke:

- Häufige Fallstricke und Hinweise, wie sie zu umgehen sind
- Abbildungen, in denen häufige Probleme ihren Lösungsmöglichkeiten gegenübergestellt werden

im blauen Teil

Untersuchungsgänge aller wichtigen Gefäßgebiete:

- Periphere Arterien und Venen
- Abdominale Arterien und Venen
- Extrakranielle und intrakranielle Arterien

Die wichtigsten Krankheitsbilder dieser Gefäßgebiete:

- Erläuterung und Bewertung der einzelnen Sonographieverfahren bei der Diagnosefindung
- Charakteristische Befunde
- Kurzer Therapieausblick

im Anhang

- Tabelle mit allen Normwerten
- Befundungskriterien
- Kurzglossar

Checkliste Doppler- und Duplexsonographie

Checklisten der aktuellen Medizin

Begründet von F. Largiadèr, A. Sturm, O. Wicki

Georg Thieme Verlag
Stuttgart · New York

„Die lohnendsten Forschungen sind diejenigen, welche, indem sie den Denker erfreuen, zugleich der Menschheit nützen."

Johann Christian Doppler

Doppler- und Duplexsonographie nehmen in der angiologischen Diagnostik eine zentrale Stellung ein. Durch ihren Einsatz kann in vielen Fällen auf eine invasive diagnostische Maßnahme (Angiographie, Phlebographie) verzichtet werden. Die farbduplexsonographische Untersuchung des Gefäßsystems sowie die Befundinterpretation sind in besonderem Maße abhängig von physikalisch-technischen Grundkenntnissen sowie der Erfahrung des Untersuchers.
Idee und Konzeption der Checkliste entstammen unserer langjährigen Erfahrung mit Ultraschallkursen. Mit Ausnahme urologischer und gynäkologischer Fragestellungen werden in dem Buch sämtliche vaskulären Einsatzbereiche der Doppler- und Duplextechnik ausführlich behandelt.
Die Checkliste wendet sich an den Anfänger, der exakte Hinweise zur Geräteeinstellung und praktischen Durchführung der Untersuchung erhält, aber auch an den fortgeschrittenen Ultraschallanwender, der Angaben auch zu seltenen Differentialdiagnosen findet.
In einem eigenen Kapitel werden die wichtigsten Fehlerquellen und Fallstricke anhand exemplarischer Beispiele dargestellt.
Wir haben uns bemüht, nicht nur die faszinierenden Möglichkeiten der Doppler- und Duplextechnik aufzuzeigen, sondern auch auf die Grenzen der Methodik hinzuweisen und Empfehlungen zur weiteren Diagnostik zu geben.
Das beispielhafte Engagement von Frau Dr. Hansen und Frau Horschel vom Thieme Verlag hat wesentlich zur Realisierung der Checkliste beigetragen. Ihnen beiden gebührt an dieser Stelle unser ausdrücklicher Dank.

Mainz und Bonn, im September 1998 — Die Verfasser

Inhaltsverzeichnis

Grauer Teil: Grundlagen

Grüner Teil: Flußschemata und Fallstricke

Blauer Teil: Spezielle Gefäßregionen

Inhaltsverzeichnis

Anhang

1.1 Entstehung und Ausbreitung von Ultraschallwellen

Grundlagen

- **Definition des Ultraschalls:** Longitudinale Druckpulswellen mit einer Frequenz von > 20 000 Hz werden als Ultraschall bezeichnet.
- **Größenordnung:** 1 Megahertz (MHz) entspricht 1 Million Schwingungen pro Sekunde. In der klinischen Diagnostik liegen die Frequenzen zwischen 2 und 10 MHz. Bei speziellen Einsatzgebieten wie intravaskulärem Ultraschall oder der Tumordiagnostik in der Dermatologie kommen Frequenzen bis 30 MHz zum Einsatz.

Kenngrößen von Ultraschallwellen

- **Wellenlänge Lambda (λ):** Räumlicher Abstand zweier benachbarter Maxima einer Sinusschwingung.
- **Frequenz (f):** Anzahl der Schwingungen pro Sekunde; 1/s = 1 Hz.
- **Periode:** Schwingungsdauer (in Sekunden).
- **Schallgeschwindigkeit (c):** Produkt aus Frequenz und Wellenlänge.
- **Schallintensität (I):** Amplitude der Auslenkung aus der Ruhelage. Einheit der Schalleistung in Ausbreitungsrichtung: mW/cm^2.

Piezoelektrischer Effekt

- Beim Anlegen einer Wechselspannung an Keramikelemente werden diese proportional zum Phasenwechsel der Spannung zu pulsatilen Formänderungen angeregt. Dieses Phänomen wird als piezoelektrischer Effekt bezeichnet. Die Frequenz der hierbei entstehenden Druckwellen liegt im Megahertz-Bereich. Umgekehrt können Ultraschallwellen beim Auftreffen auf Keramikkristalle diese wiederum in Schwingung versetzen und dadurch eine elektrische Spannung induzieren. Abhängig vom Schallwandler (s. S. 5) wird das Schallfeld durch einen Einzelkristall, ringförmig angeordnete Kristalle oder linear nebeneinander angeordnete Kristalle erzeugt.

Ausbreitung von Ultraschall im Gewebe

- **Schallausbreitungsgeschwindigkeit:** Sie ist in verschiedenen Körpergeweben nahezu gleich und beträgt ca. 1540 m/s. Eine Ausnahme ist Knochengewebe, hier beträgt die Ausbreitungsgeschwindigkeit 3500 m/s.
- **Physikalische Effekte:** Ultraschallwellen sind im Gewebe im wesentlichen den folgenden vier physikalischen Effekten unterworfen:
  - *Reflexion:*
    - Reflexion ist definiert als Umkehr der Ausbreitungsrichtung von Schallwellen an einer Grenzfläche. Einfalls- und Ausfallswinkel des Schallstrahls sind gleich. Bedingung für die Reflexion von Schallwellen ist eine Dicke der Grenzschicht bzw. des anderen Mediums von mindestens einer Wellenlänge. Weitere Voraussetzung ist eine unterschiedliche Impedanz der Gewebe.

1.1 Entstehung und Ausbreitung von Ultraschallwellen

- Akustische Impedanz: Schallwellenwiderstand; Materialkonstante, die sich als Produkt aus Schallausbreitungsgeschwindigkeit und Dichte des Mediums errechnet. Große Impedanzunterschiede haben eine überwiegende Reflexion der Schallenergie zur Folge, nur ein kleiner Teil erfährt eine Transmission (z.B. an der Grenzfläche Weichteilgewebe/Luft in der Lunge). Treffen Ultraschallwellen auf knöcherne Strukturen, resultiert wegen des deutlichen Impedanzunterschiedes eine überwiegende Reflexion; der kleine, transmittierte Anteil erfährt im Knochen eine starke Abschwächung durch hohe Absorption. Eine Abbildung von Strukturen, die im Schallschatten eines Knochens liegen, ist daher nicht möglich.

- *Transmission:* Bei der Transmission werden Grenzflächen von Schallwellen durchdrungen. Die Transmission ist mit einer Abweichung von der geradlinigen Ausbreitung der Schallwellen verbunden. Dieses Phänomen wird als Beugung bezeichnet.
- *Streuung:* Treffen Schallwellen auf Strukturen, die *kleiner* als eine Wellenlänge sind, kommt es zu einer Ablenkung der Schallwellen in sämtliche Raumrichtungen. An den korpuskulären Elementen des Blutes kommt es zu einer kompletten Streuung. Die nach Streuung an den Erythrozyten wieder den Schallwandler erreichenden Signale sind im Gegensatz zu reflektierten Gewebeechos von sehr geringer Intensität.
- *Absorption:* Umwandlung von Schallenergie in Wärme. Neben Streuung und Reflexion ist die Absorption die hauptsächliche Ursache der Schallintensitätsminderung im Gewebe. Mit zunehmender Laufstrecke nimmt die Intensität des Schallimpulses exponentiell ab. Der Absorptionskoeffizient ist gewebespezifisch und liegt im Körpergewebe zwischen 0,6 und 1,5 dB/MHz×cm (s. Tabelle 1). Weiterhin ist das Absorptionsverhalten frequenzabhängig: Bei hohen Frequenzen ist in gleicher Tiefe der Energieverlust stärker als bei niedrigen Frequenzen.

Tabelle 1 Akustische Impedanz und Absorptionskoeffizient in verschiedenen Geweben

Gewebe	Akustische Impedanz (10^6 kg/m^{2}s)	Adsorptionskoeffizient (dB/MHz×cm)
Blut	1.61	0,2
Wasser	1.48	0,002
Weichteilgewebe	1.63	0,7
Knochen	7.80	10,0
Luft	0.0004	
Muskulatur		1,5

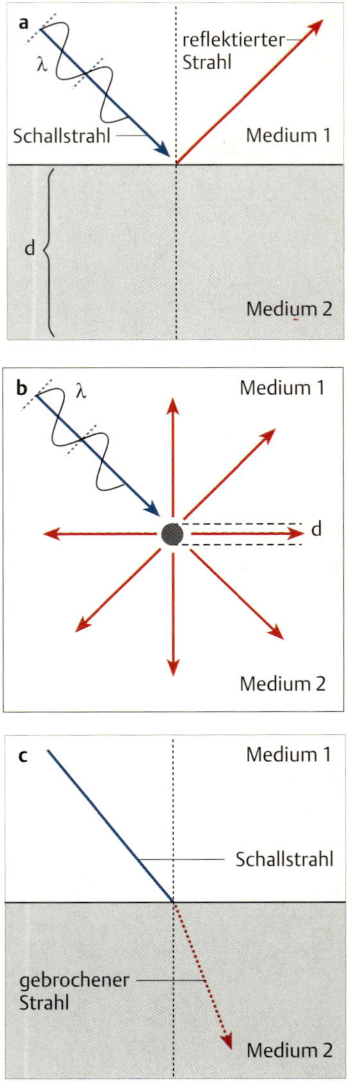

Abb. 1 a–c a) Reflexion: λ kleiner als die Dicke der Grenzschicht bzw. des zweiten Mediums; b) Streuung: λ größer als die Dicke der Grenzschicht bzw. des zweiten Mediums; c) Transmission und Brechung: Die Grenzschicht wird von einer Schallwelle durchdrungen. Bei unterschiedlicher Ausbreitungsgeschwindigkeit in den beiden Medien kommt es zur Änderung der Ausbreitungsrichtung

1.2 Zweidimensionaler Ultraschall

Puls-Echo-Prinzip

➤ **Vorbemerkung:** Das Puls-Echo-Prinzip ist die Grundlage jeder Bildgebung mit Ultraschall.

➤ **Prinzip:** Ein kurzer Schallimpuls (Dauer 1 – 2 Perioden, ca. 0,3 – 0,6 µs) wird in das Gewebe eingestrahlt. Die in den Körpergeweben nahezu gleiche Schallausbreitungsgeschwindigkeit ermöglicht über die Laufzeit der Schallimpulse eine exakte Tiefenlokalisation der Reflektoren. Vor Aussenden des nächsten Impulses muß das Eintreffen des aus der gewählten maximalen Tiefe stammenden Echos abgewartet werden.

➤ **Puls-Echo-Zyklus:** Abfolge von Impulsaussendung, Reflexion und Empfangen der Echos entlang eines Schallstrahls.

➤ **Darstellung:** Die Darstellung der reflektierten Echos kann auf unterschiedliche Weise erfolgen: A-Mode (Amplituden-Mode), M-Mode (Time-motion-Technik), oder B-Mode (Brightness-Mode). A-Mode und M-Mode sind in der angiologischen Diagnostik von untergeordneter Bedeutung und werden daher nicht weiter besprochen.

➤ **B-Mode:** Entsprechend der Intensität der reflektierten Signale erfolgt auf der jeweiligen Ultraschallinie eine Zuordnung von verschiedenen Helligkeitsstufen (B-Mode = Brightness-Mode). Dazu stehen in der Regel 64 – 128 Graustufen zur Verfügung. Das zweidimensionale Ultraschall-Schnittbild setzt sich aus 64 – 256 nebeneinander liegenden Ultraschallinien zusammen. In Abhängigkeit von der Arbeitsfrequenz des Schallkopfes beträgt die Liniendichte 5 – 20/cm.

Auflösung

➤ **Definition:** Auflösungsvermögen ist die Fähigkeit eines Ultraschallsystems, zwei getrennte Gewebestrukturen auch im Ultraschallbild unterscheiden zu können. Das Auflösungsvermögen ist abhängig von der Schallfrequenz. Mit hohen Frequenzen ist ein besseres Auflösungsvermögen zu erzielen als mit niedrigen.

➤ **Axiales Auflösungsvermögen** ist definiert als Auflösungsvermögen in Schallausbreitungsrichtung. Es ist nur von der Länge der zur Bilderzeugung verwendeten Schallimpulse abhängig und im Nah- und Fernbereich des Schallfeldes gleich. Das axiale Auflösungsvermögen ist besser als das laterale und beträgt das 1 – 1,5fache der Wellenlänge der Arbeitsfrequenz. Bei einer Frequenz von 7,5 MHz liegt die axiale Auflösung bei ca. 0,2 – 0,3 mm.

➤ **Laterales Auflösungsvermögen:** Es beschreibt die Fähigkeit, zwei senkrecht zur Schallausbreitungsrichtung nebeneinanderliegende Strukturen auch als getrennte Punkte abbilden zu können. Grundsätzlich ist das laterale Auflösungsvermögen schlechter als das axiale. Neben der Sendefrequenz ist es von der Schallfeldgeometrie sowie von Anzahl und Lage der Fokuszonen abhängig. Im Gegensatz zur axialen Auflösung wird die laterale Auflösung mit zunehmender Eindringtiefe schlechter. Bei einer Frequenz von 7,5 MHz beträgt bei einem elektronischen Linearschallkopf in einer Abbildungstiefe von 3 – 4 cm das laterale Auflösungsvermögen ca. 0,5 – 0,7 mm.

Tabelle 2 Das Auflösungsvermögen ist abhängig von der Wellenlänge des Ultraschalls. Bei hohen Schallfrequenzen und den damit verbundenen kleinen Wellenlängen sind axiales und laterales Auflösungsvermögen besser als bei niedrigen Schallfrequenzen

Schallfrequenz (MHz)	Wellenlänge (mm)
3,5	0,44
5,6	0,31
7,5	0,21
10	0,15

Schallwandler

➤ **Schallkopftypen (synonym Transducer):**
- *Linearscanner:*
  - Parallele Abtastung des Gewebes in Zeilen durch lineare Anordnung von bis zu 512 Wandlerelementen; dadurch viereckiges Schnittbild.
  - Vorteil: Oberflächennah gute Auflösung.
  - Nachteil: Große Auflagefläche, z. B. erschwerend bei Luftüberlagerung.
- *Konvexscanner:*
  - Synonym Curved-array-Scanner.
  - Funktionsprinzip linear wie Linearscanner, aber die Wandlerelemente sind auf der konvexen Auflagefläche angeordnet. Dadurch breites Schallfeld in der Tiefe bei kleiner Auflagefläche.
- *Sektorscanner:*
  - Drehung der Wandlerelemente (mechanisch), dadurch radiale Schallausbreitung.
  - Bei elektronischen Systemen phasenverschobene Anregung der Elemente (Phased-array-Scanner).
  - Sektorförmiges Schnittbild.
  - Vorteil: Kleine Auflagefläche bei großem Bildausschnitt, daher gut geeignet in der Tiefe (zwischen Rippen etc).

➤ **Mechanische Systeme:**
- Es handelt sich entweder um Einkristall-Schallköpfe oder Annular-array-Schallköpfe mit ringförmig angeordneten Piezoelementen.
- Das Schallfeld wird durch oszillierende Bewegung des Kristalls erzeugt und ist sektorförmig.
- Ein simultaner Echtzeit-Betrieb von B-Bild und Dopplermodus ist nicht möglich.
- Die Strömungsinformation kann bei mechanischen Annular-array-Sonden sowohl nach dem PW- als auch dem CW-Dopplerprinzip (s. S. 11) gewonnen werden.

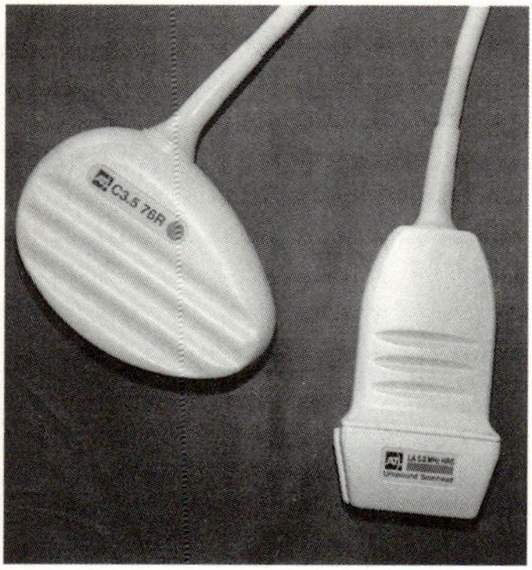

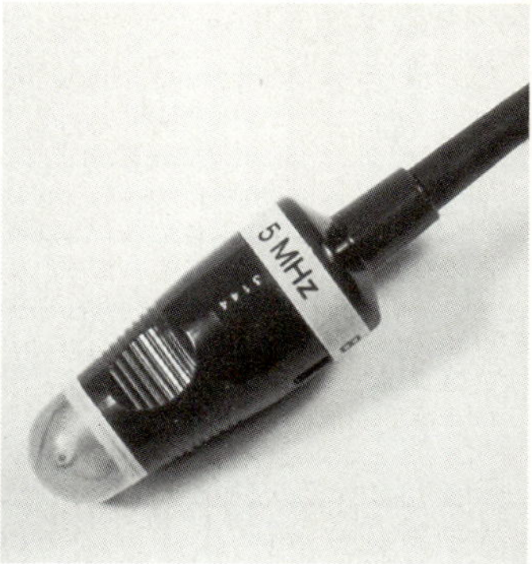

a b

Abb. 2 a und b a) Elektronische Linear-Schallköpfe; b) mechanischer Annular-array-Schallkopf

- **Elektronische Schallköpfe:**
  - Hier sind mehrere Piezoelemente nebeneinander angeordnet. Abhängig vom Schallkopftyp liegt die Zahl der Kristalle zwischen 64 und 256.
  - Bei elektronischen Schallköpfen besteht die Möglichkeit eines Simultanbetriebs von B-Bild und Dopplermodus. Häufig kann der gleiche Schallkopf sowohl im B-Bild als auch im Dopplermodus mit unterschiedlichen Arbeitsfrequenzen betrieben werden.
  - Beim Phased-array-Schallkopf sind die Piezoelemente wie beim Linear-Schallkopf geradlinig nebeneinander angeordnet. Durch zeitlich versetzte Anregung der Kristalle ist die Ausrichtung der Wellenfront jedoch variierbar (sektorförmige Schallfeldgeometrie). Im Unterschied zum Linear-array-Prinzip sind bei der Phased-array-Sonde alle Kristalle am Aufbau jeder einzelnen Bildlinie beteiligt.
  - Bei elektronischen Linearschallköpfen zur Gefäßdiagnostik ist derzeit eine Strömungsmessung nur im PW-Dopplermodus möglich.
  - Bei Linearschallköpfen ist durch zeitlich versetzte Anregung der Piezoelemente eine elektronische Anwinklung des Dopplermeßstrahles bzw. der Farbbox zur flächenhaften Strömungsdetektion möglich.

Fokussierung

- **Definition:** Als Fokuszone wird im Schallfeld die Region mit der höchsten lateralen Auflösung bezeichnet.
- **Prinzip:** Für jeden Puls-Echo-Zyklus existiert nur eine Fokuszone in einer bestimmten Tiefe. Bei Anwendung mehrerer Fokuszonen muß daher pro Ultraschallinie eine entsprechende Anzahl von Puls-Echo-Zyklen abgegeben werden. Die Dauer des Bildaufbaus wird dadurch verlängert. In der Regel können im B-Bild maximal 6 Fokuszonen gleichzeitig angesteuert werden.
- **Fokussierung bei elektronischen Schallköpfen:** Sowohl Position als auch Anzahl der Fokuszonen können variiert werden. Die Möglichkeit der Plazierung einer Fokuszone in einer bestimmten Tiefe bezieht sich auf die Richtung parallel zum Schallfeld. Die Fokussierung senkrecht zur Ausrichtung des Schallfeldes erfolgt über eine akustische Linse und ist nicht variierbar (sog. Schichtdickenauflösung).
- **Fokussierung bei mechanischen Schallköpfen:** Bei Einelement-Schallköpfen ist der Abstand zwischen Schallkopf und Fokuszone fest vorgegeben. Position und Anzahl der Fokuszonen sind nicht variierbar. Bei Annular-array-Schallköpfen kann die Lage der Fokuszone verändert werden.

Signalverarbeitung

- **Preprocessing:** Elektronische Verzögerung und Integration der empfangenen Signale zur Verbesserung der Bildqualität und Auflösung.
- **Postprocessing:** Veränderung der Graustufen gespeicherter Signale zur Kontrastverstärkung.
- **Sendeintensität:** Vom Gerät abhängige maximale Sendeleistung (mit 0 angegeben). Sie sollte bei –3% bis –9% möglichst gering eingestellt werden, um ein Überstrahlen des Bildes (durch Graustufennivellierung) zu vermeiden.
- **Tiefenausgleich:** Ausgleich der Absorptionseffekte im Gewebe durch Verstärkung der später eintreffenden Signale (TGC, time-gain-compensation, s. S. 24).
- **Gain:** Gesamtverstärkung aller rücklaufenden Signale, sollte mit der Sendeleistung abgestimmt werden (s. S. 24).

1.3 Dopplersonographie

Grundlagen

- **Prinzip:** Werden mechanische oder elektromagnetische Wellen an einer sich bewegenden Struktur reflektiert, weisen auftreffende und reflektierte Welle eine unterschiedliche Frequenz auf. Bewegt sich der Reflektor auf den Schallwandler zu, so ist die Frequenz der reflektierten Welle höher als die Sendefrequenz. Entfernt sich der Reflektor dagegen vom Schallwandler, ist die Frequenz der reflektierten Welle niedriger als die Sendefrequenz.
- **Frequenzverschiebung oder Doppler-Shift:** Die Differenz zwischen Sendefrequenz und empfangener Frequenz wird als Frequenzverschiebung oder Doppler-Shift (Δf) bezeichnet.

Dopplergleichung:

- $\Delta f = \dfrac{2\,f \times v \times \cos alpha}{c}$
- Die Dopplergleichung beschreibt die Abhängigkeit der Frequenzverschiebung Δf von der Sendefrequenz f, von der Strömungsgeschwindigkeit des Blutes v, von der Schallausbreitungsgeschwindigkeit c, sowie vom Cosinus des Winkels, mit dem der Schallstrahl auf das Blutgefäß trifft. Konstant sind

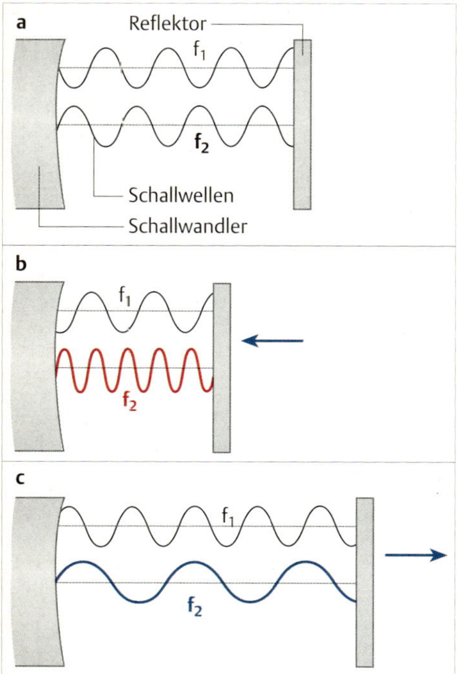

Abb. 3 a – c Dopplerprinzip; f1 = Sendefrequenz, f2 = empfangene Frequenz. a) Reflektor ortskonstant: f2 = f1; b) Reflektor bewegt sich auf den Schallwandler zu: f2 > f1; c) Reflektor bewegt sich vom Schallwandler weg: f2 < f1

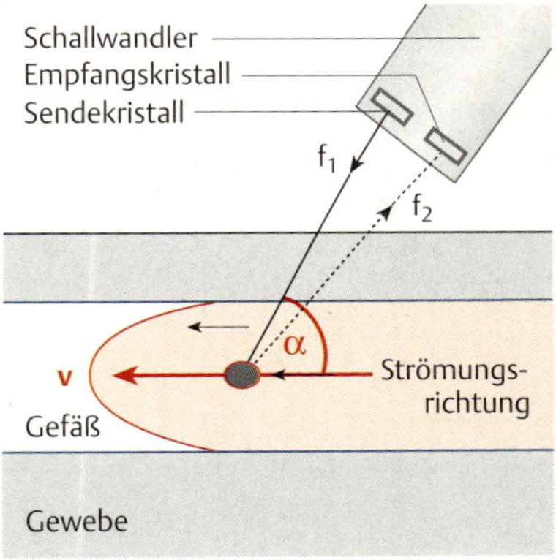

Abb. 4 Schematische Darstellung des Dopplereffektes. Der sich mit einer bestimmten Geschwindigkeit von der Dopplersonde (CW-Doppler) fortbewegende Erythrozyt wird unter einem Winkel α vom Ultraschallstrahl mit einer Frequenz von f1 = 4,0 MHz getroffen. Die Frequenz des nach Reflexion empfangenen Schallstrahles beträgt f2 = 3,998 MHz. Die Dopplerfrequenzverschiebung (Dopplershift) beträgt f1 – f2 = Δf = 2 KHz

die jeweilige Sendefrequenz und die Schallausbreitungsgeschwindigkeit im Gewebe (1540 m/s = mittlerer Geschwindigkeitswert für Weichteilgewebe).
- Ist neben der gemessenen Frequenzverschiebung auch der Winkel zwischen Schallstrahl und Gefäßachse bekannt, kann die Strömungsgeschwindigkeit des Blutes berechnet werden.

➤ **Beurteilung:**
- Strömung, die sich auf die Sonde zu bewegt, führt zu einer Erhöhung der reflektierten Frequenz, Strömung in entgegengesetzter Richtung dagegen zu einer Frequenzerniedrigung. So ist eine Richtungserkennung möglich, es erfolgt eine Kennzeichnung der Frequenzverschiebung mit + oder –.
- Entsprechend der Cosinus-Funktion ist bei gleicher Strömungsgeschwindigkeit die Frequenzverschiebung Δf um so höher, je flacher der Einfallswinkel des Schallstrahls ist. Theoretisch kann bei senkrecht auftreffendem Schallstrahl keine Frequenzverschiebung zustande kommen (cos 90° = 0). Wegen Divergenz des Schallstrahles mit zunehmender Entfernung vom Entstehungsort kann jedoch auch bei relativ steil aufgesetzter Sonde, z. B. bei Untersuchung der A. tibialis posterior am Innenknöchel, noch ein Dopplersignal registriert werden (s. Abb. 5).
- Die theoretisch günstigste Bedingung für die Ableitung eines Strömungssignales wäre ein Winkel von 0° zwischen Gefäßachse und Schallstrahl, denn cos 0° = 1. Mit zunehmend steilerem Winkel vergrößert sich die Abweichung der gemessenen von der unter Optimalbedingung ableitbaren Frequenzverschiebung. Bei Kenntnis des Winkels kann zwar prinzipiell aus jedem Dopplersignal die zugrunde liegende Strömungsgeschwindigkeit errechnet werden, es sollte jedoch darauf geachtet werden, daß das Signal bereits unter einem günstigen Winkel gewonnen wird. In der täglichen Routine sind sehr flache Winkel häufig nicht zu erzielen. Ein Winkel von 30 – 60° zwischen Schallstrahl und Gefäßachse sollte angestrebt werden.

1.3 Dopplersonographie

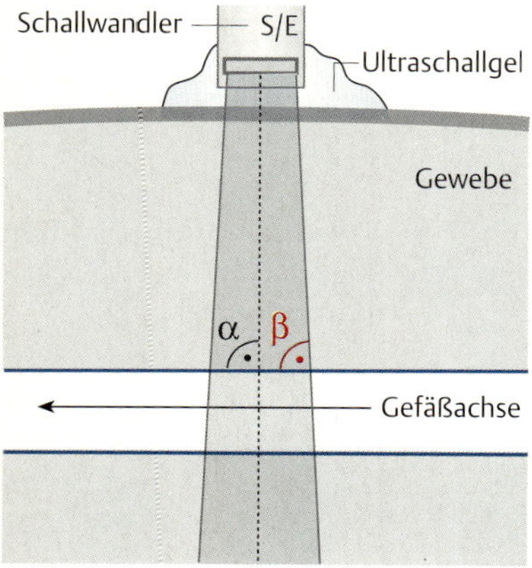

Abb. 5 Divergenz des Schallstrahls mit zunehmender Tiefe. S/E = Sende- und Empfangselement. α = 90° ; β < 90° .Im Randbereich des Schallstrahls beträgt der Winkel zwischen Gefäßachse und Dopplermeßstrahl nicht mehr 90°, somit ist die Bedingung für das Zustandekommen einer Frequenzverschiebung gegeben. Ein so gewonnenes Signal ist zur formanalytischen Beurteilung jedoch nicht geeignet

- Ein unter steilem Winkel abgeleitetes Signal kann zur Bestimmung des systolischen Perfusionsdrucks ausreichend sein, ist aber zur formanalytischen Bewertung ungeeignet. Eine form- und frequenzanalytische Bewertung sollte nur erfolgen, wenn der Winkel zwischen Schallstrahl und Gefäßachse 60° nicht überschreitet.

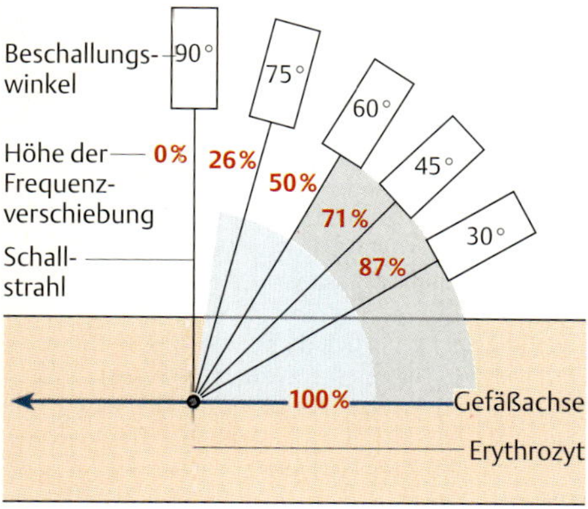

Abb. 6 Winkelabhängigkeit der Frequenzverschiebung. Beschallungswinkel = Winkel zwischen Gefäßachse und Schallstrahl. Nur Signale, die aus dem schraffierten Winkelbereich abgeleitet werden, sind für eine form- und frequenzanalytische Bewertung geeignet. Signale, die aus dem blau markierten Bereich stammen, können zur Bestimmung des systolischen Perfusionsdruckes herangezogen werden

Dopplerverfahren

- **CW-Doppler (CW = continuous wave):**
  - Der CW-Doppler arbeitet im kontinuierlichen Sende- und Empfangsbetrieb und benötigt daher zwei Kristalle.
  - Aufgrund seines Betriebsmodus hat er keine Tiefenselektivität. Sämtliche vom Schallstrahl getroffenen Reflektoren, die eine Frequenzverschiebung bewirken, tragen zum Dopplersignal bei.
  - Bei Beschallung einer Arterie mit dahinterliegender Begleitvene stellt das Dopplersignal die Summe aus arterieller und venöser Strömungsinformation dar.
  - Dem Nachteil der fehlenden Tiefenselektivität steht der Vorteil einer korrekten Erfassung auch sehr hoher Geschwindigkeiten gegenüber, da die Strömungsinformation beim CW-Doppler keinem Alias-Phänomen (s. S. 12) unterworfen ist.
- **PW-Doppler (PW = pulsed wave):**
  - Der PW-Doppler arbeitet mit einem einzigen Kristall, welcher sich abwechselnd im Sende- und Empfangsbetrieb befindet.
  - Entsprechend der Zeitverzögerung zwischen Aussenden eines Wellenpaketes und Umschalten auf Empfang kann über die Laufzeit des Ultraschalls eine Tiefenzuordnung der Strömungsinformation erfolgen.
  - Vor Aussendung des nächsten Schallimpulses muß das Eintreffen der reflektierten Echos des ersten Impulses abgewartet werden, da sonst eine Tiefenzuordnung nicht möglich ist.
  - Liegt die Empfangsregion in großer Tiefe, muß eine entsprechend längere Zeitverzögerung zwischen Sende- und Empfangsbetrieb gewählt werden. Die Anzahl der Schallimpulse pro Zeiteinheit wird geringer, die *Pulsrepetitionsrate (= pulse repetition frequency, PRF)* erniedrigt sich.
  - *Sample volume (SV)*: Dieser Begriff bezeichnet die räumliche Ausdehnung der Empfangsregion. Synonyma: Meßvolumen, Informationsvolumen. Im PW-Betrieb kann neben der Empfangstiefe auch die Ausdehnung der Region, aus welcher die Strömungsinformation stammt, variiert werden.

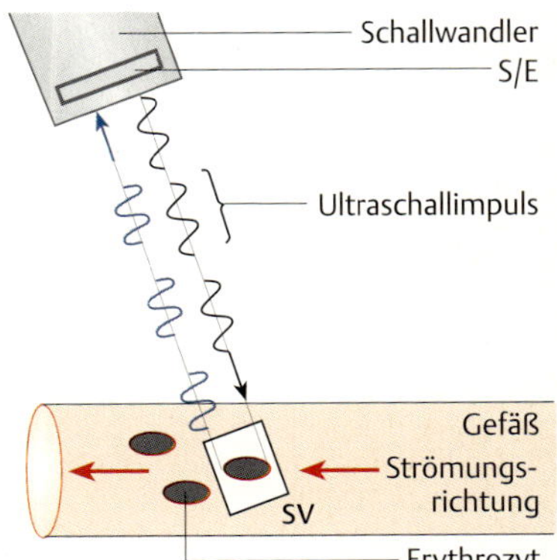

Abb. 7 Prinzip des PW-Dopplers. S/E = Sende- und Empfangselement. Die Strömungsinformation wird aus einer räumlich abgegrenzten Region (SV = Sample volume) empfangen, die sich in einer bestimmten Tiefe befindet

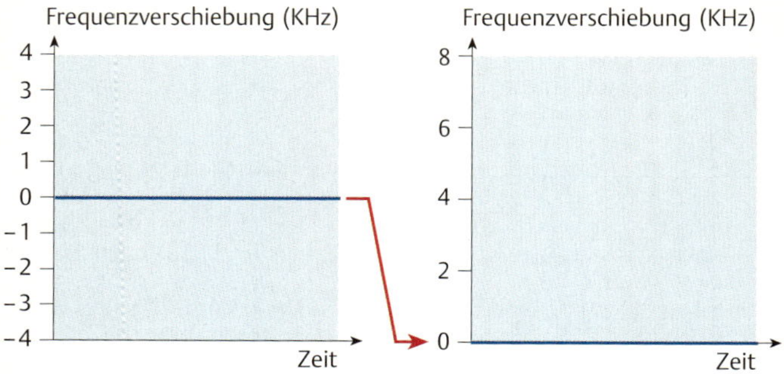

Abb. 8 Darstellung der Monitorskala. Verdopplung des Meßbereichs des PW-Dopplers in der einen Richtung durch Verzicht auf Strömungsdarstellung in der Gegenrichtung

- *Nyquist-Grenze:* Dem Vorteil der Tiefenselektivität des PW-Dopplers steht die Begrenzung der korrekt erfaßbaren Maximalgeschwindigkeit entgegen. Sie entspricht bei symmetrischer Skalierung für die positive und negative Richtung jeweils der Hälfte der Pulsrepetitionsrate und wird als Nyquist-Grenze oder Nyquist-Limit bezeichnet.

  $$\text{Nyquist-Grenze} = \frac{PRF}{2}$$

- Bei einer Pulsrepetitionsrate von 5000/s beträgt die Nyquist-Grenze ± 2500 Hz bzw. ±2,5 KHz. Durch Verschiebung der Nullinie nach unten und Darstellung nur einer Strömungsrichtung kann der korrekte Meßbereich verdoppelt werden.

➤ **Alias-Phänomen**:

- Geschwindigkeiten bzw. Frequenzverschiebungen, welche die Nyquist-Grenze überschreiten, werden bei der Darstellung abgeschnitten und erscheinen in der entgegengesetzten Strömungsrichtung. Dieses Phänomen wird auch als Alias-Effekt bezeichnet.
- Der Alias-Effekt ist dadurch gekennzeichnet, daß die Basis des abgeschnittenen Teils der Strömungsinformation immer an der größtmöglichen Frequenzverschiebung der Gegenrichtung angesetzt wird. Eine hohe Eindringtiefe ist infolge der geringen Pulsrepetitionsrate mit einer niedrigen Nyquist-Grenze verbunden.
- Bei einer Arbeitsfrequenz des PW-Dopplers von 4 MHz beträgt z.B. bei Signalableitung aus 6 cm Tiefe die Pulsrepetitionsrate 8300/s und somit die maximale korrekt darstellbare Frequenzverschiebung bei symmetrischer Skalierung ±4,15 KHz. Befindet sich das Sample volume dagegen in 8,5 cm Tiefe, so erniedrigt sich die Pulsrepetitionsrate auf 6200/s und die maximale, ohne Alias-Phänomen darstellbare Frequenzverschiebung auf ±3,1 KHz.

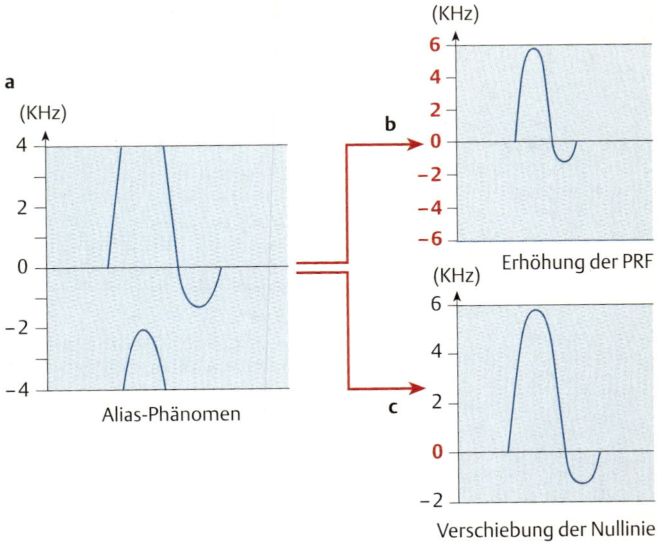

Abb. 9 a und b Schematische Darstellung des Alias-Phämomens. a) Bei symmetrischer Position der Nullinie reicht der gewählte darstellbare Bereich nicht aus, um die maximale systolische Frequenzverschiebung korrekt darzustellen; b) entweder wird der Umfang der darstellbaren Frequenzverschiebung vergrößert durch Anhebung der Pulsrepetitionsrate (abhängig von der Position des Sample volumes); c) kann die Pulsrepetitionsrate nicht mehr gesteigert werden, besteht immer noch die Möglichkeit der Nullinienverschiebung mit verbesserter Darstellung in einer Strömungsrichtung

➤ **Farbdoppler:**

- Durch simultane Ansteuerung mehrerer Sample volumes auf benachbarten Ultraschall-Linien kann die Strömungsinformation flächenhaft dargestellt werden.
- Die Farbkodierung erlaubt eine Aussage über Strömungsrichtung, die mittlere Frequenzverschiebung bzw. die mittlere „Geschwindigkeit", sowie die Varianz (s. S. 14).
- Üblicherweise wird Strömung, die sich auf den Schallkopf zu bewegt, rot, Strömung in der Gegenrichtung blau kodiert. Je höher die mittlere Frequenzverschiebung, desto heller ist der zugeordnete Farbton. Häufig erfolgt eine Beimischung von Gelbtönen, so daß im Rotbereich hohe Geschwindigkeiten orange zur Darstellung kommen und im Blaubereich türkisfarben erscheinen.
- Pro Farb-Sample volume werden je nach Größe des Farbsektors 5–15 Einzelanalysen durchgeführt. Dem Mittelwert der Frequenzverschiebungen wird die entsprechende Farbkodierung zugeordnet.

- Die Analyse der Dopplersignale kann bei flächenhafter Verteilung der Meßvolumina nicht nach dem Prinzip der Fast Fourier Transformation (s. S. 19) durchgeführt werden, da eine zu schlechte Frequenzauflösung die Folge wäre.
- *Strömungsanalyse im Farbdoppler:* Sie erfolgt entweder nach der Autokorrelationsmethode oder dem Time Domaine Processing.
  - *Autokorrelationsmethode (Kasai, 1985):* Sie setzt eine Demodulation des aus dem Gewebe empfangenen Ultraschallsignales voraus (Trennung des niederfrequenten Dopplersignales [KHz-Bereich] von der hochfrequenten Trägerfrequenz des Ultraschallgerätes [MHz-Bereich]). Um eine Detektion der Strömungsrichtung zu gewährleisten, muß die Signalaufarbeitung nach dem Prinzip der sog. Quadraturdemodulation erfolgen. Vor der Analog/Digital-Wandlung passiert das Signal einen Tiefpass-Filter, der das Dopplersignal vollständig von Frequenzen im MHz-Bereich trennt. Anschließend erfolgt die Bestimmung der Frequenzverschiebung über einen Phasenvergleich unmittelbar aufeinanderfolgender Echoimpulse (Autokorrelation).
  - *Time Domaine Processing (Bonnefous, 1986):* Das Time Domaine Processing verwendet nicht die Frequenzverschiebung des empfangenen Signales gegenüber dem Sendeimpuls. Die empfangenen, hochfrequenten, unmittelbar aufeinanderfolgenden Ultraschallsignale werden verglichen. Die zeitliche Verschiebung charakteristischer Signalveränderungen (verursacht durch Erythrozytenbewegung) ermöglicht eine Aussage über die Strömungsgeschwindigkeit ohne vorherige Isolierung des „reinen" Dopplersignales. Die empfangenen Ultraschallsignale im MHz-Bereich werden unmittelbar digitalisiert. Eine vorherige Demodulation des Signales ist nicht erforderlich.
- *Geschwindigkeitsangaben im Farbdoppler:* Eine Winkelkorrektur für jedes einzelne Farb-Meßvolumen kann nicht erfolgen, daher ist über die Farbzuordnung eine exakte Geschwindigkeitsbestimmung nicht möglich. Die von vielen Herstellern anstelle der Kilohertz-Angabe gewählte Einteilung des Farbbalkens in cm/s entspricht einer virtuellen Geschwindigkeitsangabe. Die Werte sind mit den mittels PW-Doppler und Winkelkorrektur exakt ermittelten Strömungsgeschwindigkeiten nicht vergleichbar.
- *Varianz:* Sie ist das Quadrat der Standardabweichung der Einzelmessungen pro Sample volume. Sie ist gering bei laminarer, hoch bei turbulenter Strömung. Wird sie zusätzlich zur Strömungsrichtung angegeben, sollte dies in einer Farbe erfolgen, die noch nicht zur Richtungskodierung verwendet wird, z. B. Grün.
- *Alias-Phänomen:* Da der Farbdoppler zur Gewährleistung einer räumlichen Zuordnung nach dem gepulsten Dopplerprinzip arbeitet, ist auch er dem Alias-Phänomen unterworfen. Bei Überschreiten der maximal möglichen Frequenzverschiebung in einer Richtung kommt es zum Umschlag in den hellsten Farbton der Gegenrichtung, beispielsweise von orangegelb nach türkisblau. Durch dieses Charakteristikum des Farbüberganges kann das Farbalias-Phänomen von tatsächlich nebeneinander bestehenden ante- und retrograden Strömungskomponenten (z. B. im Carotisbulbus) unterschieden werden.

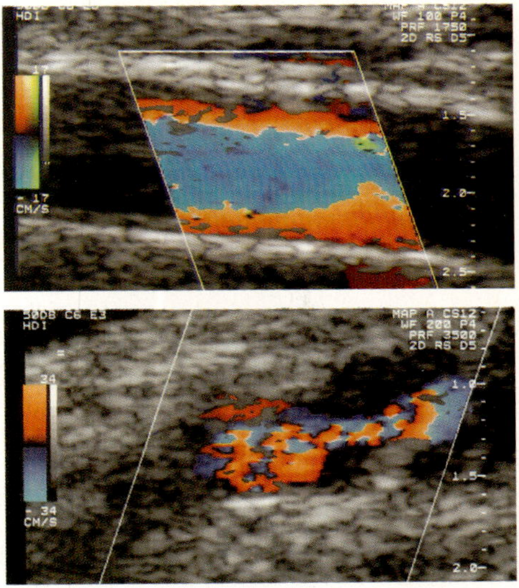

a

b

Abb. 10 a und b Farbalias-Phänomen. a) In regelrechter A. carotis interna bei falsch-niedrig eingestellter PRF bzw. falsch-niedrigem Geschwindigkeitsbereich; b) Farbalias in einer Stenose bei korrekter PRF

➤ **Power-Doppler:**

- Synonym: leistungsabhängige Strömungsdarstellung, „Angio-Mode".
- *Prinzip:* Im Gegensatz zum Farbdoppler ist beim Power-Doppler nicht die jeweilige Frequenz- bzw. Phasenverschiebung die Grundlage für die Farbzuordnung, sondern die Energie des nach Reflexion und Streuung empfangenen Frequenzspektrums.
- *Farbkodierung:* Zur flächenhaften Strömungsdarstellung wird nur eine einzige Farbe benötigt, da weder eine Richtungsdiskriminierung noch eine Aussage über die Frequenzverschiebung bzw. die „Geschwindigkeit" erfolgt. Signale mit niedriger Amplitude werden in einem dunklen, Signale mit hoher Amplitude in einem hellen Farbton wiedergegeben (s. Abb. 11).
- *Alias-Phänomene* treten beim Powerdoppler nicht auf.
- *Anwendungsgebiete:* Die Strömungsdarstellung im Power-Mode ist weniger winkelabhängig und besonders zur Darstellung langsamer Strömungen sowie kleiner Gefäße geeignet. Zum Nachweis und zur Quantifizierung von Stenosen ist der konventionelle Farbdoppler in Verbindung mit der Frequenzanalyse dem Power-Doppler überlegen.

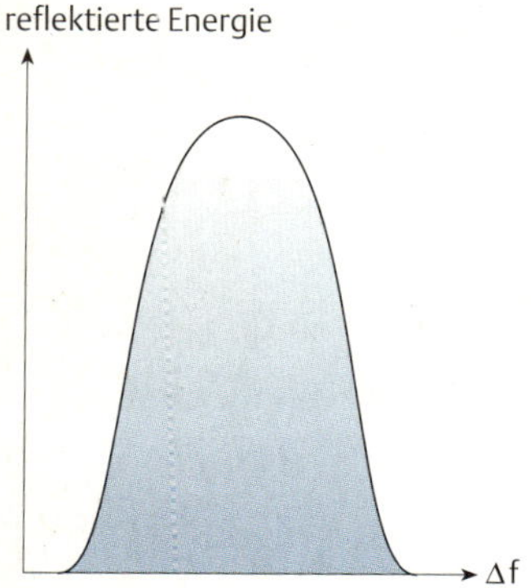

Abb. 11 Power-Doppler/Strömungsdarstellung. Bei der leistungsabhängigen Strömungsdarstellung erfolgt die Farbzuordnung in Abhängigkeit vom Energiegehalt des empfangenen Dopplersignales. Anteile mit hohem Energiegehalt werden in hellen, solche mit niedrigem Energiegehalt in dunklen Farbtönen dargestellt. Die Frequenzverschiebung und somit die Geschwindigkeit findet keine Berücksichtigung

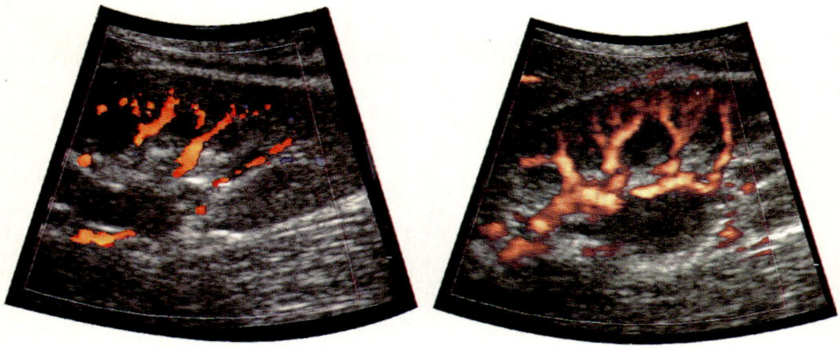

Abb. 12 a und b Perfusion des Nierenparenchyms. a) Konventionelle, geschwindigkeitsabhängige Darstellung; b) leistungsabhängige Darstellung: Aufzweigung der Interlobärarterien deutlicher sichtbar. Im Vergleich zu 12 a nahzu unterbrechungsfreie Darstellung des Arterienverlaufes. Eine Aussage über die Strömungsrichtung ist jedoch nicht möglich

➤ **Harmonic Imaging:**
- *Synonym:* 2nd Harmonic Imaging.
- Neueste Entwicklung in der Ultraschalltechnik, derzeit noch nicht im klinischen Routine-Einsatz.
- Bei der vaskulären Diagnostik abhängig vom Einsatz von Ultraschallkontrastmitteln (Levovist, Optison).
- *Prinzip:* Luft- oder gasgefüllte Mikrobläschen reflektieren Ultraschall mit einer zur Transportgeschwindigkeit der Bläschen proportionalen Frequenzverschiebung (Doppler-Effekt). Die Intensität der aus einem strömenden Medium reflektierten Signale kann durch ein Ultraschallkontrastmittel um ca.

20 dB angehoben werden. Weiterhin werden die Mikrobläschen durch die auftreffenden Ultraschallwellen selbst zu Schwingungen angeregt (Resonanz). Bei einer Anregung mit 3 MHz liegt die zweite harmonische Resonanzfrequenz bei 6 MHz. Durch Analyse dieser reflektierten Signale ist ein Strömungsnachweis mit sehr hoher Sensitivität möglich. Auch extrem langsame Strömungen in kleinen Gefäßen können dargestellt werden, da im Gegensatz zum konventionellen Farbdoppler auch in diesem Geschwindigkeitsbereich noch eine sichere Unterscheidung von Strömung und Gewebepulsation oder atmungsbedingter Organbewegung (z.B. Niere) möglich ist. Eine Anhebung des Signal-zu-Rausch-Verhältnisses (s.S. 29) um bis zu 35 dB ist möglich.

- *Anwendung:* Das Verfahren des Harmonic Imaging ist anwendbar bei der Darstellung von Frequenzspektren, der Farbdopplersonographie, sowie beim Einsatz der leistungsabhängigen Strömungsdarstellung (Power-Doppler). Harmonic Imaging ist auch ohne Kontrastmitteleinsatz möglich, da das Resonanz-Phänomen auch an Gewebestrukturen zu beobachten ist. Hierdurch ergeben sich beispielsweise neue Möglichkeiten bei der sonographischen Darstellung des Myokards.

Verarbeitung des Dopplersignales

➤ **Analogkurve:**

- Die Analogkurve ist die einfachste Möglichkeit der Darstellung eines Dopplersignales. Sie stellt nur einen schmalen Ausschnitt aus der gesamten Frequenzinformation dar und kommt bei einfachen direktionalen Dopplergeräten zur Anwendung.
- Ein sogenannter Nulldurchgangszähler (zero-crosser) ermittelt aus dem Dopplersignal die am häufigsten vorkommende Frequenz. Diese wird als *Modal-Frequenz* bezeichnet und liegt nahe beim arithmetischen Mittelwert aller gemessenen Frequenzen, ist aber nicht mit ihm identisch. Durch Verbindung der in konsekutiver Folge bestimmten Modalwerte entsteht die Analogkurve.
- Die Analogkurve kann auf zwei verschiedene Arten wiedergegeben werden:
  - *Einkanal-Technik*: Hier wird zu jedem Zeitpunkt aus dem gesamten Spektrum ein einziger Modalwert errechnet. Die Werte werden zu einem durchgehenden Kurvenzug verbunden, einer sog. *Summenkurve.*
  - *Zweikanal-Technik* (synonym Outphaser-Technik): Hier wird der Modalwert für beide Strömungsrichtungen getrennt ermittelt. Es wird ober- und unterhalb der Nullinie jeweils eine Kurve aufgezeichnet. Daher können ante- und retrograde Strömungskomponenten simultan dargestellt werden (z.B. im Bereich von Stenosen). Bei Registrierung des Strömungssignales einer peripheren Arterie in Zweikanal-Technik erscheinen die Kurven am Nulldurchgang versetzt, da zum Zeitpunkt der Richtungsumkehr kurzfristig ante- und retrograde Strömungsanteile nebeneinander vorliegen.
- Die Analogkurve erlaubt anhand ihrer Beziehung zur Nullinie eine Aussage über die Strömungsrichtung, jedoch nicht über die tatsächlich bestehenden maximalen und minimalen Frequenzverschiebungen.
- Die Bestimmung der Strömungsgeschwindigkeit anhand der Analogkurve ist bei Untersuchung mit der Stiftsonde nicht möglich, da der Winkel zwischen Sonde und Gefäß unbekannt ist.

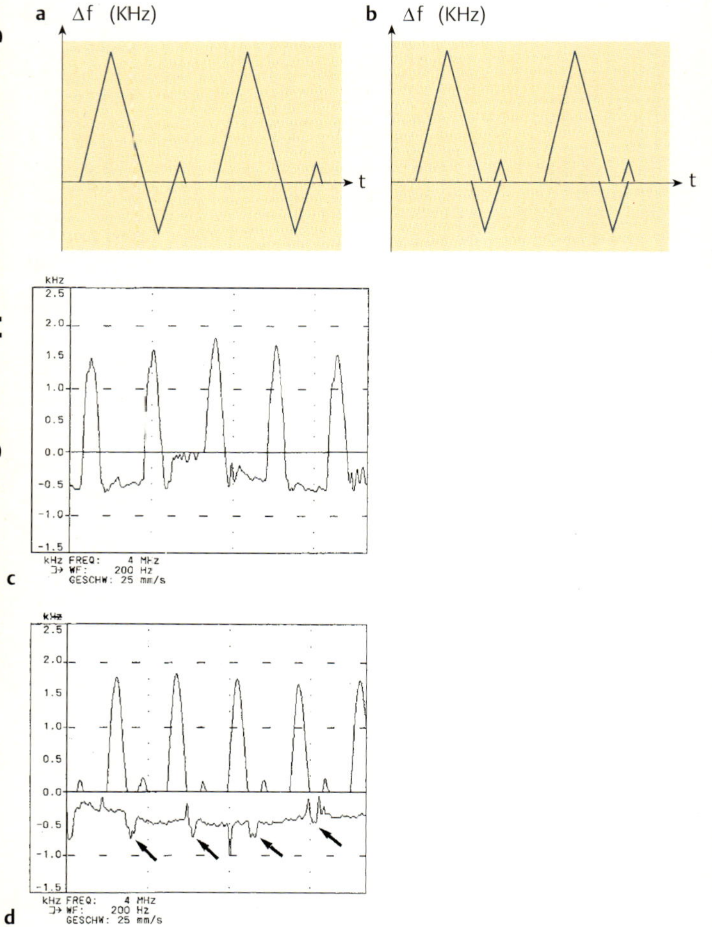

Abb. 13 a – d Darstellungsmöglichkeiten der Analogkurve. a) Einkanaltechnik (Summenkurve); b) Zweikanaltechnik (Outphaser-Technik); c) Analogkurve, Einkanaltechnik. Durch die venösen Signalanteile wird die arterielle Strömungskurve unter die Nullinie gezogen; d) Analogkurve, Zweikanaltechnik. Oberhalb der Linie Darstellung von Strömungskomponenten, die sich auf die Sonde zu bewegen. Kleine Zacke: Antegrade Strömung in der mittleren Diastole bei triphasischem arteriellem Signal. Unterhalb der Nullinie Darstellung der venösen Strömung sowie des frühdiastolischen arteriellen Rückstromanteils (Pfeile)

➤ **Frequenzspektrum**:

- CW- und PW-Dopplersignale können einer Frequenzanalyse zugeführt werden. Im Gegensatz zur Analogkurve gibt das Frequenzspektrum die *gesamte* Strömungsinformation wieder. Entsprechend ihrer Häufigkeit werden die Frequenzen bei der Darstellung im Spektrum in verschiedenen Grauabstufungen wiedergeben. Die Spektrumanalyse ist im Nachweis gestörter Strömungen wesentlich sensitiver als die Analogkurve. Es gibt die Möglichkeit der Darstellung als Frequenz-Zeit-Spektrum oder als Frequenz-Intensitäts-Spektrum. Duplexgeräte verarbeiten das Dopplersignal ausnahmslos mit der Frequenzanalyse.
- *Fast Fourier Transformation (FFT,* Synonym = schnelle Fourier-Transformation): Rechenmethode für die Frequenzanalyse, numerischer Algorithmus zur Ermittlung der Frequenzkomponenten eines Dopplersignales sowie zur Berechnung der Amplitude der Einzelkomponenten.
- *Frequenz-Zeit-Spektrum:*
  - Das vom Schallwandler empfangene Frequenzgemisch wird durch Anwendung der Fast Fourier Transformation in seine Einzelkomponenten zerlegt und sämtliche Dopplerfrequenzverschiebungen werden im zeitlichen Verlauf aufgetragen. Antegrade und retrograde Komponenten der Strömung können simultan dargestellt werden.

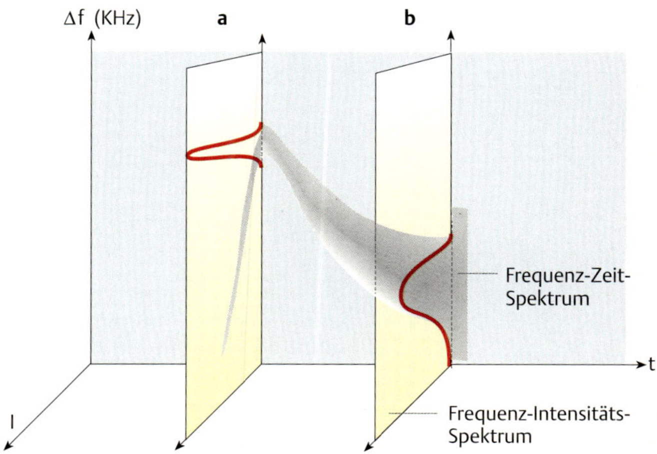

Abb. 14 a und b Frequenz-Zeit- und Frequenz-Intensitäts-Spektrum. Normalbefund. Die Punktwolke des Frequenz-Zeit-Spektrums liegt in der Bildebene, die Frequenz-Intensitäts-Spektren (blau) stehen senkrecht darauf. a) Systolisch sehr schmales Frequenzband; b) diastolisch deutliche Verbreiterung mit entsprechend breitbasiger Darstellung der Frequenz-Intensitäts-Verteilung (rote Kurve)

1.3 Dopplersonographie

  - Anwendung: Für die klinisch-angiologische Diagnostik von zentraler Bedeutung. Aus der höchsten Frequenzverschiebung kann nach Winkelkorrektur zu beliebigen Zeitpunkten die jeweilige Maximalgeschwindigkeit (Vmax), die mittlere Geschwindigkeit (Vmean) sowie die Breite des Frequenzbandes bestimmt werden. Wird keine Geschwindigkeit berechnet oder ohne Winkelkorrektur gearbeitet, muß die Dopplerfrequenzverschiebung in KHz angegeben werden. Zur Interpretation der Meßwerte ist dann jedoch die zusätzliche Angabe der Ultraschall-Arbeitsfrequenz in MHz erforderlich.

- *Frequenz-Intensitäts-Spektrum* (Synonym: Frequenz-Dichte-Spektrum, Power-Spektrum):
  - Das Frequenz-Intensitäts-Spektrum gibt die Häufigkeitsverteilung der einzelnen Frequenzverschiebungen zu einem definierten Zeitpunkt wieder. Aus dem Intensitäts-Spektrum ist die Breite des Frequenzbandes direkt ersichtlich.
  - Anwendung: Für die klinische Diagnostik ohne Bedeutung.

Konventionelle Duplexsonographie, Schwarzweiß-Duplex

- **Prinzip:** Das konventionelle Duplexverfahren ist eine Kombination von zweidimensionalem Schnittbild und einem Doppler-Verfahren zur gezielten Ableitung von Strömungssignalen. Die Strömungssignale werden als Frequenzspektrum wiedergegeben. Aus dem Spektrum können Maximal-, Minimal- und Mittelwertskurven errechnet werden.
- **Dopplerverfahren:** In der Regel kommt wegen des Vorteils der Tiefenselektivität ein PW-Doppler zum Einsatz. Zum Nachweis hoher Geschwindigkeiten in großer Tiefe (z.B. Nierenarterienstenose) kann ein zusätzlicher CW-Doppler hilfreich sein.
- **Geschwindigkeitsberechnung:** Da der Winkel zwischen Gefäßachse und Dopplermeßstrahl im zweidimensionalen Schnittbild bestimmt werden kann, ist prinzipiell die korrekte Umrechnung jeder Frequenzverschiebung in die entsprechende Strömungsgeschwindigkeit möglich.
- **Durchführungshinweise:** Es ist wichtig, daß bereits die primäre Dopplerinformation unter günstigen Bedingungen gewonnen wird. Der Winkel zwischen Dopplermeßstrahl und Gefäßachse sollte 60° nicht überschreiten. Bei elektronischen Schallköpfen ist diese Bedingung in der Regel durch Angulierung des Schallstrahls leicht zu erfüllen. Bei mechanischen Schallköpfen hingegen hat der Schallstrahl seinen Ursprung im Zentrum des Sektors. Bei horizontal im Bild verlaufendem Gefäß muß zur Gewährleistung eines günstigen Winkels der Meßstrahl ganz am Rand des Schallsektors positioniert werden. Eine weitere Möglichkeit besteht im Kippen des Schallkopfes, wodurch ein schräger Verlauf des Gefäßes im Schallfeld erzielt werden kann (s. Abb. 15).

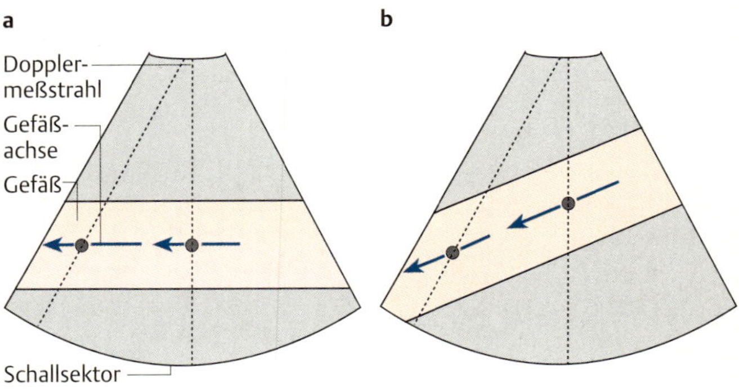

Abb. 15 a und b Ableitung von Strömungssignalen bei mechanischem Schallkopf. a) Horizontaler Gefäßverlauf, nur am Rand des Schallfeldes besteht ein akzeptabler Winkel zwischen Gefäßachse und Dopplermeßstrahl; b) schäger Verlauf des Gefäßes im Schallfeld, auch im Zentrum des Schallfeldes gelingt die Ableitung diagnostisch verwertbarer Strömungssignale

1.4 Duplexsonographie

Farbduplexsonographie

- **Prinzip:** Kombination von zweidimensionalem Schnittbild und flächenhafter, farbkodierter Darstellung der Strömungsinformation.
- **Dopplerverfahren:** PW-Doppler mit multiplen Sample volumes. Darstellung der Strömungsinformation hinsichtlich Richtung und Geschwindigkeit (konventioneller Farbdoppler, s. S. 21) oder hinsichtlich der Energie des reflektierten Signales (Power-Doppler, s. S. 15).
- **Technische Information:** Die Ermittlung der zweidimensionalen Strömungsverteilung ist mit einem erheblichen Rechenaufwand verbunden, daher ist die Geschwindigkeit des Bildaufbaus wesentlich niedriger als bei Schwarzweiß-Bildern und somit die Anzahl der Bilder pro Zeiteinheit (Frame rate, FR) geringer. Die Geschwindigkeit des Farbbildaufbaus ist stark abhängig von der Größe des Farbsektors. Insbesondere Verbreiterungen des Farbsektors führen zu einer erheblichen Verlangsamung des Bildaufbaus. Erweiterungen des Farbsektors in die Tiefe ohne Änderung der horizontalen Ausdehnung sind dagegen von weniger starker Auswirkung.
- **Durchführungshinweise:**
  - Um ein flüssiges Bild mit entsprechender zeitlicher Auflösung zu gewährleisten, sollte die Bildaufbaurate 12/s nicht unterschreiten.
  - Farbsektorgröße von 4 × 4 cm nicht überschreiten: Vergrößerungen des Farbsektors haben eine erhebliche Verschlechterung der räumlichen Auflösung bei der Strömungsdarstellung zur Folge.
  - Die Anzahl der Farb-Sample volumes innerhalb des Farbsektors kann nicht beliebig gesteigert werden. Bei großen Farbsektoren werden die Abstände zwischen den Farbbildpunkten entsprechend rechnerisch interpoliert mit der Folge einer Verschlechterung der räumlichen Auflösung der Strömungsdarstellung.
  - Um den Bildaufbau nicht weiter zu verlangsamen, verfügt das Farbbild nur über eine Fokuszone. Sie muß jeweils in Höhe des untersuchten Gefäßes positioniert werden. Wegen der Winkelabhängigkeit auch des Farbsignales sollte ein senkrechtes Auftreffen des Farbsektors auf vaskuläre Strukturen vermieden werden.

1.5 Apparative Voraussetzungen

Allgemeines

- Für alle Ultraschalluntersuchungen ist grundsätzlich Ultraschallkontaktgel in ausreichender Menge erforderlich.
- Die jeweils für eine Untersuchung zu benutzenden Schallköpfe finden sich in den einzelnen Kapiteln unter Untersuchungsbedingungen.

Notwendige Geräte

- **Dopplerdruckmessung:**
  - Uni- oder bidirektionales Dopplergerät.
  - Blutdruckmeßmanschetten (s. S. 68).
- **Dopplerstiftsonde:**
  - Bidirektionales Dopplergerät, das die Aufzeichnung einer Analogströmungskurve und/oder einer Frequenzanalysekurve ermöglicht (s. S. 17).
  - Thermodrucker mit langsamer (5 – 10 mm/sec) und/oder schneller Schreibgeschwindigkeit (25 – 50 mm/sec.), alternativ Videoprinter.
- **B-Bild:** Real-Time-B-Mode-Gerät mit Video und Videoprinter.
- **Duplexsonographie:**
  - Schwarzweiß- oder Farbduplexgeräte mit PW-Doppler.
  - Video-schwarzweiß- bzw. Videofarbprinter.
  - Videogerät.

1.6 Geräteeinstellung

Gain/B-Bild

- **Synonym:** Verstärkung, Eingangsempfindlichkeit.
- **Definition:** Kennzeichnet das Verhältnis der Energie ausgesandter Schallimpulse zur Energie der empfangenen Schallimpulse.
- **Gesamt-Gain:** Gleichförmige Verstärkung aller Schallimpulse über einen einzigen Regler.
- **Time Gain Compensation (TGC) bzw. Depth Gain Compensation (DGC):** Möglichkeit eines Tiefenausgleichs über mehrere Einzelregler für unterschiedliche Tiefenregionen. Echos aus größerer Tiefe haben eine geringere Energie als solche von oberflächlichen Reflektoren. Zur Gewährleistung einer homogenen Grauwertabstufung müssen die Echos tieferliegender Strukturen höher verstärkt werden.
- **Dynamischer Bereich:** Der dynamische Bereich eines Ultraschallgerätes ist definiert durch das Verhältnis von größter zu kleinster darstellbarer Echoamplitude (Einheit = Dezibel, dB).
- **Einstellung:** Prinzipiell sollte mit der kleinstmöglichen B-Bild-Verstärkung gearbeitet werden, die noch eine eindeutige Differenzierung der Gewebestrukturen zuläßt. Bei hoher Gain-Einstellung können Artefakte (s. S. 29) die Darstellung erheblich stören. In der angiologischen Diagnostik sollte die Gain-Einstellung so erfolgen, daß das Gefäßlumen frei von Binnenechos ist. Bei elektronischen Schallköpfen ist diese Forderung häufig nicht ganz zu erfüllen.

Gain/PW-Doppler, CW-Doppler

- **Frequenzspektrum:** Die Darstellung eines Frequenzspektrums ist stark abhängig von der Verstärkung des Dopplersignales. Zunehmende Verstärkung führt zu einer scheinbaren Erhöhung der maximalen Frequenzverschiebungen und damit zur Berechnung falsch hoher Maximalgeschwindigkeiten. Weitere Folge ist eine Spektrumverbreiterung. Durch simultane Verstärkung des Hintergrundrauschens kann es zum Verlust des physiologischen systolischen frequenzfreien Fensters (s. S. 54) des Arteriensignales kommen.
- **Einstellung:** Die Einstellung des Doppler-Gains sollte so erfolgen, daß das Frequenzspektrum klar abgrenzbar ist, der Hintergrund jedoch absolut frei von Strömungsinformation zur Darstellung kommt.
- **Schwache Signale:** Probleme können sich ergeben bei hochfrequenten Dopplersignalen mit niedriger Amplitude, die nicht selten im Zentraljet (höchste Strömungsgeschwindigkeit in der Gefäßmitte) eines unmittelbar poststenotisch abgeleiteten Signales anzutreffen sind. Zum korrekten Nachweis der Maximalgeschwindigkeit kann hier ausnahmsweise eine hohe Gain-Einstellung mit sichtbarem Hintergrundrauschen notwendig sein.

Beachte: Eine zu hohe Gain-Einstellung stellt eine der häufigsten Fehlerquellen in der angiologischen Diagnostik dar.

Gain/Farbdoppler

- **Einstellung:** Bei korrekter Verstärkung des Farbdopplersignales kommen die unter einem geeigneten Winkel getroffenen Gefäßlumina vollständig mit Farbe gefüllt zur Darstellung. Die Umgebungsstrukturen müssen vollkommen frei von Farbsignalen sein. Die farbkodierte Strömungsdarstellung darf nicht auf die Gefäßwand übergreifen.
- **Mangelhaftes Farbsignal:** Häufige Ursache einer mangelhaften Farbdarstellung ist eine zu hohe Verstärkung des B-Bildes. Da alle Bildpunkte von echter und scheinbarer morphologischer Information belegt sind, kann eine Zuordnung von Strömungsinformation nur noch ungenügend erfolgen. Bei der farbkodierten Strömungsdarstellung sollte daher immer auf eine niedrige B-Bild-Verstärkung geachtet werden .

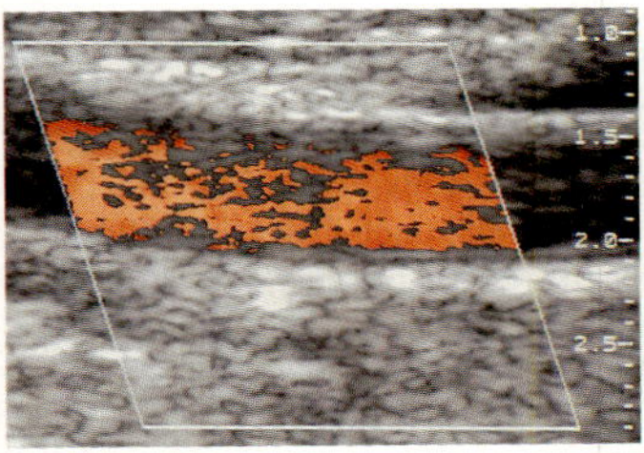
a

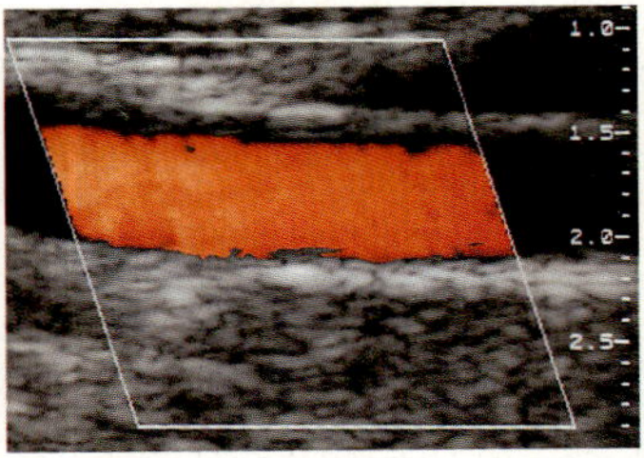
b

Abb. 16 a und b a) Mangelhafte Farbdarstellung durch zu hohe B-Bild-Verstärkung; b) die deutlich verbesserte Farbdarstellung wurde ausschließlich durch Zurücknahme des B-Bild-Gains erzielt, alle übrigen Geräteeinstellungen blieben unverändert

Sample volume

- Das Sample volume wird zentral im Gefäßlumen plaziert.
- **Arterielles System:** Die Größe des Sample volume sollte etwa 2/3 des Gefäßdurchmessers betragen. Die Arterienwand muß außerhalb des Meßvolumens liegen, da ihre niederfrequenten Reflexionen mit hoher Amplitude eine Störung des Frequenzspektrums zur Folge haben.
- **Intrakranielle Arterien:** Bei der Duplexsonographie der intrakraniellen Gefäße ist im Unterschied zum übrigen Arteriensystem eine Ausdehnung des Sample volumes auf den gesamten Gefäßdurchmesser sinnvoll, näheres s. S. 316.
- **Arterienstenosen:** Das Meßvolumen sollte entsprechend dem Durchmesser des Stenosekanals verkleinert werden. Bei zu großem Sample volume sind störende Artefakte durch die Bewegung der Gefäßwand zu erwarten. Andererseits ist ein sehr kleines Sample volume oft mit einem intensitätsschwachen Dopplersignal verbunden, da die Anzahl der Reflektoren gering ist.
- **Venöses System:** Bei Untersuchung des Venensystems kann das Meßvolumen auf den gesamten Gefäßdurchmesser ausgedehnt werden, da die Venenwand infolge fehlender Pulsation keine Störechos erzeugt.

1.6 Geräteeinstellung

Geschwindigkeitsbereich

➤ **Arterielles System:**

- *CW-Doppler-Stiftsonde:* Der Bereich der Frequenzverschiebung soll so gewählt werden, daß das Frequenzspektrum oder die Analogkurve ausreichend groß dargestellt werden. Die Größe des Signales sollte etwa die Hälfte bis ³/₄ des Darstellungsbereiches umfassen.
- *PW-Doppler:* Bei sämtlichen duplexsonographischen Untersuchungen des arteriellen Systems mittels PW-Dopplertechnik werden Geschwindigkeitsbereich und Nullinie so eingestellt, daß die über einem nicht pathologisch veränderten Segment ableitbare Spitzengeschwindigkeit ohne Alias-Phänomen zur Darstellung kommt. Als Grundeinstellung kann eine Maximalgeschwindigkeit von 1,4 – 1,8 m/s in antegrader Richtung gewählt werden. Bei Positionierung der Nullinie im unteren Drittel der Skala ist noch eine ausreichende Darstellung des frühdiastolischen Rückstroms gewährleistet. Bei einer Arbeitsfrequenz von 5 MHz entspricht einer Geschwindigkeit von 1,4 m/s bei einem Beschallungswinkel von 60° eine Dopplerfrequenzverschiebung von ca. 2,6 KHz.
- *Farbdoppler:* Der Geschwindigkeitsbereich der Farbskala muß so eingestellt werden, daß die höchsten physiologischen Geschwindigkeiten ohne Farb-Alias-Phänomen wiedergegeben werden. Als Grundeinstellung der farbkodierten Strömungsdarstellung ist ein Bereich von ±2,5 KHz bzw. ±32 cm/s sinnvoll. Üblich ist eine symmetrische Skalierung mit Position der Nullinie in der Mitte des Farbbalkens. Abhängig vom Gerätehersteller erfolgt die Einteilung der Farbskala in Kilohertz (Primärinformation) oder cm/s. Die Frequenzverschiebungen sind von der Arbeitsfrequenz des gepulsten Farbdopplers abhängig. Die daraus errechneten Geschwindigkeitsangaben unterscheiden sich von den tatsächlichen Strömungsgeschwindigkeiten, da eine Winkelkorrektur der einzelnen Farb-Sample volumes nicht möglich ist, s. S. 22.

➤ **Venöses System:**

- *CW-Doppler:* Der Bereich der Frequenzverschiebung soll so gewählt werden, daß das Frequenzspektrum oder die Analogkurve ausreichend groß dargestellt werden. Zur Durchführung von Refluxtests sollte die Nullinie in der Mitte des Meßbereichs liegen.
- *PW-Doppler:* Geschwindigkeitsbestimmungen der venösen Strömung sind ohne diagnostische Bedeutung und werden nicht durchgeführt, eine Winkelkorrektur ist nicht nötig. Der Geschwindigkeitsbereich sollte so niedrig gewählt werden, daß eine Signaldarstellung mit ausreichender Amplitude gewährleistet ist und Provokationsmanöver eindeutig beurteilbar sind. Zur Durchführung von Refluxtests ist die Lage der Nullinie in der Mitte des Meßbereichs sinnvoll.
- *Farbdoppler:* Zur optimalen Farbfüllung des Gefäßlumens muß ein niedriger Geschwindigkeitsbereich eingestellt werden. Als Grundeinstellung ist ein Bereich von ±1,2 KHz bzw. ±14 cm/s bei symmetrischer Skalierung zu empfehlen, bei sehr langsamer Strömung kann eine weitere Reduktion des Geschwindigkeitsbereichs z. B. auf ±0,6 KHz bzw. ±8 cm/s erfolgen. Noch niedrigere Werte sind möglich, jedoch wenig praktikabel, da hier bereits Verschiebungen des Schallkopfes zu erheblichen Farbartefakten führen können. Außerdem wird der Bildaufbau durch die niedrige Pulsrepetitionsrate stark verlangsamt.

Wandfilter

- **Synonym:** Hochpaßfilter.
- **Funktion:** Der Wandfilter eliminiert niedere Frequenzanteile beidseits der Nulllinie. Er dient in erster Linie der Unterdrückung niederfrequenter Echos mit hoher Amplitude, die Folge der pulsatilen Bewegung der Arterienwand sind.
- Bei Ableitung arterieller Signale als Analogkurve oder Frequenzspektrum ist ein Wandfilter von 100 – 150 Hz sinnvoll.
- Bei farbkodierter Untersuchung muß die Gefäßwand frei von Farbüberlagerungen dargestellt werden. Dies gelingt in der Regel mit einem Farb-Wandfilter von 200 – 300 Hz. Außerdem ist auf eine korrekte Gain-Einstellung (vgl. S. 25) zu achten.
- Im venösen System werden wesentlich geringere Frequenzverschiebungen registriert, so daß durch einen Wandfilter von 150 Hz bereits erhebliche Anteile der venösen Strömungsinformation unterdrückt werden können. Sowohl bei CW- und PW-Dopplertechnik als auch der farbkodierten Untersuchung der Venen sollte der Hochpaßfilter höchstens 50 Hz betragen.
- Eine Ausnahmesituation stellen arteriovenöse Fisteln dar, bei denen erhebliche Vibrationen auf das umgebende Gewebe übertragen werden. Bei der farbkodierten Untersuchung ist in diesem Sonderfall ein Wandfilter von 400 – 600 Hz angebracht.

1.7 Artefakte

Grundlagen

- **Definition:** Artefakte sind Abbildungsphänomene im Ultraschallbild, denen keine anatomische Struktur zugeordnet werden kann. Sie entstehen durch physikalische Effekte bei Ausbreitung der Ultraschallwellen im Gewebe.
- **Vorkommen:** Artefakte werden nicht nur bei der B-Bild-Sonographie, sondern auch bei Anwendung der verschiedenen Dopplertechniken beobachtet. In der Regel treten sie als Zusatzstrukturen in der sonographischen Darstellung in Erscheinung.
- **Bewertung:** Artefakte können die Interpretation der Befunde erheblich erschweren. Wiederholungsechos oder Spiegelartefakte im Gefäßlumen können beispielsweise zur Fehldiagnose einer Dissektionsmembran führen. Andererseits wird durch bestimmte Artefakte die diagnostische Aussage erleichtert, z. B. der Nachweis einer Zyste durch dorsale Schallverstärkung.

Schallschatten

- **Synonym:** Schallauslöschung.
- **Entstehung:** Durch Auftreffen von Ultraschall auf Grenzflächen mit sehr starker Reflexion und/oder Absorption der Schallwellen. Typisch ist das Auftreten eines Schallschattens beim Auftreffen von Ultraschall auf kalkhaltige Strukturen wie Knochen, Gallenblasen- und Nierensteine sowie stark kalzifizierte Plaques. Im Bereich des Schallschattens ist eine diagnostische Aussage nicht mehr möglich.
- **Bedeutung:**
  - Bei Untersuchung des Arteriensystems sind Schallschatten infolge Plaquebildungen häufig zu beobachten. Bei starker Kalzifizierung kann die Schallauslöschung die Ableitung von Dopplersignalen und die farbkodierte Strömungsdarstellung behindern. Bei schallkopfnaher Lage kalzifizierter Plaques kann die Oberflächenbeurteilung der schallkopffernen Gefäßwand erschwert sein. Durch Kippen des Schallkopfes oder Wahl einer anderen Darstellungsebene kann das Problem in der Regel behoben werden.
  - Bei Untersuchung der Vertebralarterie dienen die Schallschatten der Querfortsätze gewissermaßen als Leitstruktur zum Auffinden des Gefäßes, s. S. 270. Am Unterschenkel sind die Schallschatten von Tibia und Fibula hilfreich zur Zuordnung der tiefen Unterschenkelvenengruppen, s. S. 151.

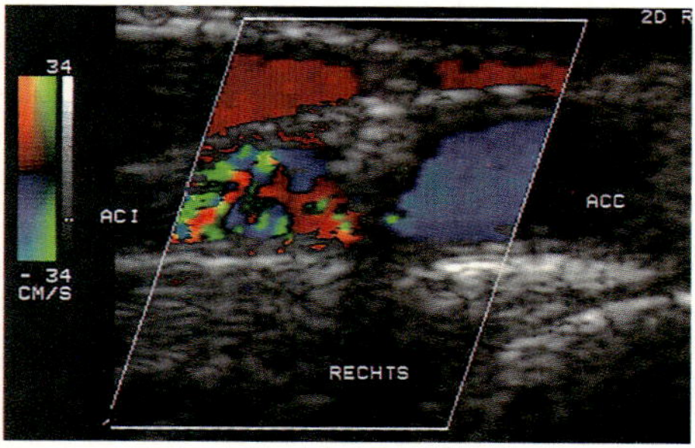

Abb. 17 Farbkodierte Strömungsdarstellung: Schallschatten unmittelbar im Bereich einer Karotisstenose

Dorsale Schallverstärkung

- **Entstehung:** Treffen Ultraschallwellen auf einen flüssigkeitsgefüllten Hohlraum, z. B. eine Zyste, so werden sie hier sowohl beim Durchdringen dieser Struktur als auch nach Reflexion in der Tiefe weniger abgeschwächt als im umliegenden soliden Gewebe. Hinter der Zyste gelegene Strukturen kommen dadurch heller zur Darstellung. Es handelt sich dabei nicht um eine „Verstärkung" der Schallstrahlen, sondern eine verminderte Abschwächung.
- **Bedeutung:** Für die angiologische Diagnostik ist die dorsale „Schallverstärkung" von untergeordneter Bedeutung, für die Dopplertechnik ohne Bedeutung.

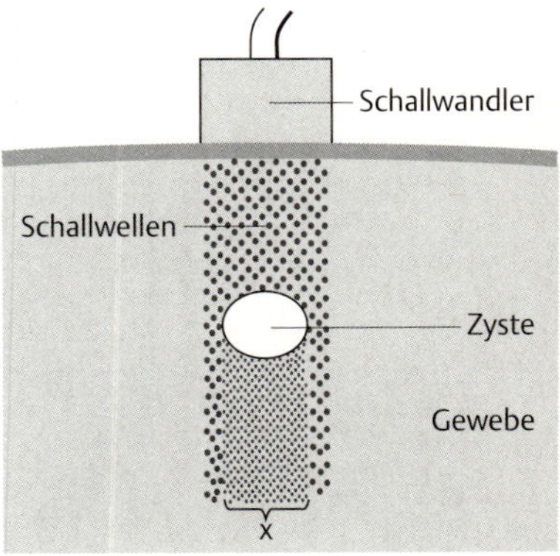

Abb. 18 Dorsale Schallverstärkung. Schematische Darstellung (nach Schmidt)

Rauschen

- **Synonym:** Streuechos.
- **Entstehung:** Minimale Spannungsschwankungen treten als winzige, nebelartige Bildpunkte in Erscheinung, vermehrt im oberflächennahen Schallfeld. Bei Anheben des Gains (s.S 24) kommen sie verstärkt zur Darstellung.
- **Bedeutung:** Bei zu hoher Verstärkung kommen in echofreien Strukturen (Gefäßlumen, Zysten) Binnenechos zur Darstellung. Binnenechos sind Schallphänomene innerhalb des Gefäßlumens, zu denen „tatsächliche" Strukturen wie z. B. Thromben oder Spontanechos gehören, aber *auch* Artefakte wie Rauschen bei zu hoher Verstärkung oder Wiederholungsechos. Besonders bei Untersuchung des Venensystems ist eine Verwechslung mit thrombotischer Ausfüllung des Gefäßlumens möglich.
  - *Cave:* Spontanechos sind keine Artefakte und müssen vom Rauschen abgegrenzt werden (s. S. 177). Bei der PW- und CW-Dopplertechnik hat eine Verstärkung des Hintergrundrauschens ein Verstreichen des systolischen frequenzfreien Fensters zur Folge (s. S. 24).

1.7 Artefakte

Schichtdickenartefakt

➤ **Synonym:** Randartefakt.

➤ **Entstehung:** Die Bezeichung bezieht sich nicht auf die Dicke einer reflektierenden Schicht, sondern auf die „Dicke" des Schallsektors. Wird eine reflektierende Membran von einem Schallsektor senkrecht getroffen, so wird sie als Linie abgebildet, auch wenn der Schallsektor relativ „dick" ist. Besteht jedoch ein Winkel zwischen Schallsektor und Membran, so erfolgt die Abbildung nicht als Linie, sondern als mehr oder weniger dickes Band. Das Phänomen ist um so stärker ausgeprägt, je flacher der Winkel zwischen Reflektor und Schallstrahl und je „dicker" der Schallsektor ist.

➤ **Bedeutung:** Überschätzung der Wanddicke bei schräg im Schallfeld verlaufenden Gefäßen. Wanddickenbestimmungen (Intima-Media-Dicke, s. S. 77) sollten nur an absolut waagerecht verlaufenden Gefäßen vorgenommen werden. Ohne Bedeutung für die Dopplersonographie.

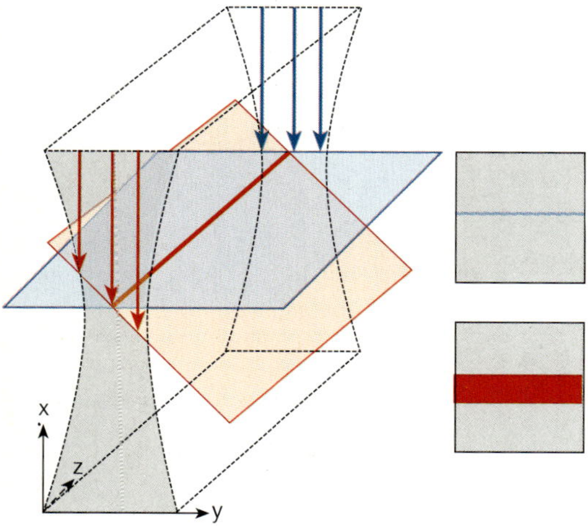

Abb. 19 Schichtdickenartefakt. Das Schallfeld weist in y-Richtung eine gewisse Ausdehnung (Schichtdicke) auf. Eine senkrecht im Schallfeld verlaufende Membran (blau) wird als Linie abgebildet. Eine schräg im Schallfeld stehende Membran (rot) wird wegen der verschiedenen Schall-Laufzeiten in y-Richtung nicht als Linie, sondern als Band wiedergegeben

Wiederholungsechos

- **Synonym:** Mehrfachechos, Reverberationen.
- **Entstehung:** Mehrfachechos entstehen bei senkrechter Beschallung parallel hintereinander liegender Grenzflächen mit hohem Impedanzunterschied. Nicht die gesamte, an der tieferliegenden Grenzfläche reflektierte Schallenergie erreicht wieder den Schallkopf. Ein Teil wird an der schallkopfnahen Grenzfläche erneut reflektiert, läuft wieder ins Gewebe zurück und wird an der fernen Grenzfläche ein zweites Mal reflektiert. Dieses Echo erreicht nach längerer Laufzeit den Schallwandler. Entsprechend der Laufzeit wird als Entstehungsort ein Vielfaches der Laufstrecke zwischen den beiden Reflektoren errechnet. Der Reflektor wird in einer größeren Tiefe abgebildet, als er sich tatsächlich befindet. Reverberationen erscheinen häufig als streifenartig hintereinander liegende Artefakte im Gefäßlumen. Bei hohem B-Bild-Gain treten sie verstärkt in Erscheinung.
- **Bedeutung:** Wiederholungsechos werden in der vaskulären Ultraschalldiagnostik häufig beobachtet, da ihre Entstehung durch parallel verlaufende Gefäßwände begünstigt wird. Die Abgrenzung von Plaquestrukturen und der Gefäßwand oder einer Dissektionsmembran kann erschwert sein. Ohne Bedeutung für die Dopplersonographie.

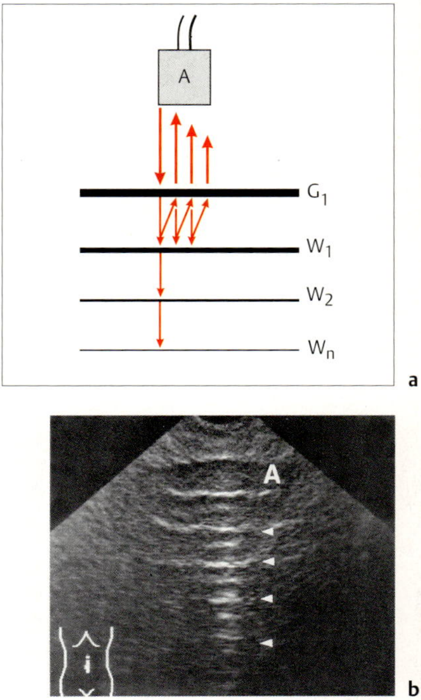

Abb. 20 a und b Wiederholungsechos. A = Schallwandler. a) An hintereinander liegenden Grenzflächen (G1) wird ein Schallimpuls mehrfach reflektiert; aufgrund der verlängerten Schall-Laufzeit werden Wiederholungsechos in größerer Tiefe abgebildet (W 1, W 2, Wn); b) Längsdarstellung einer stark verkalkten Aorta abdominalis (A) mit zur Tiefe hin parallelen Artefaktlinien (Pfeile) (aus Schmidt, G. Checkliste Sonographie. Stuttgart: Thieme 1997)

1.7 Artefakte

Spiegelartefakt

- **Entstehung:** Bei Reflexion eines Schallstrahles an einer schräg stehenden Grenzfläche läuft der zurückgeworfene Strahl nicht auf der gleichen Linie zum Schallwandler zurück, sondern wird in eine andere Richtung abgelenkt. In bezug auf die Grenzfläche sind Einfalls- und Reflexionswinkel gleich, s. S. 1. Trifft der reflektierte Strahl nun wiederum auf Reflektoren, so kann er in umgekehrter Richtung wieder zum Schallkopf zurückgelangen. Vom Schallwandler wird nicht die zwischenzeitliche Richtungsänderung des Schallstrahls, sondern nur die verlängerte Laufzeit wahrgenommen. Somit wird der zweite Reflektor in größerer Tiefe, jenseits der ersten reflektierenden Struktur, abgebildet.
- **Bedeutung:** Spiegelartefakte werden sowohl bei der B-Bild-Sonographie als auch der Dopplertechnik beobachtet. Sie treten relativ häufig auf. Geeignete Reflektoren sind Gefäßwände, Pleura und Zwerchfell (Abbildung von Lebergewebe jenseits der Zwerchfellkuppel, doppelläufige Darstellung der A. subclavia durch Spiegelung an der Pleura). Spiegelartefakte von Gefäßwänden können mit Dissektionsmembranen verwechselt werden. Bei farbkodierter Untersuchung kann durch Spiegelartefakte schallkopffern jenseits der Gefäßwand oder einer Plaquestruktur eine Strömung dargestellt sein. Bei Kenntnis des Phänomens ist die Gefahr der Fehlinterpretation gering.

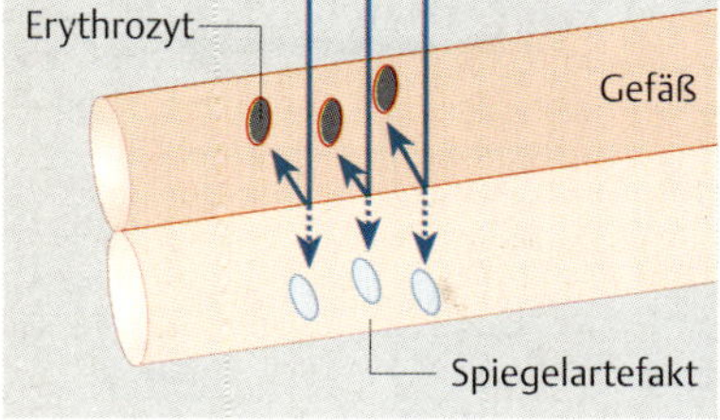

Abb. 21 Spiegelartefakt. Durch zweifache Reflexion (Spiegelung) des Schallstrahles an einer Gefäßwand oder Erythrozyten wird nach Rücklaufen des Echos der Entstehungsort in größere Tiefe projiziert. Durch dieses Phänomen kann Strömung auch hinter einer stark reflektierenden Grenzfläche dargestellt werden

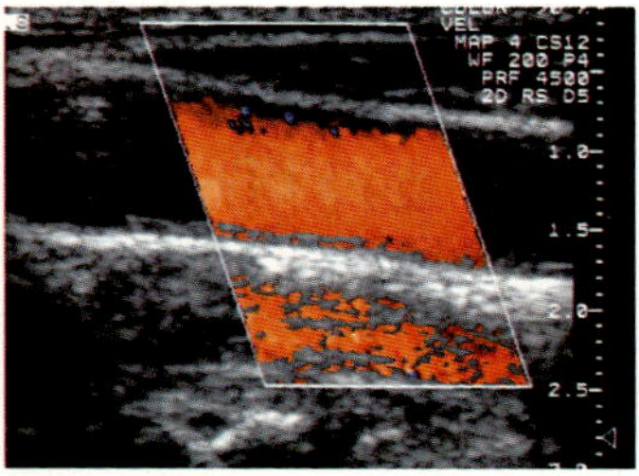

Abb. 22 Farbspiegelartefakt hinter einer stark reflektierenden Dorsalwand einer A. carotis communis

2.1 Richtlinien der Kassenärztlichen Vereinigung

Präambel

- Die nachfolgend aufgeführten Geräterichtlinien entsprechen der Ultraschallvereinbarung gemäß § 135 Abs. 2 SGB V vom 16. Januar 1998. Änderungen dieser Version sind immer möglich, so daß es ratsam ist, bei der Kassenärztlichen Bundesvereinigung aktuelle Informationen über diese Thematik anzufordern.
- Die Übergangsregelungen zur Ultraschallvereinbarung gemäß § 135 Abs. 2 SGB V mit dem Stand vom 16. Januar 1998 sind unter der Rubrik „Kommentar" nachfolgend aufgeführt. Diese Übergangsregelungen wurden vom gemeinsamen Ausschuß Qualitätssicherung KBV/Spitzenverbände der Krankenkassen gemäß § 135 Abs. 2 SGB V in der Sitzung am 16. Januar 1998 beschlossen.

Apparative Ausstattung

1. **Gerätesicherheit:**
   - Neben den in dieser Vereinbarung festgelegten Anforderungen an die apparative Ausstattung von Ultraschallgeräten sind die einschlägigen gesetzlichen Bestimmungen zu beachten: Die Medizingeräteverordnung, das Gerätesicherheitsgesetz, das Hochfrequenzgesetz sowie die entsprechenden nationalen Normen.
   - Es dürfen in der vertragsärztlichen Versorgung nur Ultraschalldiagnostikgeräte verwendet werden, die der IEC-Norm 1157 entsprechen.

- ***Kommentar:*** Die Forderung der Einhaltung einschlägiger gesetzlicher Bestimmungen richtet sich in erster Linie nach Geräteherstellern, die Ultraschalldiagnostikgeräte nur dann in den Verkehr bringen dürfen, wenn die einschlägigen gesetzlichen Bestimmungen erfüllt sind. Zu diesen Bestimmungen gehört auch das Hochfrequenzgesetz. Nach diesem Gesetz müssen Ultraschallgeräte in Abhängigkeit von ihrer Abstrahlung über eine allgemeine Betriebserlaubnis oder über eine FTZ-Nummer verfügen. Soweit ein Hersteller erklärt, daß die Anforderungen des Hochfrequenzgesetzes bei einem Gerät nicht erfüllt sind, müssen Versäumnisse des Geräteherstellers angenommen werden. In diesem Falle ist es Aufgabe des Herstellers, diese Mängel in geeigneter Weise abzustellen.

2. **Technische Leistungsfähigkeit:**
   - Die Ausstattung und die Anforderungen an Einrichtungen zur Ultraschalldiagnostik richten sich nach Anwendungsklassen. Bei allen Geräten ist eine interne oder externe anschließbare Prüfmöglichkeit ihrer wesentlichen Systemeigenschaften zu gewährleisten. Für die Beschallung des Patienten sind die für den jeweiligen Untersuchungszweck geeigneten Schallköpfe und Nennfrequenzen zu verwenden, wenn in den einzelnen Anwendungsklassen nichts anderes bestimmt ist. Ein konvexer Curved-Array-Schallkopf mit einem Radius $\leq$ 20 mm gilt als Sektorscanner.

3. Allgemeine Gerätemerkmale:

➤ Die in den folgenden Anwendungsklassen genannten Gerätemerkmale müssen in allen Fällen jeweils den nachfolgend genannten Mindestanforderungen genügen. Alle Angaben, die von der Schallgeschwindigkeit abhängig sind (Meßabstände etc.), sind auf eine Schallgeschwindigkeit von 1540 m/s bezogen. Wird eine andere Schallgeschwindigkeit zugrunde gelegt, ist diese anzugeben.

3.1 A-Mode-Gerät mit Amplituden-Zeitdarstellung:

3.1.1 Elektronischer Laufzeit- bzw. Entfernungsmaßstab.

3.1.2 Der Meßfehler darf 3% des Objektabstandes bzw. der Laufzeit nicht überschreiten. Für Meßstrecken < 17 mm ist ein absoluter Meßfehler von 0,5 mm oder 0,65 µs zulässig. Zur Überprüfung des Meßfehlers ist ein geeignetes Testobjekt mit bekannter Schallgeschwindigkeit bzw. Echolaufzeit zu verwenden.

3.1.3 Einstellbare kalibrierte Sendeleistung und/oder Empfangsverstärkung.

3.1.4 Systemübliche Bilddokumentation mit Maßstabinformation.

3.2 B-Mode-Gerät zur Schnittbilddarstellung mit automatischer Abtastung:

3.2.1 B-Bild-Darstellung mit Hilfe eines Bildspeichers und mit mindestens 16 Graustufen sowie der Möglichkeit, mittels elektronischer Marker Distanzen im Standbild auf dem Bildschirm direkt anzuzeigen.

3.2.2 Der Meßfehler des angezeigten Markerabstandes darf 3% des Objektabstandes nicht überschreiten. Für Meßstrecken < 33 mm ist ein absoluter Meßfehler von 1,0 mm zulässig.

3.2.3 Einstellbare kalibrierte Sendeleistung und/oder Empfangsverstärkung sowie einstellbarer Tiefenausgleich.

3.2.4 Systemübliche Bilddokumentation mit Maßstabinformation, Anzeige der Nennfrequenz, von Meßwerten und von besonderen Signalverarbeitungsmethoden.

– ***Kommentar:***

- In den allgemeinen Anforderungen für B-Mode-Geräte ist festgelegt, daß die Nennfrequenz angezeigt werden muß. Soweit diese Anzeige geräteseitig nicht automatisch im Bild erfolgt, gilt die Forderung auch dann als erfüllt, wenn die Nennfrequenz manuell eingegeben oder in anderer Weise auf dem Ultraschallbild dokumentiert wird.
- Es wird gefordert, daß die Zuschaltung besonderer Signalverarbeitungsmethoden angezeigt werden muß. In dieser Erläuterung zu dem Begriff „Signalverarbeitung" werden als Beispiele für derartige Signalverarbeitungsmethoden die Kantenanhebung und der Tiefenausgleich genannt. In Konkretisierung dieser Forderung ist es ausreichend, wenn die Zuschaltung der Kantenanhebung (Echoflanken) und des Tiefenausgleichs angezeigt werden kann.

3.3 Gerät zur Time-Motion-Darstellung (M-Mode):

3.3.1 M-Bild-Darstellung mit zeitlich fortlaufender Registrierung mit Hilfe eines Bildspeichers und mit mindestens 16 Graustufen sowie der Möglichkeit, mittels elektronischer Marker Distanzen im Standbild auf dem Bildschirm direkt anzuzeigen.

3.3.2 Der Meßfehler des angezeigten Markerabstandes darf 3% des Objektabstandes nicht überschreiten. Für Meßstrecken < 17 mm ist ein absoluter Meßfehler von 0,5 mm zulässig. Eine zeitliche Auflösung der M-Mode-Darstellung von mindestens 5 ms (PRF = 200 Hz) muß möglich sein.

3.3.3 Einstellbare kalibrierte Sendeleistung und/oder Empfangsverstärkung sowie einstellbarer Tiefenausgleich.

3.3.4 Systemübliche Bilddokumentation mit Maßstabinformation, Anzeige von Meßwerten und Anzeige von besonderen Signalverarbeitungsmethoden.

3.4 CW-Doppler und PW-Doppler mit Erfassung der Strömungsrichtung:

3.4.1 Gerät zur Wiedergabe der Dopplerinformation entlang einer vorgegebenen Strahlrichtung. Bei PW-Dopplern über die Untersuchungstiefe verschiebbares Meßvolumen wählbarer Länge.

- ***Kommentar:*** Bei PW-Doppler-Geräten kann die Länge des über die Untersuchungstiefe verschiebbaren Meßvolumens fest sein und muß nicht zwingend wählbar sein.

3.4.2 Flußrichtungsorientierte akustische Zweikanal-Wiedergabe der Dopplersignale.

3.4.3 Soweit keine Spektralanalyse durchgeführt wird: Direktionale simultane Darstellung und fortlaufende Registriermöglichkeit einer der Dopplershift proportionalen Größe mit durchgehend erkennbarer Nullinie und Zeitmaßstab. Möglichkeit zur Invertierung der Flußrichtungsanzeigen. Eine vierstufige Frequenztreppe mit Festfrequenzen (z. B. Abweichung von $f_0 \pm 0{,}25\,\%$ und $\pm 0{,}5\,\%$) ist ausreichend.

- ***Kommentar:***
  - Für Dopplergeräte ohne Spektralanalyse wird eine fortlaufende Registriermöglichkeit einer der Dopplershift proportionalen Größe mit Zeitmaßstab gefordert. Die Forderung nach dem Zeitmaßstab gilt auch dann als erfüllt, wenn bei fester Vorschubgeschwindigkeit durch die Verwendung von z. B. Millimeterpapier die Zeitintervalle ersichtlich sind und damit der Zeitmaßstab sachlich nachvollzogen werden kann.
  - Die Möglichkeit der Invertierung der Flußrichtung muß nicht nachgewiesen werden.

3.4.4 Übersprechdämpfung zwischen beiden Richtungskanälen > 30 dB, Meßfehler für Zeit < 3 % des Soll-Wertes, Meßfehler für Frequenz < 0,1 % der Sendefrequenz F_0. Untere Grenzfrequenz < 200 Hz. Zuschaltbarer Hochpaßfilter zur Eliminierung niederfrequenter Störanteile. Bei CW-Dopplern muß bei einem Einstrahlwinkel von 0° mindestens eine Geschwindigkeit von 6 m/s noch meßbar sein.

- ***Kommentar:*** Ein zuschaltbarer Hochpaßfilter ist nicht erforderlich.

3.4.5 Einstellbare kalibrierte Sendeleistung und/oder Empfangsverstärkung.

3.4.6 Systemübliche Kurvendokumentation mit Strömungs- und Zeitinformation sowie Anzeige von besonderen Signalverarbeitungsmethoden.

- ***Kommentar:*** Es wird gefordert, daß die Zuschaltung besonderer Signalverarbeitungsmethoden angezeigt werden muß. Diese Forderung gilt als erfüllt, wenn mindestens die Zuschaltung des Hochpaßfilters – soweit dieser vorhanden ist– angezeigt werden kann.

3.5 Duplexscan mit einer Schallkopfeinheit zur B-Bild- und Dopplerdarstellung zusätzlich zu den Anforderungen nach 3.2 (B-Mode-Gerät):

3.5.1 Anzeige der Dopplerschallrichtung im B-Bild und Möglichkeit, die Dopplerschallrichtung über wenigstens $^2/_3$ des B-Bild-Darstellungsbereiches zu verschieben.

3.5.2 Darstellung der Lage und Größe des Doppler-Meßvolumens und Möglichkeit, das Meßvolumen über dem dargestellten Tiefenbereich zu verschieben.

- ***Kommentar:*** In Nr. 3.5.2 wird gefordert, daß bei Duplexgeräten die Möglichkeit bestehen muß, das Meßvolumen über dem dargestellten Tiefenbereich zu verschieben. Dabei ist es ausreichend, wenn, bezogen auf die jeweilige Anwendungsklasse der Anlage I, das Meßvolumen über dem diagnostisch relevanten Tiefenbereich verschoben werden kann.

3.5.3 Einblendung eines Cursors zur automatischen Bestimmung des Winkels zwischen Gefäß und Dopplerstrahlrichtung. Der Deckungsfehler zwischen dem tatsächlichen Ort des Meßvolumens und dem angezeigten Ort im B-Bild darf 3% der größten B-Bild-Abmessung nicht überschreiten.

3.5.4 Anzeige der Dopplersendefrequenz, der Frequenz des Wandfilters und der Pulsrepititionsfrequenz (PRF) sowie der auswertbaren Dopplershift.

3.6 Spektralanalyse zur Aufzeichnung der zeitlich veränderlichen spektralen Zusammensetzung des Dopplersignals:

3.6.1 Fortlaufende direktionale Darstellung des Dopplerspektrums mit Hilfe eines Bildspeichers mit Zeit- und Frequenzmaßstab. Zeitmaßstab in mindestens 3 Stufen umschaltbar, wobei die niedrigste Geschwindigkeit einen Zeitraum von mindestens 8 Sekunden umfassen muß.

3.6.2 Die Frequenzachse muß in wenigstens ± 32 nicht interpolierten Stufen auflösbar sein. Einstellbare Dehnung der Frequenzachse in mindestens 3 Stufen.

3.6.3 Der Meßfehler der Zeit- und Frequenzachse darf 3% nicht überschreiten.

3.6.4 Die Amplitudendarstellung der einzelnen spektralen Anteile muß in mindestens 8 Helligkeits- oder Farbstufen auflösbar sein.

3.6.5 Möglichkeit der Darstellung des gespeicherten Spektrums (Freeze-Mode) und frei positionierbarer elektronischer Cursor zur direkten Messung am Bildschirm für Frequenz und Zeit.

- ***Kommentar:*** Ein frei positionierbarer elektronischer Cursor zur direkten Zeitmessung am Bildschirm ist nicht erforderlich.

3.6.6 Systemübliche Bilddokumentation mit Frequenz- oder Geschwindigkeitsinformation sowie Anzeige von besonderen Signalverarbeitungsmethoden.

3.7 Farbkodierte Darstellung der Strömungsinformation im B-Bild:

3.7.1 Kodierung der Strömungsrichtungen durch unterschiedliche Grundfarben; Darstellung der Strömungsgeschwindigkeit in mindestens 7 Helligkeitsstufen der jeweiligen Grundfarbe. Drei umschaltbare Tiefenbereiche mit angepaßter PRF; Abbildung der farbig kodierten Strömungsinformation im B-Bild bzw. im M-Mode.

3.7.2 Anzeige des auswertbaren Geschwindigkeitsbereiches oder des auswertbaren Dopplershifts.

3.7.3 Systemübliche Bilddokumentation mit Frequenz- oder Geschwindigkeitsinformation sowie Anzeige von besonderen Signalverarbeitungsmethoden.

- Für die einzelnen Anwendungsklassen gelten folgende zusätzliche Mindestanforderungen (nachfolgend werden nur die gefäßrelevanten Mindestanforderungen der Ultraschallvereinbarung zitiert).

VIII. Gefäßdiagnostik (Geräte nach Dopplerprinzip zum alleinigen qualitativen Nachweis der Blutströmung und/oder der darauf aufbauenden Druckmessung sind nicht Gegenstand dieser Vereinbarung).

Tabelle 3 Gefäßrelevante Mindestanforderungen in der Diagnostik verschiedener Gefäßgebiete

Gefäßgebiet	Methode	Anforderungen
8.1 CW-Doppler		
8.1.1 extrakranielle hirnversorgende Gefäße, extremitätenversorgende Gefäße	CW-Doppler	Nennfrequenz: 4 – 10 Mhz Bei Durchführung der Spektrumanalyse: Zeitliche Auflösung mindestens 20 ms bei größter Auflösung
8.2 PW-Doppler		
8.2.1 intrakranielle Gefäße	PW-Doppler	Nennfrequenz: 1 – 2 Mhz Zur Durchschallung des Knochens geeignete Sendefrequenz und Sendeleistung; höchste meßbare Dopplerfrequenz in einer Tiefe bis zu 7 cm mindestens 0,2 % der Sendefrequenz
8.2.2 Gefäßdiagnostik durch die Fontanelle	PW-Doppler	Nennfrequenz: 3 – 5 MHz
8.3 Duplexverfahren		
8.3.1 Gefäße der Kopfregion, extremitätenversorgende Gefäße	Duplex-Scan	Nennfrequenz: 5 – 10 Mhz Bildfeldbreite in 1,5 cm Tiefe mindestens 3 cm PW- oder CW-Doppler mit einer der Lage und Größe des Gefäßes angepaßten Sendefrequenz Möglichkeit zur Dopplerauswertung wenigstens ab 1 cm Tiefe bei Systemen mit einem exzentrisch angeordneten Dopplersystem muß eine Dopplerauswertung wenigstens ab 2 cm Tiefe (gemessen am Zeitstrahl des B-Bildes) möglich sein

Fortsetzung Tabelle 3, S. 38 ▶

Tabelle 3 (Fortsetzung)

Gefäßgebiet	Methode	Anforderungen
8.3.2 abdominelle und retroperitoneale Gefäße sowie Mediastinum	Duplex-Scan	B-Bild Anforderungen wie Klasse 5 (Abdomen und Retroperitoneum einschließlich Nieren) PW- oder CW-Doppler mit einer der Lage und Größe des Gefäßes angepaßten Sendefrequenz Möglichkeit zur Dopplerauswertung wenigstens ab 1 cm Tiefe bei Systemen mit einem exzentrisch angeordneten Dopplersystem muß eine Dopplerauswertung wenigstens ab 2 cm Tiefe (gemessen am Zentralstrahl des B-Bildes) möglich sein
8.3.3 Gefäßdiagnostik des weiblichen Genitalsystems und fetale Echokardiographie	Duplex-Scan	B-Bild-Anforderungen wie Klasse 7 (Schwangerschaftsdiagnostik) PW- oder CW-Doppler mit einer Lage und Größe des Gefäßes angepaßten Sendefrequenz

Chronisch arterielle Verschlußkrankheit

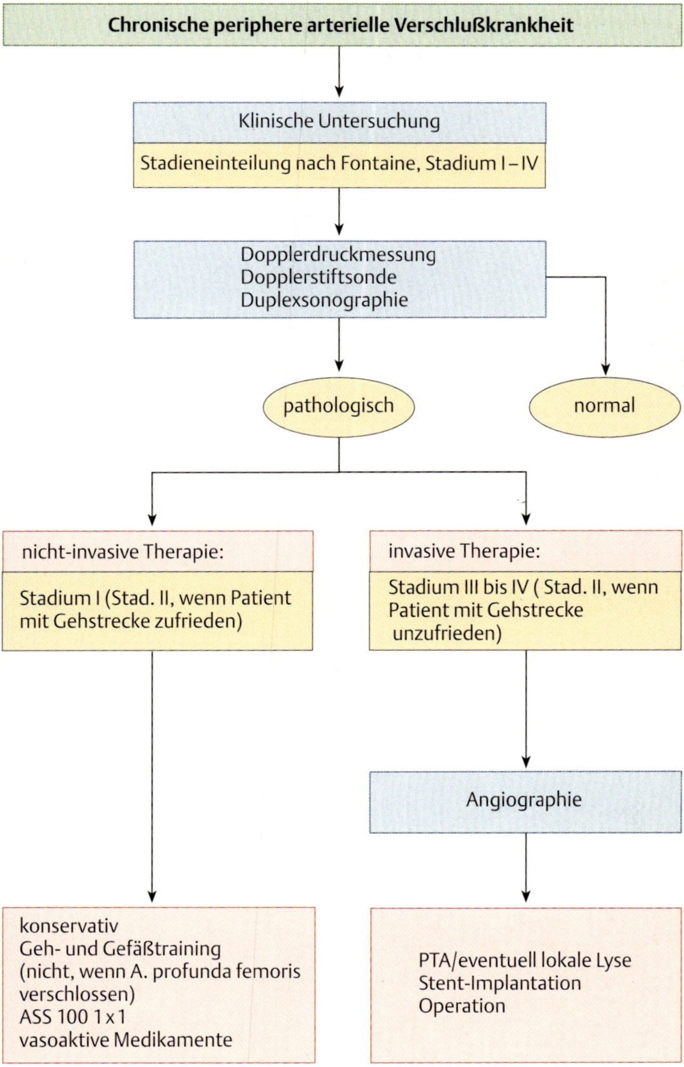

Abb. 23

3.1 Arterien der oberen und unteren Extremitäten

Akuter Arterienverschluß

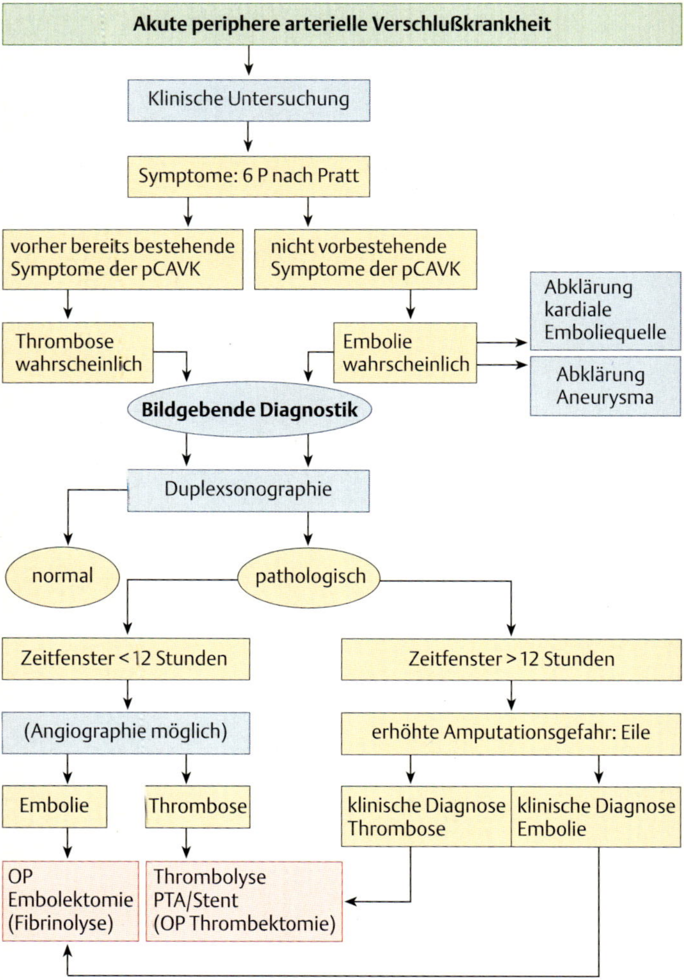

Abb. 24

Aortenaneurysma

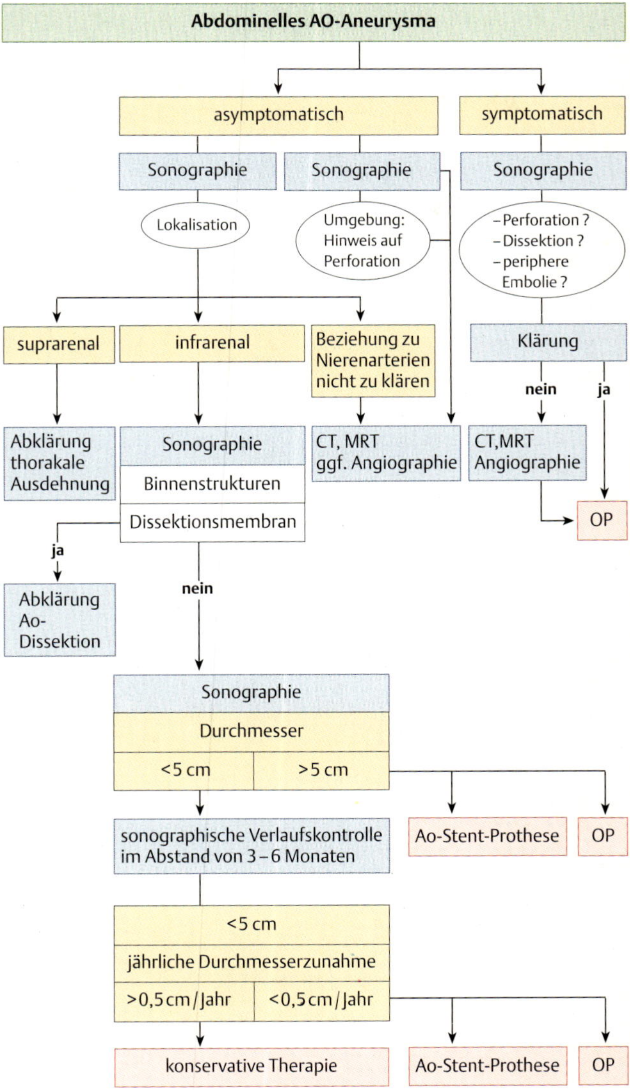

Abb. 25

3.2 Abdominale Arterien

Aortendissektion

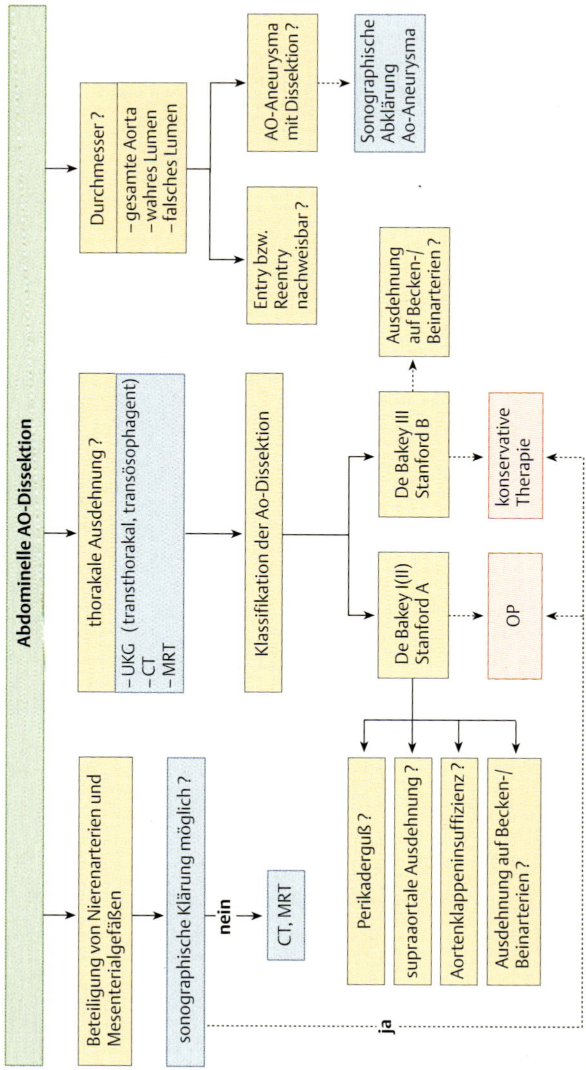

Abb. 26

Portale Hypertonie

Abb. 27

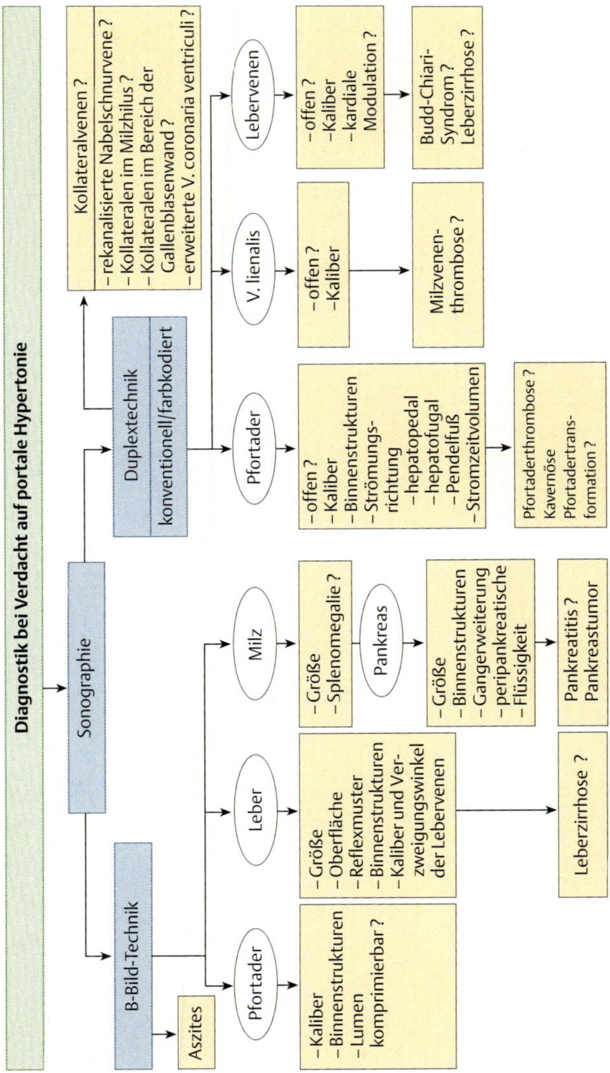

Beinvenenthrombose

Abb. 28

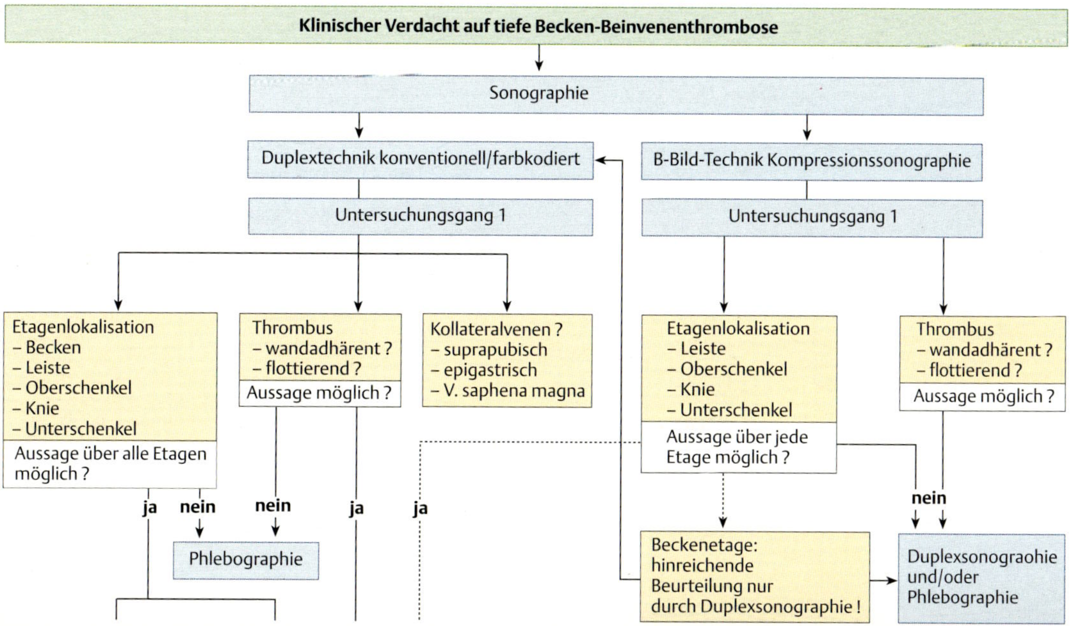

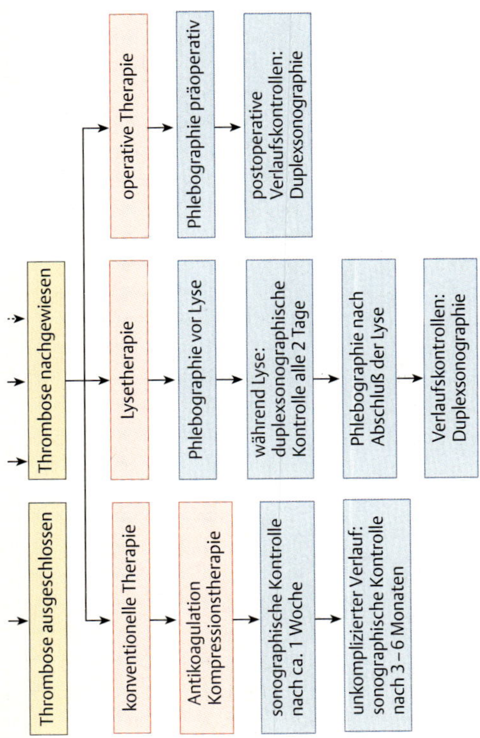
Thrombose ausgeschlossen
Thrombose nachgewiesen
konventionelle Therapie
Antikoagulation
Kompressionstherapie
sonographische Kontrolle
nach ca. 1 Woche
unkomplizierter Verlauf:
sonographische Kontrolle
nach 3–6 Monaten
Lysetherapie
Phlebographie vor Lyse
während Lyse:
duplexsonographische
Kontrolle alle 2 Tage
Phlebographie nach
Abschluß der Lyse
Verlaufskontrollen:
Duplexsonographie
operative Therapie
Phlebographie präoperativ
postoperative
Verlaufskontrollen:
Duplexsonographie

3.4 Venen der oberen und unteren Extremitäten

Varikosis

Abb. 29

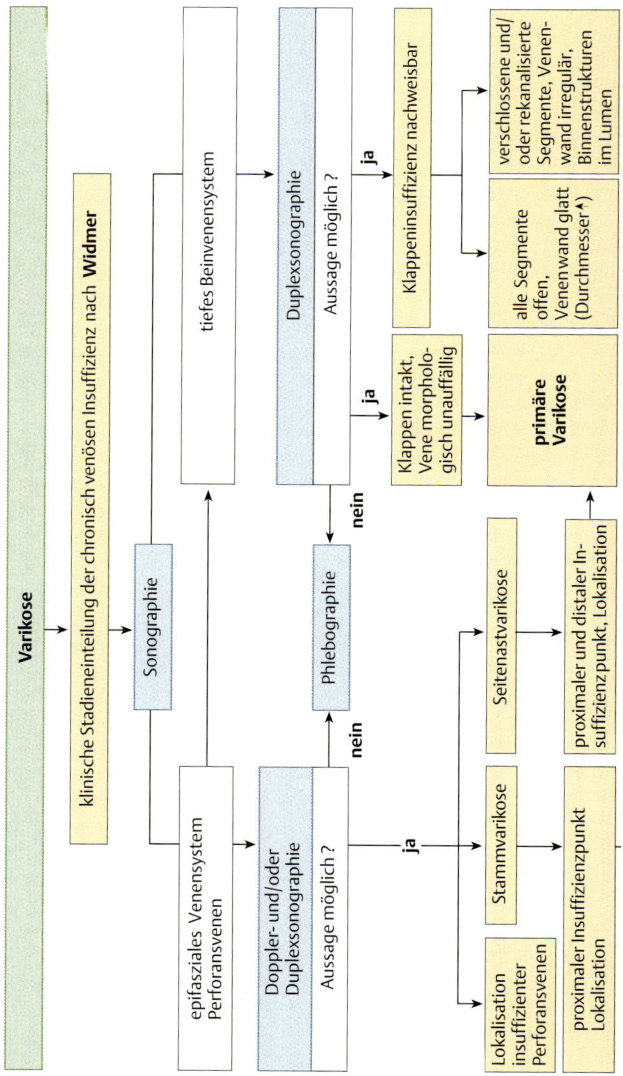

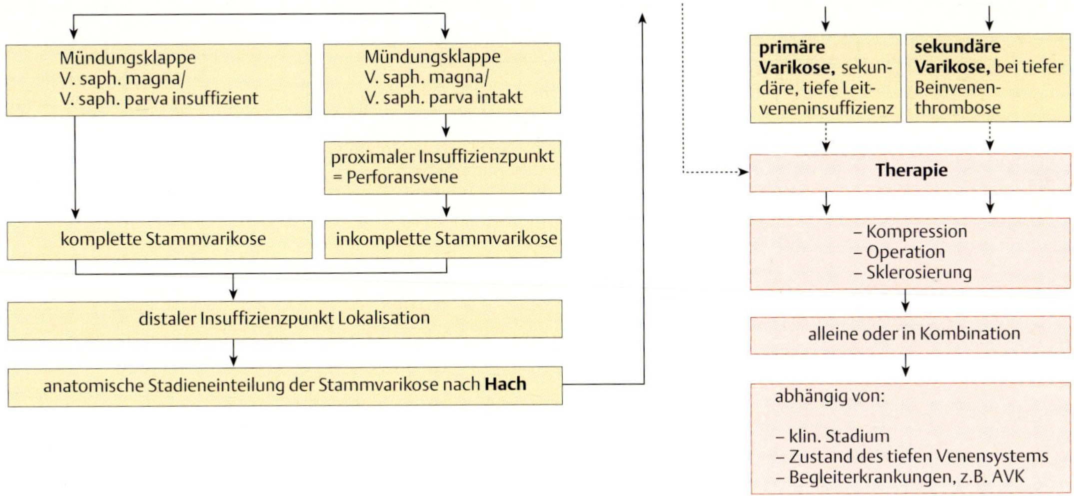
Mündungsklappe V. saph. magna/ V. saph. parva insuffizient
Mündungsklappe V. saph. magna/ V. saph. parva intakt
proximaler Insuffizienzpunkt = Perforansvene
komplette Stammvarikose
inkomplette Stammvarikose
distaler Insuffizienzpunkt Lokalisation
anatomische Stadieneinteilung der Stammvarikose nach **Hach**
primäre Varikose, sekundäre, tiefe Leitveneninsuffizienz
sekundäre Varikose, bei tiefer Beinvenenthrombose
Therapie
– Kompression
– Operation
– Sklerosierung
alleine oder in Kombination
abhängig von:
– klin. Stadium
– Zustand des tiefen Venensystems
– Begleiterkrankungen, z.B. AVK

3.5 Intrakranielle hirnversorgende Arterien

Hirntoddiagnostik

Abb. 30

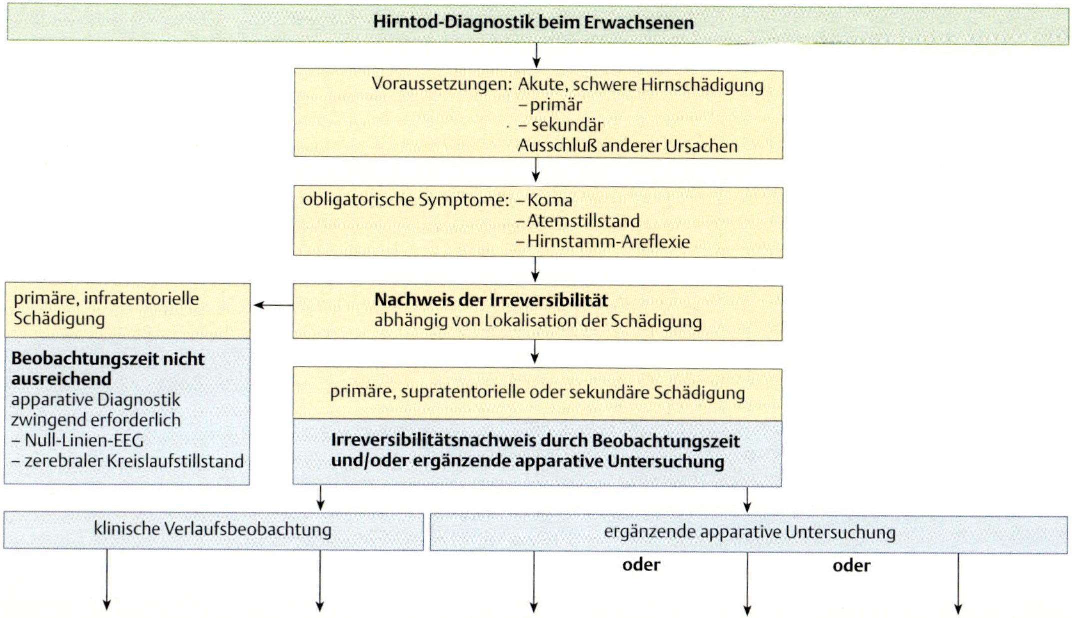

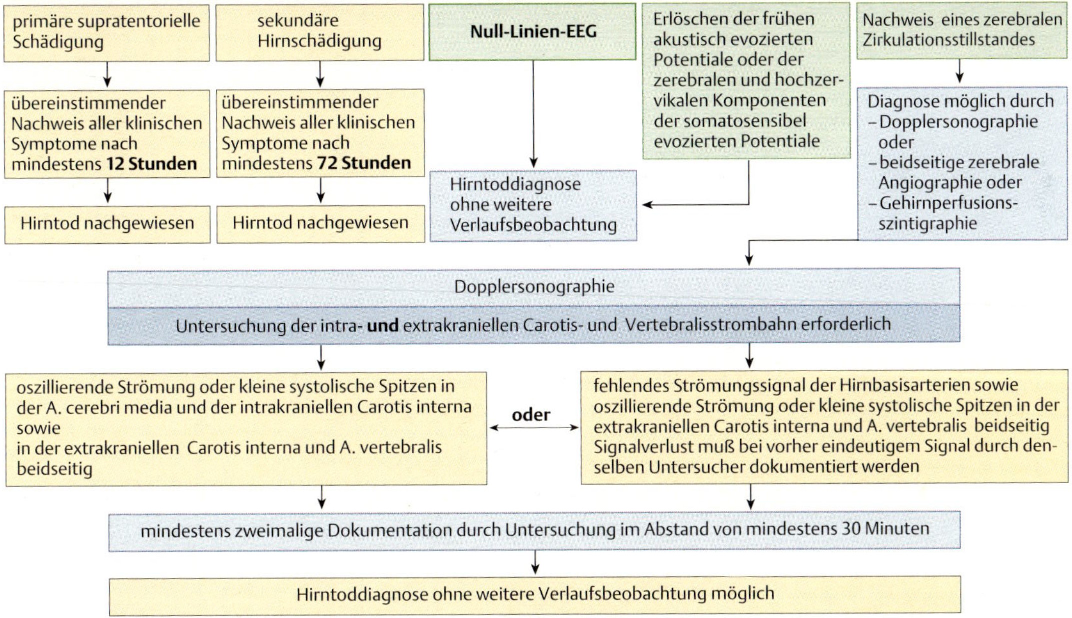
primäre supratentorielle Schädigung
übereinstimmender Nachweis aller klinischen Symptome nach mindestens **12 Stunden**
Hirntod nachgewiesen
sekundäre Hirnschädigung
übereinstimmender Nachweis aller klinischen Symptome nach mindestens **72 Stunden**
Hirntod nachgewiesen
Null-Linien-EEG
Hirntoddiagnose ohne weitere Verlaufsbeobachtung
Erlöschen der frühen akustisch evozierten Potentiale oder der zerebralen und hochzervikalen Komponenten der somatosensibel evozierten Potentiale
Nachweis eines zerebralen Zirkulationsstillstandes
Diagnose möglich durch
– Dopplersonographie
oder
– beidseitige zerebrale Angiographie oder
– Gehirnperfusionsszintigraphie
Dopplersonographie
Untersuchung der intra- **und** extrakraniellen Carotis- und Vertebralisstrombahn erforderlich
oszillierende Strömung oder kleine systolische Spitzen in der A. cerebri media und der intrakraniellen Carotis interna sowie in der extrakraniellen Carotis interna und A. vertebralis beidseitig
oder
fehlendes Strömungssignal der Hirnbasisarterien sowie oszillierende Strömung oder kleine systolische Spitzen in der extrakraniellen Carotis interna und A. vertebralis beidseitig Signalverlust muß bei vorher eindeutigem Signal durch denselben Untersucher dokumentiert werden
mindestens zweimalige Dokumentation durch Untersuchung im Abstand von mindestens 30 Minuten
Hirntoddiagnose ohne weitere Verlaufsbeobachtung möglich

3.6 Extrakranielle hirnversorgende Arterien

Extrakranieller Arterienverschluß

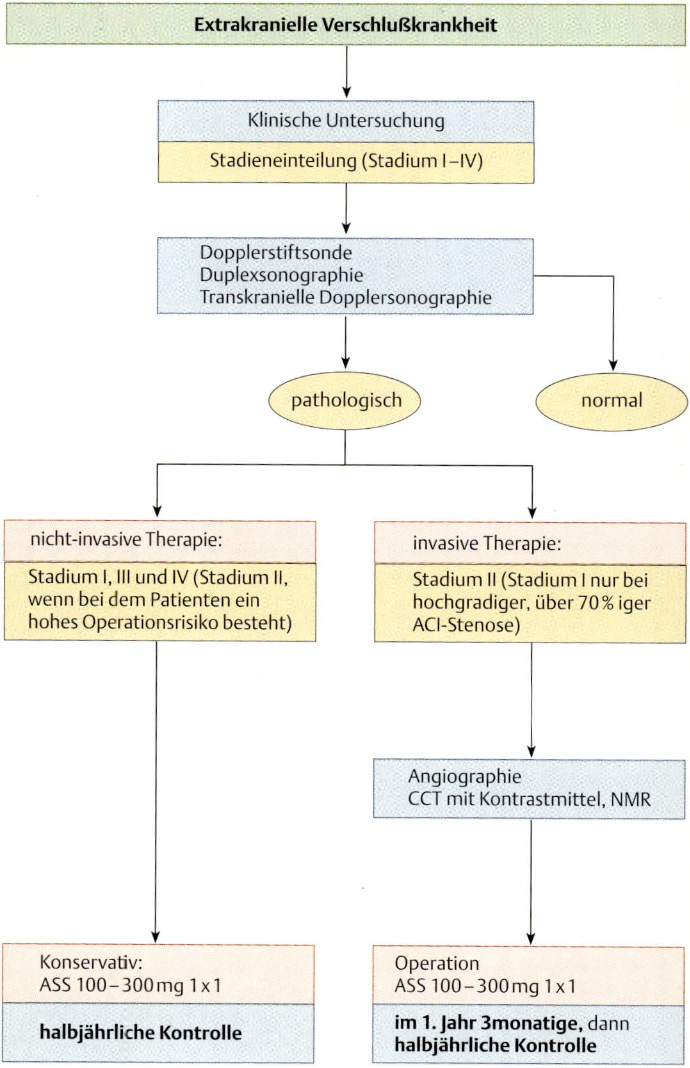

Abb. 31

Fallstricke bei der Dopplerdruckmessung

- **Falsch niedrige Druckwerte:**
  - Hyperämiebedingt bei zu kurzer Ruhezeit vor Beginn der Messung.
  - Durch zu schnelles Verringern des Manschettendrucks; er sollte langsam mit einer Geschwindigkeit von 3 – 5 mmHg/sec. abgelassen werden.
- **Falsch hohe Druckwerte:**
  - Bei hochgelagertem Oberkörper des Patienten.
  - Bei Verwendung von zu schmalen Meßmanschetten.
  - Bei Mediasklerose durch verminderte Komprimierbarkeit der Arterien.
  - Bei Unterschenkelödem, da ein hoher Manschettendruck zur Kompression der Arterien angewandt werden muß.
  - Bei Aortenklappeninsuffizienz wegen erhöhter Blutdruckamplitude.
- **Fehlende oder suboptimale Dopplersignale:**
  - Bei überhöhtem Sondendruck.
  - Bei schlechtem Dopplerwinkel oder Verwackeln der Sonde.
  - Bei zu sparsamem Umgang mit Ultraschallgel.
  - Bei Verlaufsvarianten der Gefäße.

Fallstricke bei der konventionellen Dopplersonographie

- **Schlechte Dopplersignale:**
  - Durch nicht dem Gefäßabschnitt angepaßte Sondenfrequenz.
  - Durch Herzrhythmusstörungen.
  - Durch zu sparsame Verwendung des Ultraschallgels.
- **Schlechte Dopplerkurvendarstellung bei ungünstigem Winkel zwischen Gefäß und Ultraschallstrahl:**
  - Durch Bewegungsartefakte.
  - Durch schlingenartigern Arterienverlauf Veränderungen des Winkels zwischen Gefäß und Ultraschallstrahl mit unterschiedlichen Amplituden der Flußsignale.
- **Unkorrekte Sondenhaltung beeinflußt folgende Auswertungsparameter:**
  - Amplitudenhöhe.
  - Frühdiastolischer Rückfluß.
  - Diastolischer Vorflußanteil.
  - Höhe des enddiastolischen Flusses über der Nullinie.
- **Turbulenzen:** Physiologische Turbulenzen an arteriellen Gefäßaufzweigungen.
- **Schallschatten:** Geht von einer hochgradigen Stenose ein Schallschatten aus, so läßt sich in diesem Bereich kein Dopplersignal ableiten.
- **A.-V.-Fistel:** Dopplersonographisch können indirekte Hinweise auf eine A.-V.-Fistel fehlen, wenn diese nur mit kleinen Shunt-Volumina einhergeht.

Fallstricke bei der B-Bild-Sonographie

- **Sendefrequenz**, die nicht an die Beschallungstiefe angepaßt ist.
- **Ursachen für fehlende Darstellung der arteriellen Intima-Media-Dicke:**
  - Der Winkel, mit dem die Ultraschallwellen auf die Gefäßlängsachse auftreffen, liegt nicht bei 90°.
  - Geometrie-Fehler des Piezokristalls der Ultraschallsonde.
  - Niedrige Sondenfrequenz mit schlechtem axialem Auflösungsvermögen.

4.1 Allgemeine Fallstricke

- **Wiederholungsechos**, die durch andere Reflektoren als die Arterienwand hervorgerufen werden, z. B. Gehäusewand der B-Bild-Sonde.
- **Wahl ungünstiger Schnittebenen:**
  - Arterielle Plaques können übersehen werden.
  - Falsche Lumenweitenbestimmung.
  - Schnittebenenartefakte.
- **Echoarme Wandauflagerungen:** Stellen sich im Arterienlumen nicht dar.
- **Kollateralgefäße**, die in der anatomischen Fortsetzung der Arterie liegen, können bei Gefäßverschlüssen eine offene Strombahn vortäuschen.
- **Arterienwandpulsation:** Normal Querpulsation, bei Arterienverschluß Längspulsation des Gefäßes. Periphere Arterienverschlüsse können übersehen werden, wenn nicht auf die Form geachtet wird.
- **Plantarflexion** im oberen Sprunggelenk kann aufgrund einer hierdurch bedingten Kompression der A. dorsalis pedis deren Verschluß vortäuschen.

Fallstricke bei der Duplex-/Farbduplexsonographie

- **Filiforme Arterienstenosen:** Können in der Schwarzweiß-Duplexsonographie, aber auch im Farbdoppler unerkannt bleiben
- **Echoarme Wandauflagerungen:** Stellen sich unter Verwendung der Schwarzweiß-Duplexsonographie im Arterienlumen nicht dar.
- **Farbänderungen in der Farbduplexsonographie:**
  - Entstehen nicht immer durch Gefäßstenosen, sondern auch durch Dopplerwinkelveränderungen aufgrund des anatomischen Gefäßverlaufs.
  - Ein Farbumschlag kann auch durch Sekundärströmung bedingt sein.
- **Perivaskuläre Farbartefakte** können in dem umgebenden Gewebe von Arterienstenosen auftreten.
- **Farbaliasphänomene** können auch abhängig von der gewählten Pulsrepititionsfrequenz sein.
- **Zu unempfindliche Farbeinstellung** kann zur farbduplexsonographischen Fehldiagnose eines Arterienverschlusses führen.
- **Einstellung des Wandfilters auf Frequenzen über 200 Hz** kann zur fehlenden Darstellung langsamer Geschwindigkeitsanteile im Farbduplexsonogramm führen.
- **Zu große Verstärkung des Schwarzweiß-B-Bildes bei gleichzeitiger Farbdopplersonographie:** Drastische Abnahme der Qualität der Farbechogebung im Gefäß.

Dopplerkurve oberhalb der Nulllinie

➤ **Problem:**

- Dopplerströmungskurve zeigt regelrechte bi- oder triphasische Konfiguration, verläuft aber vollständig oberhalb der Nullinie.
- *Häufigste Ursache:* Zu kurze Ruhephase nach körperlicher Belastung. Die reaktive Hyperämie geht mit einer Reduktion des peripheren Widerstandes einher. Die Folge ist eine Anhebung der Strömungskurve über die Nullinie. (Bei entzündlichen Veränderungen, z. B. Erysipel, können ebenfalls Anhebungen der Strömungskurve über die Nullinie beobachtet werden.)
- *Lösung:* Die Ableitung von Dopplerströmungskurven soll erst nach einer Ruhephase von mindestens 10 Minuten durchgeführt werden.

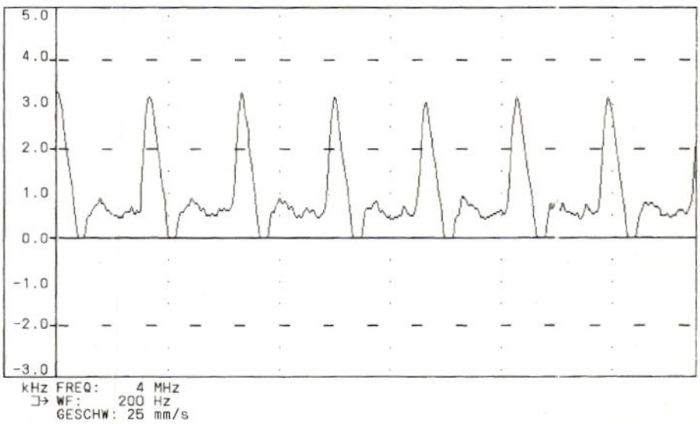

a

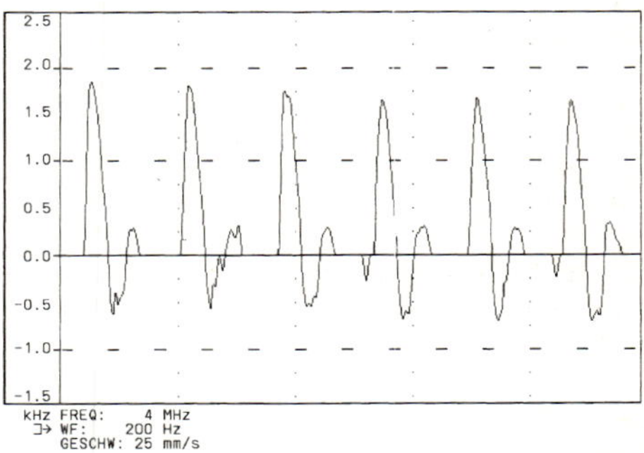

b

Abb. 32 a und b
a) Triphasisches Strömungssignal, Normalbefund. Ableitung zwei Minuten nach Laufbandergometrie; b) Ableitung unter Ruhebedingungen vor Durchführung der Ergometrie

4.2 Spezielle Fallstricke

Geringe Amplitude

➤ **Problem:**
- Dopplerströmungskurve hat geringe Amplitude und verkleinerten oder fehlenden frühdiastolischen Rückstromanteil trotz regelrechtem Perfusionsdruck und normgerechtem Ankle-Arm-Index. Häufiges Problem bei Ableitung der A. tibialis posterior und A. fibularis.
- *Häufigste Ursache:* Zu steiler Winkel zwischen Dopplersonde und Gefäß.
- *Lösung:* Durch Kippen der Stiftsonde kann die Signaldarstellung verbessert werden. Bei Verwendung einer ausreichenden Menge von Ultraschall-Gel kann in der Regel auch bei Untersuchung der A. fibularis die Kurvenableitung optimiert werden.

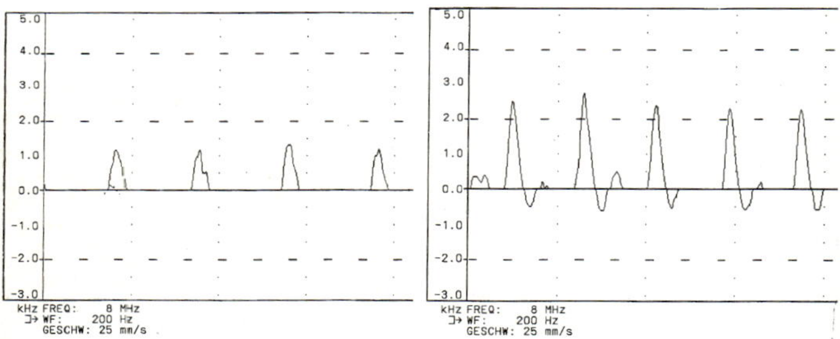

a

Abb. 33 a und b a) Strömungssignal einer unauffälligen A. tibialis posterior, abgeleitet bei steil aufgesetzter Sonde; b) Strömungssignal der gleichen Arterie, abgeleitet bei flachem Winkel zwischen Gefäß und Sonde

Frequenzfreies Fenster

➤ **Problem:**
- Frequenzfreies systolisches Fenster verkleinert oder vollständig fehlend bei unauffälligem Audiosignal und normgerechten Strömungsgeschwindigkeiten.

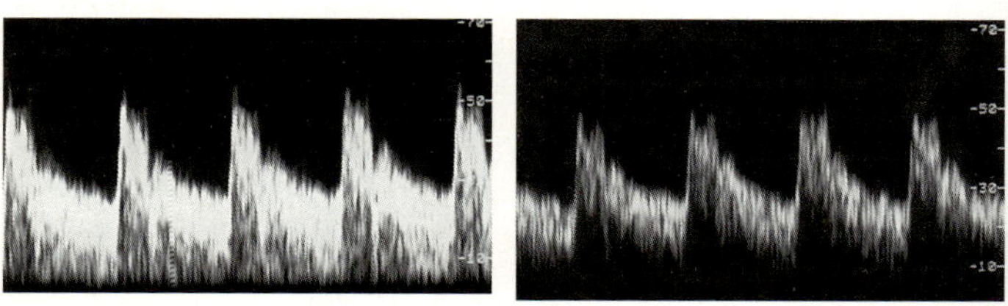

a

Abb. 34 a und b a) Strömungssignal einer unauffälligen A. carotis interna, das frequenzfreie Fenster ist wegen zu hoher Signalverstärkung verstrichen; b) Strömungssignal der gleichen Arterie, bei geeigneter Signalverstärkung frequenzfreies Fenster eindeutig zu erkennen

- *Häufigste Ursache:* Zu hohe Gain-Einstellung des PW-oder CW-Dopplers.
- *Lösung:* Rücknahme der Verstärkung des Dopplersignales. Das Frequenzspektrum soll eindeutig abgrenzbar sein, der Hintergrund muß jedoch vollständig frei von Frequenzdarstellungen (sog. Rauschen) erscheinen.

➤ **Problem:**

- Signalamplitude vermindert, Frequenzverschiebung erniedrigt, systolisches frequenzfreies Fenster verkleinert oder fehlend bei morphologisch unauffälligem Gefäß und korrekter Signalverstärkung.
- *Häufigste Ursache:* Zu steiler Winkel zwischen PW-Dopplermeßstrahl und Gefäßachse.
- *Lösung:* Durch Angulieren des Dopplermeßstrahles kann die Darstellung des Frequenzspektrums verbessert werden. Ein Winkel von 60° zwischen Gefäß und Dopplermeßstrahl soll nicht überschritten werden.

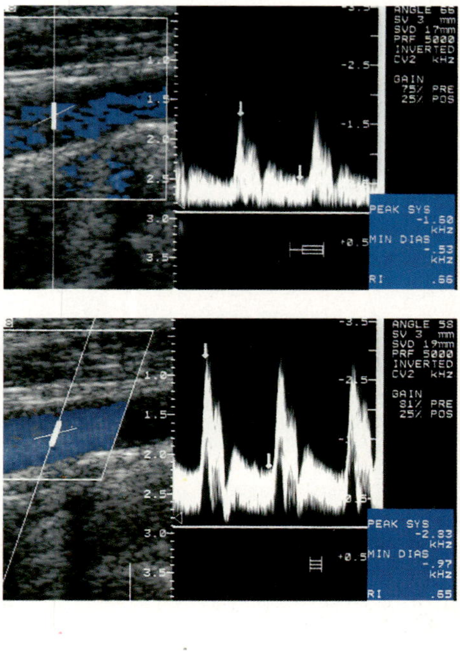

a

b

Abb. 35 a und b
a) Strömungssignal einer unauffälligen A. carotis communis bei sehr steilem Auftreffen des Dopplermeßstrahles. Das frequenzfreie Fenster ist kaum abgrenzbar; b) Strömungssignal der gleichen Arterie bei Ableitung unter günstigem Winkel: frequenzfreies Fenster eindeutig zu erkennen

4.2 Spezielle Fallstricke

Farbdarstellung

➤ **Problem:**
- Mangelhafte farbkodierte Strömungsdarstellung einer Arterie bei korrektem, der Untersuchungssituation angepaßtem Farbgeschwindigkeitsbereich und korrektem Farbwandfilter.
- *Häufigste Ursache:* Zu hohe Verstärkung des B-Bildes. Durch Belegung der meisten Bildpunkte mit morphologischer Information wird die Möglichkeit einer farbkodierten Strömungsdarstellung stark erschwert. Seltenere Ursachen einer mangelhaften Farbfüllung des Arterienlumens sind ein falsch hoher Farbgeschwindigkeitsbereich oder eine zu geringe Verstärkung des Farbsignales.
- *Lösung:* Zurücknahme der B-Bild-Verstärkung. Bei unverändertem Farbgain ist häufig bereits durch diese Maßnahme eine Verbesserung der farbkodierten Strömungsdarstellung zu erzielen. Erst nach Reduktion des B-Bild-Gaines soll bei weiterhin mangelhafter Farbfüllung des Arterienlumens die Farbverstärkung erhöht werden.

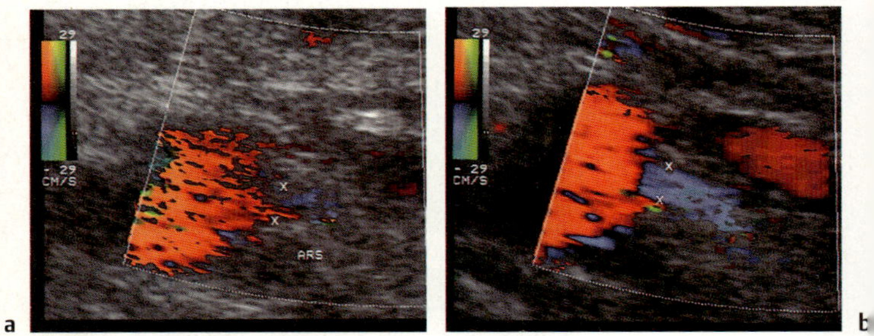

Abb. 36 a und b a) Mangelhafte farbkodierte Darstellung des linken Nierenarterienabganges bei zu hoher Verstärkung des B-Bildes. Korrekte Einstellung der Farbdopplerparameter: Farbgeschwindigkeitsbereich ±29 cm/s, PRF 2500, Farbwandfilter 100 Hz, Farbgain 82%; b) allein durch Reduktion der B-Bild Verstärkung kommt die Abgangsregion der linken Nierenarterie eindeutig zur Darstellung. Abgang bei 4 Uhr aus der Aorta, blaue Farbkodierung. Die Einstellung des Farbdopplers blieb unverändert

➤ **Problem:**
- Farbalias-Phänomen bzw. Farbmosaik im Arterienlumen bei unauffälliger Darstellung im B-Bild und regelrechten PW-Dopplersignalen.
- *Häufigste Ursache:* Falsch-niedriger Farbgeschwindigkeitsbereich bzw. zu niedrige Pulsrepetitionsrate (PRF) des Farbdopplers.
- *Lösung:* Erhöhung des Farbgeschwindigkeitsbereiches bzw. der PRF des Farbdopplers. In einem unauffälligen, nichtstenosierten Arteriensegment sollen die höchsten systolischen Geschwindigkeiten ohne Farbalias-Phänomen wiedergegeben werden.

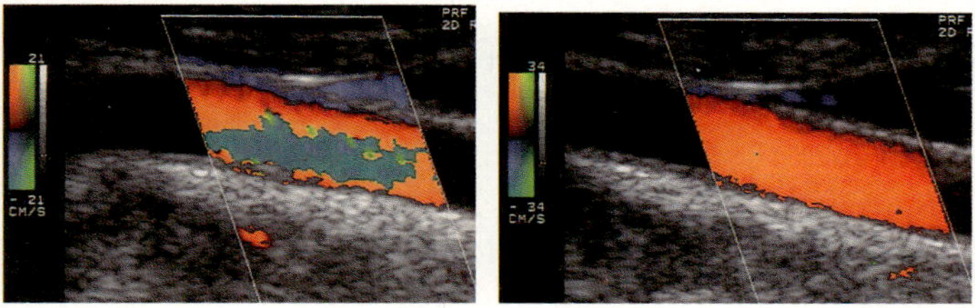

Abb. 37 a und b a) Farbalias-Phänomen in unauffälliger A. carotis communis bei falsch-niedrigem Farbgeschwindigkeitsbereich (Geschwindigkeitsbereich ±21 cm/s, PRF 2250); b) das gleiche Arteriensegment kommt bei korrektem Farbgeschwindigkeitsbereich (±34 cm/s, PRF 3500) ohne Farbalias zur Darstellung

➤ **Problem:**

- Farbdarstellung außerhalb des Arterienlumens bei korrektem Geschwindigkeitsbereich und regelrechtem Wandfilter.
- *Häufigste Ursache:* Zu hohe Verstärkung des Farbdopplersignales.
- *Lösung:* Reduktion der Farbverstärkung. Das Farbsignal soll eindeutig zu erkennen sein und das Lumen vollständig ausfüllen, jedoch nicht über die Gefäßwand hinaustreten. Das Umgebungsgewebe muß frei von Farbpixeln sein. Die geeignete Farbverstärkung kann individuell sehr unterschiedlich sein.

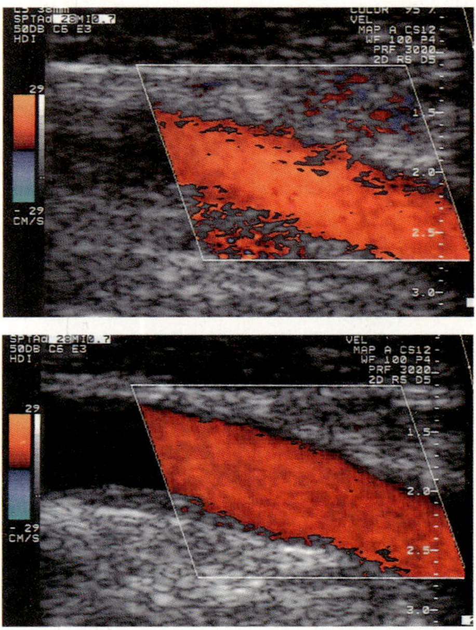

Abb. 38 a und b
a) Farbdarstellung außerhalb des Gefäßes bei Untersuchung der A. carotis communis. Farb-Gain mit 95% zu hoch; b) Farbdarstellung nur innerhalb des Gefäßlumens bei geeigneter Verstärkung des Farbdopplersignales (81%)

4.2 Spezielle Fallstricke

➤ **Problem:**
- Mangelhafte Farbfüllung des Venenlumens.
- *Häufigste Ursache:* Zu hoher Farbgeschwindigkeitsbereich bei Untersuchung des tiefen Beinvenensystems. An zweiter Stelle stehen eine zu geringe Verstärkung des Farbsignales, eine zu hohe Verstärkung des B-Bildes und ein zu hoher Farbwandfilter.
- *Lösung:* Verkleinerung des Farbgeschwindigkeitsbereiches bzw. der Pulsrepetitionsrate des Farbdopplers. Bei einem korrekt eingestellten venösen Geschwindigkeitsbereich kommt das Strömungssignal der parallel verlaufenden Arterie mit deutlichem Farbalias-Phämonen zur Darstellung.

a
c
d

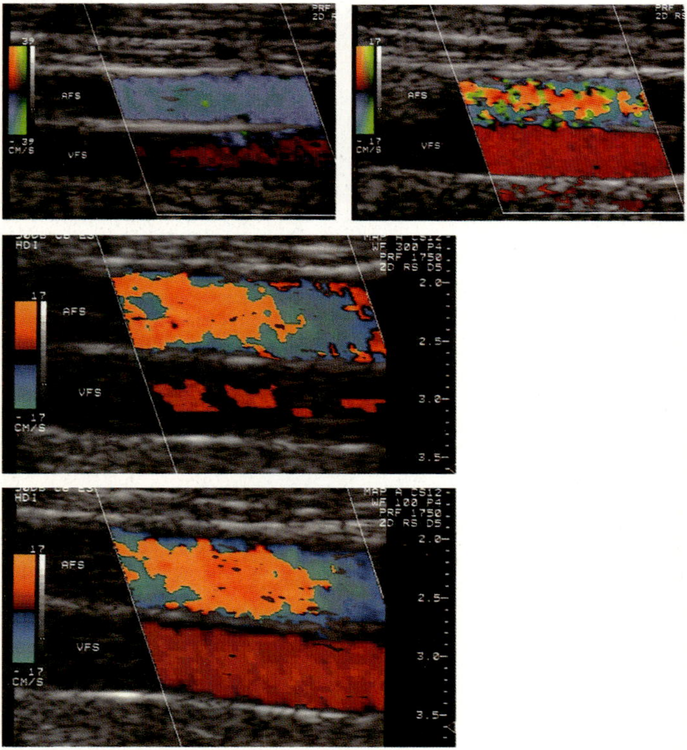

Abb. 39 a–d a) Mangelhafte Farbfüllung der V. femoralis superficialis bei zu hohem Farbgeschwindigkeitsbereich; b) bei korrektem Farbgeschwindigkeitsbereich vollständige Farbfüllung des Venenlumens. Deutliches Farbalias-Phänomen in der A. femoralis superior; c) mangelhafte Farbfüllung der V. femoralis superficialis bei korrektem Farbgeschwindigkeitsbereich, aber zu hohem Wandfilter (300 Hz); d) bei geeignetem Farbwandfilter (hier 100 Hz) vollständige Farbfüllung des Venenlumens. Der Farbgeschwindigkeitsbereich blieb unverändert

➤ **Problem**:
- Alias-Phänomen bei Ableitung von Frequenzspektren mittels PW-Doppler.
- *Häufigste Ursache:* Zu niedriger Geschwindigkeitsbereich bzw. zu geringe Pulsrepetitionsrate des PW-Dopplers.
- *Lösung:* Vergrößerung des Geschwindigkeitsbereiches bzw. Erhöhung der PRF.

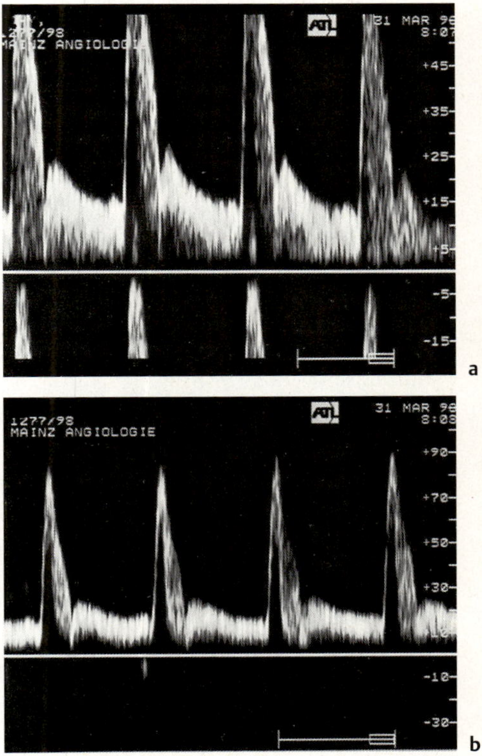

Abb. 40 a und b
a) Alias-Phänomen bei PW-Doppleruntersuchung einer unauffälligen A. carotis communis mit falsch-niedrigem Geschwindigkeitsbereich; b) regelrechte Darstellung des Frequenzspektrums ohne Alias-Phänomen bei richtig eingestelltem Geschwindigkeitsbereich

4.2 Spezielle Fallstricke

Strömungsgeschwindigkeiten

➤ **Problem:**
- Niedrige Strömungsgeschwindigkeiten bei unauffälliger farbkodierter Strömungsdarstellung und regelrechtem Audiosignal.
- *Häufigste Ursache:* Fehlerhafte Winkelkorrektur mit zu steil ausgerichtetem Winkelkorrekturbalken. Nach dem Umschalten in den Dopplermodus kann sich durch Sondenkippung der Winkel zwischen Meßstrahl und Gefäß ändern und damit die ursprünglich eingestellte Winkelkorrektur hinfällig werden.
- *Lösung:* Exakte Ausrichtung des Winkelkorrekturbalkens parallel zum Gefäßverlauf. Bei gebogenem Gefäßverlauf kann eine exakte Winkelkorrektur schwierig sein.

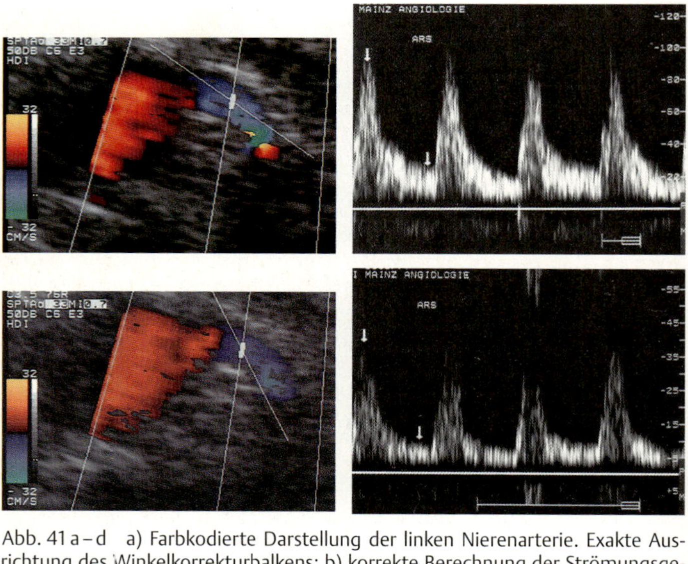

a
c

Abb. 41 a – d a) Farbkodierte Darstellung der linken Nierenarterie. Exakte Ausrichtung des Winkelkorrekturbalkens; b) korrekte Berechnung der Strömungsgeschwindigkeit, Vmax systol. 0.91 m/s, V diastol. 0.26 m/s; c) farbkodierte Darstellung der linken Nierenarterie. Fehlerhafte, zu steile Ausrichtung des Winkelkorrekturbalkens; d) falsch-niedrige Berechnung der Strömungsgeschwindigkeit, Vmax systol. 0.39 m/s, V diastol. 0.10 m/s

- **Problem:**
  - Stark variable bzw. fehlerhafte Berechnung von Strömungsgeschwindigkeiten bei der Untersuchung von Arterienstenosen.
  - *Häufigste Ursache:* Fehlerhafte Winkelkorrektur. Das Problem tritt häufiger bei exzentrischen als bei konzentrischen Stenosen auf. Der Verlauf des Stenosekanals bzw. die Ausrichtung des Hochgeschwindigkeitsjets kann deutlich von der Gefäßachse abweichen. Die korrekte Ausrichtung des Winkelkorrekturbalkens wird dadurch erschwert. Auch Schallschatten können die Darstellung des Stenosekanals behindern.
  - *Lösung:* Genaue Darstellung des Stenosekanals, nach Möglichkeit Vergrößerung mittels Zoom und Farbdopplertechnik. Bei problematischer Winkelkorrektur wird die zusätzliche Dokumentation der maximalen Frequenzverschiebungen (KHz) empfohlen.

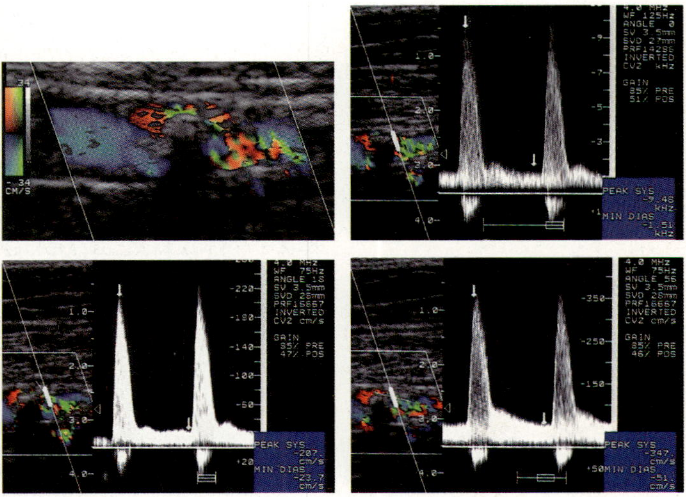

Abb. 42 a – d a) Hochgradige, stark exzentrische Stenose der A. femoralis superficialis. Darstellung mittels Zoom. Im Stenosekanal sowie unmittelbar poststenotisch deutliches Farbalias sowie Varianzkodierung (grün); b) Frequenzspektrum abgeleitet am Ende des Stenosekanals. Frequenzfreies systol. Fenster verstrichen, retrograde systol. Strömungsanteile. Systolische Spitzenfrequenzverschiebung 9,5 KHz bei einer Trägerfrequenz von 4 MHz; c) falsch-niedrige Berechnung der Spitzengeschwindigkeit mit 2,07 m/s bei fehlerhafter Winkelkorrektur. Der Winkelkorrekturbalken wurde zu steil ausgerichtet; d) richtige Berechnung der Spitzengeschwindigkeit mit 3,47 m/s bei korrekter Winkelkorrektur

5.1 Anatomie der Arterien der oberen Extremität

A. subclavia

- **Ursprung:** Links entspringt die Arterie hinter dem Manubrium sterni aus dem Arcus aortae, rechts zweigt sie hinter dem Manubrium sterni aus dem Truncus brachiocephalicus ab.
- **Verlauf:**
  - Aus der oberen Thoraxappertur heraus zieht die A. subclavia kranialwärts über die Pleurakuppe und die Lungenspitze hinweg zwischen Schlüsselbein und 1. Rippe zur distalen Klavikula und passiert dabei Engstellen (s. Abb. 79). Die Arterie tritt zusammen mit dem Plexus brachialis zwischen dem M. anterior und scalenus medius (hintere Skalenuslücke) hindurch. Die Fortsetzung der A. subclavia ab dem Unterrand der Klavikula ist die A. axillaris.
  - Die A. subclavia gibt folgende Äste ab: A. vertebralis, A. thoracica interna, Truncus thyreocervicalis (A. thyreoidea inferior, A. cervicalis ascendens, A. transversa colli mit der A. cervicalis superficialis als Variation und der A. suprascapularis), Truncus costocervicalis (A. intercostalis supremor und A. cervicalis profunda).
- **Durchmesser:** Der Durchmesser der A. subclavia beträgt ca. 7 mm.
- **Versorgungsgebiet:** Thorax, vordere Brustwand, Halsorgane und Halsmuskulatur, Schädelhöhle und hintere Schädelgrube, Dura mater, Gehirn, Muskulatur im Schulterbereich und obere Extremität.

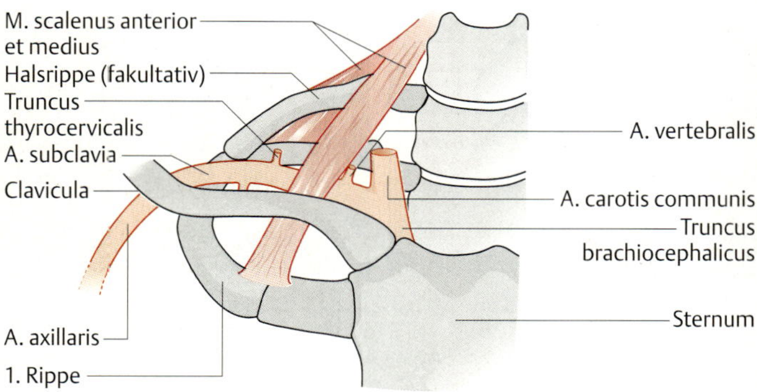

Abb. 43 Anatomischer Verlauf der A. subclavia und A. axillaris

5.1 Anatomie der Arterien der oberen Extremität

A. axillaris

- **Ursprung:** Fortsetzung der A. subclavia ab dem Unterrand der Klavikula.
- **Verlauf:**
  - Sie verläuft vom Unterrand des Schlüsselbeins bis zum Unterrand des M. pectoralis major (Abb. 43). Die A. axillaris zieht durch die Achselhöhle und wird von vorne durch den M. pectoralis major und den M. pectoralis minor (anatomische Enge) bedeckt.
- **Durchmesser:** Der Durchmesser der A. axillaris beträgt etwa 6 mm.
- **Versorgungsgebiet:** Brustwand, Brustdrüse, Schultergelenk und Schultermuskeln (Rotatorenmanschette), Oberarm.

A. brachialis

- **Ursprung:** Fortsetzung der A. axillaris.
- **Verlauf:** Sie verläuft vom Unterrand des M. pectoralis major im Sulcus bicipitalis medialis distal bis zur Aufzweigung in die A. radialis und A. ulnaris in der Ellenbeuge (Abb. 44).
- **Anatomische Variante:** Selten (12 – 16%) hohe Teilung der A. brachialis, wobei eine Arterie immer vor dem Nervus medianus liegt. Die A. radialis läuft bei dieser Verlaufsvariante der A. brachialis am medialen Bizepsrand entlang.
- **Durchmesser:** Die A. brachialis hat einen Durchmesser von ca. 5 mm.
- **Versorgungsgebiet:** M. deltoideus, M. triceps brachii, Humerus, Knochenmark, distale Oberarm- und proximale Unterarmstreckmuskulatur, M. brachialis, Rete articularis cubiti.

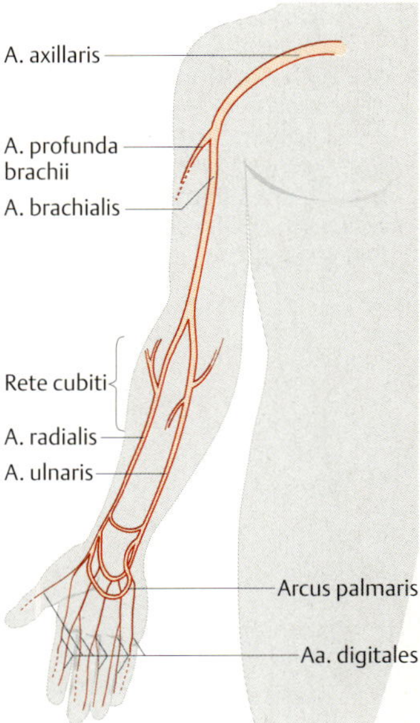

Abb. 44 Anatomischer Verlauf der A. brachialis, A. radialis, A. ulnaris

5.1 Anatomie der Arterien der oberen Extremität

A. radialis

- **Ursprung:** Fortsetzung der A. brachialis am Unterarm.
- **Verlauf**:
  - Das Gefäß zweigt von der A. brachialis in Höhe der Ellenbeuge ab und zieht entlang des Radius nach distal zur Tabatière (Handwurzel), von dort zum Handrücken, wo sie im Arcus palmaris profundus endet (Abb. 44).
  - Die direkte Verlängerung der A. radialis stellt die radialseitige Arterie des 2. Fingers dar.
- **Anatomische Variante:** Hypoplasie oder komplette Agenesie der A. radialis (ulnarer Versorgungstyp des Unterarms).
- **Durchmesser:** Die A. radialis hat einen Durchmesser von ca. 2 – 3 mm.
- **Versorgungsgebiet:** Unterarmflexoren, M. brachioradialis, M. brachialis, proximale Unterarmextensoren, M. pronator quadratus, Daumenballen, Rete carpi-dorsale, Fingerrücken bis zum Mittelglied, 2.–4. Knochenzwischenraum, Mm. interossei dorsales, radialer Rand des Zeigefingers.

A. ulnaris

- **Ursprung:** Abzweigung aus der A. brachialis in Höhe der Ellenbeuge.
- **Verlauf:** Zur Ulnarseite, von dort zur Handwurzel (s. Abb. 44), unter der Palmaraponeurose zum Arcus palmaris superficialis. Die Verlängerung der A. ulnaris ist die ulnarseitige Arterie des 5. Fingers.
  - *Oberflächlicher Hohlhandbogen:* Endast der A. ulnaris und Ramus palmaris superficialis der A. radialis. Von ihm zweigt die A. digitalis palmaris communis ab, die sich in je zwei Aa. digitales propriae teilt.
  - *Tiefer Hohlhandbogen:* Endast der A. radialis und Ramus palmaris profundus der A. ulnaris. Hieraus zweigen die Aa. metacarpeae 3 – 4 ab.
- **Verlaufsvariante:** Hypoplasie oder komplette Agenesie der A. ulnaris (radialer Versorgungstyp des Unterarms).
- **Durchmesser:** Die A. ulnaris hat einen Durchmesser von ca. 2 – 3 mm.
- **Versorgungsgebiet:** Muskulatur der Beuge- und Streckseite des Unterarms, Rete articulare cubiti, M. flexor carpi ulnaris, M. brachialis, M. pronator quadratus, palmare Handwurzel, Palmarseite der Finger und Dorsalseite der Mittel- und Endphalangen.

5.2 Anatomie der Arterien der unteren Extremität

A. femoralis und A. femoralis superficialis

- **Ursprung:** Fortsetzung der A. iliaca externa nach dem Leistenband.
- **Verlauf:**
  - In der Leistengegend verläuft die A. femoralis regelmäßig lateral der Vene und des N. femoralis (Abb. 45).
  - Im Bereich der Lacuna vasorum gibt die A. femoralis drei oberflächliche Äste ab (A. epigastrica superficialis, A. circumflexa ileum superficialis, Aa. pudendae extt).
  - Im proximalen Oberschenkelbereich zweigt die A. profunda femoris ab.

Beachte: In klinischen Lehrbüchern wird der Abschnitt der A. femoralis zwischen Ligamentum inguinale und dem Abgang der A. profunda femoris als A. femoralis communis bezeichnet.

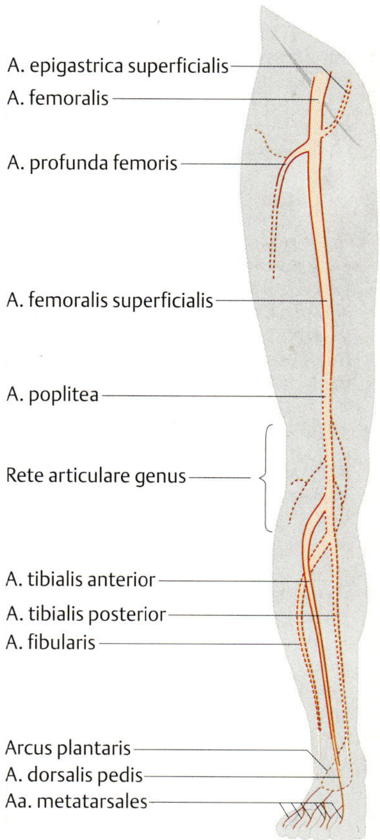

Abb. 45 Anatomischer Verlauf der A. femoralis, A. femoralis superficialis, A. profunda femoris, A. poplitea und der Arterien des Unterschenkels

- Von der Teilungsstelle der A. profunda femoris verläuft die A. femoralis superficialis im Adduktorenkanal zur Kniekehle (Abb. 45). Am Ausgang des Adduktorenkanals zweigt von der A. femoralis die A. genus descensdens ab, die zum Kollateralnetz im Bereich des Kniegelenks führt.
- **Anatomische Variante:** Selten (in 0,2% der Fälle) existiert eine langstreckige Hypo- oder Aplasie der gleichseitigen A. iliaca externa und A. femoralis superficialis. Es handelt sich hier um eine embryonale Anlagestörung. Das Bein wird in diesem Fall versorgt von der A. iliaca interna über die A. glutealis cranialis und caudalis die A. ischiatica, die zur A. poplitea zieht.
- **Durchmesser:** Beträgt bei der A. femoralis beim Gesunden ca. 8 mm.
- **Versorgungsgebiet:** Haut des Unterbauchs; die A. femoralis superficialis leitet das Blut in die gesamte untere Extremität.

A. profunda femoris

- **Ursprung:** Aus der A. femoralis (ca. 4 cm unterhalb des Leistenbandes).
- **Verlauf:** Die A. profunda femoris verläuft nach distal dorsal (Abb. 45).
- **Durchmesser:** Beträgt bei der A. profunda femoris ca. 6–7 mm.
- **Versorgungsgebiet:** Oberschenkelmuskulatur und Femurknochen, Teile des Hüftgelenkes.
- **Anatomische Varianten:** Hoher Abgang der A. profunda femoris oberhalb des Leistenbandes.

A. poplitea

- **Ursprung:** Verlängerung der A. femoralis superficialis ab ihrem Austritt aus dem Adduktorenkanal.
- **Verlauf:** In der Tiefe der Kniekehle bis zum Unterrand des M. popliteus, teilt sich dort in A. tibialis anterior und A. tibialis posterior (Abb. 45) und speist das Kollateralnetz um das Kniegelenk (rete articulare genus).
- **Durchmesser:** Die A. poplitea hat einen Durchmesser von ca. 5 mm.
- **Versorgungsgebiet:** Kniegelenk, Rete articulare genus, Rete patellae.

A. tibialis anterior

- **Ursprung:** Aus der A. poplitea (erster abgehender Ast aus der A. poplitea).
- **Verlauf:** Das Gefäß durchbohrt die Membrana interossea und verläuft an der Vorderseite des Unterschenkels auf der Membrana interossea zum Fußrücken. Dort wird sie zur A. dorsalis pedis. Diese Arterie zieht an der lateralen Seite der Sehne des M. extensor hallucis longus entlang.
- **Durchmesser:** Er beträgt ca. 3 ±1 mm.
- **Versorgungsgebiet:** Streckmuskulatur und Haut des Unterschenkels, Hinterfläche des Kniegelenks, speist das Rete articulare genus und das Arteriennetz des oberen Sprunggelenks (Abb. 45).
- **Anatomische Variante:** Häufig findet sich die A. dorsalis pedis am Fußrücken lateral der Sehne des M. extensor hallucis longus. Sie kann aber auch am Fußrükken ohne Beziehung zum M. extensor hallucis longus verlaufen.

A. tibialis posterior

- **Ursprung:** Stellt die eigentliche Fortsetzung der A. poplitea dar.
- **Verlauf:**
  - Das Gefäß verläuft zum medialen Knöchel und geht dort in die A. plantaris medialis und lateralis über (Abb. 45). Die A. tibialis posterior zieht am Fuß unter dem Hinterrand des Innenknöchels zur Fußsohle.
  - Aus der A. tibialis posterior zweigt im Bereich des proximalen Unterschenkels die A. peronaea ab.
- **Durchmesser:** Normalerweise beträgt er 3 ± 1 mm.
- **Versorgungsgebiet:** Oberflächliche Unterschenkelflexoren, Schienbein und die Haut medial, tiefe Plantarmuskulatur, Großzehenmuskeln und den medialen Großzehenbereich, die Mm. interossei plantaris und speist das Rete calcaneum und den Arcus plantaris.

A. fibularis

- **Ursprung:** Sie zweigt aus der A. tibialis posterior im proximalen Unterschenkeldrittel etwa 5 cm unterhalb der Arkade des M. soleus ab.
- **Verlauf:** Die A. fibularis verläuft an der Rückfläche der Fibula zum lateralen Knöchel (Abb. 45) und setzt sich als A. plantaris medialis und lateralis fort.
- **Durchmesser:** Beim Gesunden ca. 3 ± 1 mm.
- **Versorgungsgebiet:** Muskulatur der tiefen Unterschenkelflexoren und Arteriennetz des Kalkaneus.

5.3 Untersuchung der Arterien: Doppler-Druckmethode

Grundlagen

- Die Dopplerdruckmessung im Bereich der Extremitätenarterien sollte nach ausführlicher Anamnese und körperlicher Untersuchung und noch vor weiteren diagnostischen bildgebenden Maßnahmen erfolgen.
- **Indikation:**
  - Screening-Verfahren zur Erfassung von Verschlüssen oder hochgradigen Stenosen im Bereich der peripheren Arterien bei Patienten mit kardiovaskulären Risikofaktoren (Nikotinabusus, Hypertonie, Diabetes mellitus, Fettstoffwechselstörungen) oder einer KHK und zerebralen Durchblutungsstörungen.
  - Diagnose von Verschlüssen oder höhergradigen Stenosen bei Patienten mit den Symptomen einer peripheren arteriellen Verschlußkrankheit (Claudicatio intermittens).
  - Lokalisation hochgradiger Stenosen und Verschlüsse (durch etagenweise Dopplerdruckmessung).
  - Objektivierung des Kompensationsgrades einer peripheren arteriellen Verschlußkrankheit.
  - Verlaufsbeobachtung während konservativer Therapie, nach Fibrinolyse, nach Dilatation oder PTA.

Untersuchungsbedingungen

- Apparative Voraussetzungen (s. S. 23) (Abb. 46): Uni- oder bidirektionales Dopplergerät.
- **Schallkopf:**
  - 8 MHz-CW-Dopplersonde (zur Untersuchung der A. radialis, A. ulnaris, A. tibialis posterior und A. dorsalis pedis, Digitalarterien).
  - 4 MHz-CW-Dopplersonde (im Falle einer etagenweise durchgeführten Dopplerdruckmessung zur Ortung des Dopplersignals in der A. poplitea).
  - Blutdruckmeßmanschetten für Unterarme und Unterschenkel (Manschettenbreite 13 cm) und für den Oberschenkel (Manschettenbreite 18 cm).
- **Lagerung des Patienten:** Die Dopplerdruckmessung wird in flacher Rückenlage durchgeführt, wobei der Patient zuvor eine 10 minütige Ruhephase einhalten sollte. Die Raumtemperatur sollte 20 – 22 °Celsius betragen.
- **Durchführung:**
  - Zuerst Messung des Systemblutdrucks an beiden Oberarmen am liegenden Patienten. Hierzu eignet sich die übliche Blutdruckmessung nach Riva-Rocci oder die Dopplerdruckmessung mit Anlage einer Blutdruckmanschette am Oberarm, wobei die 8 MHz-CW-Dopplersonde im 40 – 60°-Winkel zur Gefäßlängsachse der A. radialis und/oder der A. ulnaris aufgesetzt wird.
  - Zur Bestimmung der Dopplerdruckwerte im Bereich der unteren Extremitäten (Abb. 46) wird eine 13 cm breite Blutdruckmanschette zunächst an einem Unterschenkel in 10 cm Abstand zu den Knöcheln angelegt. Die 8 MHz-CW-Dopplersonde wird in einem Winkel von 40 – 60° aufgesetzt.
  - *A. tibialis posterior:*
    - Die Arterie läßt sich im Sulcus malleolaris medialis am Hinter- oder Unterrand des Innenknöchels unmittelbar neben den Vv. tibiales posteriores orten. Die Dopplersonde sollte in Gefäßlängsrichtung so lange geneigt werden, bis das akustische Dopplersignal der A. tibialis posterior optimal ist.

- Dann wird die Blutdruckmanschette auf suprasystolische Blutdruckwerte aufgepumpt, bis über dem Ableitort kein Dopplersignal mehr wahrnehmbar ist. Nach dem Verschwinden des Dopplersignals wird die Luft in der Meßmanschette langsam (3–5 mmHg/sek.) abgelassen, bis über dem Ableitort wieder ein Dopplersignal hörbar ist. Das erste akustisch registrierbare Dopplersignal markiert den systolischen Druck.
- Um ein Verwackeln der Dopplersonde zu vermeiden, wird empfohlen, sie im distalen Drittel bleistiftähnlich zu halten und die Hand auf dem Fuß des Patienten abzustützen.

– *A. tibialis anterior:* Der gleiche Meßvorgang wird wiederholt, indem die Dopplersonde auf die A. dorsalis pedis (Ast der A. tibialis anterior) aufgesetzt wird.
– *A. fibularis:* Die Bestimmung des Dopplerdruckes über dieser Arterie am Hinter- oder Unterrand des Außenknöchels ist nicht obligat und sollte durchgeführt werden, wenn über der A. tibialis posterior oder A. tibialis anterior kein Dopplersignal abgeleitet werden kann.
– *Digitalarterien:* In diesem Bereich (Abb. 47) werden spezielle Fingerblutdruckmanschetten angelegt und das arterielle Dopplersignal distal dieser Manschetten im Bereich der Fingerspitze mit Hilfe einer 8 MHz-CW-Dopplersonde aufgesucht.
– *Etagenweise durchgeführte Dopplerdruckmessung:* Anlegen von Blutdruckmanschetten am Oberschenkel (Manschettenbreite 18 cm). Nach Bestimmung der systolischen Dopplerdruckwerte über der A. poplitea Bestimmung der systolischen Dopplerdruckwerte im Unterschenkel.
– *Dopplerdruckmessung nach Belastung:*
  - Ergänzung zur Messung in Ruhe. Manschetten- und Sondenpositionen entsprechen denjenigen der Dopplerdruckmessung in Ruhe.
  - Belastung mit dreißig hintereinander durchgeführten Zehenständen oder 30 Kniebeugen. Auch die Belastung auf dem Laufband unter standardisierten Bedingungen (100 m Wegstrecke bei 3,2 km/h Ganggeschwindigkeit und 12,5° Steigung) ist möglich. Sind die genannten Belastungstests bei dem Patienten nicht durchführbar, so sollte die arterielle Blutzufuhr mit-

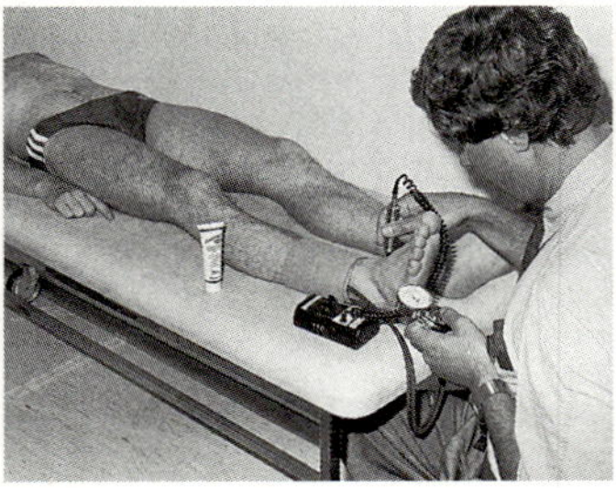

Abb. 46 Durchführung einer Dopplerdruckmessung im Bereich der unteren Extremitäten

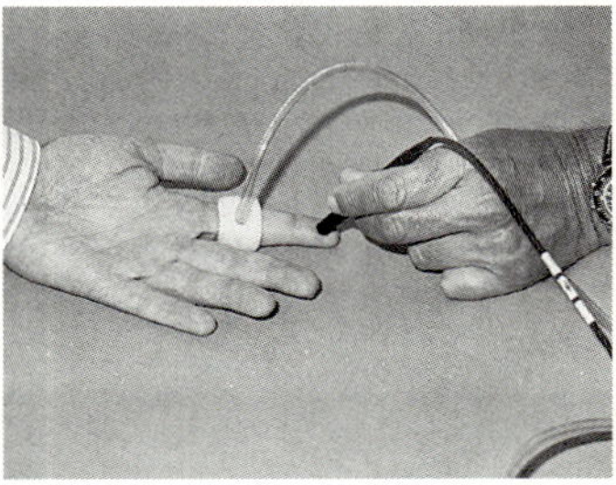

Abb. 47 Meßvorgang bei Dopplerdruckmessung im Bereich der Digitalarterien

tels Blutdruckmanschette oberhalb des Knies für 3 Minuten unterbrochen und durch schnelles Ablassen der Manschette eine reaktive Hyperämie erzeugt werden.

- Die Messung des Ausgangsdrucks erfolgt unmittelbar vor der Belastung, die nächste Messung sollte direkt im Anschluß an die Belastung durchgeführt werden. Die *Rückkehrzeit* des Knöchelarteriendruckes nach Belastung wird durch Wiederholen des Meßvorgangs in Abständen von einer Minute bestimmt.

Beachte: Die Fahrradergometrie eignet sich nicht als Belastungsverfahren für die Dopplerdruckmessung, da hierbei vorwiegend die Oberschenkel-, aber nicht die Wadenmuskulatur beansprucht wird .

- *Kein Dopplersignal über den Knöchelarterien:* Arterienverschluß oder eine falsche Position der Dopplersonde. Kontrolle der Sondenposition: Die freie Hand des Untersuchers komprimiert die Muskulatur des Vorfußes (Signalmodulation durch Fußkompression), während er an den typischen Ableitorten versucht, ein Venensignal abzuleiten. Die A. tibialis posterior oder tibialis anterior liegt in direkter Nachbarschaft des Venensignals. Ist neben dem Venengeräusch kein arterielles Dopplersignal ableitbar, so handelt es sich um einen Arterienverschluß. Kann weder das venöse noch das arterielle Dopplersignal abgeleitet werden, so ist die Sondenposition nicht korrekt.
- Vor der Dopplerdruckmessung nach Belastung sollte die Sondenposition mittels Farbstift markiert werden, damit die Arterie nach Belastung schnell wieder aufgefunden werden kann.

Diagnostische Aussage

➤ **Stenose, Verschluß:**

- Hämodynamisch relevante Arterienstenosen (Lumeneinengung >50%) und Arterienverschlüsse lassen sich mit der Dopplerdruckmessung auch unter Ruhebedingungen sehr zuverlässig diagnostizieren. Allerdings ist die Unterscheidung zwischen Verschluß und hochgradiger Stenose mit der Dopplerdruckmessung nicht immer möglich. Zur Diagnose mittelgradiger Arterienstenosen reicht die Dopplerdruckmessung in Ruhe nicht aus, die Dopplerdruckmessung nach Belastung (s. S. 69) ist erforderlich.
- Die Dopplerdruckmessung erlaubt die Lokalisation der Arterienetage, in der sich hochgradige Stenosen oder Verschlüsse befinden. Im Falle arterieller Mehretagenokklusionen ist die Verschlußlokalisation nicht immer exakt durch die segmentale Dopplerdruckmessung bestimmbar. Die Sensitivität der Methode bei Mehretagenokklusionen beträgt ca. 86%.

➤ **Aneurysma, Dissektion:** Diese Veränderungen können mit der Dopplerdruckmessung nicht diagnostiziert werden, es sollte aber trotzdem immer eine periphere arterielle Dopplerdruckmessung stattfinden, um Arterienverschlüsse als Komplikation zu erkennen.

➤ **Fehlerquellen:** S. Fallstricke S. 51.

5.4 Untersuchung der Arterien mit der Stiftsonde

Grundlagen

- Mit der Stiftsonde können Strömungskurven aufgezeichnet werden, die das Dopplersignal in Abhängigkeit zur Zeit wiedergeben. Sie können als Doppler-analog-Kurve oder als Dopplerfrequenzspektrum wiedergegeben werden (s. S. 17).
- **Indikation:**
  - Ausschluß asymptomatischer peripherer Arterienstenosen im Rahmen einer Screening-Untersuchung bei Patienten mit Arteriosklerose-Risikofaktoren (Nikotinabusus, Hypercholesterinämie, Hypertonie, Diabetes mellitus, Hyperhomocysteinämie) und arteriosklerotischen Begleiterkrankungen (KHK, extrakranielle Verschlußkrankheit, Schlaganfall).
  - Ausschluß von Arterienstenosen bei Patienten mit klinischen Symptomen einer peripheren arteriellen Verschlußkrankheit (einseitige Armschwäche, Claudicatio intermittens, muskulärer Ruheschmerz, arterielle und diabetische Ulzera).
  - Ausschluß funktioneller Engen beim Kompressionssyndrom (s. S. 132).
  - Aortenstenosen (arteriosklerotisch oder entzündlich bedingt).
  - Dissektion der Aorta oder peripherer Arterien.
  - Nicht palpable Extremitätenpulse.
  - Abklärung auskultierbarer Gefäßgeräusche.
  - Extremitätenblässe.
  - Ausschluß von stenosierenden Arterienprozessen bei gleichzeitig vorliegender arterieller Mediasklerose (hier führt nicht die Dopplerdruckmessung zur Diagnose, sondern die CW-Dopplerstiftsonde und die Duplexsonographie).
  - Ausschluß von Gefäßobliterationen bei Mediasklerose (Dopplerkurvenanalyse und Duplexsonographie).
  - Verlaufskontrolle nach lumeneröffnenden Maßnahmen oder konservativen Therapiemaßnahmen.
  - Shunt-Diagnostik.

Untersuchungsbedingungen

- **Schallkopf:**
  - 8 MHz-CW-Stiftsonde zur Doppleruntersuchung oberflächlicher peripherer Arterien (A. tibialis anterior, A. tibialis posterior, A. radialis, A. ulnaris, Digitalarterien).
  - 4 MHz-CW-Stiftsonde zur Untersuchung von tiefliegenden peripheren Arterien (A. femoralis, A. poplitea, A. subclavia, A. brachialis).
- **Geräteeinstellung:**
  - Wahl einer Dopplerfrequenzverschiebung von ± 3,5 – 4 KHz sowie eines niedrigen Wandfilters von ca. 50 Hz. Schreibgeschwindigkeit zur Aufzeichnung der Dopplerkurven 5 – 10 mm/sec. oder 25 – 50 mm/sec.
  - *Einstellung der Aufnahmeempfindlichkeit von Frequenzanalysegeräten:* Aufdrehen des Verstärkungsreglers soweit, bis am Monitor starkes Grundrauschen erscheint (erkennbar an dem vermehrten Auftreten weißer Signalpunkte in der Graustufendarstellung). Dann stufenweises Zurückdrehen der Verstärkung, bis am Monitor gerade keine weißen Signalpunkte mehr sichtbar sind und das Frequenzanalysebild gerade kein Hintergrundrauschen mehr zeigt (Abb. 48).

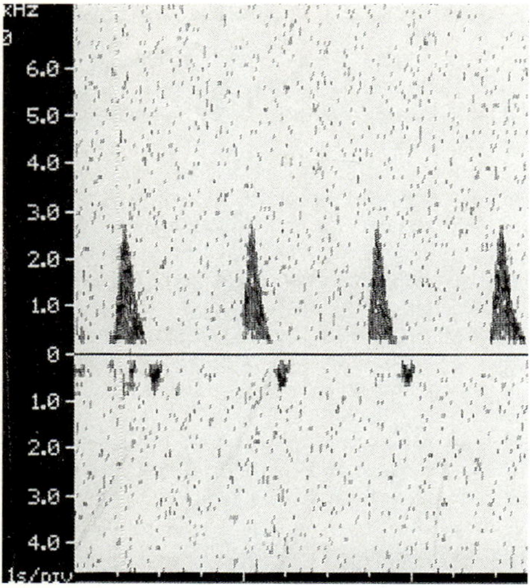

a

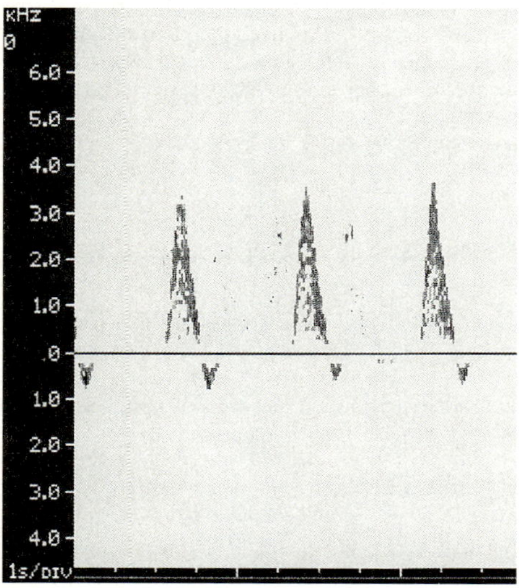

b

Abb. 48 a und b a) Dopplerfrequenzanalysebild mit starkem Grundrauschen, erkennbar an vielen weißen Signalechopunkten in der Graustufendarstellung; b) der Regler der Dopplersignalverstärkung wurde soweit zurückgedreht, bis gerade keine weißen Signalechos mehr sichtbar waren. Das weitere Zurücknehmen der Dopplersignalverstärkung würde zur unempfindlichen Darstellung der Dopplerfrequenzanalysesignale führen

5.4 Untersuchung der Arterien mit der Stiftsonde

➤ **Lagerung des Patienten:**
- Untersuchung in flacher Rückenlage, wobei der Patient zuvor eine 10 minütige Ruhephase einhalten sollte. Zur Vermeidung von Hyperämieeffekten sollte die Lufttemperatur des Untersuchungsraumes 21 ± 2 °Celsius nicht über- oder unterschreiten.
- Ableitung von Dopplersignalen der A. poplitea am besten in Bauch- oder Seitenlage, wobei der Fußrücken auf einer Polsterrolle aufliegt (Abb. 50). Nach der Umlagerung des Patienten ist zur Vermeidung von Hyperämieeffekten auf eine angemessene Ruhephase zu achten.

Beachte: Zunächst sollten die Sondenpositionen abgeleitet werden, bei denen sich der Patient in Rückenlage befindet, anschließend diejenigen, die in Bauch- oder Seitenlage zu erreichen sind.

Durchführung

➤ **Allgemeines:**
- Seitenvergleichende Untersuchung zunächst an definierten Ableitorten (s. Tabelle 4). Hierzu wird die Stiftsonde unter leichtem Druck in einem Winkel von 40–60° zur Gefäßlängsachse aufgesetzt. Die Dopplerkurve wird dann aufgezeichnet, wenn das akustische Dopplersignal nach entsprechender Anwinklung der Dopplersonde maximal ist und die Überlagerung von Venengeräuschen ausgeschlossen ist.
- Durch kontinuierliches Verschieben der Sonde von proximal nach distal können arterielle Gefäßobliterationen oder arteriovenöse Fisteln gesucht werden. Die kontinuierliche Ableitung sollte über der A. femoralis, A. poplitea, A. brachialis, A. ulnaris und A. radialis erfolgen.

➤ **Doppleruntersuchung der unteren Extremität:**
- *A. femoralis:*
  - Die kontinuierliche Ableitung mit der Dopplerstiftsonde beginnt in der Leistenregion (Abb. 49). Mit der 4 MHz-CW-Dopplersonde wird die A. femoralis lateral der V. femoralis aufgesucht und ihr Verlauf nach distal am medialen Oberschenkel entlang bis zur A. poplitea verfolgt.
  - Bei der kontinuierlichen Beschallung der A. femoralis von proximal nach distal unterhalb des Leistenbandes ist die Ableitung plötzlicher Blutströmungs-Richtungsänderungen möglich. Sie sind bedingt durch die A. epigastrica superficialis, die zum Unterbauch aufsteigt.
  - Mit der Stiftsonde können an der A. femoralis communis höhergradige Einengungen der vorgeschalteten A. iliaca erkannt werden. In den übrigen peripheren Arterienabschnitten können Gefäßokklusionen bereits durch die etagenweise durchgeführte Dopplerdruckmessung erfaßt werden.
  - Mit der Aufzeichnung der Dopplerströmungskurve sind Stenosen oder Verschlüsse der A. profunda femoris nicht erkennbar. Hierzu bedarf es des Einsatzes der Duplexsonographie.
  - Die Differenzierung zwischen A. femoralis superficialis und A. profunda femoris mit der Stiftsonde ist nicht möglich.

Tabelle 4 Typische Ableitorte zur Dopplersonographie peripherer Arterien mit der Stiftsonde

Gefäß	Ableitort
A. femoralis	Leistenregion (Abb. 49)
A. poplitea	Kniekehle (Abb. 50)
A. tibialis posterior	Hinterrand der Innenknöchels (Abb. 51)
A. dorsalis pedis	dorsaler Fußrücken medial der Sehne des Extensor hallucis longus (Abb. 52)
A. fibularis	am Hinterrand des Malleolus lateralis
A. subclavia	infra- oder supraklavikulär (Abb. 56)
A. axillaris	am Hinterrand des M. coracobrachialis in der Achselhöhle bei maximaler Armabduktion und Außenrotation
A. brachialis	im Sulcus bicipitalis medialis bei abduziertem Oberarm in Supinationshaltung
A. radialis	lateral der Sehne des M. flexor carpi radialis bei supiniertem Unterarm (Abb. 53)
A. ulnaris	radialer Rand des Os pisiforme proximal oberhalb des Handgelenkes (Abb. 54)

- *A. poplitea:*
  - Die Stiftsonde wird zunächst proximal in der Mitte der Kniekehle aufgesetzt. Dabei ist auf erhöhten Sondendruck zu achten, um die meist über der A. poplitea liegende V. poplitea suffizient zu komprimieren und venöse Begleitsignale zu vermeiden.
  - Wird die V. poplitea bei der Beschallung der A. poplitea mit der CW-Dopplerstiftsonde nur inkomplett komprimiert, so können pulssynchrone Turbulenzen entstehen, die eine Arterienstenose vortäuschen können.
- *Unterschenkelarterien:* Beurteilung durch kontinuierliches Abfahren mit der Dopplerstiftsonde ist hier nicht möglich. Ausreichend ist die punktuelle Untersuchung im Knöchelbereich (s. Dopplerdruckmessung S. 68).

➤ **Doppleruntersuchung der oberen Exremität:**
- *A. subclavia* und *A. axillaris* eignen sich nicht zur kontinuierlichen dopplersonographischen Beschallung. Die Arterien sollten punktuell supra- oder infraklavikulär aufgesucht werden.
- *A. brachialis:* Kontinuierliche Ableitung von Dopplersignalen über der A. brachialis durch proximales Auflegen der 4 MHz-CW-Stiftsonde am medialen Oberam an der unteren Begrenzung des M. teres major. Entlang der Arterie wird dann die Stiftsonde in einer Spiraltour vom medialen proximalen Oberarm um ihn herum an seine Vorderseite zur Fossa cubitalis verschoben.

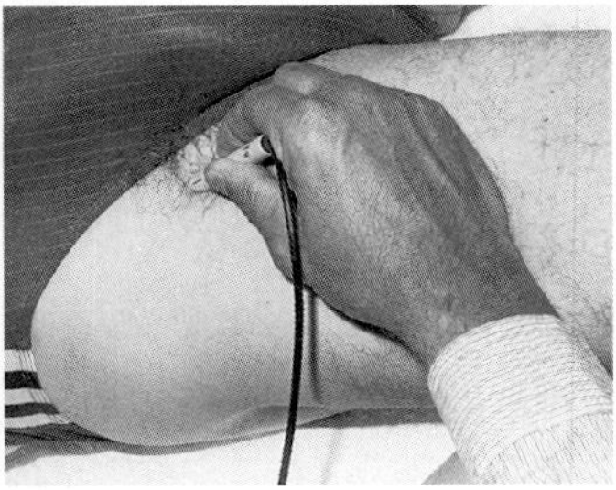

Abb. 49 Position der Stiftsonde bei der Untersuchung der A. femoralis communis

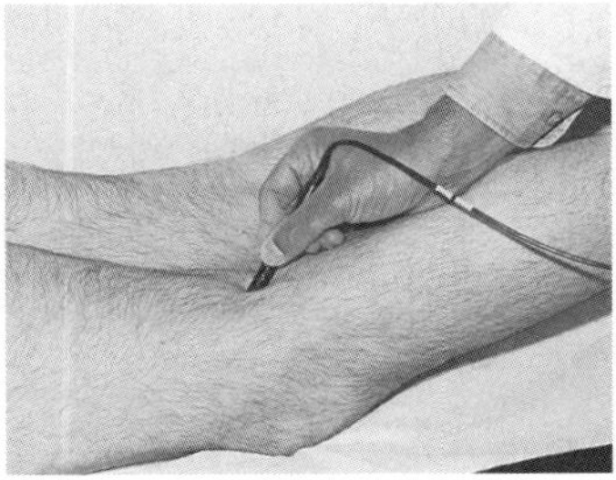

Abb. 50 Position der Stiftsonde bei der Untersuchung der A. poplitea

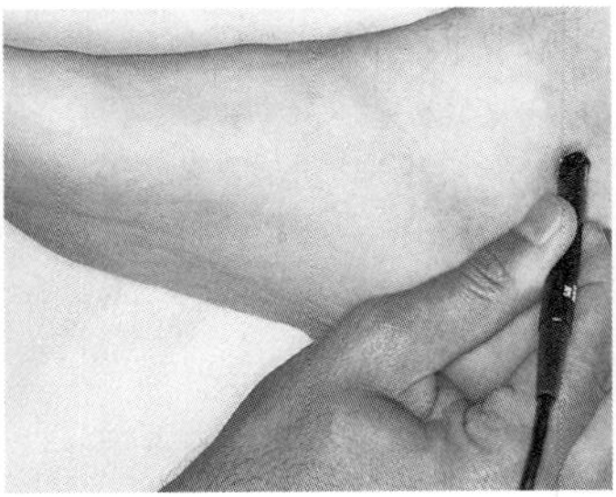

Abb. 51 Position der Stiftsonde bei der Untersuchung der A. tibialis posterior

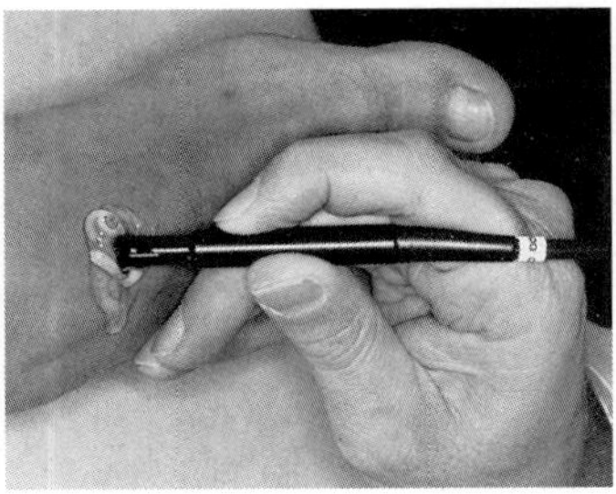

Abb. 52 Position der Stiftsonde bei der Untersuchung der A. dorsalis pedis

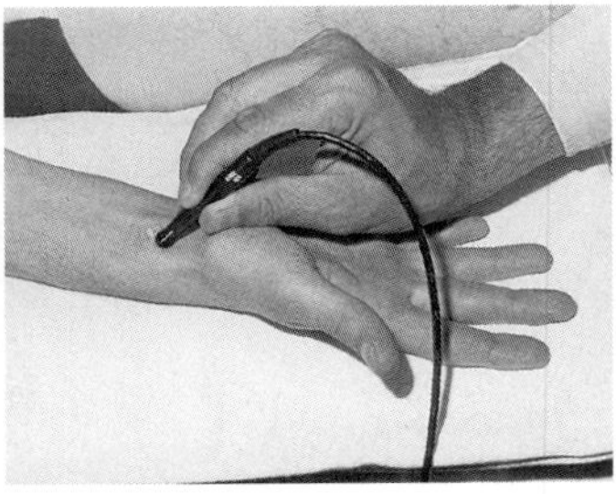

Abb. 53 Position der Stiftsonde bei der Untersuchung der A. radialis

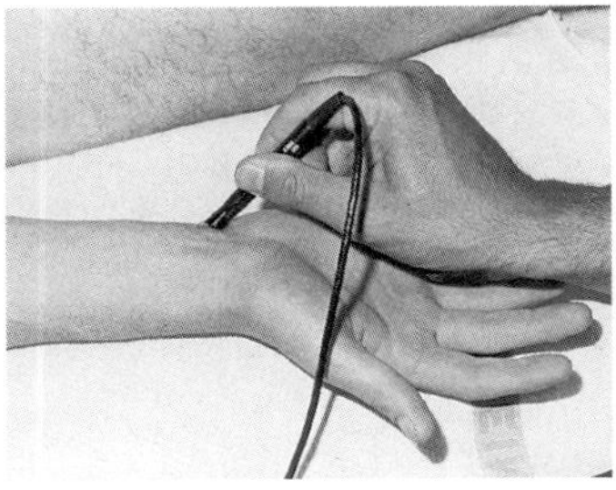

Abb. 54 Position der Stiftsonde bei der Untersuchung der A. ulnaris

- *A. radialis:* Sie kann mit der 4 MHz-CW-Dopplerstiftsonde kontinuierlich von proximal nach distal an der radialen Seite des Unterarms verfolgt werden. Am Handgelenk wird die 8 MHz-CW-Dopplerstiftsonde verwendet.
- *A. ulnaris:* Ableitung des Ursprungs der A. ulnaris in der Fossa cubitalis aus der A. brachialis mit der 4 MHz-CW-Dopplersonde. Das Gefäß läßt sich bis nach distal an der ulnaren Seite des Unterarms verfolgen. Am Handgelenk wird die 8 MHz-CW-Dopplerstiftsonde verwendet.
- *Digitalarterien:* Kontinuierliche Beschallung am medialen und lateralen Fingerrand gelingt fast immer gut mit der 8 MHz-CW-Dopplerstiftsonde.

Diagnostische Aussage

- **Arterienstenosen:**
  - Hochgradige (>50%ige) Arterienstenosen können mit CW-Dopplerstiftsonde mit einer Sensitivität von ca. 87% erkannt werden. Eine Aussage über die Qualität der Gefäßeinengung (thrombotisch, entzündlich, degenerativ) und die exakte Stenosenlänge ist mit dieser Methode nicht möglich.
  - Stenosen < 50% lassen sich mit der CW-Dopplerstiftsonde nur schwer erfassen.
- **Arterienverschluß:** Die Diagnose und Lokalisation des Arterienverschlusses mit der CW-Dopplerstiftsonde ist mit großer Sicherheit möglich. Die Ermittlung der Verschlußlänge ist jedoch aufgrund von miterfaßten Kollateralströmungen ungenau.
- **Arterielle Kompressionssyndrome:** Die CW-Stiftsonde erlaubt die Diagnose von Kompressionssyndromen im Bereich der A. subclavia und A. axillaris (Thoracic-outlet-Syndrom) und der A. poplitea. Hierzu ist die Durchführung von Funktionstests erforderlich (s. S. 134).
- **Dissektion:** Die Diagnose ist mit der CW-Doppler-Stiftsonde möglich. Typischer Hinweis ist das arterielle Pendelflußsignal (Abb. 76). Zur Sicherung der Diagnose ist jedoch zusätzlich B-Bild oder Duplexsonographie erforderlich.
- **Aneurysma:** Die Diagnose gelingt nicht mit der CW-Stiftsonde, allerdings können ableitbare Turbulenzen indirekte Hinweise für ein Aneurysma sein.
- **Aneurysma spurium:** Die CW-Stiftsonde eignet sich sehr gut zum Aufsuchen des für das Aneurysma spurium typischen Fistelkanals, erkennbar an einem lokalisierten, systolischen, turbulenten Dopplersignal. Zur Diagnose sind aber zusätzlich B-Bild oder Duplexsonographie notwendig.
- **A.V.-Fistel:** Mit der Dopplerstiftsonde lassen sich nur arteriovenöse Fisteln mit einem großen Shuntvolumen nachweisen. Es kommt im Fistelkanal zu typischen Veränderungen der Dopplerströmungskurve im Sinne eines systolisch-diastolischen turbulenten Dopplersignals.
- **Fehlerquellen:** S. Fallstricke S. 51.

5.5 Untersuchung der peripheren Arterien mit B-Bild

Grundlagen

- **Indikation:**
  - Bestimmung der Gefäßweite und des Gefäßverlaufs.
  - Diagnose von Arterienwandverdickungen.
  - Abklärung stenosierender, dilatierender Arteriopathien.
  - Dissektionen.
  - Aneurysmen.
  - Hämatome, Zysten oder Raumforderungen, die die Arterie von außen komprimieren; Kompressionssyndrom.
- **Merke:** Zur exakten Stenosegradbeurteilung arterieller Gefäßeinengungen oder zur Diagnose von Arterienverschlüssen ist die kombinierte Anwendung mit der Dopplermethode, am besten mit der Duplexsonographie, unbedingt erforderlich. Arterienverschlüsse, die sonomorphologisch echoarm sind, können der B-Bild-Diagnostik entgehen.

Untersuchungsbedingungen

- **Schallkopf:**
  - Elektronische (Linear array, Annular array) oder mechanisch oszillierende/rotierende Schallköpfe.
  - Zur Darstellung der Digitalarterien: 7,5- oder 10 MHz-B-Bild-Sonde.
  - 7,5 MHz-B-Bild-Sonde zur Darstellung der oberflächennahen Gefäße (A. subclavia, A. axillaris, A. brachialis, A. ulnaris, A. radialis, A. femoralis communis, A. profunda femoris, proximale A. femoralis superficialis, A. poplitea, A. tibialis posterior, A. tibialis anterior, A. fibularis).
  - 5 MHz-B-Bild-Sonde bei tiefliegenden peripheren Arterien (A. subclavia am Abgang aus dem Aortenbogen, distale A. femoralis superficialis).
- **Geräteeinstellung:**
  - Das B-Bild sollte so eingestellt werden, daß über das ganze Bild gleichmäßige Grauwerte dargestellt werden. Dies wird durch Anpassung der Intensität der Sendeimpulse an die unterschiedlichen Gewebetiefen über die Einstellung des TGC-Gains erreicht (s. technische Grundlagen S. 24).
  - Echos aus dem Nahbereich stellen sich im B-Bild als sehr helle Punkte dar und können durch das TGC-Gain etwas abgeschwächt werden.
- **Lagerung des Patienten:** S. Stiftsonde S. 73.

Durchführung

- **Allgemeines:**
  - Im B-Bild sollten periphere Arterien im Longitudinalschnitt immer so dargestellt werden, daß das kraniale Arterienende am linken, das kaudale Ende am rechten Bildrand erscheint. Die Abbildungsqualität des Gefäßes ist optimal, wenn es in die Fokussierungszone plaziert wird und die Arterie im B-Bild horinzontal abgebildet ist.
- **Untersuchung der Arterien der oberen Extremität:**
  - *A. subclavia:*
    - Die Beschallung des proximalen Abschnitts sollte von supraklavikulär erfolgen. Darstellung zunächst im Querschnitt (Abb. 55). Auf diese Weise wird die Arterie kontinuierlich von proximal bis distal an den Oberrand der Klavikula verfolgt.

5.5 Untersuchung der peripheren Arterien mit B-Bild

- Dann erfolgt die Untersuchung im Longitudinalschnitt durch eine 90°-Drehung der Ultraschallsonde um ihre Längsachse.
- Rechte A. subclavia: Bei supraklavikulärer Beschallung kann ihr Abgang aus dem Truncus brachiocephalicus dargestellt werden (Abb. 55).
- Linke A. subclavia: Geht separat von der A. carotis communis direkt vom Aortenbogen ab und ist im Abgangsbereich gut dokumentierbar.

– Durch Kippen der Sonde in Longitudinalrichtung des A. subclavia-Verlaufs kann der Abgang der A. vertebralis aus der A. subclavia dargestellt werden (Abb. 58).

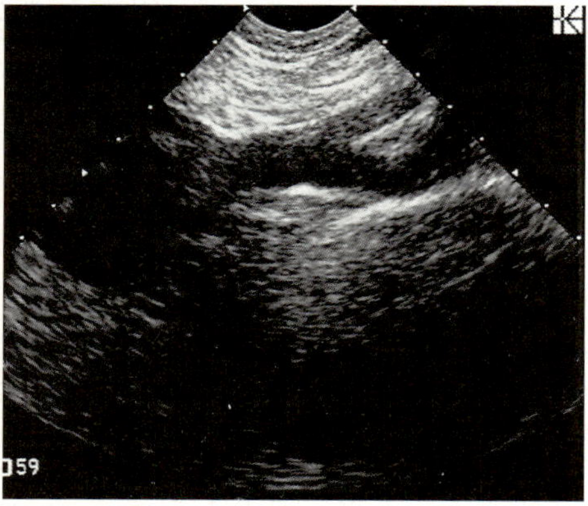

Abb. 55 Zweidimensionales Ultraschallbild des Truncus brachiocephalicus mit der rechten A. subclavia und der rechten A. carotis communis

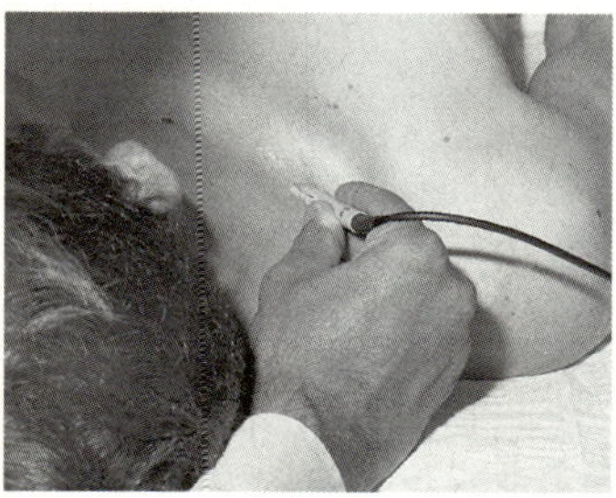

Abb. 56 Sondenposition zur Darstellung des proximalen A. subclavia-Abschnitts von supraklavikulär

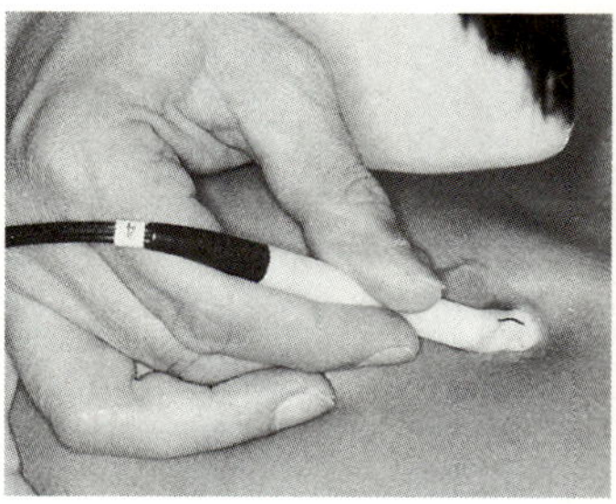

Abb. 57 Sondenhaltung zur Darstellung der A. axillaris von infraklavikulär

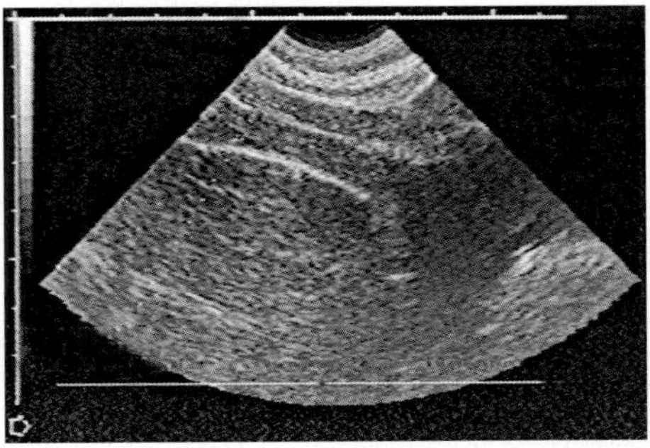

Abb. 58 Nach Einstellung der A. subclavia im Longitudinalschnitt supraklavikulär und proximal wird durch Kippen der Ultraschallsonde in Gefäßlängsrichtung der Abgang der A. vertebralis aus der A. subclavia dargestellt (hier: A. carotis communis links, darunter A. subclavia links)

- *A. axillaris:* Die Einstellung sollte zunächst infraklavikulär im Querschnitt erfolgen. Hierzu wird die B-Bild-Sonde infraklavikulär im Winkel zwischen Rippe und Klavikula aufgesetzt. Meist ist neben der Arterie die V. subclavia zu erkennen, die im Wechsel von Inspiration und Exspiration ihre Weite verändert. Dann erfolgt die Darstellung im Längsschnitt durch eine 90°-Drehung der B-Bild-Sonde um ihre Längsachse.
- *A. brachialis:* Aufsetzen der 7,5 MHz-B-Bild-Sonde im senkrechten Winkel und Abtasten der Arterie entlang ihres Verlaufs von proximal nach distal (s. Stiftsonde S. 74). Drehen des Schallkopfes und Einstellung der Arterie im Längsschnitt, Wiederholung des Untersuchungsvorgangs von proximal nach distal.
- *A. cubitalis*: Die Arterie wird zunächst im Quer-, dann im Längsschnitt untersucht (Ablauf s. S. 74).
- *A. radialis und A. ulnaris*: Beide Arterien werden jeweils zunächst im Quer-, dann im Längsschnitt untersucht (Ablauf s. B-Bild S. 77).
- *Digitalarterien*: Die Einstellung der Digitalarterien mit der 7,5- oder 10 MHz-B-Bild-Sonde gelingt dem geübten Untersucher am medialen und lateralen Fingerrand. Aufgrund des B-Bildes allein ist eine sichere Beurteilung dieser Gefäße schwer möglich. Deshalb sollte hierzu die Duplexsonographie eingesetzt werden.

➤ **Untersuchung der Arterien der unteren Extremität:**

- *A. femoralis communis:* Querschnittsdarstellung von ventral in der Leiste durch Aufsetzen der 7,5 MHz-B-Bild-Sonde in senkrechtem Winkel zum Gefäßquerschnitt. Medial dieses Gefäßes liegt die Vene, die sich im Gegensatz zur Arterie auf Sondendruck leicht komprimieren läßt. Indem die Sonde von proximal nach distal verschoben wird, ist die Aufteilung der Arterie in die A. femoralis superficialis und A. profunda femoris am Erscheinen zweier Arterienquerschnitte erkennbar (Abb. 59).
- Im Querschnitt erfolgt die Darstellung dieses Gefäßes im Longitudinalschnitt, wobei das kraniale Arterienende links, das kaudale rechts im Monitor dargestellt werden sollte.

5.5 Untersuchung der peripheren Arterien mit B-Bild

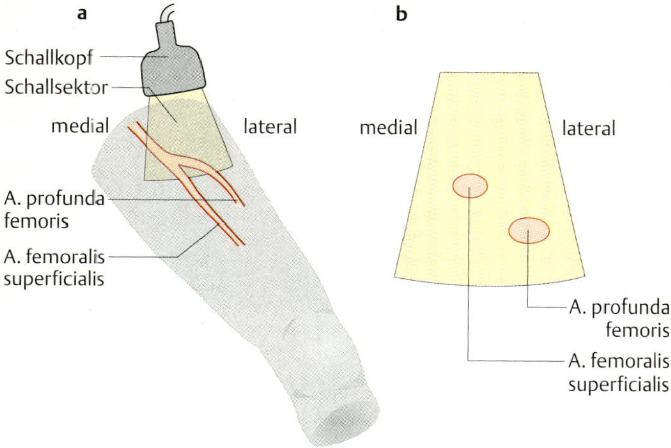

Abb. 59 a und b a) Femoralisgabel mit Sondenposition in der Querschnittsebene; b) Das a entsprechende zweidimensionale Ultraschallbild zeigt die A. femoralis superficialis und A. profunda im Querschnitt. Üblicherweise zweigt die A. profunda femoris nach medial ab

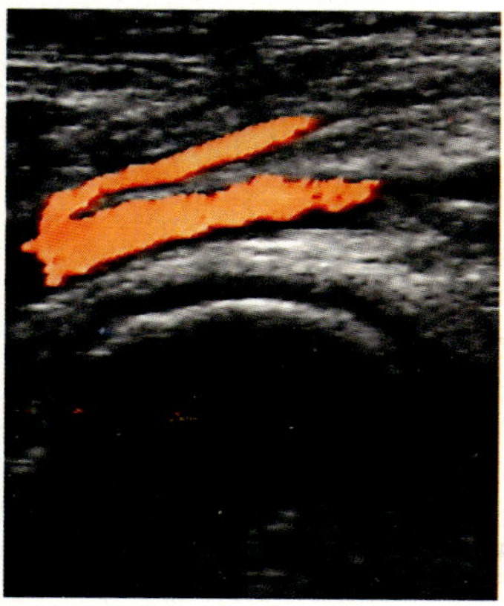

Abb. 60 Sonogramm eines Unterschenkelarterienabgangs im Längsschnitt in Höhe des Kniegelenks

- *A. femoralis superficialis:* Die Arterie wird zunächst im Querschnitt eingestellt und dann von proximal nach distal kontinuierlich in ihrem Verlauf bis zum Übergang in die A. poplitea verfolgt. Aufgrund der Gefäßlage in größerer Gewebetiefe sind Optimierungen der Bildeinstellung häufig notwendig. Im distalen Abschnitt des Adduktorenkanals ist aufgrund der größeren Gewebetiefe die Verwendung einer 5 MHz-B-Bild-Sonde empfehlenswert. Alternativ kann die Arterie durch Sondenkompression in die optimale Fokuszone gebracht werden. Zur Darstellung des Übergangsbereiches in die A. poplitea ist häufig die Umlagerung des Patienten in Bauchlage notwendig. Nach der Untersuchung der Arterie im Querschnitt erfolgt die kontinuierliche Beschallung im Längsschnitt.
- *A. profunda femoris:* Zweigt aus der A. femoralis communis ab und verläuft nach lateral und dorsal in die Tiefe (s. S. 66) des Oberschenkels. Sie kann im zweidimensionalen Ultraschallbild meist über eine Strecke von ca. 2–4 cm verfolgt werden, dann zweigt sie sich in einzelne Äste auf. Die Darstellung des Gefäßes erfolgt zunächst im Quer-, dann im Längsschnitt.
- *A. poplitea:* Wird mit einer 7,5 MHz-Sonde im Bereich der Kniekehle eingestellt. Von proximal nach distal sollte das Gefäß zunächst im Quer-, dann im Längsschnitt mit der Sonde abgetastet werden. Nicht immer lassen sich die Abgänge der drei Unterschenkelarterien simultan auf einem Ultraschallbild im Längsschnitt dokumentieren. Es sollte aber auf jeden Fall der Abgangsbereich der einzelnen Gefäße sonographisch eingestellt werden (Abb. 60).
- *Unterschenkelarterien:* Die kontinuierliche Beschallung der einzelnen Arterien von proximal nach distal im Längs- und Querschnitt erfordert eine 7,5 MHz-B-Bild-Sonde und ist nicht in allen Fällen möglich.
  - Der Abgang der A. tibialis anterior wird von dorsolateral am proximalen Unterschenkel eingestellt. Nach dem Durchtritt der Arterie durch die Membrana interossea erfolgt die zweidimensionale Ultraschalluntersuchung von ventrolateral, wobei die Sonde lateral der Tibiavorderkante aufgesetzt wird.
  - Einstellung der A. tibialis posterior und A. fibularis erfolgt von dorsal.

Diagnostische Aussage

- **Gefäßwand (arterielle Intima-Media-Dicke):** Unter Verwendung von 7,5- bis 10 MHz-B-Bild-Sonden läßt sich die arterielle Intima-Media-Dicke der A. femoralis communis beurteilen. Sie kann bei Patienten mit Nikotinabusus, arterieller Hypertonie und Hypercholesterinämie sowie Diabetes mellitus auf über 0,8 mm verdickt sein.
- **Wandauflagerungen:** Im B-Bild lassen sich im Gegensatz zur CW-Dopplersonographie geringe arteriosklerotische Gefäßwandveränderungen am besten darstellen. Sie können außerdem hinsichtlich ihres Echoverhaltens (echoreich, echoarm, echoinhomogen, schallschattengebend, nicht schallschattengebend) und ihrer Oberflächenbeschaffenheit (rauh, glatt) beurteilt werden. Im Vergleich zur Angiographie ist die diagnostische Treffsicherheit der zweidimensionalen Ultraschalldiagnostik im Falle geringgradiger (< 50%) A. femoralis-Stenosen (7,5 MHz-B-Bild-Sonde) hoch.

Beachte: Um den Grad einer arteriellen Stenose festzulegen, ist die zweidimensionale Ultraschallvermessung allein zu ungenau. Hierzu sollte immer auch die Analyse des Dopplersignals herangezogen werden.

5.5 Untersuchung der peripheren Arterien mit B-Bild

- **Stenose, Verschluß:**
  - Die Sensitivität der B-Bild-Sonographie in der Diagnose über 50%iger peripherer Arterienstenosen beträgt ca. 72%, bei Verschlüssen der A. femoralis 58%.
  - Aufgrund der schwierigeren Darstellung von Unterschenkelarterienstenosen und -verschlüssen nimmt die diagnostische Sensitivität der B-Bild-Methode bei dieser Gefäßläsion ab. Hochgradige periphere Arterienstenosen oder -verschlüsse sollten zusätzlich immer mit der CW-Dopplermethode oder der Duplexsonographie untersucht werden.
- **Entzündliche Gefäßerkrankungen:** Langstreckige Gefäßverengungen mit diffuser Wandverdickung weisen im B-Bild auf eine Gefäßentzündung hin.
- **Aneurysma:** Der Nachweis peripherer Arterienaneurysmen ist mit B-Bild mit sehr hoher diagnostischer Sicherheit möglich. Auch die Beurteilung einer eventuellen Thrombosierung gelingt zuverlässig. Das Aneurysma spurium kann allerdings durch B-Bild-Sonographie allein nicht immer sicher erkannt werden. Hierzu ist die Duplexsonographie notwendig, da mit dem integrierten Doppler der für das Aneurysma spurium typische Fistelkanal geortet werden kann (s. S. 120).

  Beachte: Ohne die Dopplermethode ist eine Unterscheidung zwischen Aneurysma spurium und Hämatom nur mit B-Bild nahezu unmöglich.
- Dissektion: Nahezu in allen Fällen gelingt der Nachweis von Dissektionsmembranen in den großen peripheren Arterien. Die Unterscheidung von wahrem und falschem Lumen ausschließlich mit der B-Bild-Technik setzt jedoch eine EKG-getriggerte Untersuchung voraus; das wahre Lumen ist an seiner systolischen Expansion zu erkennen.
- **Zystische Adventitiadegeneration:** Ist im zweidimensionalen Ultraschallbild an der Bildung kleiner Hohlräume im Bereich der Adventitia erkennbar.
- **Fehlerquellen:** S. Fallstricke S. 51.

5.6 Untersuchung peripherer Arterien mit Duplexmethode

Grundlagen

- **Indikationen:**
  - S. Dopplerdruckmessung S. 68 und B-Bild S. 77.
  - Beurteilung der Sonomorphologie von Plaques (echoreich, echoarm, schallschattengebend, nicht schallschattengebend, glatt, rauh).
  - Bestimmung des Grades und der Länge von Arterienstenosen.
  - Verdacht auf perivaskuläre Raumforderung (Hämatom, Zysten, Aneurysma spurium).
  - Zur Optimierung der Unterschenkelarteriendiagnostik.
  - Verdacht auf Digitalarterienverschlüsse.
  - Kompressionstherapie des Aneurysma spurium (s. S. 120).
  - Therapiekontrolle.
  - ***Beachte:*** In ca. 85% der Fälle kann aufgrund des duplexsonographischen Arterienbefundes das therapeutische Prozedere bei pAVK entschieden werden. Nur in ca. 14% der Fälle muß der Entscheidungsprozeß durch eine zusätzliche Angiographie ergänzt werden.

Untersuchungsbedingungen

- Apparative Voraussetzungen:
  - S. S. 23.
  - Konventionelle Duplexsonographie mit PW-Dopplertechnik oder farbkodierte Strömungsdarstellung mit PW-Dopplertechnik: Die Farbkodierung erleichtert und beschleunigt das Auffinden der Gefäße, ersetzt jedoch nicht den PW-Doppler.
- **Schallköpfe** und Wahl der Sondenfrequenzen s. B-Bild S. 77.
- **Einstellung des B-Bildes** s. B-Bild S. 77.
- **Einstellung des Dopplers:**
  - Geschwindigkeitsbereich: –0,5 bis +1,5 m/sec.
  - Positionierung der Nullinie im unteren Bereich der Skala.
  - Wandfilter des PW-Dopplers: 50 – 100 Hz.
  - Größe des Sample volumes: $^2/_3$ des Gefäßdurchmessers.
  - Registrierung der Strömungssignale *mit* Winkelkorrektur.
  - Darstellung der physiologischen Strömungsrichtung oberhalb der Nullinie.
  - Aufzeichnungsgeschwindigkeit der Dopplersignale: 25 – 50 mm/sec.
- **Einstellung des Farbdopplers:**
  - Zur farbdopplersonographischen Darstellung peripherer Arterien sind elektronische Schallköpfe besser geeignet als mechanisch betriebene Farbsektorschallköpfe.
  - Zur Farbeinstellung im Gefäß eine zu große und zu geringe Verstärkung der Schwarzweiß-Bildeinstellung vermeiden.
  - Größe des Farbfensters ca. 4×4 cm (je kleiner das Farbfenster, desto höher die räumliche Auflösung des Farbdopplersignals).
  - Einstellung des Farbfensters in einem 45°-Winkel zur Gefäßlängsachse.
  - Farbgeschwindigkeitsbereich bei symmetrischer Skalierung ± 2,1 KHz bzw. ± 30 cm/sec. (7,5 MHz-Sonde) oder ± 1,75 KHz bzw. ± 34 cm/s (5 MHz-Sonde), Farbfrequenzbereich so einstellen, daß höchste Geschwindigkeitsanteile im normalen Gefäß sich gerade unterhalb der Farbaliasschwelle befinden.
  - Farbwandfilter ca. 200 Hz.

- Zum Erkennen von Stenosen Varianzkodierung zuschalten.
- Zur Erkennung von Gefäßen hohe Farbpersistenz (Smooth).
- Zur Erkennung von Arterienstenosen und Wandunregelmäßigkeiten niedrige Farbpersistenz (Smooth).
- Die individuelle Anpassung der Farbkodierung erfolgt an einem nicht pathologisch veränderten Arteriensegment. Bei Darstellung der A. femoralis communis oder der A. subclavia sollten im Längsschnitt die systolischen Maximalgeschwindigkeiten ohne Farbalias wiedergegeben werden.

➤ **Lagerung des Patienten:** S. Stiftsonde S. 73.

Durchführung

➤ **Konventionelle Schwarzweiß-Duplexsonographie:** Darstellung der peripheren Arterien im B-Bild im Querschnitt und Längsschnitt, Untersuchungsablauf s. B-Bild S. 77.

➤ **Dopplersonographische Untersuchung:**
- Nachdem die peripheren Arterien im Quer- und Längsschnitt dargestellt wurden, erfolgt deren dopplersonographische Untersuchung punktuell im Longitudinalschnitt an folgenden Stellen:
  - A. femoralis communis in Höhe des Leistenbandes.
  - A. femoralis superficialis und A. profunda femoris in Höhe der Bifurkation.
  - A. poplitea.
  - A. tibialis posterior, A. tibialis anterior, A. fibularis in Höhe der Trifurkation.
  - A. subclavia, A. axillaris und A. cubitalis.
  - A. radialis und A. ulnaris in Handgelenkshöhe.
  - Ggf. Digitalarterien am medialen und lateralen Fingerrand.
- Zusätzlich sollten Dopplersignale an den Stellen der Arterie abgeleitet werden, an denen sich eine Wandauflagerung oder ein Arterienverschluß befindet.

➤ **PW-Doppler-Untersuchung:**
- Das Gefäß wird horizontal im Bild eingestellt, wobei das Meßvolumen soweit wie möglich in die Nähe des Bildrandes plaziert wird (Abb. 61).

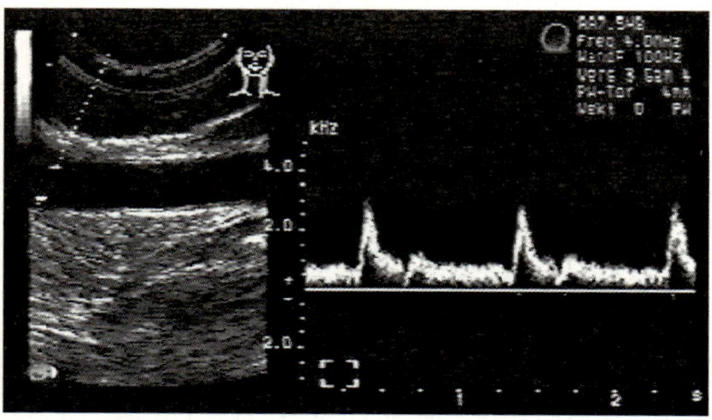

Abb. 61 Korrekte Plazierung des PW-Dopplermeßvolumens zur Bestimmung der Blutströmungsgeschwindigkeit im Gefäß

- Das PW-Doppler-Meßvolumen sollte $^2/_3$ der Gefäßweite erfassen und nicht zu klein oder zu groß eingestellt werden.
- Im Geschwindigkeitsmodus ist darauf zu achten, daß im Meßvolumen die Winkelkorrektur zu erkennen ist. Unter Verwendung elektronischer Scanner sollte zur artefaktfreien Darstellung des Dopplersignals das B-Bild eingefroren werden. Elektronische Scanner gestatten dagegen eine weitgehend störungsfreie Aufnahme des Dopplersignals während der B-Bild-Darstellung.
- Durchführung der Duplexsonographie im Seitenvergleich.

➤ **Farbduplexuntersuchung:**
- Keine Beurteilung der Hämodynamik in Gefäßen allein auf der Basis des Farbdopplersignals! Zur Interpretation von Blutströmungsveränderungen sollte immer die Auswertung der Dopplerfrequenzanalyse mit herangezogen werden.
- Nach der Darstellung peripherer Arterien im B-Bild folgt entweder die duplexsonographische PW-Doppleruntersuchung oder die Einstellung der Gefäße im Farbdopplermodus mit konsekutiver PW-Doppleruntersuchung.
- Bei mechanischen Farbsektorscannern befindet sich das sektorförmige Farbdopplermeßfeld in Bildmitte und kann nur über einen begrenzten Dopplerwinkel über das B-Bild geschwenkt werden. Unter Verwendung mechanischer Farbsektorscanner sollte zur optimalen Darstellung der Farbe in der Arterie das Gefäß schräg im Ultraschallbild eingestellt werden, so daß der Farbdopplerwinkel ca. 45° beträgt. Unter Verwendung elektronischer Farbsonden mit planer Ankopplungsfläche ist dieses Kippen der Sonde meist nicht erforderlich, da das trapezoidförmige Farbdopplerfeld im schrägen Winkel in das horizontal im B-Bild eingestellte Gefäß plaziert werden kann (Abb. 61).
- Untersuchung mit Farbdoppler kontinuierlich von proximal nach distal in Längsschnittdarstellung. Dabei ist auf lokalisierte Farbveränderungen oder Farbumschläge zu achten.
- Zur punktuellen Farbduplexuntersuchung werden dieselben Standard-Ableitorte wie zur Doppleruntersuchung (s. Tab. 4) empfohlen.

Diagnostische Aussage

➤ Allgemeine Vor- und Nachteile der Duplexsonographie in der arteriellen Gefäßdiagnostik faßt Tabelle 5 zusammen.

➤ **Gefäßwand (arterielle Intima-Media-Dicke):** S. B-Bild S. 81.

➤ **Stenose und Verschluß:**
- Periphere Arterienstenosen, die das Lumen um mehr als 50% einengen, sowie Verschlüsse lassen sich unter Verwendung der konventionellen Schwarzweiß-Duplexsonographie mit großer Sicherheit erkennen. Dabei nimmt die Sensitivität der Methode von der A. femoralis superficialis zum Unterschenkelarterienbereich hin ab.
- Unter Anwendung der Farbduplexsonographie kann die diagnostische Treffsicherheit bei über 50%igen peripheren Arterienstenosen und Verschlüssen erhöht werden.

➤ **Dissektion:** Der Nachweis einer Dissektionsmembran ist im B-Bild fast immer möglich (s. S. 82). Durch Einsatz des Dopplers erhärtet sich die bereits im B-Bild geäußerte Diagnose der Dissektion aufgrund des charakteristischen biphasischen Signals im falschen Lumen der Arteriendissektion mit gleich großem antegradem und retrogradem Strömungsanteil.

5.6 Untersuchung peripherer Arterien mit Duplexmethode

Tabelle 5 Vor- und Nachteile der Duplexsonographie in der arteriellen Gefäßdiagnostik

Vorteile	Nachteile
Nichtinvasive Untersuchungsmethode	Untersucherabhängiges Verfahren
Simultane Darstellung des B-Bildes und des Dopplerfrequenzspektrums	Keine übersichtliche Gefäßdarstellung möglich
Exakte Definition des Beschallungswinkels	Besonders unter Verwendung der Farbduplexsonographie Fehlinterpretation durch Artefakte möglich
Beurteilung nahezu aller Stenosegrade	In der abdominellen Diagnostik erschwerte oder unmögliche Untersuchungsbedingungen bei Darmgasüberlagerung
Darstellung der Ultraschallmorphologie von Plaques	In der Venendiagnostik sind niedrige Geschwindigkeitsanteile farbduplexsonographisch oft nicht darstellbar
Mit Einsatz der farbkodierten Duplexsonographie genauere Beurteilung der intrakraniellen Arterien, A. vertebralis, abdominellen, retroperitonealen und Unterschenkelgefäße	Im Falle von Arterienverkalkungen mit Schallschattenbildung läßt sich im Bereich des Schallschattens kein Dopplersignal orten mit der Folge der erschwerten dopplersonographischen Stenosegraduierung
Unter Verwendung der Farbduplexsonographie Beurteilung der Organdurchblutung	

- **Aneurysma:** Zum sicheren Nachweis von Arterienaneurysmen und deren Größenbestimmung reicht die B-Bild-Sonographie aus. Hämodynamische Veränderungen können mit der konventionellen Duplexsonographie beurteilt werden. Gegenüber der B-Bild-Sonographie und der konventionellen Schwarzweiß-Duplexsonographie hat die Farbdopplersonographie den Vorteil der exakteren Beurteilung durchströmter Restlumina in thrombosierten Gefäßerweiterungen.
- **Aneurysma spurium:** Das Aneurysma spurium läßt sich mit der Schwarzweiß- und noch besser der Farbduplexsonographie sicher diagnostizieren. Beide Methoden erlauben die Darstellung des Fistelkanals, der das Aneurysma spurium versorgt.
- **A.V.-Fistel:** Am besten lassen sich A.V.-Fisteln mit Hilfe der Farbduplexsonographie erkennen und darstellen (s. S. 131).
- **Entzündliche Gefäßerkrankungen:** Langstreckige Gefäßverengungen mit diffuser Wandverdickung weisen im B-Bild auf eine Gefäßentzündung hin.

- **Zystische Adventitiadegeneration:** Kann im zweidimensionalen Ultraschallbild sehr gut an einer Hohlraumbildung im Bereich der Adventitia erkannt werden.
- **Arterielle Kompressionssyndrome** (s. S. 132):
  - Das zweidimensionale Ultraschallbild erlaubt die Diagnose von Kompressionssyndromen im Bereich der A. subclavia und A. axillaris (Thoracic-outlet-Syndrom) und der A. poplitea (Poplitea-Entrapment-Syndrom).
  - Zur exakten Diagnose von Kompressionssyndromen ist die Durchführung von Funktionstests erforderlich (s. S. 134). Ist die Provokation erfolgreich, ist in dem der Gefäßeinengung nachgeschalteten arteriellen Stromgebiet kein Dopplersignal ableitbar.
- **Weitere Fallstricke** s. S. 52.

5.7 Normalbefund

Dopplerdruck

- **Grundlagen:**
  - Mit der Dopplerdruckmessung wird nicht der arterielle Mitteldruck, sondern das systolische Niveau der Blutdruckamplitude gemessen.
  - Zur Interpretation der Dopplerdruckmessung kann der systolische Knöchelarteriendruck alleine oder in Beziehung zum systolischen Oberarmarteriendruck herangezogen werden.
  - Aus der Reflektion arterieller Blutstrompulswellen am Übergang von elastischen zu muskulären Arterien, an Gefäßaufzweigungen und am Ende der arteriellen Strombahn resultiert die Zunahme der arteriellen Blutdruckamplitude von den zentralen zu den peripheren Arterien. Aus diesem Grunde sind die mit der Dopplerdruckmessung gemessenen systolischen Knöchelarteriendrücke normalerweise höher als die systolischen Armarteriendrücke. Die Aufrechterhaltung der arteriellen Blutströmung wird durch den von zentral nach peripher abfallenden arteriellen Mitteldruck garantiert.
- **Befunde:**
  - *Bewertung systolischer Oberarmarteriendrücke:* Normalerweise sollten die systolischen Armarteriendrücke im Seitenvergleich eine Differenz von 20 mmHg nicht überschreiten.
  - *Bewertung systolischer Knöchelarteriendrücke:* Unter Ruhebedingungen liegen die systolischen Knöchelarteriendrücke beim Gesunden 10–30 mmHg über dem systolischen Armarteriendruck. Ausnahmsweise können im Normalfall die systolischen Knöchelarteriendrücke bis 10% unter dem systolischen Oberarmarteriendruck liegen.
  - *Dopplerdruckgradient:* Die Differenz zwischen dem systolischen Oberarmarteriendruck und dem systolischen Knöchelarteriendruck sollte beim Gesunden –10 bis –20 mmHg betragen. Eine Dopplerdruckdifferenz von über –20 mmHg weist auf eine Mediasklerose hin.
  - *Dopplerdruckindex (Synonym: Knöcheldruckquotient, pressure ratio, Dopplerdruckquotient):*
    - $\text{Dopplerindex} = \dfrac{\text{Systolischer Knöchelarteriendruck}}{\text{systolischer Oberarmarteriendruck}}.$
    - Der Dopplerindex (DI) sollte normalerweise ≥ 1 sein.
    - DI-Werte >1,4 weisen auf eine Mediasklerose hin.
  - *Etagenweise Dopplerdruckmessung:* Beim Gesunden sollte der Druck im Bereich der unteren Extremitäten höher als am Oberarm liegen. Außerdem sollten zwischen den entsprechenden Manschettenorten in vertikaler Richtung keine signifikanten Druckabfälle registrierbar sein.
  - *Dopplerdruckmessung nach Belastung:* Beim Gesunden fällt der systolische Knöchelarteriendruck unmittelbar nach Belastung auf minimal 65% des Ausgangsdruckes ab.
  - *Dopplerdruckdifferenz nach Belastung:* Beim Gesunden sollte nach Belastung die Druckdifferenz zwischen systolischem Oberarmarteriendruck und Knöchelarteriendruck zwischen –20 und –30 mmHg liegen.
  - *Dopplerindex nach Belastung:* Normalerweise nicht unter 0,92.
  - *Erholungszeit (Ausgleichszeit, Rückkehrzeit) der Knöchelarteriendrücke nach Belastung:* Beim Gesunden sollte der Ausgangsdruck innerhalb von einer Minute erreicht werden.

Stiftsonde

➤ **Grundlagen:**
- Die mit der CW-Dopplerstiftsonde abgeleiteten Dopplersignale können als Analogkurve oder als Frequenzspektrumanalyse ausgeschrieben werden, Einzelheiten s. Technische Grundlagen S. 17.
- Unter Ruhebedingungen ist der peripher-arterielle Ausstromwiderstand erhöht. Am Ende der Diastole sistiert daher die Blutströmung in großen peripheren Arterien (Abb. 62).
- Aufgrund des Anfalls von Stoffwechselmetaboliten bei Muskelarbeit, die eine Dilatation der kleinen Arteriolen bewirken, besteht in den großen peripheren Arterien bei Belastung eine erhöhte systolische und enddiastolische Blutströmung (Hyperämiekurve, Abb. 62).
- *Systolisches frequenzfreies Fenster:* Bei normalem laminar arteriellem Blutfluß erfahren die korpuskulären Bestandteile des Blutes in etwa die gleiche peripherwärts gerichtete systolische Strömungsbeschleunigung. Dabei differiert in der Systole die absolute Strömungsgeschwindigkeit der einzelnen Strömungsgeschwindigkeitskomponenten nur leicht. Das Blutströmungsprofil in der Systole ist trapezoidförmig. Diese gering unterschiedlichen systolischen Strömungsgeschwindigkeiten ergeben im systolischen Signal der Frequenzanalysekurve ein schmales Frequenzband, das von der Nullinie steil ansteigt und nach Erreichen der systolischen Maximalfrequenzen wieder steil abfällt. Der frequenzfreie Bereich unterhalb dieses Frequenzbandes wird als „systolisches Fenster" (window) bezeichnet. Normalerweise werden in der Systole keine inversen Frequenzanteile gefunden.

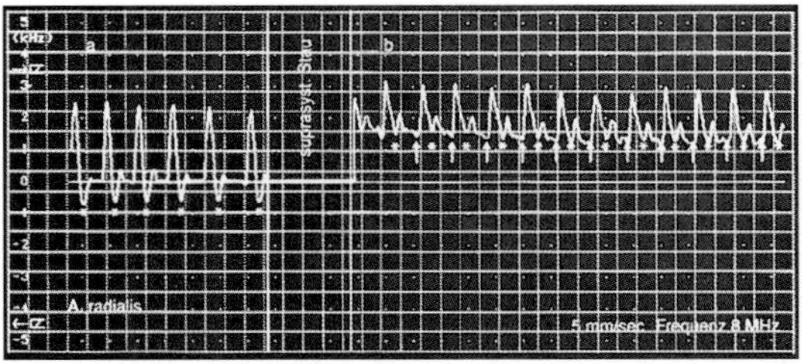

Abb. 62 a und b a) Normale periphere arterielle Dopplerkurve unter Ruhebedingungen. Aufgrund des erhöhten peripher-arteriellen Ausstromwiderstandes besteht am Ende der Diastole ein Nullfluß; b) normale Dopplerkurve einer peripheren Arterie, direkt nach Stau mit einer Manschette während Hyperämiebedingungen abgeleitet. Aufgrund des erniedrigten peripheren arteriellen Ausstromwiderstandes besteht am Ende der Diastole eine erhöhte arterielle Blutströmung, so daß das Niveau der Kurve im Gegensatz zu der in a dargestellten Dopplerkurve über der Nullinie liegt

5.7 Normalbefund

Parameter der Analogkurve

- **Blutströmungsrichtung.**
- **Systolische Spitzenfrequenz/systolische Blutströmungsgeschwindigkeit** (Amplitude) wird beeinflußt durch:
  - Sondenwinkel (je steiler der Winkel, desto kleiner die Dopplerkurve).
  - Venenüberlagerung (Verminderung der Amplitudenhöhe).
  - Änderung der Gefäßweite (Modulation der Strömungsgeschwindigkeit).
  - Hyperthyreose (Erhöhung der Amplitude).
  - Arteriellen Gefäßverschluß.
  - A.V.-Fistel.
- **Systolische Signalbreite:** Einfluß auf die systolische Signalbreite haben über 70%ige Arterienstenosen oder Arterienverschlüsse, die proximal des Sondenortes gelegen sind.
- **Frühdiastolische Rückwärtsströmung = Dip** (Reflektionen von Strompulswellen am Übergang von elastischen zu muskulären Arterien, Gefäßaufzweigungen, Gefäßende), abhängig von:
  - Sondenwinkel (s. o.).
  - Vom peripheren Ausstromwiderstand (je geringer der Ausstromwiderstand, desto geringer der Dip).
  - Von Venenüberlagerung.
- **Diastolische Spitzenfrequenz/Blutströmungsgeschwindigkeit** (kann physiologisch fehlen).
- **Enddiastolische Frequenz/Blutströmungsgeschwindigkeit,** beeinflußt durch:
  - Sondenwinkel (s. o.).
  - Ausstromwiderstand (je geringer der Ausstromwiderstand, desto höher der enddiastolische Fluß).
  - A.V.-Fistel (aufgrund des geringen Ausstromwiderstandes kommt es zu einer Erhöhung des enddiastolischen Flusses in der die Fistel versorgenden Arterie).
  - Raumtemperatur (mit Zunahme der Raumtemperatur nimmt der enddiastolische Fluß zu, vgl. Hyperämiebedingungen S. 91).
- **Aussehen der Doppleranalogkurve unter Ruhebedingungen:**
  - Normalerweise *bi- oder triphasisch*:
    - In der frühen Systole steiler Kurvenanstieg (1. Phase), dann unmittelbar steiler Kurvenabfall (2. Phase) und frühdiastolische Rückströmung (DIP).
    - Dem Dip kann eine zweite, kleinere mitteldiastolische Vorwärtsströmung folgen (3. Phase), die abhängig von der Elastizität der Arterienwand ist und im höheren Lebensalter verschwindet.
  - Die systolische Spitzenfrequenz sollte unter Verwendung von 4 MHz-Dopplerstiftsonden ca. 4 KHz betragen, bei 8 MHz-Dopplerstiftsonden ca. 8 KHz. Im Seitenvergleich bestehen beim Gesunden keine Differenzen hinsichtlich der Amplitudenhöhe.
  - Die systolische Signalbreite ist schmal.
  - Das enddiastolische Niveau der normalen arteriellen Doppleranalogkurve befindet sich unter Ruhebedingungen auf der Nullinie, weil unter Ruhebedingungen in einer peripheren Arterie am Ende der Diastole kein Blutfluß herrscht.

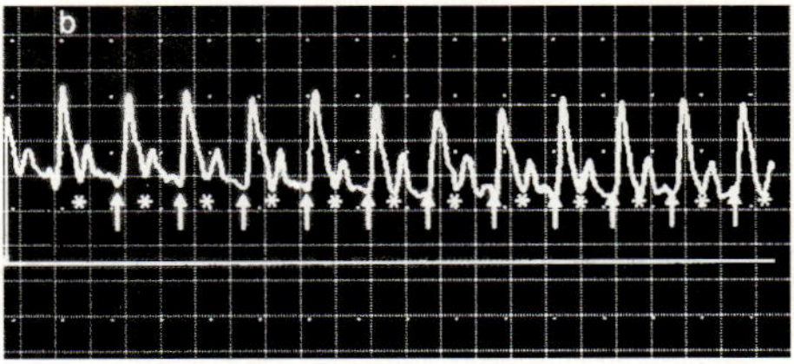

Abb. 63 Erhöhung des systolischen und enddiastolischen Flusses unter physiologischen Hyperämiebedingungen. Die Akzentuierung des Dips bleibt erhalten

- **Hyperämie:**
  - Durch zu kurze Ruhephase vor der Ableitung der Doppleranalogkurve oder nach Belastung.
  - Doppleranalogkurve weist die typischen Veränderungen physiologischer Hyperämiebedingungen auf (Abb. 63):
    - Systolische Spitzenfrequenz/Blutströmungsgeschwindigkeit erhöht.
    - Anhebung des Dips auf oder über die Nullinie, wobei die Akzentuierung des Dips bestehen bleibt.
    - Erhöhung der enddiastolischen Strömungsgeschwindigkeit.

Beachte: Ca. eine Minute nach Beendigung der Belastung sollten die systolische Spitzenfrequenz/Spitzengeschwindigkeit sowie die enddiastolische Strömungsgeschwindigkeit wieder ihr Ausgangsniveau erreicht haben.

Parameter des Frequenzspektrums

- Parameter s. Abb. 63.
- **Systolische Signalbreite** (Einflußfaktoren s. Analogkurve S. 90).
- **Systolische Maximalfrequenz** (peak-frequency), beeinflußt durch:
  - Sendefrequenz, die systolische Maximalfrequenz beträgt normalerweise 1 ‰ der Ausgangsfrequenz der verwendeten Dopplerstiftsonde.
  - Sondenwinkel α (je steiler der Sondenwinkel α, desto kleiner die systolische Maximalfrequenz).
  - Gefäßspasmen und Stenosen (erhöhte systolische Maximalfrequenz).
  - Abfall des peripheren Ausstromwiderstandes (bei Hyperämie, Hyperthyreose, A.V.-Fistel).
- **Bandbreite des Frequenzspektrums** (spectral broadening):
  - Normalerweise ist die Bandbreite des arteriellen Frequenzspektrums schmal.
  - Sie wird moduliert durch:
    - Störungen des laminaren Blutflusses (Vermehrung niedriger Strömungsgeschwindigkeitsanteile führt zu einer Verbreiterung des Frequenzspektrums bei Gefäßstenosen, Erweiterungen oder Gefäßaufzweigungen).
    - Gefäßwandpulsationen, die dopplersonographisch mit erfaßt werden.
- **Systolisches Fenster** (window): Schallfreies Fenster beim Gesunden in der Systole. Veränderungen des systolischen Fensters treten auf, wenn die Bandbreite des Frequenzspektrums zunimmt (siehe dort).
- **Frühdiastolisch inverse Maximalfrequenz** (Dip), moduliert durch:
  - Ausstromwiderstand.
  - Vorgeschaltete arterielle Strombahnhindernisse.

5.7 Normalbefund

- **Mitteldiastolische Maximalfrequenz** (kein obligater Parameter).
- **Enddiastolische Maximalfrequenz/Blutströmungsgeschwindigkeit:**
  - Normalerweise liegt sie auf der Nullinie.
  - Veränderungen der enddiastolischen Maximalfrequenz s. Analogkurve S. 90.

  Beachte: Im Gegensatz zur Analogkurve wird in der Frequenzanalyse peripherer Arterien der Dip durch eine Venenüberlagerung nicht beeinflußt. Ursache hierfür ist die Aufzeichnung positiver und negativer Blutströmungsgeschwindigkeitsanteile in getrennten Kanälen (Outphaser-Technik).
- **Formanalyse:** Der Analogkurve vergleichbar hat das normale Dopplerfrequenzspektrum unter Ruhebedingungen ein bi- oder triphasisches Aussehen (s. S. 90).
- **Semiquantitative Auswertung arterieller Dopplerfrequenzspektren:** Beurteilung des Frequenzspektrums mit Indices. Sie werden aus der oberen Hüllkurve oder aus der mittleren Strömungsgeschwindigkeitskurve errechnet. Vorteile der Bestimmung von Indices ist, daß die Errechnung dieser Verhältniszahlen unabhängig vom Sondenwinkel und vom Energieverlust der in das Gewebe ausgesendeten Ultraschallwellen ist. Die Bestimmung folgender Indices hat sich bewährt:
  - *Pulsatilitätsindex (PI) nach Gosling:* $PI = \frac{\text{maximale Vorflußgeschwindigkeit plus maximale Rückflußgeschwindigkeit}}{\text{mittlere Flußgeschwindigkeit}}$.
    - Der PI normaler peripherer Arterien sollte über 4,5 liegen.
  - *Peripherer Strömungswiderstand (Resistance Index, RI) nach Pourcelot* (s. abdominale Arterien S. 213). Der RI normaler peripherer Arterien liegt über 0,75.
  - *Damping-Factor (DF):* $DF = \frac{\text{proximaler Pulsatilitätsindex}}{\text{distaler Pulsatilitätsindex}}$.
    - Der Damping-Factor gesunder peripherer Arterien ist < 1.

B-Bild

- **Untersuchungsablauf** s. S. 77.
- **Befunde:**
  - Das zweidimensionale Ultraschallbild peripherer Arterien beim Gesunden ist charakterisiert durch:
    - Glatte Wandkonturen.
    - Intima-Media-Dicke < 0,8 mm (Abb. 64).
    - Querpulsation des Gefäßlumens.
    - Konstante Gefäßweite (bis auf geringe Abweichungen).
    - Echoarme Darstellung des Gefäßlumens, da es normalerweise frei von Binnenechos ist.
  - Die einwandfreie Darstellung der A. femoralis bis zur A. poplitea gelingt in etwa 97% der Fälle.
  - Normale Gefäßweiten sind in Tabelle 6 aufgelistet.

a 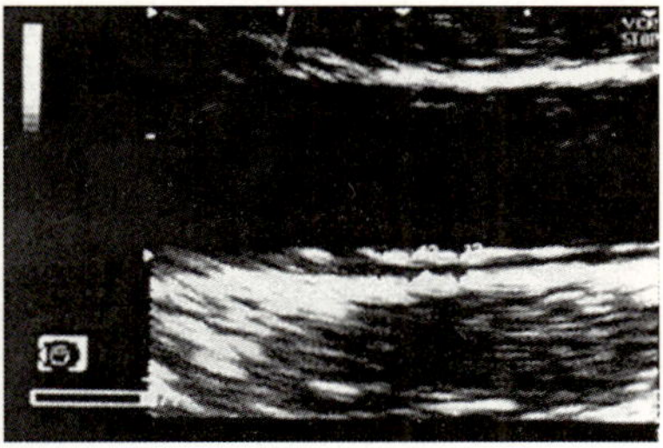 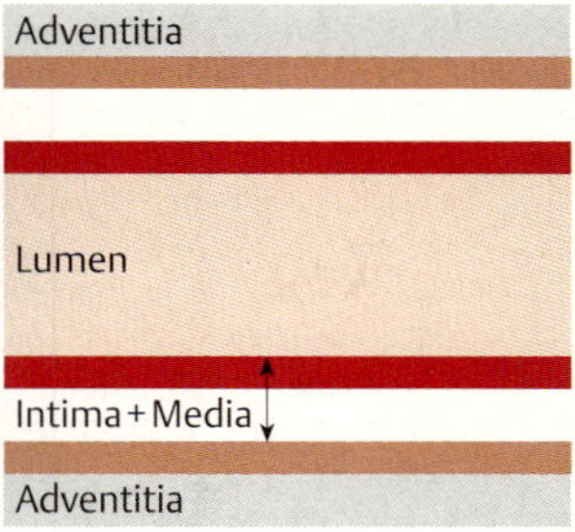

b

Abb. 64 a und b a) Zweidimensionales Ultraschallbild einer gesunden A. femoralis communis mit Arterienlumen (L) und Gefäßwand (W). Die Gefäßwand ist durch eine Doppelkontur charakterisiert: Zwei hyperreflektierende Linien umsäumen einen echoarmen Raum; b) Schematische Zeichnung mit Methodik der Bestimmung der arteriellen Intima-Media-Dicke

Tabelle 6 Normale Gefäßweiten in mm

Gefäß	Lumenweite (mm)
A. subclavia	7 ±1 mm
A. axillaris	6 ±1 mm
A. brachialis	4–6 mm
Unterarmarterien	2–3 mm
A. iliaca	9 ±1 mm
A. femoralis communis	8 ±1 mm
A. femoralis superficialis	6 ±1 mm
A. poplitea	5 ±1 mm
Unterschenkelarterien	3 ±1 mm

Duplexmethode

- **Grundlagen:**
  - Die Duplexsonographiemethode vereinigt B-Bild und Dopplertechnik in sich, daher treffen die dargestellten normalen B-Bild-Befunde oberer und unterer Extremitätenarterien auch für die Duplexsonographie zu.
  - Regelmäßig sollte die Registrierung des Farbdopplersignals mit der Ableitung des PW-Dopplersignals im Gefäß kombiniert werden.

- *Dopplerfrequenzspektrum:*
  - PW- oder CW-Dopplertechnik.
  - Auswertung s. Parameter des Frequenzspektrums S. 91.
- Mit der Duplexsonographie lassen sich nicht nur Dopplershiftfrequenzen erfassen, sondern auch Blutströmungsgeschwindigkeiten aufgrund der Kenntnis der Lage des Dopplerschallwinkels zum Gefäß. Die Angabe von Blutströmungsgeschwindigkeiten erfordert die Berücksichtigung der Dopplerwinkelkorrektur.

➤ **Untersuchungsgang:** S. S. 84.

➤ **Befunde:**
- *B-Bild:* S. S. 81.
- *Dopplerfrequenzspektrum:*
  - S. S. 91.
  - Die Auswertungskriterien eines Dopplerfrequenzspektrums können um die Angabe der Blutströmungsgeschwindigkeit erweitert werden.
- Tabelle 7 zeigt Normwerte maximaler systolischer Strömungsgeschwindigkeiten in Abhängigkeit zur untersuchten peripheren Arterie. Vmax systolisch < 1,5 m/sec.
- *Normaler Farbdopplerbefund:*
  - Pulssynchrone bi- oder triphasische Farbfüllung des Arterienlumens mit Vor- und kurzer Rückflußkomponente. Die Farbe der Vor- oder Rückflußkomponente ist abhängig von der gewählten Kodierung (rot/blau, blau/rot).
  - Das arterielle Farbsignal füllt in der Systole das Gefäßlumen komplett aus, es liegen keine Farbaussparungen vor.
  - Farbsignal frei von sogenannten Farbmosaiken bzw. Farbaliasphänomenen als Zeichen von Turbulenzen und Blutströmungserhöhungen.

Tabelle 7 Normwerte maximaler systolischer Strömungsgeschwindigkeiten in Abhängigkeit zur untersuchten Arterie

Arterie	Max. systolische Strömungsgeschwindigkeit (cm/sec.)
A. subclavia	100 + 49 cm/sec.
A. femoralis communis	90 + 41 cm/sec.
A. femoralis superficialis proximal	90 + 13 cm/sec.
A. femoralis superficialis distal	74 + 21 cm/sec.
A. profunda femoris	60 + 14 cm/sec.
A. poplitea	68 + 13 cm/sec.

Grundlagen

- **Pathologische Hyperämie:** Abhängig von der Kompensation der peripheren Arterienstenose kommt es bei Muskelarbeit oder bereits schon in Ruhe zu einem vermehrten Anfall von Stoffwechselmetaboliten in der von der Arterie versorgten Muskulatur. Der Anstieg von Stoffwechselmetaboliten im Gewebe bewirkt eine Dilatation der kleinen Arteriolen. Dadurch nimmt die enddiastolische Blutströmung zu (s. S. 89).
- **Poststenotischer Blutdruckabfall:** Abhängig von der Kompensation der peripheren Arterienstenose kommt es im nachgeschalteten Gefäßstromgebiet zu einem systolischen Abfall des arteriellen Blutdrucks während und kurz nach Muskelarbeit oder bereits unter Ruhebedingungen. Die systolische Blutströmungsgeschwindigkeit ist vermindert (s. S. 99).
- **Berechnung des lokalen oder distalen Stenosegrades in Prozent einer peripheren Arterieneinengung:**
  - $\text{Lokale Diameterreduktion} = 1 - \dfrac{\text{Restlumen}}{\text{Gesamtlumen}} \times 100\%$
  - $\text{Distale Diameterreduktion} = 1 - \dfrac{\text{Restlumen}}{\text{distaler Gefäßdurchmesser}} \times 100\%$
  - Die angiographische Berechnung von Stenosegraden berücksichtigt das Ausmessen des distalen Stenosierungsgrades.

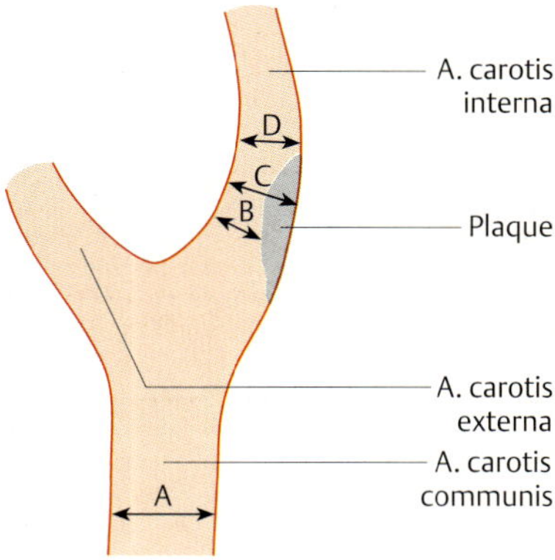

Abb. 65 Schematische Darstellung des lokalen und distalen Stenosegrades (nach Fobbe)
A: Lumen der A. carotis communis
B: Restlumen
C: Gesamtlumen
D: distaler Gefäßdurchmesser

- **Klinische Zeichen der peripher arteriellen Verschlußkrankheit (pAVK):**
  - Kühle und blasse Extremität (schlechter Kompensationsgrad).
  - Ruheschmerzen in der Extremitätenmuskulatur (schlechte arterielle Kompensation).
  - Ischämische akrale Gangrän (kritische Extremitätenischämie).
  - Pulslosigkeit.
  - Claudicatio intermittens: Ziehender krampfartiger Schmerz in den Muskelgruppen unterhalb des Strombahnhindernisses bei Belastung.

- Armschmerzen und Pulslosigkeit bei Armelevation (Thoracic-outlet-Syndrom), Unterschenkelschmerzen und Pulslosigkeit in Funktionshaltung (Popliteal-Entrapment-Syndrom, s. S. 132).

Beachte: Beim Diabetiker mit pAVK kann aufgrund einer gleichzeitig bestehenden Neuropathie die typische gefäßbedingte Schmerzsymptomatik fehlen.

- **Differentialdiagnose:** S. Tabelle 8.
- **Stadieneinteilung der peripher arteriellen Verschlußkrankheit:** S. Tabelle 9.
- **Diagnostisches Vorgehen bei asymptomatischen Patienten zum Ausschluß einer pAVK:**
  - *Anamnese* und gründliche körperliche Untersuchung.
  - *Dopplerdruckmessung* in Ruhe und nach Belastung oder Oszillographie.
  - *Stiftsonde* (Analog- oder Frequenzanalysekurve).
  - *B-Bild.*
  - *Weitere bildgebende Diagnostik:* Nur bei invasiven therapeutischen Konsequenzen (z. B. bei Arteriendissektion).

Tabelle 8 Mögliche Ursachen belastungsabhängiger Extremitätenschmerzen

Krankheitsbild	Typischer Befund
Thrombangiitis obliterans M. Winiwarter-Buerger	Vorwiegend distale periphere Gefäße bzw. Endarterien, junges Alter des Patienten, Nikotinabusus, begleitende Phlebitiden (überwiegend Männer, durch den zunehmenden Nikotinkonsum bei Frauen zunehmend häufiger)
Venöse Blutabflußstörungen	Schmerzlinderung bei Hochlagerung der Extremität
Stenose im Bereich des lumbalen Wirbelkanals, Bandscheibenvorfälle, Tumoren oder Metastasen	Schmerzsymptomatik meist an beiden Beinen, häufig zusätzlich Rückenschmerzen, Besserung der Beschwerden durch Abwinkeln des betroffenen Beins im Hüftgelenk, Rückenschmerzen häufig auch beim Liegen
Spinale Zirkulationsstörungen	Spannungsschmerzen und Schweregefühl der betroffenen Extremität, ggf. Lähmungserscheinungen
Degenerative Gelenkerkrankungen	Belastungsabhängige Gelenkschmerzen, ggf. Deformität
Funikuläre Myelose mit Beinschwäche bei Vitamin B_{12}-Mangel	Störungen der Tiefensensibilität, positiver Babinski-Reflex, fehlende Muskeleigenreflexe.

Tabelle 9 Klassifikation und Stadieneinteilung (Fontaine)

Stadium	Symptome
Stadium I	Objektivierbare Stenosen oder Verschlüsse ohne klinische Symptome
Stadium II	Belastungsabhängige Schmerzen, die sich in Ruhe zurückbilden (Claudicatio intermittens) schmerzfreie Wegstrecke > 200 m schmerzfreie Wegstrecke < 200 m
Stadium III	Ruheschmerz
Stadium IV	Ischämische Gewebedefekte

➤ **Funktionstests:**
- *Ratschow-Lagerungsprobe:*
  - Diagnose mittel- bis hochgradiger peripherer arterieller Durchblutungsstörungen.
  - 30 Kreisbewegungen der Füße bzw. Faustschlußübungen bei senkrecht erhobenen Extremitäten innerhalb von 2–5 Minuten; anschließendes Herabhängenlassen der Extremität und Beobachtung der reaktiven Hyperämie.
  - *Normal:* Kein Abblassen der erhobenen Extremität, Hautrötung nach 5–10 Sekunden; Wiederauffüllen peripherer Venen nach 8–12 Sekunden.
  - *Pathologisch:* Abblassen der Füße bzw. Hände während der Übung, verzögerter Eintritt der reaktiven Hautrötung und des Wiederauffüllens peripherer Venen.
- *Gehprobe:*
  - Diagnose der peripheren AVK, Beurteilung des Kompensationgrades.
  - Der Patient geht mit einer Ganggeschwindigkeit von 2 Schritten pro Sekunde auf hartem Belag, wobei die Strecke bis zum Schmerzbeginn und die Strecke bis zum Abbruch der Gehübung gemessen wird.

➤ **Diagnostisches Vorgehen bei Patienten mit klinischen Symptomen der pAVK (Tabelle 9):**
- *Anamnese* und körperliche Untersuchung. Beim Diabetiker sollten auch unbedingt die Interdigitalräume inspiziert werden.
- *Laufbandergometrie.*
- *Dopplerdruckmessung* in Ruhe und nach Belastung (oder Oszillographie): Feststellung von hämodynamisch relevanten Stenosen oder Arterienverschlüssen in der betroffenen Extremität.
- *Dopplerstiftsonde:* Klärung der Verschlußetage (etagenweise Dopplerdruckmessung).

5.8 Periphere Arterienstenose

- *Schwarzweiß- oder Farbduplexsonographie:* Bildgebende Diagnostik der ersten Wahl. Nicht nur die präzise Etagenlokalisation des arteriellen Strombahnhindernisses ist möglich, sondern auch eine Längenbestimmung des Hindernisses. Außerdem erlaubt die Duplexsonographie die Beurteilung der wichtigen Kollateralfunktion der A. profunda femoralis bei Gefäßokklusionen in der A. femoralis superficialis. Überwiegend kann das therapeutische Prozedere aus der Duplexsonographie der peripheren Arterien abgeleitet werden.
- *Angiographie:* Bei unklarem sonographischem Befund oder vor invasiven Therapiemaßnahmen.

➤ **Mögliche pathologische Befunde:**

- Periphere Arterienstenose/-Verschluß.
- Bei Diabetikern bevorzugt Stenosen und/oder Unterschenkelarterienverschlüsse, bei Patienten mit anderen Risikofaktoren wie Rauchen Hypercholesterinämie, Mehretagenstenosen und/oder -verschlüsse.
- Kompressionssyndrom im Bereich der A. subclavia, A. axillaris oder A. poplitea. Die Kompressionssyndrome werden durch entsprechende Funktionshaltung der Extremitäten bei gleichzeitiger Doppleruntersuchung entdeckt (Tabelle 10).
- Aorten- oder periphere Arteriendissektion.
- Aneurysmen: Besonders auf Thrombosen ist zu achten, die eine potentielle Emboliequelle darstellen können. Daher sollte auch immer eine Dopplerdruckmessung der peripheren Arterien erfolgen.
- Extremitätenschmerzen verschiedener Ursachen (s. Tabelle 8).

Tabelle 10 Funktionsuntersuchungen bei Kompressionssyndromen

Funktionstest	Indikation	Durchführung und Befund
Allen-Test	Klinische Diagnose von Unterarmarterienverschlüssen	10 Faustschlußübungen bei gleichzeitiger Kompression der A. radialis oder ulnaris **Normal:** kein Abblassen der Hand **Pathologisch:** Abblassen der Hand bei Gefäßverschluß der nicht komprimierten Arterie
Adson-Test	Diagnose funktioneller Engen im Bereich der Schulterarterien	Seitliches Erheben des Armes und Drehen des Kopfes zur Gegenseite bei Inspiration **Normal:** keine Beeinflussung des Radialispulses **Pathologisch:** abgeschwächter Radialispuls bei funktioneller Enge im Bereich der Schulterarterien
Provokationstest	bei Gastroknemius-Kompressionssyndrom	Bei Innenrotation oder Plantarflektion des Unterschenkels Verschwinden der Fußpulse oder des Dopplersignals

Dopplerdruck

- **Untersuchungsgang:** S. S. 68.
- **Befunde:**
  - *Systolische Armarteriendrücke* (Abb. 66): Seitendifferente systolische Armarteriendrücke von mehr als 20 mmHg sind pathologisch. Nur mit Dopplerdruckmessung allein kann schwer zwischen Stenose und Verschluß differenziert werden.
  - *Systolische Beinarteriendrücke:* Systolischer Knöchelarteriendruck < 60 mmHg (A. tibialis posterior, A. tibialis anterior) weist auf einen schlecht kompensierten Arterienverschluß mit der Gefahr der kritischen Extremitätenischämie hin. Der Gewebedruck kann höher als der intraluminäre Arteriendruck sein, so daß es zum Gefäßkollaps kommt, und die Vis a tergo, die das Blut in das Kapillarbett treibt, fehlt (Unterschreitung des kritischen Verschlußdrucks).
  - *Dopplerdruckgradient:* Dopplerdruckgradienten zwischen +10 mmHg und +20 mmHg weisen auf eine Gefäßstenose hin. Bei Dopplerdruckgradienten > –20 mmHg besteht der Verdacht auf eine arterielle Mediasklerose.
  - *Dopplerdruckindex (Syn.: Knöcheldruckquotient, pressure ratio, Dopplerdruckquotient:* Arterienstenosen oder gut kollateralisierte Arterienverschlüsse im Bereich der unteren Extremitäten sind durch einen Dopplerdruckquotienten im Bereich von 0,7 – 1,0 gekennzeichnet.
  - *Etagenweise Dopplerdruckmessung:* Bei Patienten mit Arterienstenosen bestehen zwischen den entsprechenden Manschettenorten in vertikaler Richtung Druckgefälle, die zwischen +10 und +20 mmHg liegen.
  - *Dopplerdruckmessung nach Belastung:*
    - Knöchelarteriendrücke nach Belastung zwischen 65% und 50% des Ausgangsdruckes können Zeichen einer Einetagenstenose oder eines Einetagenverschlusses sein.

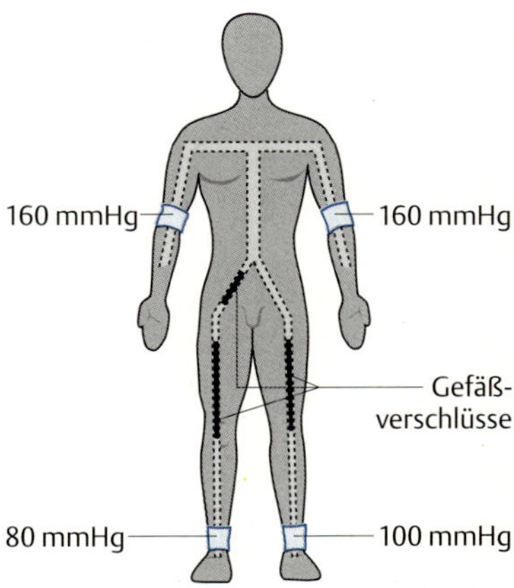

Abb. 66 Schematische Zeichnung eines pathologischen peripheren Beinarterienbefundes mit A. iliaca- und A. femoralis-Verschluß rechts sowie A. femoralis-Verschluß links

5.8 Periphere Arterienstenose

- Mit der Dopplerdruckmessung in Ruhe können Arterienstenosen erst dann erkannt werden, wenn sie das Gefäßlumen um mehr als 75% einengen. Gefäßobliterationen mit Lumeneinengung von 50–75% lassen sich durch die Dopplerdruckmessung in Ruhe nur schwer erfassen. Ihr Nachweis gelingt nach Belastung.

– *Dopplerdruckdifferenz nach Belastung:* Bei Vorliegen einer Arterienstenose wird der Druckgradient nach Belastung positiv, nach 30 Zehenständen liegt er in dem Bereich zwischen +10 und +20 mmHg.

– *Dopplerindex nach Belastung:* Bei Gefäßstenosen und gut kollateralisierten Arterienverschlüssen kommt es zu einem Abfall des Dopplerdruckquotienten nach Belastung um ca. 0,2.

– *Erholungszeit (Ausgleichzeit, Rückkehrzeit) der Knöchelarteriendrücke nach Belastung:* In der Praxis wird sie nicht durchgeführt, da ihre diagnostische Aussage im Vergleich zu anderen Methoden relativ gering ist (Rückkehrzeiten von 2–6 Minuten weisen auf Stenose/Verschluß hin).

Beachte: Bei arterieller Mediasklerose ist die Dopplerdruckmessung nicht verwertbar.

Stiftsonde

➤ **Untersuchungsgang:** S. S. 73.

➤ **Analogkurve:**

– Die nachfolgenden Auswertungskriterien von Analogkurven lassen sich nur hinsichtlich Stenosegraden von mehr als 50% verwerten. In der nachgeschalteten Strombahn bewirken Arterienstenosen < 50% keine Änderung der Kurvenform.

– *Direkte dopplersonographische Kriterien einer peripheren Arterienstenose* (s. Abb. 68):

  - Periphere Arterienstenosen, deren lokaler Stenosegrad < 40% und deren relativer Stenosegrad < 30% ist, bewirken keine Änderung des akustischen Dopplersignals oder der Doppleranalogkurve.
  - Lokale und relative Stenosegrade von peripheren Arterieneinengungen zwischen 30%–60% und 30%–50% können eine Veränderung des akustischen Dopplersignals bewirken. Zusätzlich ist die geringfügige Erhöhung der Spitzenfrequenz (> 4 KHz) möglich.

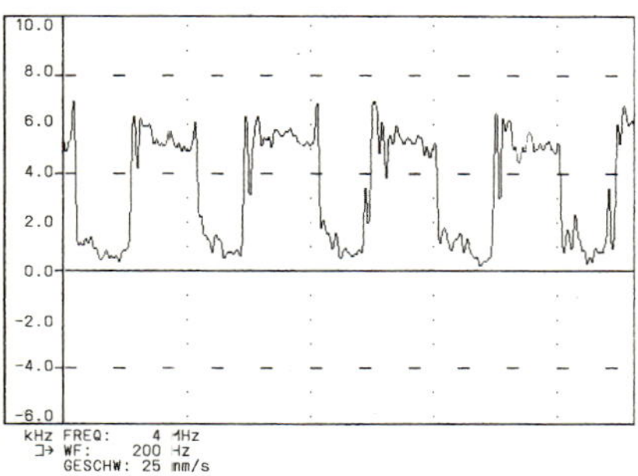

Abb. 67 Doppleranalogkurve im Stenosejet einer über 70%igen Arterienstenose (hier A. femoralis communis) mit systolischer Amplitudenumkehr

- Mittelgradige periphere Arterienstenosen (lokaler Stenosegrad 60–70%, relativer Stenosegrad ca. 50%) bewirken die deutliche Erhöhung der systolischen und diastolischen Maximalfrequenz (unter Verwendung einer 4 MHz-Sonde > 4 KHz).
- Hochgradige periphere Arterienstenosen (lokaler Stenosegrad ca. 80%, relativer Stenosegrad ca. 70%) gehen mit einer Erhöhung der enddiastolischen Spitzenfrequenz mit systolischer Amplitudenumkehr einher (typisches Kurvenbild bei kontinuierlicher Ableitung von proximal nach distal, vergl. Abb. 67). Im akustischen Signal sind ausgeprägte Turbulenzen (wie „Schritte im Kies") ableitbar.
- Filiforme periphere Arterienstenosen (lokaler und relativer Stenosegrad >90%) sind durch variable Stenosesignale gekennzeichnet. Akustisches Signal: ausgeprägte Turbulenzen („Schritte im Kies").

– *Indirekte dopplersonographische Kriterien über 50%iger peripherer Arterienstenosen (Ableitort in der Etage unterhalb der Gefäßobliteration):*
  - Abnahme der systolischen Amplitude.
  - Zunahme der systolischen Signalbreite im Vergleich zur gesunden Gegenseite.
  - Abnahme oder Verschwinden der frühdiastolischen Rückwärtsströmung (Dip).

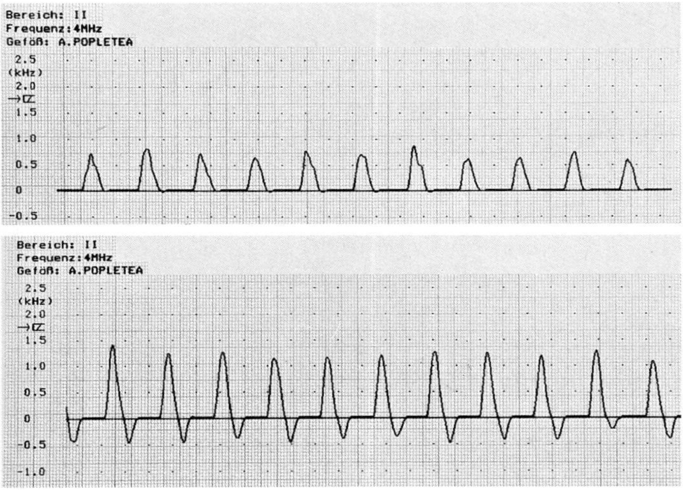

Abb. 68 Doppleranalogkurve der A. poplitea, die eine Etage unterhalb einer Arterienstenose abgeleitet wurde. Sie zeigt im Vergleich zur gesunden Seite eine Abnahme der systolischen Amplitude sowie die Zunahme der systolischen Signalbreite, der Dip fehlt. Aufgrund der guten Kompensation der Durchblutungsstörung liegt die enddiastolische Frequenz auf der Nullinie

- Mit abnehmender Kompensation der Durchblutungsstörung steigt die enddiastolische Frequenz an (reflektorisch und metabolisch bedingte Dilatation der im Ausstromgebiet gelegenen Widerstandsgefäße.

➤ **Frequenzspektrum:**

- Im Dopplerfrequenzspektrum führen nicht nur hochgradige, sondern auch geringgradige Arterienstenosen zu typischen Veränderungen. Auch hier muß zwischen direkten und indirekten dopplersonographischen Merkmalen einer arteriellen Gefäßeinengung unterschieden werden.
- *Direkte dopplersonographische Kriterien einer Arterienstenose* (Tabelle 11, Abb. 69):
  - Arterieneinengungen mit einem Stenosegrad von 25–50% führen im Bereich der Stenose zu einer Zunahme der systolischen Spitzenfrequenz um mehr als 30%.
  - Im Falle 50–75%iger Arterienstenosen ist die intrastenotisch gemessene Spitzenfrequenz im Vergleich zur prästenotischen Spitzenfrequenz um das Doppelte erhöht, wobei auch ein Anstieg der enddiastolischen Frequenz vorliegt.
  - Bei > 75%igen Arterienstenosen treten neben ausgeprägten Erhöhungen der systolischen und enddiastolischen Frequenz auch systolisch retrograde Strömungsanteile auf.

  Beachte: Nicht immer muß mit zunehmendem Stenosegrad die systolische oder enddiastolische Frequenz zunehmen. Dies ist nur der Fall bei kurzstreckigen peripheren Arterienstenosen, aber nicht bei langstreckigen Gefäßeinengungen.

Tabelle 11 Direkte dopplersonographische Stenosegradkriterien peripherer Arterien (Ableitort am Ort der höchsten Strömungsbeschleunigung)

Stenosegrad	< 25%	25–50%	50–75%	> 75%
fsys	erhöht	normal	erhöht	erhöht
fdias	normal	normal	erhöht	erhöht
Spektrumbreite	++	+	+++	+++
Wegfall des schallfreien Fensters	++	+	+++	+++
Kurvenform	normal	normal	Wegfall des Dips	Verlust des Dips, systolische inverse Frequenzanteile

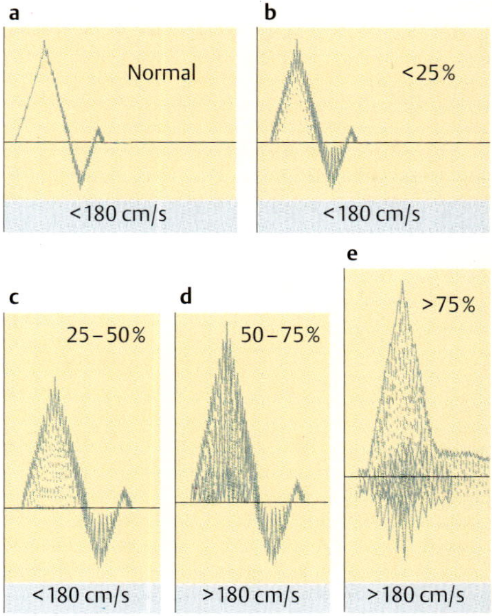

Abb. 69 a–e Dopplerfrequenzspektren in Abhängigkeit vom Stenosegrad (intrastenotische Ableitung im Strömungsjet). a) Normalbefund: Triphasische Kurvenform, schmales Frequenzband und schallfreies Fenster, enddiastolische Frequenz auf der Nullinie; b) Stenosegrad < 25%: Zunahme der Spektrumverbreiterung, schallfreies Fenster erhalten, triphasische Dopplerkurve, enddiastolische Frequenz auf der Nullinie; c) Stenosegrad 25–50%: Zunahme von Amplitudenhöhe und Frequenzband mit Wegfall des schallfreien Fensters, enddiastolische Frequenz auf der Nullinie, triphasische Dopplerkurve; d) Stenosegrad 50–75 %: Erhöhung von systolischer Spitzengeschwindigkeit und enddiastolischer Spitzenfrequenz, verbreitertes Frequenzband mit Wegfall des schallfreien Fensters, monophasische Kurvenform; e) Stenose > 75%: Ausgeprägte Zunahme der systolischen Spitzenfrequenz, Zunahme der Frequenzbreite mit Wegfall des schallfreien Fensters, systolisch inverse Strömungsanteile, monophasische Kurvenform, erhöhte enddiastolische Frequenz

5.8 Periphere Arterienstenose

- *Indirekte dopplersonographische Kriterien einer peripheren Arterienstenose (Ableitort: eine Etage unterhalb der Gefäßeinengung):* S. Tabelle 12.

Tabelle 12 Indirekte dopplersonographische Kriterien einer peripheren Arterienstenose (Ableitort eine Etage unterhalb der Gefäßeinengung)

Stenosegrad	< 25%	25–50%	50–75%	> 75%
fsys	normal	normal	normal	normal
fdias	normal	normal	erhöht bei schlechter Kompensation	erhöht bei schlechter Kompensation
Spektrumbreite	normal	normal	normal	normal
Wegfall des schallfreien Fensters	nein	nein	nein	nein
Kurvenform	biphasisch	biphasisch	monophasisch	monophasisch

B-Bild

- **Untersuchungsgang:** S. S. 77
- **Befunde:**
  - Die Bestimmung peripherer Stenosegrade sollte nicht allein auf der Beurteilung des B-Bildes, sondern auch auf dem Duplexbefund beruhen.
  - Mögliche Aussagen des B-Bildes:
    - Restlumen in Höhe der Stenose (lokaler Stenosegrad, Abb. 65).
    - Gefäßdurchmesser intrastenotisch und distal der Stenose (distaler Stenosegrad, Abb. 65).
    - Stenoselänge.
    - Flächenreduktion über der Stelle der größten Gefäßeinengung.
  - Im zweidimensionalen Ultraschallbild imponieren Gefäßstenosen als:
    - Verdickung der arteriellen Intima-Media-Dicke (der sonographischen Doppelkontur der Gefäßwand) auf > 0,7 mm.
    - Wandkonturunregelmäßigkeiten mit (Abb. 181) und ohne (Abb. 181) Schallschatten.
    - Wandkonturunregelmäßigkeiten mit glatter (Abb. 181) und rauher (Abb. 181) Oberfläche.
    - Homogen/inhomogen erscheinende Wandauflagerungen.

Beachte: Geht von arteriellen Stenosen im B-Bild ein Schallschatten aus, so ist der Stenosegrad nicht sicher zu bestimmen.

Konventionelle Duplexsonographie/Farbduplexsonographie

➤ **Untersuchungsgang:**
- S. S. 84.
- Darstellung der Stenose im zweidimensionalen Ultraschallbild, Bestimmung des intrastenotischen Durchmessers und des Durchmessers distal der Stenose. Ableitung des PW-Dopplersignals prä-, intra- und poststenotisch, vor allem an der Stelle der größten Strömungsbeschleunigung.
- Da die Duplexmethode eine Kombination von B-Bild und Dopplertechnik darstellt, treffen zur Stenosegradbeurteilung die schon zu Frequenzanalyse (s. S. 91) und B-Bild (s. S. 92) aufgeführten Parameter zu. Die Duplexsonographie hat gegenüber der Dopplersonographie den Vorteil der winkelkorrigierten Geschwindigkeitsmessung in Gefäßen. Bei der Klassifikation peripherer arterieller Stenosen mit der Dopplerfrequenzanalyse muß zwischen zwei Ableitorten unterschieden werden:
  - Ableitort direkt in Höhe der Stenose (direkte duplexsonographische Kriterien).
  - Ableitort in der Etage unterhalb der Stenose (indirekte duplexsonographische Kriterien).

➤ **Befunde:**
- Die Tabelle 13 berücksichtigt die direkten und indirekten duplexsonographischen Kriterien peripherer Arterienstenosen.

Tabelle 13 Direkte und indirekte duplexsonographische Kriterien bei peripheren arteriellen Stenosen

Stenosegrad	B-Bild (in Höhe der Stenose)	Dopplerfrequenzanalyse (direkte Kriterien)	Dopplerfrequenzanalyse (indirekte Kriterien)
< 25%	Wandunregelmäßigkeiten, Plaques, erhaltene Querpulsation des Gefäßlumens	Erhöhung von Vmax < 100% bi- oder triphasische Kurvenform, allenfalls geringe Verbreiterung des Frequenzspektrums	unauffällig
25–50%	Wandunregelmäßigkeiten, Plaques, erhaltene Querpulsation des Gefäßlumens	Erhöhung von Vmax < 100% bi- oder triphasische Kurvenform, Anstieg der Spitzengeschwindigkeit um mehr als 30% im Vergleich zur prästenotischen Spitzengeschwindigkeit, aber < 180 cm/sek., Verbreiterung des Frequenzspektrums, schallfreies Fenster stark eingeengt	unauffällig

Fortsetzung Tabelle 13, S. 106 ▶

5.8 Periphere Arterienstenose

Tabelle 13 (Fortsetzung)

Stenosegrad	B-Bild (in Höhe der Stenose)	Dopplerfrequenzanalyse (direkte Kriterien)	Dopplerfrequenzanalyse (indirekte Kriterien)
50–75%	Plaques, erhaltene Querpulsation des Gefäßes	Erhöhung von Vmax > 100% Zunahme der Spitzengeschwindigkeit um mehr als das 2fache, > 180 cm/sek. Erhebliche Verbreiterung des Frequenzspektrums mit Wegfall des schallfreien Fensters, monophasische Dopplerkurve	monophasische Dopplerkurve, enddiastolischer Fluß auf der Nullinie liegend, evtl. geringgradig über Nullinie liegend
75–99%	Mit Zunahme des Stenosegrades Wegfall der Querpulsation des Gefäßes, stattdessen Längspulsation der Arterie in Höhe der Stenose	Vmax > 250% Spitzengeschwindigkeit > 180 cm/sek. bis hin zum Alias-Phänomen (S. 12), simultan systolische reverse Strömungsanteile, Verbreiterung des Frequenzspektrums mit Wegfall des schallfreien Fensters, monophasische Dopplerkurve	monophasische Dopplerkurve mit Erhöhung des enddiastolischen Flusses, wobei das Ausmaß der Erhöhung des enddiastolischen Flusses mit der Abnahme der Kompensation der Durchblutungsstörung korreliert. Deutliche Zunahme der systolischen Signalbreite
Verschluß	echoarm, echoreich oder sonographisch inhomogen	kein Flußsignal kein Dopplersignal ableitbar	monophasisches Dopplersignal mit Zunahme der systolischen Signalbreite. Abhängig von der Kompensation des Verschlußereignisses weniger oder mehr ausgeprägte Erhöhung des enddiastolischen Flusses.

- Die Berechnung der peak-velocity (PVR-ratio):
  - Möglichkeit der Stenosequantifizierung im Falle hintereinander geschalteter Arterienstenosen; hat sich zwar in der täglichen Routine noch nicht durchgesetzt, ist jedoch der aktuelle Ansatz zur Stenosequantitifizierung (Tabelle 14).
  - $PVR = \frac{\text{Vmax (intrastenotisch)}}{\text{Vmax prästenotisch}}$.

Tabelle 14 Peak-velocity (PVR), bezogen auf den Stenosegrad

Stenose (%)	PVR
> 20	> 1,33
> 30	> 1,6
> 40	> 2,1
> 50	> 2,4
> 60	> 2,9
> 70	> 3,4
> 80	> 4,0
> 90	> 7,0

- *Direkte farbduplexsonographische Kriterien geringgradig- und höhergradiger Arterienstenosen:*
  - Lokale Farbaussparungen.
  - Im Bereich der größten Strömungsbeschleunigung in Abhängigkeit vom Stenosegrad Farbveränderungen, die höheren Frequenz- und Geschwindigkeitsanteilen entsprechen.
  - Kommentar: Diese Veränderungen sind farbdopplersonographisch erst dann erfaßbar, wenn das Gefäßlumen um mehr als 50% eingeengt wird und Vmax im Vergleich zur prästenotischen Spitzengeschwindigkeit um mehr als 100% zunimmt.
  - Aufgehobene Pulsatilität des Farbdopplersignals (nur bei filiformen Stenosen).
  - Frequenzanalyse (vgl. Tab. 13).
- *Indirekte farbduplexsonographische Kriterien höhergradiger Arterienstenosen.*
  - Aufgehobene Pulsatilität des Farbdopplersignals.
  - Arterielles Dopplerfrequenzspektrum (s. Tab. 13).

5.8 Periphere Arterienstenose

Stellenwert der einzelnen Verfahren

➤ **Asymptomatischer Patient mit pAVK:**
  - Nach der klinischen Untersuchung sollte immer die Dopplerdruckmessung mit und ohne Belastung oder die Oszillographie erfolgen.
  - Die Durchführung einer Dopplerkurvenanalyse mit der Stiftsonde ist zur Lokalisation der Etage, in der sich die Stenose befindet, ausreichend.
  - Bildgebende diagnostische Maßnahmen: Beim asymptomatischen Patienten nur dann erforderlich, wenn sich hieraus weitere invasive Therapiemaßnahmen ableiten (z. B. bei Arteriendissektion).

➤ **Patient mit Symptomen der pAVK:**
  - *Dopplerdruckmessung:* Nach der klinischen Untersuchung, durch sie läßt sich die Kompensation der Stenose objektivieren.
  - *Dopplerstiftsonde:* Wird beim symptomatischen Patienten nur angewendet, wenn keine duplexsonographischen Verfahren zur Verfügung stehen.
  - *Duplexsonographie:*
    - Arterielle Strombahnhindernisse sollten mit Schwarzweiß- oder Farbduplexsonographie dargestellt werden. Zu Vor- und Nachteilen der Duplexsonographie s. Tabelle 5.
    - In ca. 90% der Fälle kann allein aufgrund des Befundes der Duplexsonographie das therapeutische Vorgehen (Operation, Dilatation oder konservative Behandlung) entschieden werden.
  - Farbduplexsonographisch sollte die Stenosegradbeurteilung immer durch die zusätzliche Auswertung des Frequenzanalysesignals erfolgen.
  - *Angiographie:* Sollte bei unklarem Duplexsonographiebefund oder vor invasiven Therapiemaßnahmen zum Einsatz kommen.

Klinisches Prozedere

➤ **Wichtige Therapieprinzipien bei Patienten mit pCAVK:**
  - Vermeiden von Noxen (Nikotin, Lokale Wärme, Kälte/Nässe, enges Schuhwerk, unsachgemäße Fußpflege, Bagatelltraumen, Ergotamin, Beta-Blocker, hyperämisierende Salben).
  - Behandlung von Risikofaktoren (z. B. Übergewicht).
  - Behandlung von Begleiterkrankungen (Hypertonie, Stoffwechselstörungen).
  - Anleitung zum Geh- und Gefäßtraining.

➤ **Spezielle konservative und invasive Therapiemaßnahmen:**
  - *Stadium I:* Allgemeinmaßnahmen (s. o.), eventuell Prophylaxe mit ASS.
  - *Stadium II und gute Toleranz der Claudicatio-Schmerzen:* Keine invasive Behandlung (Ausnahme: Stenosen, die Arterienverschlüssen vorgeschaltet sind), konservative Therapie mit Geh- und Gefäßtraining und ASS, vasoaktive Substanzen.
  - *Stadium II ohne Toleranz der Claudicatio-Schmerzen:* PTA (mit oder ohne Thrombolyse), Stents, Operation.
  - *Stadium III und IV:* PTA, Operation, Sympathikolyse, intraarterielle und intravenöse Infusionsbehandlung (z. B. Prostavasin), retrograde Venenperfusion.

Grundlagen

- **Systolischer postokklusiver Blutdruck:** Kann durch die Dopplerdruckmessung erfaßt werden.
- **Systolischer Druck < 60 mmHg** (nach dem Verschluß): Amputationsgefahr (schlechte Kollateralisation), s. Arterienstenose S. 99.
- **Kompensation:** Abhängig von der Kompensation des Verschlusses ist die enddiastolische Blutströmung in den nachgeschalteten Arterien gering (gut kompensierter Verschluß) oder erhöht (schlecht kompensierter Verschluß). Die enddiastolische Blutströmungsgeschwindigkeit läßt sich mit der Dopplerstiftsonde oder der Duplexsonographie erfassen.
- Bei Patienten mit Diabetes mellitus und peripherer Neuropathie kann eine Erhöhung der postokklusiven enddiastolischen Blutströmungsgeschwindigkeit trotz guter Kollateralisation beobachtet werden. Die enddiastolische Blutströmungsgeschwindigkeit kann in diesem Fall nicht als Hinweis auf die Kompensation des Arterienverschlusses verwertet werden, da der Abfall des peripher arteriellen Widerstandes nicht nur durch Stoffwechselmetaboliten (Laktat), sondern auch durch eine Vasomotorenlähmung verursacht werden kann.
- Die mit der Stiftsonde erhobenen Befunde sind abhängig von der Signalanalyse (CW-Technik, PW-Technik). Über Arterienverschlüssen wird mit der CW-Dopplermethode ein Kollateralsignal abgeleitet. Da diese Signalanalyse keine tiefenselektive Bestimmung arterieller Blutströmungen zuläßt, ist die Darstellung des Nullflusses im verschlossenen Arteriensegment nicht möglich. Dagegen ist mit der PW-Dopplertechnik zwar eine tiefenselektive Bestimmung arterieller Blutströmungen möglich, es kann aber in Höhe des Arterienverschlusses kein Dopplersignal geortet werden.
- **Klinische Zeichen des peripheren Arterienverschlusses:**
  - *Akuter Arterienverschluß:* 6 Ps nach Pratt; Pain (Schmerz), Pulslessness (Pulsverlust), Paleness (Blässe), Paresthesia (Gefühlsstörung), Paralysis (Bewegungunfähigkeit, keine nervale Lähmung!), Prostration (Schock).
  - *Chronischer Arterienverschluß:* S. chronische Arterienstenose S. 95.
- **Vorgehen beim asymptomatischen Patienten zum Ausschluß eines peripheren Arterienverschlusses:**
  - S. Arterienstenose S. 96.
  - Funktionstests s. S. 97.
- **Vorgehen beim Patienten mit klinischen Symptomen des akuten peripheren Arterienverschlusses:**
  - *Anamnese* sowie Durchführung einer körperlichen Untersuchung mit Inspektion, Gefäßauskultation und -palpation.
  - *Konventionelle Duplex- oder Farbduplexsonographie.*
  - *Angiographie* nur bei unklarem klinischem und sonographischem Befund.
  - *Ausschluß der Streuquelle* im Anschluß an die Therapie eines akuten emboliebedingten Arterienverschlusses mit:
    - Transthorakaler und transösophagealer Echokardiographie.
    - Konventioneller Duplex- oder Farbduplexsonographie des Abdomens (Aneurysma? Aortendissektion?).
    - CT (Abdomen oder Thorax) bei unklarem Sonographiebefund.
- **Vorgehen beim Patienten mit klinischen Symptomen des chronisch peripheren Arterienverschlusses:** S. Arterienstenose S. 97.

➤ **Mögliche pathologische Befunde:**
- S. Arterienstenose S. 98.
- Aneurysma als Streuquelle.
- Arterieller Prothesenersatz (als Ursache einer postoperativen akuten Thrombose).

Dopplerdruckmessung

➤ **Untersuchungsgang:** S. S. 68.

➤ **Befunde:**
- *Systolische Knöchelarteriendrücke in Ruhe:* Bei Arterienverschlüssen liegen die postokklusiven systolischen Druckwerte in Ruhe um mehr als 20% unter dem Systemdruck (bei schlechter Kompensation < 60 mmHg).
- *Dopplerdruckgradient:*
  - Dopplerdruckgradient > 20 mmHg: Beinarterienverschlüsse.
  - Differenz von 20 mmHg: Unterschenkelarterienverschlüsse.
  - Differenz von 20 – 60 mmHg: Becken-/Oberschenkelarterienverschlüsse.
  - Differenz von 60 – 90 mmHg: Mehretagenverschlüsse.
- *Dopplerdruckindex:*
  - Dopplerdruckquotienten zwischen 0,69 und 0,92: Gefäßstenosen oder gut kollateralisierte Arterienverschlüsse.
  - Dopplerdruckquotienten < 0,69: Schlecht kollateralisierte Verschlüsse oder Mehretagenarterienverschlüsse.
- *Etagenweise Dopplerdruckmessung:* Hintereinander liegende Beinarterienverschlüsse werden durch Druckabfälle zwischen den entsprechenden Manschettenorten in vertikaler Richtung erkannt. Hinweise hierfür sind dann Druckdifferenzen > 20 mmHg.
- *Dopplerdruckmessung nach Belastung:*
  - Knöchelarteriendrücke zwischen 65% und 50% des Ausgangsdruckes nach Belastung: Einetagenverschlüsse.
  - Knöchelarteriendrücke < 50% des Ausgangsdruckes nach Belastung: Mehretagenverschlüsse.
- *Dopplerdruckdifferenz nach Belastung:* Bei Arterienverschlüssen wird der Druckgradient nach Belastungpositiv. Er übersteigt nach 30 Zehenständen den Wert von 20 mmHg.
- *Dopplerindex nach Belastung:*
  - Abfall des Dopplerdruckquotienten > 0,2: Gefäßstenosen und gut kollateralisierte Verschlüsse.
  - Abfall des Dopplerdruckgradienten < 0,2: Schlecht kollateralisierte Arterienverschlüsse. Der Dopplerdruckquotient in Ruhe ist dabei < 0,69.
- *Erholungszeit:*
  - Rückkehrzeiten von 2 – 6 Minuten: Einetagenverschluß.
  - Rückkehrzeiten > 6 Minuten: Mehretagenverschluß.
  - Rückkehrzeiten > 12 Minuten: Schlecht kollateralisierte Mehretagenverschlüsse.

Stiftsonde

- **Untersuchungsgang:** S. S. 73.
- **Analogkurve:**
  - *Direkte dopplersonographische Kriterien eines Arterienverschlusses:* Mit der CW-Dopplerstiftsonde wird in Höhe des Arterienverschlusses seine Kollateralströmung erfaßt. Dadurch ist die direkte Lokalisation über das Fehlen eines arteriellen Dopplersignals mit der CW-Technik unmöglich.
  - *Indirekte dopplersonographische Kriterien eines peripheren Arterienverschlusses:*
    - Mit der CW-Stiftsonde läßt sich in Höhe des peripheren Arterienverschlusses kein Dopplersignal ableiten. Unterhalb des arteriellen Verschlußereignisses weist die abgeleitete Kurve die schon genannten Charakteristika auf, s. Arterienstenose S. 101 (Abb. 70).
    - Monophasische Kurvenform.
  - Im Falle eines Verschlusses der A. subclavia sollten dopplersonographisch zusätzlich die Aa. vertebrales zum Ausschluß eines Subclavian-Steal-Phänomens untersucht werden.
- **Frequenzspektrum:**
  - *Direkte dopplersonographische Kriterien eines Arterienverschlusses:* Mit dem PW-Doppler läßt sich in Höhe des Arterienverschlusses typischerweise überhaupt kein Dopplersignal orten.
  - *Indirekte dopplersonographische Zeichen eines peripheren Arterienverschlusses:*
    - Ableitung des Frequenzspektrums (mit CW- oder PW-Stiftsonde) unterhalb des peripheren Arterienverschlusses (Abb. 104).
    - S. Analogkurve S. 101.
    - Schallfreies Fenster erhalten.

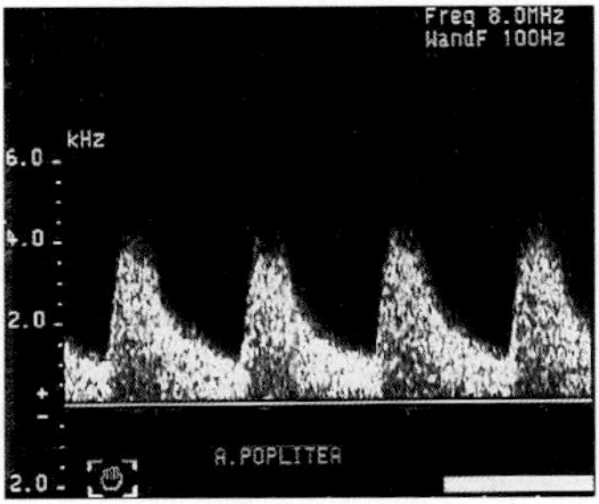

Abb. 70 Dopplerfrequenzspektrum, das mit der CW-Stiftsonde in der dem Verschlußereignis nachgeschalteten peripheren Arterie abgeleitet wurde. Die Erhöhung der enddiastolischen Geschwindigkeit weist auf eine schlechte Kompensation des Arterienverschlusses hin

5.9 Peripherer Arterienverschluß

B-Bild

- **Untersuchungsgang:** S. S. 77. Zusätzliche Darstellung des verschlossenen Arteriensegments im Längs- und Querschnitt.
- **Befunde:**
  - Fehlende Querpulsation des Gefäßes.
  - Längspulsation der Arterie.
  - Binnenechos im Gefäßlumen (dieses Kriterium muß nicht zutreffen bei echoarmem thrombotischem Material im Gefäß).

Konventionelle Duplexsonographie/Farbduplexsonographie

- **Untersuchungsgang:** S. S. 84. Zusätzlich Darstellung des verschlossenen Arteriensegmentes im zweidimensionalen Ultraschallbild mit simultaner Ableitung des Dopplersignals, das hier fehlt.
- **Befunde:**
  - *Direkte duplexsonographische Kriterien eines peripheren Arterienverschlusses* (Abb. 71):
    - S. B-Bild s. o.
    - In der Etage unterhalb des Verschlußereignisses monophasisches Dopplersignal (s. dopplersonographische Kriterien S. 111).
    - In der Farbduplexsonographie Fehlen des Farbdopplersignals im Gefäßlumen. In Höhe des Arterienverschlusses lassen sich Kollateralgefäße an einem monophasisch veränderten Farbdopplersignal erkennen.
  - *Indirekte duplexsonographische Kriterien von Extremitätenarterienverschlüssen:*
    - Geringe oder fehlende Querpulsation des Arterienlumens.
    - Monophasisch verändertes PW-Dopplersignal.
    - Farbduplexsonographie: Monophasisches Farbdopplersignal im Gefäßlumen.

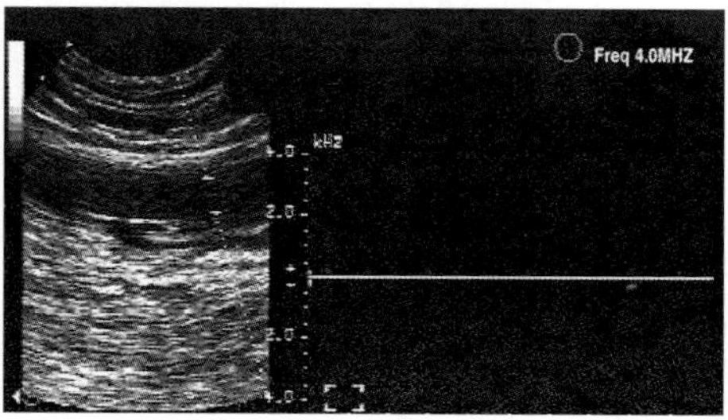

Abb. 71 Duplexsonographisches Bild über einem peripheren Arterienverschluß

Stellenwert der einzelnen Verfahren

➤ **Asymptomatischer Patient mit peripherem Arterienverschluß:**
- *Klinische Untersuchung:* Hat in der Diagnose des peripheren Arterienverschlusses einen hohen Stellenwert. So läßt sich in ca. 80% der Fälle die Diagnose allein auf der Basis der klinischen Untersuchung treffen.
- *Dopplerdruckmessung:* Erhöht erheblich die diagnostische Treffsicherheit hinsichtlich peripherer Arterienverschlüsse. Die Sensitivität der Dopplerdruckmessung im Erkennen peripherer Arterienverschlüsse liegt bei ca. 97%.
- *Dopplerstiftsonde:* Zur genauen Lokalisation des Arterienverschlusses ausreichend. Eine exakte Ortung des verschlossenen Arteriensegments mit der CW-Dopplerstiftsonde ist nicht möglich, sondern nur die Lokalisation der Verschlußetage. Bei Mehretagenverschlüssen ist die genaue Differenzierung des Ausmaßes der Verschlußereignisse in den jeweiligen Etagen mit Stiftsonde nicht möglich.
- *Bildgebende diagnostische Maßnahmen:* Beim asymptomatischen Patienten nicht erforderlich, da sich hieraus meist keine weiteren invasiven Therapiemaßnahmen ableiten.

➤ **Patient mit Symptomen des peripheren Arterienverschlusses:**
- *Dopplerdruckmessung:* Sollte immer erfolgen, da sich mit der Dopplerdruckmessung die Kompensation des Verschlusses objektivieren läßt.
- *Schwarzweiß- oder Farbduplexsonographie:*
  - Werden alle duplexsonographischen Kriterien zur Beurteilung peripherer Arterienverschlüsse herangezogen, so betragen die Sensitivitäten in der Diagnose von peripheren Arterienverschlüssen unabhängig von der untersuchten Gefäßregion 90%. Bei Unterschenkelarterienverschlüssen ist die Sensitivität der Schwarzweiß-Duplexsonographie im Vergleich zu Verschlüssen der A. femoralis communis, A. femoralis superficialis und A. profunda femoris stark vermindert (ca. 75%).
  - Bei arteriellen Mehretagenverschlüssen gelingt mit Duplexverfahren die genaue Beurteilung der Gefäßokklusion in den einzelnen Verschlußetagen.
  - In ca. 90% der Fälle kann das therapeutische Prozedere auf der Basis der klinischen Untersuchung und der Duplexbefunde geplant werden. In den übrigen Fällen ist eine Angiographie erforderlich.
  - Nachteil der Duplexmethode: Die Gefäßstrombahn kann nicht übersichtlich dargestellt werden.
- *Farbduplexsonographie:* Verbesserte diagnostische Treffsicherheit insbesondere bei Unterschenkelarterien- und Unterarmarterienverschlüssen. Die Sensitivität liegt hier im Bereich von ca. 95%. Auch die Verschlußlänge ist farbduplexsonographisch im Vergleich zur Schwarzweiß-Duplexsonographie besser zu bestimmen.
- *Angiographie:* Bei unklarem Duplexsonographiebefund oder vor invasiven lumeneröffnenden Therapiemaßnahmen.

5.9 Peripherer Arterienverschluß

Klinisches Prozedere

- **Akute periphere arterielle Thrombose:**
  - Sofortige Durchführung lumeneröffnender Maßnahmen, bevorzugt Fibrinolysetherapie kombiniert mit PTA.
  - Mittel der zweiten Wahl: Operation.
- **Akute periphere arterielle Embolie:**
  - Sofortige Durchführung lumeneröffnender Maßnahmen, bevorzugt Operation (Embolektomie).
  - Mittel der zweiten Wahl: Fibrinolyse kombiniert mit PTA.
- **Chronisch periphere arterielle Verschlußkrankheit:** S. S. 108.

Grundlagen

- **Synonym:** Mediasklerose Mönckeberg.
- **Definition:** Verkalkung der Media entlang der Elastica interna der Arterienwand. Sie kann idiopathisch auftreten oder infolge von Stoffwechselstörungen (Diabetes mellitus, Gicht), Hyperkalzämie oder Ostitis deformans Paget. Die Mediasklerose allein verursacht keine klinischen Symptome, da die Erkrankung ohne Gefäßobliteration einhergeht. Allerdings kann die Mediasklerose mit arteriosklerotischen Intima-Läsionen kombiniert auftreten, welche dann klinische Beschwerden verursachen.
- **Indikation und klinische Zeichen:**
  - Patienten mit Stoffwechselstörungen (Diabetes mellitus, Gicht, Hyperkalzämie, Ostitis deformans Paget).
  - Sehr hohe arterielle Blutdruckwerte.
  - Sehr hohe Dopplerdruckwerte (Dopplerdruckindex > 1,2).
  - Patienten mit klinischen Symptomen der peripher arteriellen Verschlußkrankheit und Stoffwechselstörungen.
- **Vorgehen bei Verdacht auf Mediasklerose:**
  - *Anamnese.*
  - *Dopplerdruckmessung:* Vorsicht, Messung falsch hoher Gefäßinnendrücke.
  - *Dopplerstiftsonde:* Ausschluß gleichzeitig vorliegender arteriosklerotischer Gefäßobliteration.
  - *Röntgen:* Übersichtsbild des betroffenen Gefäßabschnitts (sichtbare, spangenartige, langstreckige Gefäßverkalkungen.
  - *Labor:* Blutzucker, Harnsäure, Kalzium.
- **Mögliche pathologische Befunde:**
  - Langstreckige Gefäßverkalkung im Röntgenübersichtsbild.
  - Laborveränderungen: Stoffwechselstörungen.
  - Gleichzeitig vorliegende arterielle Verschlußkrankheit, wenn die Mediasklerose mit einer Intimasklerose kombiniert ist.

Dopplerdruckmessung

- **Untersuchungsgang:** S. S. 68.
- **Beurteilung:** Messung falsch hoher systolischer Blutdruckwerte (DI: > 1,4; Dopplerdruckgradient < –20), z. B. Oberarmdruck 120 mmHg, Knöchelarteriendruck 180 mmHg bei Mediasklerose im Bereich der Unterschenkelarterien.

Dopplerstiftsonde

- **Untersuchungsgang:** S. S. 73.
- **Beurteilung:**
  - Im Falle einer simultan vorliegenden arteriellen Verschlußkrankheit Veränderungen der Dopplerkurve s. Arterienstenose S. 100.
  - ***Beachte:*** Die isolierte Mediasklerose geht ohne pathologische Veränderungen der Dopplerkurve einher.

5.10 Mediasklerose

B-Bild

➤ **Untersuchungsgang:** S. S. 77.

➤ **Beurteilung:**
- *Bei isolierter Mediasklerose:*
  - Echoarmes Gefäßlumen ohne Wandauflagerungen.
  - Echoreiche Gefäßwand mit lokalisierten Binnenechos in der Wand.
- *Bei Mediasklerose mit zusätzlicher Intimasklerose:*
  - S. isolierte Mediasklerose.
  - Arteriosklerotische Plaques, Stenosen mit Schallschattenbildung.
  - Bei Verschlüssen mögliches Fehlen der Querpulsation des Gefäßes, stattdessen Längspulsation der Arterie.

Duplexbefund

➤ S. B-Bild und Doppler S. 81.

Stellenwert der einzelnen Verfahren

➤ **Röntgen:** Erste Maßnahme zur Bestätigung einer Mediasklerose: Mit hoher Treffsicherheit lassen sich typische langstreckige Verkalkungen in der Arterienwand radiologisch darstellen.

➤ **Dopplerdruckmessung:** Ausschluß arteriosklerotischer obliterierender Gefäßwandveränderungen, die sich ebenfalls als Verkalkung im Röntgenbild darstellen können. Die Dopplerdruckmessung ergibt sehr hohe Druckwerte in der betroffenen Extremität.

➤ **Dopplerstiftsonde:** Kann mit hoher Sensitivität (s. S. 76) eine obliterierende Arteriosklerose ausschliessen.

➤ **B-Bild und Duplexsonographie:** Meist nicht notwendig, da mit den anderen Methoden mit hoher Treffsicherheit die Diagnose der Mediasklerose gelingt.

Klinisches Prozedere

➤ Eine spezifische Therapie bei Mediasklerose gibt es nicht. Es gilt, die sie verursachenden Stoffwechselstörungen zu behandeln.

➤ Das isolierte Auftreten dieser Erkrankung beeinträchtigt nicht die Prognose des Patienten.

Grundlagen

- **Definition:** Bis heute gibt es für die peripheren Arterien keine exakte Definition des Aneurysmabegriffs. Ein peripheres Arterienaneurysma liegt aber sicher dann vor, wenn es zu einer Zunahme des Arteriendurchmessers auf das mindestens 1,5fache im Vergleich zum vorangehenden Arterienabschnitt kommt, oder wenn die in Tabelle 6 aufgelisteten normalen arteriellen Gefäßweiten in den entsprechenden peripheren arteriellen Stromgebieten überschritten werden.
- **Aneurysmaformen** und Ätiologie s. Aortenaneurysmen S. 223.
- **Indikation zur Doppler-/Duplexsonographie:**
  - Auftreten klinischer Zeichen.
  - Verlaufsuntersuchung nach operativer oder interventioneller Therapie eines peripheren Arterienaneurysmas.
  - Kompressionstherapie eines Aneurysma spurium.
- **Klinische Zeichen des peripheren Arterienaneurysmas:**
  - Lokalisierte Schwellung und Schmerzen im Bereich der Extremität.
  - Pulsierende oder gering pulsierende Schwellung.
  - Systolisch-diastolisches Strömungsgeräusch (Aneurysma spurium).
  - Plötzliches Hämatom (Aneurysmaruptur, Aneurysma spurium).
  - Akute peripher arterielle Embolie oder akute Thrombose des peripheren Aneurysmas.
  - Claudicatio intermittens.
- **Vorgehen bei klinischem Verdacht auf peripheres Arterienaneurysma:**
  - *Anamnese* und körperliche Untersuchung.
  - *Dopplerdruckmessung:* Sollte immer durchgeführt werden, um peripher arterielle Verschlüsse, die in Kombination mit einem Arterienaneurysma auftreten können, auszuschließen.
  - *B-Bild, konventioneller Duplex oder Farbduplex:* Bildgebende Diagnostik der ersten Wahl. Mit diesen Methoden gelingt mit hoher Sicherheit der Nachweis oder Ausschluß des Aneurysmas, seine Etagenlokalisation oder der Thrombosenachweis.
  - *Kontrastmittel-CT oder MRT:* Bei unklarem sonographischem Befund.
- **Mögliche pathologische Befunde:**
  - Aneurysma verum, Aneurysma dissecans, Aneurysma spurium.
  - Im Falle des Vorliegens eines Aneurysmas der A. subclavia oder A. poplitea Kompressionssyndrom als Ursache möglich.
  - Hämatom.
  - Benigner oder maligner Gewebetumor in Nachbarschaft der Arterie.

B-Bild

- **Untersuchungsgang:**
  - S. S. 77.
  - Das Arterienaneurysma sollte im Längs- und Querschnitt dargestellt und ausgemessen werden. Bei Thrombose erfolgt die Ausmessung des Aneurysmas sowohl mit als auch ohne Einschluß des Thrombenbesatzes.
- **Befunde:**
  - *Stenosierend dilatierende Arteriopathie:* Ist im zweidimensionalen Bild charakterisiert durch multiple lokalisierte Gefäßerweiterungen im arteriellen Gefäßverlauf, die meist poststenotisch entstehen (Abb. 72).

5.11 Peripheres Arterienaneurysma

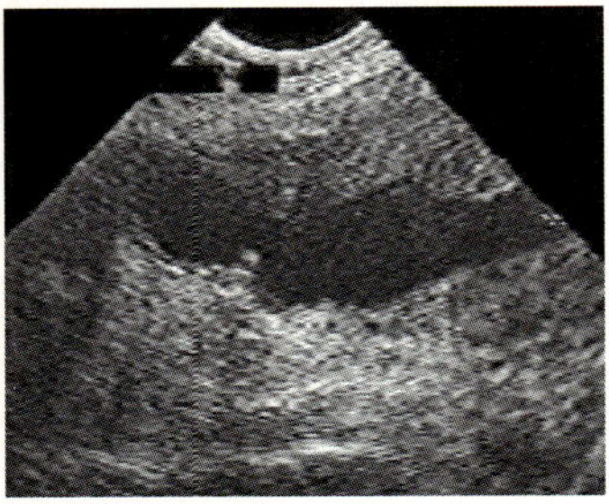

Abb. 72 Stenosierend dilatierende Arteriopathie

- Umschriebene Arteriendilatation.
- Thrombosierungen: Zwiebelschalenartige, zirkuläre oder semizirkuläre Hyperreflektion.
- *Aneurysma verum:* Kann mit oder ohne Dissektion vorkommen. Es ist auf mobile Thromben oder flottierende Membranen zu achten.
- Spontane Echokontraste im Aneurysma aufgrund langsamer Blutströmung möglich.
- *Aneurysma spurium*:
  - Echoarme Raumforderung in unmittelbarer Nähe zum Gefäßverlauf.
  - Pulsieren der echoarmen Raumforderung.
  - Nachweis von Binnenechos im Lumen des Aneurysma spurium.
  - Spontane Echokontraste.
  - Arterieller Gefäßwanddefekt.

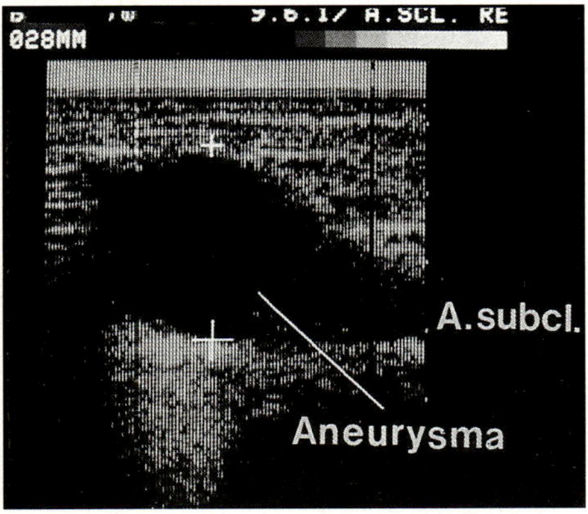

Abb. 73 Nicht-thrombosiertes peripher arterielles Arterienaneurysma im B-Bild

Schwarzweiß-Duplexsonographie/Farbduplexsonographie

- **Geräteeinstellung:** Zum besseren Nachweis langsamer Strömungen in großen Aneurysmen bei der Farbduplexsonographie niedrigen Farbgeschwindigkeitsbereich wählen, z.B. ±0,9 KHz bzw. ±22 cm/sec. entsprechend einer Pulsrepititionsrate von 1800/sec.
- **Untersuchungsgang:**
  - S. B-Bild S. 77.
  - Zusätzlich PW-Dopplerfrequenzanalyse im Longitudinalschnitt des Aneurysmas ableiten.
- **Befund:**
  - *Stenosierend dilatierende Arteriopathie, Aneurysma verum und Aneurysma spurium:* S. B-Bild S. 81.
  - Dopplersignal im Aneurysmalumen:
    - Verbreiterung der Spektrumbreite.
    - Wegfall des schallfreien Fensters.
    - Systolisch inverse Strömungsanteile (Abb. 74).
  - Der duplexsonographische Nachweis des Aneurysma spurium basiert auf einem typischen Pendelflußsignal (Abb. 74), das in Höhe des arteriellen Gefäßwanddefektes abgeleitet werden kann. Außerdem läßt sich eine Blutströmung in der Paravasathöhle nachweisen.
  - Die farbkodierte Strömungsdarstellung vereinfacht die Darstellung des durchströmten Restlumens des Aneurysmas bei echoarmen thrombotischen Wandauflagerungen.

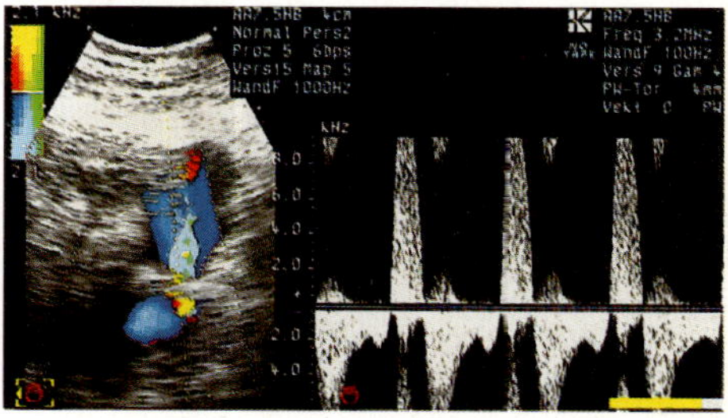

Abb. 74 Aneurysma spurium mit im Gefäßwanddefekt abgeleitetem Dopplersignal, das pendelflußartig verändert ist

Stellenwert der einzelnen Verfahren

- *Dopplerdruckmessung:* Sollte immer zum Ausschluß asymptomatisch abgelaufener, kleinerer peripherer arterieller Embolien durchgeführt werden.
- *Dopplerstiftsonde:* Hat allein bei der Diagnose von peripheren Arterienaneurysmen keine Bedeutung.
- *B-Bild-Sonographie:* Methode der Wahl zur Primärdiagnostik und zur Verlaufsbeobachtung des peripheren Arterienaneurysmas.

- *Duplexsonographie:*
  - Schwarzweiß-Duplexsonographie hat den gleichen diagnostischen Stellenwert wie das B-Bild allein (außer bei Aneurysma spurium).
  - Methode der Wahl zur Primärdiagnostik und Verlaufskontrolle des Aneurysma spurium. Zu dessen genauer Diagnose ist der dopplersonographische Nachweis des Fistelkanals mit konventioneller Duplexsonographie oder mit Farbduplexsonographie notwendig.
  - Duplexsonographieverfahren eignen sich auch zur Therapie des Aneurysma spurium (s. Kompressionstherapie s. u.).
- *Kontrastmittel-CT oder MRT:* Nur in unklaren Fällen erforderlich. Zur Planung von Therapieverfahren bei peripheren Arterienaneurysmen reicht die zweidimensionale Darstellung des Gefäßbefundes meistens aus.

Klinisches Prozedere

- **Verlaufskontrolle:** Kleine, nichtthrombosierte periphere Arterienaneurysmen.
- **Operation:**
  - Therapie der Wahl beim größeren Aneurysma verum oder bei thrombosiertem peripherem Arterienaneurysma.
  - Die Indikation zur Operation besteht auch beim Aneurysma spurium wegen der Gefahr einer Ruptur, Infektion oder Nervenkompression.
- **Kompressionssonographie bei Aneurysma spurium:**
  - Mögliche Behandlungsmaßnahme neben der Operation ist die ultraschallgesteuerte Kompression.
  - Durch isolierte Kompression falscher Aneurysmen mit der Ultraschallsonde kann in ca. 80% der Fälle eine Gefäßoperation vermieden werden.
  - *Kontraindikationen zur Kompressionssonographie von Pseudoaneurysmen:*
    - Pseudoaneurysmen oberhalb des Leistenbandes.
    - Pseudoaneurysmen mit einem Durchmesser > 7 cm.
    - Kritische Extremitätenischämie.
  - *Durchführung:*
    - Die isolierte Kompression des Aneurysma spurium kann mit der Schwarzweiß-Duplexsonde erfolgen. Besonders zu empfehlen ist aber die Verwendung der Farbduplexsonde, da hiermit die Darstellung des Fistelkanals am besten gelingt:
    - Nach Einstellung des Pseudoaneurysmas und seines Fistelkanals wird das falsche Aneurysma so lange komprimiert, bis der arterielle Zufluß im Fistelkanal komplett sistiert und das falsche Lumen thrombosiert ist. Die Kompressionsdauer beträgt mindestens 10 Minuten und wird intervallartig weitergeführt bis zum kompletten Sistieren der arteriellen Blutströmung im Aneurysma spurium. Es besteht eine positive Korrelation zwischen Aneurysmagröße und Kompressionszeit. Im Mittel ist eine Kompressionszeit von 30 – 60 Minuten notwendig, um das Aneurysma spurium durch die Sondenkompression effektiv zu verschließen.
    - Gleichzeitige Antikoagulantienbehandlung hat keinen Einfluß auf die Erfolgsrate der ultraschallgesteuerten Kompression von Pseudoaneurysmen.

- *Komplikationen* (sehr selten): Venenthrombosen, arterielle Embolien, Arterienthrombose.
- *Fehler bei der Kompressionssonographie des Aneurysma spurium:*
  - Zu lange Kompression des Aneurysma spurium mit Gefahr der Thrombosierung des wahren Gefäßlumens.
  - Anwendung bei großen Arterienwanddefekten > 7 cm anstelle der OP.
- *Erfolgsrate der Kompressionssonographie bei Aneurysma spurium:*
  - Im Bereich der Femoralarterien führt die Behandlung in etwa 80% der Fälle zum Erfolg.
  - Wenn möglich, sollte eine gerinnungshemmende Therapie vor der farbdopplergesteuerten Kompressionssonographie unterbrochen werden.
  - Die Erfolgsrate der Kompressionsbehandlung ist bei einer Größe > 4 cm geringer (62%) als bei Pseudoaneurysmen, deren Durchmesser kleiner als 4 cm ist (87%).
  - Rezidive treten mit einer Häufigkeit von ca. 4–22% mit Häufigkeitsgipfel am 1. und 3. Tag nach Behandlung auf.

5.12 Arteriendissektion

Grundlagen

- **Definition:** Arteriendissektionen entstehen aufgrund einer Ruptur der Vasa vasorum in der Arterienwand oder in ca. 70% der Fälle auf der Basis eines traumatischen Einrisses der Gefäßintima, so daß Blut in die Mediaschicht der Arterie eindringen kann. Der Ort des primären Intimaeinrisses wird als Eintrittspforte „Entry", die Austrittsstelle als „Reentry" bezeichnet. Eine Arteriendissektion kann mehrere Entrys und Reentrys haben.
- Dissektionen betreffen nicht immer aneurysmatisch erweiterte Arterien, sondern können auch in histologisch normalen Gefäßen auftreten:
  - *Akute Arteriendissektion:* Meist normalkalibrig.
  - *Chronische Arteriendissektion:* Geht häufig mit der Aufweitung des Gefäßes einher.
- Arterielle Dissektionen können ein Gefäßsegment oder die ganze Länge der Arterie betreffen.
- **Indikation zur Doppler-/Duplexsonographie:**
  - Im Falle einer bekannten Dissektion der Aorta. Ein Fortschreiten in die peripheren Arterien muß ausgeschlossen werden, da die Arterienspaltung dem Blutstrom folgt.
  - Bei bekanntem Aortenvitium.
  - Bei Marfan-Syndrom.
  - Bei zystischer Medianekrose.
  - Bei Traumata (stumpfes Trauma bei Verkehrsunfall/Sportunfall, Arterienpunktion, Bestrahlungen).
- **Klinische Zeichen der peripheren Arteriendissektion:**
  - Extremitätenschmerz.
  - Claudicatio intermittens.
  - Periphere Emboliebildung möglich.
- **Vorgehen bei klinischem Verdacht auf periphere Arteriendissektion:**
  - *Anamnese und Klinische Untersuchung:* Fragen nach Beginn und Lokalisation der Schmerzen, Claudicatio intermittens, bekanntem Aortenvitium, Trauma, Arteriosklerose-Risikofaktoren, Zustand nach Radiatio.
  - *Dopplerdruckmessung:* Objektivierung der dissektionsbedingten Durchblutungsstörung.
  - *Dopplerstiftsonde.*
  - B-Bild-Sonographie, Duplexsonographie: Darstellung des gesamten Verlaufs der peripher arteriellen Strombahn im Quer- und Längsschnitt.
  - *CT und MRT:* Bei schlechter sonographischer Beurteilbarkeit.
  - *Abdomensonographie oder Abdomenduplexsonographie:* Bei vorliegender Dissektion in peripheren Arterien Ausschluß des zentralen Arterienbefalls und Echokardiographie (Aortenvitium?).
  - *Angiographie:* Mit Hilfe der Angiographie lassen sich Arteriendissektionen nur schwer erkennen. Ist das falsche Lumen thrombosiert, so entgeht die Dissektion der angiographischen Diagnostik.

    Beachte: Durch die Kathetermanipulation bei Angiographie können Arteriendissektionen weiter ausgedehnt werden.

Dopplerdruckmessung

- Untersuchungsgang: S.S. 68.
- **Befund:**
  - Im Falle einer dissektionsbedingten arteriellen peripheren Durchblutungsstörung ist ein Abfall des Dopplerdruckindex dokumentierbar, insgesamt Erniedrigung der peripheren Dopplerdruckwerte.

Stiftsonde

- Bei vorhandener distaler Kommunikation von wahrem und falschem Lumen des Dissekats läßt sich eine bi- oder monophasische Strömung nachweisen.
- Bei fehlender distaler Kommunikation von wahrem und falschem Lumen des Dissekats verhält sich die Strömung wie in einem Blindsack. Infolge des hohen peripheren Widerstandes sind antegrade und retrograde Strömungskomponenten nahezu gleich hoch.
- Bei Kompression des wahren Lumens durch das thrombosierte falsche Lumen des Dissekats können in Abhängigkeit von der Kaliberreduktion typische dopplersonographische Stenosezeichen ableitbar sein (s. Arterienstenose S. 100).

B-Bild

- **Geräteeinstellung:**
  - Wegen geringer Dicke (oft kleiner als 1 mm) und schwacher Echogenität der Dissektionsmembran sollte eine mittlere bis hohe Verstärkung des B-Bilds gewählt werden.
- **Untersuchungsgang:**
  - S. Arterienaneurysma S. 117. Das betroffene Arteriensegment sollte im Quer- und Längsschnitt dargestellt werden.
  - Vergrößerung mittels Zoom mindestens bis zum Maßstab 1 : 1.
  - Differenzierung von wahrem und falschem Lumen: Das falsche Lumen hat meist einen größeren Durchmesser, das wahre Lumen zeigt eine systolische Expansion.

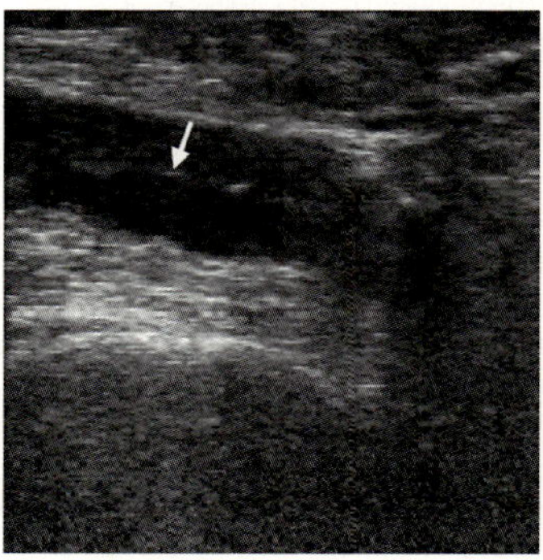

Abb. 75 Zweidimensionales Ultraschallbild einer Dissektion der A. femoralis communis. Die hyperreflektierende Dissektionsmembran ist deutlich zu erkennen (Pfeil)

5.12 Arteriendissektion

➤ **Befunde:**
- Im nichtthrombosierten Zustand ist eine hyperreflektierende Dissektionsmembran im Gefäßlumen erkennbar, die paradox pulsiert.
- Im falschen Lumen sind bei starker Strömungsverlangsamung spontane Echokontrastphänomene nachweisbar. Sie können Zeichen einer beginnenden Thrombosierung sein.

Konventionelle Schwarzweiß-Duplex-/Farbduplexsonographie

➤ **Geräteeinstellung:** Die farbkodierte Untersuchung erleichtert die Strömungsdarstellung im falschen Lumen. Wegen der häufig geringen Geschwindigkeit ist die Wahl eines niedrigen Farbgeschwindigkeitsbereiches sinnvoll, z. B. ±0,5 KHz bzw. ca. ±14 cm/sec., entsprechend einer Pulsrepititionsrate von 1100/sec.

➤ **Untersuchungsgang:**
- S. B-Bild S. 77.
- Die gezielte punktuelle Ableitung von Strömungssignalen mit dem PW-Doppler ermöglicht die Unterscheidung von wahrem und falschem Lumen. Der Nachweis einer Kommunikation zwischen Entry und Reentry in der Dissektion ist nur farbdopplersonographisch möglich.

➤ **Befunde:**
- S. B-Bild S. 81 (Abb. 76).
- S. Stiftsonde S. 76.

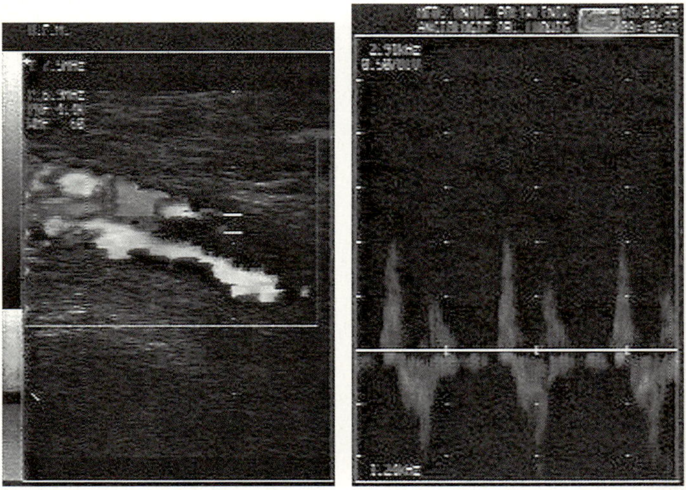

a

Abb. 76 a und b a) Duplexsonographie-Bild einer nichtthrombosierten Arteriendissektion. Ultraschallbild des Gefäßlumens mit Dissektionsmembran; b) das dazugehörige Dopplersignal ist pendelflußartig biphasisch verändert, gleich hohe antegrade und retrograde Strömungskomponenten

- Die Verbindung zwischen Entry und Reentry stellt sich als Zone lokal erhöhter Geschwindigkeit mit verstärkter Varianzkodierung dar. Zur genauen Bestimmung der Strömungsrichtung muß ein PW-Dopplersignal aus diesem Bereich abgeleitet werden.

Beachte:

- Artefakte im Gefäßlumen können mit einer Dissektionsmembran verwechselt werden.
- Bei ausschließlicher Untersuchung der Dissektion im Längsschnitt durch tangentiale Schnittführung geringe diagnostische Treffsicherheit.
- Zu hohe B-Bild-Verstärkung: Falsch-positiver Nachweis von spontanem Echokontrast oder Thrombosierung des falschen Lumens.
- Zu niedrige B-Bild-Verstärkung: Dissektionsmembran kann übersehen werden.
- Querschnittsbild: Mißdeutung eines kleinen Lumens einer kurzstreckigen exzentrischen nicht-thrombosierten Dissektion als Gefäßabzweigung.
- Längs- und Querschnittsbild: Fehldeutung einer langstreckigen Arteriendissektion (B-Bild-Sonographie) als doppelläufige Gefäß-Fehlanlage.

Stellenwert der einzelnen Verfahren

- **Dopplerdruckmessung:** Sollte bei peripherer Arteriendissektion immer durchgeführt werden, da mit ihr dissektionsbedingte Durchblutungsstörungen mit hoher Treffsicherheit nachgewiesen werden können.
- **Dopplerstiftsonde:** Nachweis von durch eine Dissektion verursachten Veränderungen der arteriellen Hämodynamik bei distaler Kommunikation von wahrem und falschem Lumen. Im Falle der Kompression des wahren Lumens durch das thrombosierte falsche Lumen ist die Dissektion dopplersonographisch nicht erfaßbar und imponiert als Arterienstenose.
- **B-Bild-Sonographie und duplexsonographische Verfahren:** Methoden der Wahl zur Primärdiagnostik und zur Verlaufsbeobachtung peripherer Arteriendissektionen.
- **Kontrastmittel-CT oder MRT:** Bei unklarem Sonographiebefund indiziert.

Klinisches Prozedere

- **Allgemeine Maßnahmen:**
  - Senkung einer arteriellen Hypertonie auf normale Blutdruckwerte, wobei der systolische Wert von 120 mmHg nicht überschritten werden sollte.
  - Bei jeder Dissektion einer peripheren Arterie ist die Bestimmung der proximalen Ausdehnung mittels Abdomensonographie, Echokardiographie und/oder CT und MRT obligatorisch.
- **Operative Therapie:** Gefäßersatz.
- **Konservative Therapie:** Gabe von ASS zur Embolieprophylaxe.
- **Verlaufsbeobachtung:** Engmaschige sonographische Verlaufskontrollen alle sechs Monate sind bei allen Arteriendissektionen indiziert (an mögliche proximale Ausdehnung denken).

5.13 A.V.-Fistel, Shunt

Grundlagen

- **Definition:** Pathologische Verbindung zwischen Arterien und Venen. Sie kann angeboren sein (Klippel-Trenaunay-Syndrom, F. P.-Weber-Syndrom), spontan, iatrogen oder nach Verletzungen entstehen. Der Blutübertritt durch die Fistel wird auch als Shunt bezeichnet.
- **Formen der A.V.-Fistel:**
  - Traumatische A.V.-Fistel (Abb. 77).
  - Direkte A.V.-Fistel (direkte Verbindung zwischen Arterie und Vene ohne aneurysmatische Erweiterung des Fistelkanals).
  - Indirekte A.V.-Fistel (durch eine aneurysmatische Erweiterung des Fistelkanals zwischen Arterie und Vene charakterisiert).
- **Hämodynamische Auswirkungen:**
  - Arteriovenöse Fisteln bewirken in der betroffenen Extremität den Abfall des peripher arteriellen Widerstandes mit Anstieg der Blutströmungsgeschwindigkeit in derjenigen Arterie, welche die A.V.-Fistel versorgt.
  - Shunt-Volumina von mehr als 1 l/min. bewirken langfristig eine zentrale Gefäßektasie mit Herzinsuffizienz, die nach Fistelkorrektur nur begrenzt rückbildungsfähig ist.
- **Verfahren zur Bestimmung von Shunt-Volumen:**
  - Duplexsonographie (siehe dort).
  - Indikatorverdünnungsverfahren (z. B. mit Cardiogreen).
  - *Hamilton-Formel* zur Bestimmung des Fistelvolumens:
    - $Q = \frac{M(IND)}{\int_{T1}^{T2} C(t) \times dt}$
    - T: Zeit; $M_{(IND)}$: Menge des intravenös applizierten Indikators; Q: Fistelvolumen = Shuntvolumen.

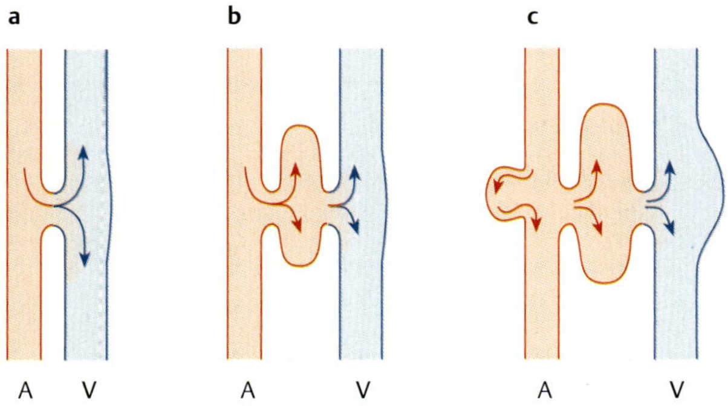

Abb. 77 a–c a) Direkte A.V.-Fistel, direkte Verbindung zwischen Arterie und Vene; b) indirekte A.V.-Fistel, aneurysmatisch erweiterter Fistelkanal zwischen Arterie und Vene; c) indirekte A.V.-Fistel mit Kombination eines Arterienaneurysmas (aus: Vollmar, J. Rekonstruktive Chirurgie der Arterien. 4. Auflage. Stuttgart: Thieme 1996)

- **Hämodialyse-Shunts:**
  - *Scribner-Shunt:* Teflon-, Polytetrafluroethylen(PTFE)-, Dacron-Velour- oder Silastik-Katheter, der die periphere Arterie mit einer Vene verbindet. Als Zugang dient meist die A. radialis oder femoralis. Die abführende Vene ist eine Unterarmvene oder die V. femoralis. Der Katheter kann entweder extern oder subkutan verlegt sein.
  - *Brescia-Cimino-Shunt:* Subkutane arteriovenöse Fistel zwischen A. radialis und V. cephalica.
  - Vorverlagerung der V. saphena magna am Oberschenkel mit Seit-zu-Seit-Anastomose an die A. femoralis superficialis, wenn sonst keine Shuntmöglichkeit vorhanden.
  - Arteriovenöse Kurzschlußverbindung durch autologes Venenmaterial.
- **Lokalisation von A.V.-Fisteln:** Extremitäten, intrakraniell, Herz, Viszeralgefäße, Lunge, Niere.
- **Indikation zur Doppler-/Duplexsonographie:**
  - Claudicatio intermittens.
  - Abklärung von systolisch-diastolischen Strömungsgeräuschen über peripheren Gefäßen („Gefäßschwirren").
  - Lokale oberflächliche pulsierende Venenzeichnung (z. B. angeborene Varizen, Varizen im frühen Kindesalter, plötzlich auftretende Varizen).
  - Venöse Stauungsulzera an der Innenseite des Unterschenkels als Folge der venösen Hypertonie.
  - Akute Varizenblutung.
  - Aneurysmaruptur.
  - Längenunterschiede der Gliedmaßen.
  - Kardiale Beschwerden (Herzpalpitationen, Dyspnoe, pektanginöse Beschwerden, Synkopen, Herzinsuffizienz).
  - Vermehrte Lungengefäßzeichnung.
- **Klinische Zeichen peripherer A.V.-Fisteln:**
  - S. Indikationen.
  - Hyperthermie einer Extremität.
  - Vermehrte Schweißbildung.
  - Klinisch stumm sind A.V.-Fisteln mit kleinem Shuntvolumen.
  - Kontinuierliches Maschinengeräusch.
  - Abnahme der Pulsfrequenz und Anstieg des Blutdrucks bei Kompression der Fistel (positiver Nicoladoni-Branham-Test).
- **Vorgehen bei klinischem Verdacht auf A.V.-Fistel:**
  - *Anamnese:* Einseitige Varikosis seit Jugendalter, Beginn einer oberflächlich pulsierenden Venenzeichnung, Traumata, Gefäßpunktionen, Claudicatio intermittens, kardiale Symptome, Zustand nach Operation oder PTA, proportionierter Längenriesenwuchs einer Extremität.
  - *Klinische Untersuchung:* Teleangiektasien, Längenunterschiede der Extremitäten, Hauthämangiome bzw. Naevus flammeus.
  - *Röntgen-Thorax* (Herzvergrößerung, vermehrte Lungengefäßzeichnung, pleurale Ergüsse).
  - *EKG* (Sinustachykardie, Extrasystolie, ST-Senkung, absolute Arrhythmie bei Vorhofflimmern).
  - *Dopplerdruckmessung.*
  - *Sonographie:* Stiftsonde, B-Bild, Duplexverfahren.

- *Angiographie* bei unklarem Doppler-/Duplexbefund oder vor invasiven Therapiemaßnahmen.
- *Zur Bestimmung des Shuntvolumens:* Duplexsonographie oder Indikatorverdünnungsverfahren (z.B. unter Verwendung von Cardiogreen).

Dopplerdruckmessung

➤ **Untersuchungsgang:** S.S. 68.
➤ **Befund:** Fistelbedingt kann es zu einem Abfall der Dopplerdruckwerte in der betroffenen Extremität kommen; DI $< 0{,}92$.

Stiftsonde

➤ **Untersuchungsgang:**
  - S.S. 71.
  - Die Dopplerstiftsonde wird kontinuierlich von der die Fistel versorgenden Arterie zur abführenden Fistelvene hin verschoben. Am Ort der größten Strömungsbeschleunigung und der ausgeprägtesten Turbulenzen sollte das Dopplersignal abgeleitet werden.

➤ **Analogkurve:**
  - *Fistelversorgende Arterie:*
    - Monophasisches Dopplersignal.
    - Erhöhte systolische Amplitude.
    - Normale, schmale systolische Signalbreite.
    - Fehlen des Dips.
    - Erhöhte enddiastolische Frequenz.
  - *In Höhe des Fistelkanals und am Ort der größten Strömungsbeschleunigung:*
    - Monophasisches Signal oder Pendelflußsignal.
    - Durch Turbulenzen deformiertes Dopplersignal.
    - Fehlen des Dips oder negativer Pendelfluß.
  - *In der von der Fistel abführenden Vene:*
    - S. fistelversorgende Arterie.
    - Fehlen des typischen, venösen, atemabhängigen Dopplersignals.

➤ **Frequenzspektrum:**
  - *In der die Fistel versorgenden Arterie:* S. fistelversorgende Arterie s.o.
  - *In Höhe des Fistelkanals:*
    - S. fistelversorgende Arterie s.o.
    - Wegfall des schallfreien Fensters mit systolisch retrograden Strömungsanteilen.
  - *In der von der Fistel abführenden Vene:*
    - Fehlen der Atemmodulation des Dopplersignals.
    - Pulsatiles Dopplersignal.
    - Erhöhte enddiastolische Frequenz.
    - Zunahme der Frequenzbreite mit Wegfall des schallfreien Fensters.

B-Bild

➤ **Untersuchungsgang:** S.S. 77. Im B-Bild lassen sich nur größere A.V.-Fisteln darstellen. Zum sicheren Nachweis einer A.V.-Fistel sollte aber zusätzlich immer die Dopplerstiftsonde oder besser noch die Duplexsonographie eingesetzt werden.

- **Befunde:**
  - Darstellung des Fistelkanals zwischen Arterie und Vene ist nur bei größeren Fisteln möglich.
  - *Direkte A.V.-Fistel:* Keine aneurysmatische Erweiterung des Fistelkanals.
  - *Indirekte A.V.-Fistel:*
    - Aneurysmatische Erweiterung des Fistelkanals.
    - Thrombotisches Material im aneurysmatisch erweiterten Fistelkanal, das sich echoreich oder echoarm darstellen kann.
  - Geschlängelter Verlauf sowohl der zuführenden Arterie als auch der ableitenden Vene.
  - Die von der Arterie gespeiste Vene pulsiert und weist im B-Bild meist eine Querpulsation auf.
  - *Scribner-Shunt:* Im Sonogramm stellt sich die Wand des Kunststoffschlauchs des Scribner-Shunts als typische glatte, stark hyperreflektierende Doppelkontur dar.
  - *Brescia-Cimino-Shunt:* Im B-Bild ist diese Fistelform als End-zu-End-Anastomose zwischen A. radialis und V. cephalica zu erkennen, wobei die Wand der arterialisierten Vene verdickt ist und die Vene selbst aufgeweitet erscheint. Der abführende Venenabschnitt pulsiert im B-Bild.
  - *Vorverlagerung der V. saphena magna am Oberschenkel mit Seit-zu-Seit-Anastomose an die V. femoralis superficialis:* Die V. saphena magna ist an einer Aufweitung und Wandverdickung zu erkennen. Das arterialisierte Venenlumen pulsiert.
  - *Verwendung von autologem Venenmaterial zur Anlage eines Dialyse-Shunts:* Im B-Bild ist die End-zu-Seit-Anastomose im Bereich der versorgenden Arterie und abführenden Vene zu erkennen. Das autologe Venenmaterial weist eine Wandhypertrophie und eine Aufweitung auf.

Konventionelle Duplexmethode/Farbduplex

- **Geräteeinstellung:**
  - Zum Nachweis erhöhter Strömungsgeschwindigkeiten sollte in der Farbduplexsonographie ein Farbfrequenz- oder Farbgeschwindigkeitsbereich von ±3 KHz bzw. ca. ±4 m/sec gewählt werden. Die Zuschaltung der Varianzkodierung ermöglicht die besondere Hervorhebung nicht-laminarer turbulenter Strömung.
- **Untersuchungsgang:** S. B-Bild S. 77. Das Meßvolumen des gepulsten Dopplers sollte in die zuführende Fistelarterie und die abführende Fistelvene plaziert werden, um das Fistelvolumen zu berechnen. Hierfür ist wichtig, die *winkelkorrigierte* Geschwindigkeit in den betreffenden Gefäßen zu ermitteln. Das Farbdopplersignal dient dem Nachweis und der Lokalisation der Strömungsbeschleunigung in der Fistel, es ist jedoch zur Quantifizierung des Shunt-Volumens nicht geeignet. Die Quantifizierung des Shunt-Volumens muß immer unter Berücksichtigung des Strömungssignals erfolgen, das mit dem PW-Doppler im zu- und abführenden Gefäß der Fistel abgeleitet wurde.
- **Befunde konventioneller Duplex:**
  - Typische Veränderungen s. Befunde im B-Bild S. 81.
  - *Dopplerfrequenzanalyse der die A.V.-Fistel vesorgenden Arterie:* S. Frequenzspektrum bei Untersuchung mit Stiftsonde S. 76.

5.13 A.V.-Fistel, Shunt

- *Dopplerfrequenzanalyse in Höhe des Fistelkanals:*
  - S. Frequenzspektrum bei Untersuchung mit Stiftsonde S. 91.
  - Erhöhung der enddiastolischen Geschwindigkeit.
- *Dopplerfrequenzanalyse in der von der Fistel abführenden Vene:*
  - Fehlen der Atemmodulation des Dopplersignals, stattdessen pulsatiles Dopplersignal mit erhöhter enddiastolischer Geschwindigkeit.
  - Zunahme der Frequenzbreite mit Wegfall des schallfreien Fensters.
- *Bestimmung von Shunt-Volumina:*
  - Zur Bestimmung des Shunt-Volumens ist die Berechnung der mittleren Blutströmungsgeschwindigkeit (cm/min.) und die Ermittlung des Durchmessers des Gefäßes in Höhe der Geschwindigkeitsmessung notwendig. Hierfür wird das Meßvolumen des gepulsten Dopplers in die zuführende Fistelarterie und abführende Fistelvene so plaziert, daß der Meßmarker des Sample volumes im Duplexgerät 2/3 des jeweiligen Gefäßlumens erfaßt. Wichtig ist, daß im Dopplermodus die Geschwindigkeit nach Winkelkorrektur ermittelt wird.
  - Die Formel zur Errechnung des venösen Fördervolumens lautet:

$$\textbf{Stromzeitvolumen (ml/min)} = \frac{\text{Vmean(cm/min)} \times \text{Venenradius}^2}{(\text{cm}^2) \times \text{p}}.$$

  - Die Formel zur Errechnung des arteriellen Fördervolumens lautet:

$$\textbf{Stromzeitvolumen (ml/min)} = \frac{\text{Vmean(cm/min)} \times \text{Arterienradius}^2}{(\text{cm}^2) \times \text{p}}.$$

  - Zur genauen Bestimmung des arteriellen und venösen Fördervolumens sind Mehrfachmessungen mit Mittelwertbildung notwendig.
  - Zur Errechnung des Netto-Shunt-Volumens werden die arteriellen Förderleistungen im Seitenvergleich bestimmt und voneinander subtrahiert. Zur Errechnung des relativen Shunt-Volumens wird die arterielle Seitendifferenz in Beziehung zum Herzminutenvolumen gesetzt.
  - Normwerte für die venöse Förderleistung in Dialyseshunts s. Tabelle 15.

➤ **Befunde Farbduplexsonographie:**

- Der Nachweis einer Strömungsbeschleunigung im Fistelbereich erfolgt durch das Farbalias-Phänomen (Rot-blau-Mosaik, s. S. 14), bei sehr hohen Strömungsgeschwindigkeiten ist ein Mehrfachalias möglich.
- Kontinuierlich systolisch-diastolisches Farbsignal in der die Fistel versorgenden Arterie.
- Pulsierendes Farbsignal in der von der Fistel abführenden Vene.

Beachte:

- Kleine A.V.-Fisteln können mit der CW-Stiftsonde oder mit der konventionellen Duplextechnik übersehen werden.
- Ermittlung falscher Shunt-Voluminagrößen, wenn das PW-Meßvolumen nicht in dem Bereich der größten Strömungsbeschleunigung plaziert wird.

Tabelle 15 Normwerte für die venöse Förderleistung in Dialyseshunts

Cimino-Brescia-Fisteln	PTEE-Fisteln	Pathologische Werte
464 ± 199 ml/min	614 ± 242 ml/min	< 200 ml/min oder > 800 ml/min

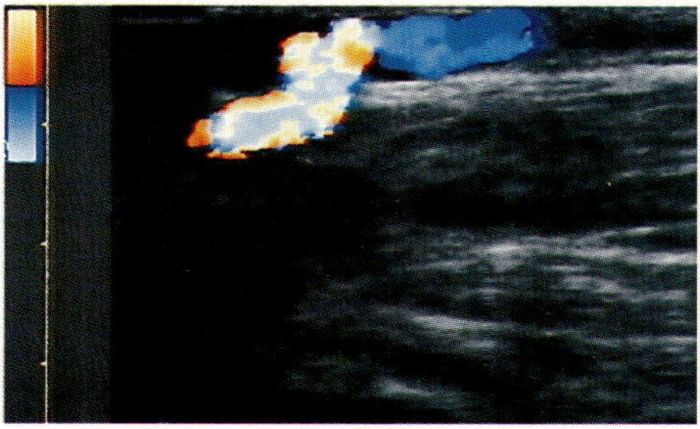

Abb. 78 Farbduplexsonogramm einer A.V.-Fistel

Stellenwert der einzelnen Verfahren

- **Dopplerdruckmessung:** Sollte zusätzlich stets erfolgen, da hierdurch die hämodynamische Auswirkung größerer Shunts auf die arterielle Gesamtdurchblutung der Extremität objektiviert werden kann. Kleine Shunts gehen nicht mit einem Abfall der arteriellen Dopplerdruckwerte im der Fistel nachgeschaltetem Stromgebiet einher.
- **Dopplerstiftsonde:** Die Lokalisation von A.V.-Fisteln ist mit ihr möglich, jedoch wesentlich zeitaufwendiger als die Duplexsonographie. Bestimmung von Shunt-Volumina ist mit der Dopplerstiftsonde nicht möglich.
- **Konventionelle Duplexsonographie:** Steht keine Farbduplexsonographie zur Verfügung, so kann mit ihr treffsicher unter Berücksichtigung des charakteristischen Dopplersignals der Fistelkanal aufgesucht werden. Das Verfahren eignet sich sehr gut zur Bestimmung von Shunt-Volumina.
- **Farbduplexsonographie:** Methode der ersten Wahl zur Diagnose und Verlaufsbeobachtung von A.V.-Fisteln, mit dem Farbdopplersignal kann die A.V.-Fistel am besten lokalisiert werden. Das Verfahren eignet sich sehr gut zur Bestimmung von Shunt-Volumina.
- Der Einsatz von Farbstoffverdünnungsverfahren zum Nachweis von Shunt-Volumina bei Fisteln ist in Anbetracht der Invasivität der Methode und der zur Verfügung stehenden Duplexverfahren in den Hintergrund gerückt.

Klinisches Prozedere

- A.V.-Fisteln können operativ oder mittels Katheterembolisation ausgeschaltet werden.
- **Indikationen zum Fistelverschluß:**
  - Eingeschränkte kardiale Funktion.
  - Shunt-Volumen > 20% des HZV.
  - Ischämische Gewebenekrosen.
  - Arterielle Thrombose der zuführenden Arterie.
  - Arrosion von Knochen oder Nerven.

5.14 Arterielle Kompressionssyndrome

Grundlagen

- **Definition:** Ein vaskuläres Kompressionssyndrom entsteht durch die intermittierende oder andauernde Kompression des Gefäßnervenstrangs mit der Folge arterieller oder venöser Durchblutungsstörungen oder neurologischer Reizerscheinungen. Kompressionssyndrome können im Schulter/Arm-Bereich, im Abdomen oder im Verlauf des Gefäßnervenstranges der unteren Extremität vorkommen.
- **Formen:**
  - *Thoracic outlet-/inlet-Syndrom:*
    - Synonym: Neurovaskuläres (neuro-arteriell oder neuro-venös) Kompressionssyndrom der oberen Thoraxappertur.
    - Umfaßt das Skalenus-, das Halsrippen-, das kostoklavikuläre und das Hyperabduktionssyndrom.
  - *Gastroknemius-Syndrom:*
    - Synonym: Poplitea-Entrapment-Syndrom.
    - Kompression der A. poplitea durch Innenrotation des Beines oder Plantarflektion. Die begleitende Vene kann hiervon mit betroffen sein. Am häufigsten ist der mediale Kopf des M. gastrocnemius Ursache funktioneller A. poplitea-Einengungen.
- **Lokalisation:**
  - Im Bereich der oberen Extremitäten kann das Thoracic-outlet-/inlet-Syndrom im Bereich verschiedener anatomischer Engen entstehen, durch die das Gefäßnervenbündel hindurchzieht (Abb. 79).

Beachte: Sowohl durch die Kompression einer Halsrippe als auch im Bereich der hinteren Skalenuslücke kann die A. subclavia und der begleitende Nervenstrang, aber nicht die V. subclavia komprimiert werden.

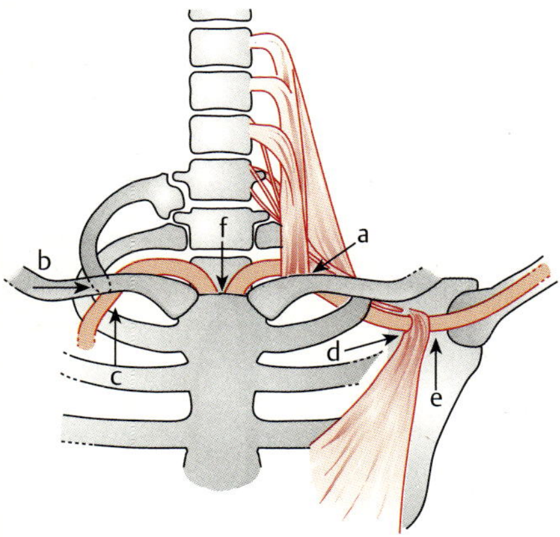

Abb. 79 a – e Mögliche Kompression des Gefäßnervenbündels in der oberen Thoraxappertur. a) in der Skalenuslücke; b) unter der Klavikula; c) an der ersten Rippe; d) und e) unterhalb des Processus coracoideus, Ansatz des M. pectoralis minor

- *Poplitea-Kompressionssyndrome* werden nach Insua in 2 Typen eingeteilt:
  - Insua-Typ I: Verlauf der A. poplitea über das dorsale Caput mediale des M. gastrocnemius.
  - Insua-Typ Ia: Wie Typ I, aber Verschiebung des Caput mediale des M. gastrocnemius nach kraniolateral.
  - Insua-Typ II: Abnorme Ausläufer des Ansatzes des M. gastrocnemius oder anormal verlaufender M. plantaris.
  - Insua-Typ IIa: Ansatz der Muskulatur am medialen Kopf des M. gastrocnemius.

➤ **Indikation:**
- *Thoracic-outlet-Syndrom:*
  - Armschwäche bei Überkopfarbeiten.
  - Schmerzen, Dysästhesien, Muskelschwäche, Lähmung, Kältegefühl, Zyanose im Bereich der oberen Extremitäten.
  - Digitalarterienverschlüsse.
  - Abklärung eines Armödems.
  - Pulsierender Tumor in der Supraklavikulargrube (zum Aneurysmaausschluß).
  - V. subclavia-axillaris-Thrombose.
- *Poplitea-Entrapment-Syndrom:*
  - Symptome der peripher arteriellen Verschlußkrankheit im Bereich der unteren Extremität.
  - Claudicatio intermittens im Bereich der unteren Extremität nach intensivem Training.

➤ **Klinik arterieller Kompressionssyndrome:** S. Indikation.

Tabelle 16 Provokationstests

	Thoracic-outlet-Syndrom	Poplitea-Entrapment-Syndrom
		Unterschenkelschmerz bei Innenrotation des Beines oder Plantar
Halsrippen-skalenussyndrom	Drehen des reklinierten Kopfes bei hängendem Arm zur Seite der Kompression mit gleichzeitiger tiefer Inspiration	
Kostoklavikuläre Enge	Eden-Test: passives Herabziehen der Schulter nach hinten und unten bei gleichzeitiger Pulspalpation	
Hyperabduktions-syndrom	Manöver nach Wright: Armelevation und -außenrotation während Pulspalpation	

5.14 Arterielle Kompressionssyndrome

- **Untersuchungsablauf:**
  - *Provokationstests:*
    - Pulspalpation in Funktionsstellung bei Thoracic-outlet-Syndrom während Provokation (s. Tabelle 16). Während der Durchführung der Provokationstests ist bei Vorliegen eines Kompressionssyndroms kein Puls mehr palpabel.
    - Auskultation: Systolische Strömungsgeräusche über dem entsprechenden Gefäßsegment während Provokationstest.
  - *Röntgenbild* der oberen Thoraxappertur.
  - *Dopplersonographie* oder Oszillographie vor und während Provokation.
  - *Duplexsonographie.*
  - *Angiographie oder Kernspinangiographie* bei unsicherer doppler-/duplexsonographischer Diagnose.
- **Befunde:**
  - *Dopplerdruckmessung:* Sollte zum Ausschluß funktioneller Engen nicht eingesetzt werden.
  - *Stiftsonde:* Im Falle eines Kompressionssyndroms läßt sich während des Provokationsmanövers (s. o.) in der nachgeschalteten Arterie ein typisch verändertes poststenotisches oder postokklusives Signal ableiten:
    - Reduktion der Amplitude.
    - Verzögerter Anstieg des systolischen Dopplersignals.
    - Verbreitertes, monophasisches Dopplersignal.
    - Nach Einnahme der Ausgangsposition der Extremität normalisiert sich das Signal wieder (im Gegensatz zur arteriosklerotischen Stenose).
  - *B-Bild:* Während des Provokationstests (s. o.) läßt sich die Engstellung der Arterie darstellen. Die Gefäßeinengung verschwindet wieder nach Einnahme der Ausgangsposition.
  - *Schwarzweiß-/Farbduplex:* Mit der Duplexmethode läßt sich während des Provokationstests sowohl die Gefäßeinengung im zweidimensionalen Ultraschallbild als auch ihre hämodynamische Auswirkung im poststenotischen Arteriensegment dopplersonographisch nachweisen.

Klinisches Prozedere

- **Therapie von Kompressions-Syndromen:**
  - *Konservativ:* Gymnastische Maßnahmen über mindestens 3 Monate.
  - *Operativ:*
    - Operation mit Dekompression des Gefäßes und Beseitigung der atypischen anatomischen Struktur.
    - Rekonstruktion des Gefäßes bei arteriellem Aneurysma.
    - Anlage eines Bypasses.

Direktionale Dopplersonographie

- **Untersuchungsablauf:**
  - *Nacheinander sind an den Beinen punktuell zu untersuchen:* A. femoralis communis, A. poplitea, A. dorsalis pedis, A. tibialis posterior.
  - *An den Armen sind nacheinander zu untersuchen:* A. subclavia, A. brachialis, A. radialis, A. ulnaris.
- **Dokumentation:**
  - Normalbefund und pathologischer Befund.
  - Einzeldokumentation der Arterien mit mindestens 10 mm Papiervorschub.
- **Befundung:** Beschreibend oder anhand eines Gefäßschemas.

Duplexsonographie

- **Untersuchungsablauf:**
  - Untersuchung der Arterien nacheinander im Längsschnitt unter gleichzeitiger Ermittlung des Dopplerfrequenzspektrums bzw. des winkelkorrigierten Geschwindigkeitsspektrums und im Querschnitt.
  - *An den Beinen:*
    - A. femoralis communis, Femoralis-Bifurkation mit A.femoralis superficialis und profunda, A. poplitea in Höhe der Kniekehle, ggf. Unterschenkelarterien.
    - Beim Einsatz der Farbkodierung zusätzlich kontinuierliche Untersuchung im Querschnitt mit entsprechend eingestellter Farbskala von der Bifurkation zur A. poplitea, ggf. bis zu den Unterschenkelarterien.
  - *An den Armen:*
    - A. subclavia supraklavikulär, A. axillaris infraklavikulär, A. brachialis, ggf. Unterarmarterien, ggf. Digitalarterien.
    - Beim Einsatz der Farbkodierung zusätzlich kontinuierliche Untersuchung im Querschnitt mit entsprechend eingestellter Farbskala von der A. subclavia bis zur distalen A. brachialis, ggf. bis zu den Unterarmarterien oder Digitalarterien.
- **Dokumentation:**
  - *Normalbefund:*
    - Einzeldokumentation von Aa. femorales communes, superficiales und profunda sowie der A. poplitea und ggf. der Unterschenkelarterien mit winkelkorrigiertem Geschwindigkeitsspektrum im Längsschnitt.
    - Einzeldokumentation von A. subclavia, A. axillaris, distaler A. brachialis, ggf. der Unterarmarterien oder der Digitalarterien im Längsschnitt mit winkelkorrigierten Geschwindigkeitsspektren.
  - *Stenose/Verschluß:* Zusätzliche Dokumentation aus dem vorgeschalteten gesunden und aus dem pathologischen Segment mit winkelkorrigiertem Geschwindigkeitsspektrum im Längsschnitt.
  - *Aneurysma:* Dokumentation in 2 Ebenen einschließlich Vermessung
  - *Farbkodierung:* Dokumentation der Blutströmung in Farbe.
- **Befundung:**
  - Beschreibend oder graphisch anhand eines Gefäßschemas.
  - Stenosegraduierung auf der Basis der mittels Doppleruntersuchung festgestellten Geschwindigkeitsspektren einschließlich Berechnung der Velocity Ratio (VR = Verhältnis der Spitzengeschwindigkeit intrastenotisch zu prästenotisch).

6.1 Anatomie der Venen der unteren Extremität

V. femoralis communis

- **Ursprung:** Sie entsteht durch Vereinigung der V. femoralis superficialis und der V. profunda femoris 5 – 10 cm unterhalb des Leistenbandes.
- **Verlauf:** Medial der A. femoralis communis nach kranial zum Leistenband, dort geht sie in die V. iliaca externa über.
- **Anatomische Varianten** kommen nur sehr selten vor.
- **Klappenbesatz:** Unmittelbar kranial der Einmündung der V. profunda femoris ist konstant eine Venenklappe nachweisbar.

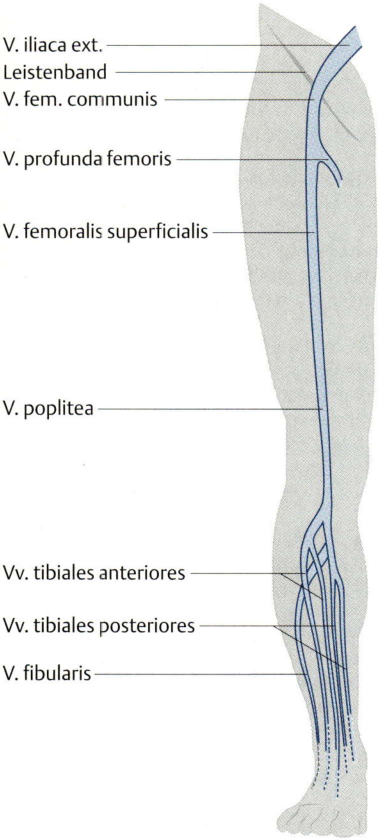

Abb. 80 Tiefes Beinvenensystem

V. femoralis superficialis

- **Verlauf:** Sie läuft im Adduktorenkanal im proximalen Abschnitt medial, im mittleren und distalen Abschnitt dorsal der A. femoralis superficialis. Das distale Ende liegt am Hiatus tendineus adductorius.
- **Durchmesser:** Gleiches Kaliber oder etwas größer als die Begleitarterie; nur geringe Kaliberzunahme von distal nach proximal.
- **Anatomische Varianten:**
  - Häufig besteht in Höhe des Adduktorenkanals eine direkte Verbindung zur V. profunda femoris.
  - Gedoppelter Verlauf der V. femoralis superficialis in ca. 20%, Dreifachanlage, mitunter nur partiell, in ca. 14% der Fälle.
  - Selten verläuft sie im mittleren und distalen Abschnitt ventral der Begleitarterie.
- **Klappenbesatz:** In der Regel weist die V. femoralis superficialis 4–6 Klappen auf.

V. profunda femoris

- **Verlauf:** Sie mündet von dorsal ca. 5–10 cm unterhalb des Leistenbandes in die V. femoralis superficialis und verläuft ventral der A. profunda femoris. Bei Darstellung der Femoralisgabel liegt sie häufig in dem spitzen Winkel zwischen A. femoralis superficialis und A. profunda femoris.
- **Durchmesser:** Gleich oder etwas größer als die Begleitarterie; deutliche Kaliberzunahme nach proximal.
- **Anatomische Varianten** kommen nur sehr selten vor.
- **Klappenbesatz:** In der Regel 4–8 Klappen.
- **Besonderheiten:**
  - Häufig mangelhafte oder fehlende Darstellung bei der Phlebographie.
  - Eigene Verbindung zum epifaszialen Venensystem über die Profunda-Perforans am Oberschenkel dorsolateral.

V. poplitea

- **Ursprung:** Sie entsteht durch Vereinigung der Stämme der posterioren und anterioren tiefen Unterschenkelvenengruppe eine Handbreit unterhalb des Kniegelenkspaltes.
- **Verlauf:**
  - Reicht proximal bis zum Hiatus tendineus adductorius.
  - Sie liegt zwischen den Gastroknemius-Köpfen sowie dem Ansatz des M. biceps femoris und des M. semitendineus.
  - Unterhalb des Kniegelenkspaltes liegt sie medial, oberhalb des Gelenkspaltes posterolateral der Arterie.
- **Einmündende Venen:**
  - 5–7 cm oberhalb des Gelenkspaltes mündet die V. saphena parva ein.
  - 2–3 cm oberhalb des Gelenkspaltes Einmündung der Venae gastrocnemiae.
- **Durchmesser:** In der Regel 1,5facher Durchmesser der A. poplitea.
- **Klappenbesatz:** Die V. poplitea weist in der Regel 2–3 Klappen auf.
- **Anatomische Varianten:** Verlaufsvarianten sind häufig; in 15% entsteht die V. poplitea erst in Höhe des Gelenkspaltes, in 20% verläuft sie gedoppelt, in 5% liegen Mehrfachteilungen vor.

6.1 Anatomie der Venen der unteren Extremität

Venae tibiales posteriores

- **Ursprung:** Sie gehen aus den Vv. plantares des Fußes hervor.
- **Verlauf:**
  - Sie ziehen hinter dem Innenknöchel nach kranial und verlaufen parallel der gleichnamigen Arterie.
  - In der Regel sind sie paarig angelegt.
- **Durchmesser:** 1,5 – 2facher Durchmesser der Begleitarterie.
- **Klappenbesatz:** Zahl sehr variabel, meist 8 – 12 Klappen.

Venae tibiales anteriores

- **Ursprung:** Sie gehen aus den Vv. dorsales pedis hervor.
- **Verlauf:**
  - Sie verlaufen parallel der gleichnamigen Arterie auf der Membrana interossea nach kranial.
  - Nach Durchtritt durch die Membrana interossea Vereinigung mit den Vv. tibiales posteriores zur V. poplitea.
  - In der Regel sind sie paarig angelegt, häufig vereinigen sich beide Äste bereits vor dem Fasziendurchtritt zu einem solitären Stamm.
- **Durchmesser:** 1,5facher Durchmesser der Begleitarterie.
- **Klappenbesatz:** Zahl sehr variabel, meist 6 – 10 Klappen.

V. fibularis

- **Ursprung:** Sie entstammt der Fersenregion.
- **Verlauf:**
  - Sie zieht mit der gleichnamigen Arterie nach kranial und vereinigt sich in Höhe des proximalen Unterschenkeldrittels mit den Vv. tibiales posteriores.
  - In der Regel einzeln angelegtes Gefäß.
- **Durchmesser:** 1,5 – 2,5facher Durchmesser der Begleitarterie.
- **Klappenbesatz:** Zahl sehr variabel, meist 6 – 10 Klappen.
- **Besonderheiten:** Im mittleren Drittel liegt häufig eine physiologische, spindelförmige Erweiterung vor.

V. saphena magna

- **Ursprung:** Sie entstammt der medialen Fußrückenregion.
- **Verlauf:**
  - Sie zieht vor dem Innenknöchel nach proximal, läuft am medialen Kondylus des Kniegelenks vorbei und zieht an der Innenseite des Oberschenkels nach oben bis zum Hiatus saphenus im Bereich der Leistenregion.
  - 2 – 4 cm unterhalb des Leistenbandes mündet sie bogenförmig („Krosse") in die V. femoralis communis.
- **Durchmesser:** Sehr variabel.
- **Anatomische Varianten:**
  - Doppelung in 5 – 10 % der Fälle.
  - Proximale Mündungsanomalie: Einmündung der V. saphena magna in die V. epigastrica superficialis.
  - Distale Mündungsanomalie: Einmündung der V.saphena magna unterhalb des Venensterns in die V. femoralis superficialis.

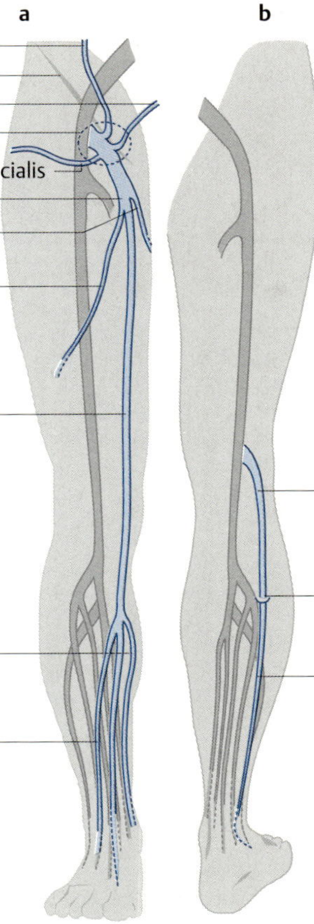

Abb. 81 a und b Epifasziales Venensystem. a) V. saphena magna mit Seitenästen und Krossenregion; b) V. saphena parva

- **Klappenbesatz:** Zahl sehr variabel, meist 8 – 14 Klappen. Der Klappenapparat im Bereich des Mündungstrichters besteht aus einer Mündungs- und zwei Schleusenklappen.
- **Einmündende Venen:**
  - Im Bereich der Krosse Aufnahme der V. pudenda externa von medial, der V. epigastrica superficialis von kranial und der V. circumflexa ilium superficialis von lateral. Diese Region wird als Venenstern bezeichnet.

- Seitenäste der V. saphena magna:
  - Am Oberschenkel: V. saphena accessoria medialis und lateralis.
  - Am Unterschenkel: V. arcuata cruris anterior und posterior.
- **Besonderheiten:** Erhebliche klinische Bedeutung hat die V. arcuata cruris posterior („hintere Bogenvene"). Sie steht über die 3 Cockett-Perforansvenen direkt mit den Vv. tibiales posteriores in Verbindung. Das Gefäß zieht auf der sogenannten Linton-Linie, welche ca. 1 cm hinter der dorsalen Schienbeinkante verläuft, nach oben.

V. saphena parva

- **Ursprung:** Sie entstammt der lateralen Fußrückenregion.
- **Verlauf:**
  - Sie zieht hinter dem Außenknöchel zur Dorsalseite der Wade. Sie läuft in der Mitte der Wade nach kranial und mündet 4 – 7 cm oberhalb des Kniegelenkspaltes in die V. poplitea.
  - Sie perforiert bereits im mittleren oder proximalen Unterschenkeldrittel die Fascia cruris und zieht subfaszial nach oben.
- **Durchmesser:** Sehr variabel.
- **Anatomische Varianten:**
  - Mündungsvarianten der Saphena parva sind häufig, z. B. kurzer Verlauf mit Mündung in die V. fibularis oder langer Verlauf mit Mündung in die V. profunda femoris. Sehr selten liegt ein iliakaler Mündungstyp vor.
  - In ca. 30% der Fälle gemeinsame Mündung mit den Gastroknemius-Venen in die V. poplitea.
- **Klappenbesatz:** Zahl sehr variabel, meist 6 – 12 Klappen.

Perforansvenen

- **Grundlagen:**
  - Perforansvenen stellen die Verbindung zwischen den epi- und subfaszialen Venensystemen dar. Sie sind paarig angelegt und lassen bei intaktem Klappenbesatz nur eine Blutströmung vom epi- zum subfaszialen Venensystem zu.
  - In der Regel weist jede Perforansvene 2 Klappen auf. Die Klappen liegen immer im subfaszialen Raum. Die Zahl der Perforansvenen wird pro Bein auf 120 – 150 geschätzt. Im folgenden werden nur die klinisch wichtigsten Perforantes aufgeführt.
- **Vv. perforantes mit Anschuß an die V. arcuata cruris posterior:**
  - Cockett I, II und III circa 7, 14 und 18 cm oberhalb der Fußsohle.
  - Sherman-Perforans ca. 24 cm oberhalb der Fußsohle.
- **Vv. perforantes mit Anschluß an die V. saphena magna:**
  - Boyd-Perforans 6 – 8 cm unterhalb des Kniegelenkspaltes.
  - Hunter-Perforans am Oberschenkel in Höhe des Adduktorenkanals.
  - Dodd-Perforansvenen: Gruppe von 3 – 5 Perforansvenen in Höhe des mittleren Oberschenkeldrittels.
- **Vv. perforantes mit Anschluß an die V. saphena parva:**
  - May-Perforans: Verbindung zwischen Gastroknemius-Venen und V. saphena parva in Wadenmitte.
  - Kniekehlen-Perforans: Verbindung zwischen V. poplitea und V. saphena parva.

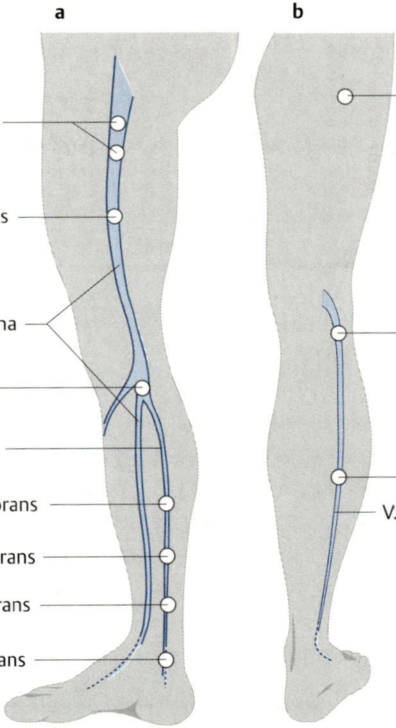

Abb. 82 a und b Perforansvenen (Punkte auf dem Gefäßverlauf). a) Perforansvenen mit Anschluß an die V. saphena magna und die V. arcuata cruris posterior; b) Perforansvenen mit Anschluß an die V. saphena parva sowie Lokalisation der V. profunda perforans

6.2 Anatomie der Venen der oberen Extremität

V. subclavia

- **Ursprung:** Sie beginnt als Fortsetzung der V. axillaris am lateralen Rand der ersten Rippe.
- **Verlauf:** Zwischen Klavikula (ventral) und A. subclavia (dorsal und kranial). Das Gefäß liegt oberhalb der Pleurakuppel.
- **Anatomische Varianten:** Kommen nur sehr selten vor.
- **Einmündende Venen:** Ventral des M. scalenus anterior nimmt sie die V. jugularis interna auf und wird zur V. brachiocephalica. Unmittelbar unterhalb der Klavikula mündet die V. cephalica ein.

V. axillaris

- **Ursprung:** Sie stellt die Fortsetzung der V. brachialis dar.
- **Verlauf:** Sie verläuft neben der gleichnamigen Arterie und geht am lateralen Rand der ersten Rippe in die V. subclavia über.
- **Anatomische Varianten:** Doppelungen der Vene sind selten.

V. brachialis

- **Ursprung:** Sie beginnt im Bereich der Ellenbeuge durch Vereinigung der Vv. radiales und ulnares.
- **Verlauf:**
  - In der Regel liegen am Oberarm mehrere Vv. brachiales vor, die parallel zur gleichnamigen Arterie verlaufen. Sie sind durch Querverbindungen miteinander verbunden.
  - Am proximalen Oberarm verläuft die V. brachialis als Einzelgefäß und geht in die V. axillaris über.
- **Anatomische Varianten:** Mehrfachanlagen sind häufig.

Venae radiales

- **Ursprung:** Sie gehen aus dem tiefen Hohlhandbogen hervor.
- **Verlauf:** Sie ziehen unterhalb des M. brachioradialis auf dem Radius nach proximal.
- **Anatomische Varianten:** Mehrfachanlagen sind die Regel.

Venae ulnares

- **Ursprung:** Sie gehen aus dem oberflächlichen Hohlhandbogen hervor.
- **Verlauf:** Zwischen den oberflächlichen und tiefen Fingerbeugern.
- **Anatomische Varianten:** Mehrfachanlagen sind die Regel.

V. cephalica

- **Ursprung:** Radialseitig am distalen Unterarm.
- **Verlauf:**
  - Sie zieht nach kranial zur Ellenbeuge. Hier Abgabe eines kaliberstarken Verbindungsastes zur V. basilica.
  - Sie liegt am proximalen Oberarm zwischen M. deltoideus und M. pectoralis major und mündet unterhalb der Klavikula in die V. subclavia.
- **Anatomische Varianten:** Häufig mehrere Querverbindungen zur V. basilica.

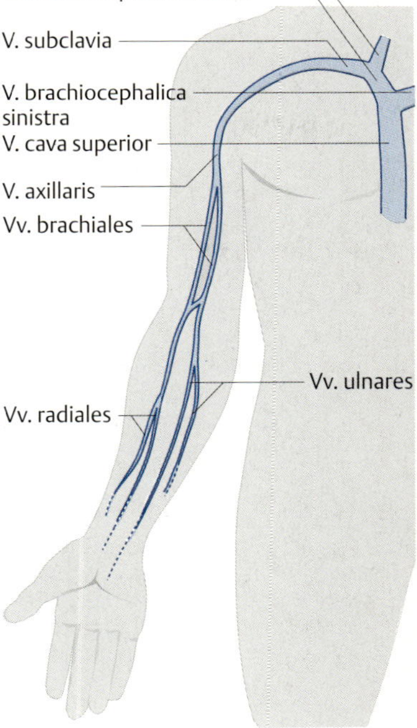

Abb. 83 Tiefes Armvenensystem

V. basilica

- **Ursprung:** Ulnarseitig am distalen Unterarm.
- **Verlauf:**
  - Läuft am Oberarm im Sulkus zwischen M. biceps und pronator teres nach kranial. Sie mündet in Höhe des proximalen Oberarmdrittels in die V. brachialis ein.
  - In Höhe der Ellenbeuge ist sie über die V. cubitalis medialis mit der V. cephalica verbunden.
- **Anatomische Varianten:** Häufig mehrere Querverbindungen zur V. cephalica.

6.2 Anatomie der Venen der oberen Extremität

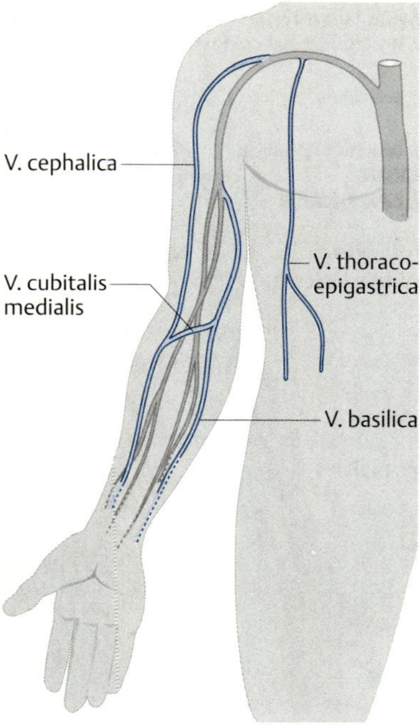

Abb. 84 Oberflächliches Armvenensystem

6.3 Übersicht sonographische Technik und Indikationen

Tabellen

Tabelle 17 Sonographische Technik für jedes Venensegment

Venensegment	Stiftsonde	B-Bild	Konventioneller Duplex	Farbduplex
V. iliaca	0	+	+	++
V. femoralis communis, V. femoralis superficialis	+	++	++	++
V. poplitea	0	++	++	++
Unterschenkelvenen	0	++	++	++
V. saphena magna, V. saphena parva	++	0	++	++
Perforansvenen	+	0	+	++

0 = nicht geeignet; + = bedingt geeignet; ++ = gut geeignet

Tabelle 18 Sonographische Technik bei speziellen Fragestellungen

Verdachtsdiagnose	Stiftsonde	B-Bild	Konventioneller Duplex	Farbduplex
Tiefe Beinvenenthrombose	0	++	++	++
Stammvarikose	++	0	++	++
Perforansvarikose	+	0	+	++
Postthrombotisches Syndrom	0	+	+	++
Sekundäre tiefe Leitveneninsuffizienz	0	0	++	++

0 = nicht geeignet; + = bedingt geeignet; ++ = gut geeignet

6.4 Untersuchungsgang I Frage nach Beinvenenthrombose

Grundlagen

- **Indikation:**
  - Bei Schwellungen sowie Schmerzzuständen im Bereich der unteren Extremitäten muß eine Beinvenenthrombose ausgeschlossen werden, sofern nicht andere Ursachen, wie z. B. degenerative Skelettveränderungen oder Nervenläsionen, den Schmerzzustand eindeutig erklären.
  - Eine Lungenembolie erfordert immer die Untersuchung des tiefen Becken-Beinvenensystems.
- **Klinik** (tiefe Beinvenenthrombose):
  - Beinumfangsvermehrung.
  - Ödematöse Schwellung.
  - Überwärmung.
  - Subkutane Kollateralvenen.
  - Zyanose der Extremität durch vermehrten Blutabstrom über Hautgefäße, Befund häufig nur diskret.
  - Spannungsgefühl.
  - Schmerzen beim Auftreten.
  - Linderung der Beschwerden bei Hochlagerung der Extremität.
  - Druckschmerzhaftigkeit der Muskulatur (s. Tabelle 19).
  - Bei ambulant aufgetretenen Thrombosen kann die klinische Untersuchung mit befriedigender bis hoher Sicherheit eine Beinvenenthrombose bestätigen oder ausschließen. Die Ausprägung der klinischen Symptome ist in der Regel um so deutlicher, je mehr Etagen betroffen sind.
  - Bei stationär aufgetretenen Thrombosen, z. B. infolge Immobilisation, sind die klinischen Thrombosezeichen häufig unvollständig und gering ausgeprägt. Die Aussagekraft der körperlichen Untersuchung ist wesentlich schlechter als bei ambulant aufgetretenen Thrombosen.
  - Bei ambulant erworbenen Thrombosen liegt die Spezifität der Druckschmerzpunkte bei ca. 80%, die Sensitivität ist mit 30% jedoch schlecht. Bei stationär erworbenen Thrombosen sind sowohl Sensitivität als auch Spezifität der Druckschmerzpunkte ungenügend, da die klinische Symptomatik infolge Immobilisation häufig nur gering ausgeprägt ist.
- **Differentialdiagnose:** S. Tabelle 21.
- **Ursachen:** S. Tabelle 20.

6.4 Untersuchungsgang I Frage nach Beinvenenthrombose

Tabelle 19 Druckschmerzpunkte der Muskulatur

Name	Lokalisation
Payr-Zeichen	Druckschmerz der Plantarmuskulatur
Homans-Zeichen	Wadenschmerz bei Dorsalflexion des Fußes
Meyer-Zeichen	Druckschmerz bei Kompression der Wadenmuskulatur von dorsal gegen die Tibia
Lowenberg-Zeichen	Eine Blutdruckmanschette wird an der Wade angelegt und aufgepumpt. Treten bei einem Druck unter 150 mmHg Schmerzen auf, ist das Zeichen positiv
Bisgaard-Zeichen	Schmerzen bei Palpation der Regio calcaneo-malleolaris am gestreckten Bein.

Tabelle 20 Ursachen einer tiefen Beinvenenthrombose

Häufige Ursachen

Veränderungen der Blutzusammensetzung, Hyperkoagulabilität:
- Protein C- und S- Mangel, angeboren oder erworben
- AT III-Mangel, angeboren oder erworben
- APC-Resistenz (angeborene Mutation des Faktors V; häufigste Form der angeborenen Thrombophilie)
- Phospholipid-Antikörper
- Thrombozytose
- Polyglobulie

Verlangsamung der Blutströmung:
- Immobilisation
- Herzinsuffizienz
- Lokale Abflußbehinderung, z. B. durch langes Sitzen (Flugreisen), Venenkompression durch Tumoren

Seltene Ursachen

Veränderungen der Gefäßwand:
- traumatisch
- Halsrippe (Paget-von-Schroetter-Syndrom)
- Venensporn der linken V. iliaca communis infolge Überkreuzung und Kompression durch rechte A. iliaca communis

6.4 Untersuchungsgang I Frage nach Beinvenenthrombose

Vorgehen bei klinischem Verdacht auf tiefe Beinvenenthrombose

- **Anamnese** und körperliche Untersuchung.
- **Bildgebende Diagnostik:**
  - *Sonographie:* Methode der 1. Wahl; mit Farbduplex, konventionellem Duplex oder B-Bild-Technik kann mit sehr hoher Sicherheit eine Thrombose nachgewiesen oder ausgeschlossen werden. Eine präzise Etagenlokalisation ist möglich. Auch zur Verlaufskontrolle bei Lysetherapie ist die Sonographie die Methode der Wahl.
  - *Stiftsonde:* Nur zum Nachweis einer Thrombose im Bereich des Beckens bzw. der Leistenregion geeignet. Näheres s. pathologischer Befund S. 150.
  - *Phlebographie:* Nur bei unklarem sonographischem Befund erforderlich, z. B. bei der Frage einer Rethrombose bei bereits bestehendem postthrombotischem Syndrom.
  - *CT und MRT:* Nur in Ausnahmefällen zur Abklärung einer Thrombose unter ungünstigen Bedingungen (z. B. postoperativer Zustand im Abdominalraum, extreme Adipositas) erforderlich. Beide sind weitgehend unabhängig vom Untersucher, die Darstellung beschränkt sich auf großkalibrige Venen wie V. femoralis communis, V. iliaca und V. cava.
- **Mögliche pathologische Befunde:**
  - Am häufigsten sind Mehretagenthrombosen mit Beteiligung der tiefen Unterschenkelvenen, der V. poplitea und der V. femoralis superficialis.
  - Häufig sind Thrombosen mit Beteiligung von 2 Etagen: Thrombose der tiefen Unterschenkelvenen mit Beteiligung der V. poplitea sowie Thrombose der V. femoralis superficialis mit Ausdehnung auf V. femoralis communis und V. iliaca.
  - Einetagenthrombosen sind seltener. Am gängigsten ist hier die auf die tiefen Unterschenkelvenen beschränkte Thrombose. Isolierte Thrombosen der V. poplitea, der V. femoralis oder der V. iliaca sind relativ seltene Befunde.

Tabelle 21 Differentialdiagnostisches Vorgehen bei Beinschwellung

Klärung durch Doppler- und Duplexsonographie möglich	Weiterführende Diagnostik erforderlich
Tiefe Beinvenenthrombose (Venenkompression)	Primäres Lymphödem
Postthrombotisches Syndrom	Sekundäres Lymphödem
Baker-Zyste, evtl. rupturiert	Erysipel
Primäre Varikose	Trauma (Prellung, Bänderverletzung, Muskelfaser-Riß)
Thrombophlebitis	Ödem bei Herzinsuffizienz
Kongenitale Angiodysplasie	Ödem bei Hypoproteinämie

6.4 Untersuchungsgang I Frage nach Beinvenenthrombose

Untersuchungsbedingungen

- **Lagerung des Patienten:**
  - Beginn der Untersuchung im Liegen, bei Nachweis einer frei durchgängigen Becken-, Oberschenkel- und Knieetage kann die Untersuchung der tiefen Unterschenkelvenen im Sitzen am herabhängenden Bein erfolgen. Diese Untersuchungsposition führt zur einer besseren Füllung und Darstellung der tiefen Unterschenkelvenen.
  - Untersuchung der V. poplitea in Rückenlage des Patienten bei leicht angewinkeltem Knie.
  - Bei Nachweis einer Thrombose proximal der Wade erfolgt die Untersuchung der Unterschenkelvenen im Liegen bei leicht angewinkeltem Knie.
  - Eine entspannte Lagerung der Arme neben dem Körper begünstigt den abdominellen Atmungstyp und erleichtert die Durchführung eines Valsalva-Manövers.
  - Eine gleichmäßige, ruhige, abdominelle Atmung ist eine wichtige Voraussetzung für die Ableitung venöser Strömungssignale.
- **Funktionstests:**
  - *Valsalva-Manöver:* Wichtigster Test zur Prüfung der Venenklappenfunktion:
    - Erhöhung des intraabdominellen Druckes für einige Sekunden, indem der Patient aufgefordert wird, den Bauch herauszudrücken und zu pressen oder die Bauchdecken „hart zu machen".
    - Bei effektiver Durchführung kann im Abdominalraum ein Druck von 200 – 250 mmHg aufgebaut werden.
  - *Kompressionstest:* Durch einen (bezogen auf die Sondenposition) proximalen Kompressionstest und distalen Dekompressionstest der Muskulatur ist eine Aussage über die Funktion der Venenklappen möglich. (S. Normalbefund S. 170.)

Stiftsonde

- **Indikation:** Eine diagnostische Aussage ist mit hinreichender Sicherheit nur für die Beckenetage und die V. femoralis communis möglich.
- **Schallkopf:** 4 MHz-Stiftsonde.
- **Geräteeinstellung:** Wahl eines niedrigen Bereichs der Dopplerfrequenzverschiebung, z. B. ± 1 KHz, sowie eines niedrigen Wandfilters, z. B. 50 Hz.
- **Durchführung:**
  - Die Sonde wird über der V. femoralis communis in einem Winkel von 40 – 60° aufgesetzt. Als Leitstruktur dient das Arteriensignal. Unmittelbar medial davon findet sich das Signal der V. femoralis communis.
  - In der Regel erfolgt eine punktuelle Ableitung des Strömungssignales. Die Sonde kann nach proximal bis zum Leistenband verschoben werden, in der Fortsetzung der V. femoralis communis zieht die V. iliaca in die Tiefe und ist der Stiftsonde nicht mehr zugänglich; distal ist die Untersuchung nicht sinnvoll (s. o.).
  - Registrierung von Strömungssignalen in Analogkurventechnik oder als Frequenzspektrum mit langsamer Aufzeichnungsgeschwindigkeit, z. B. 10 mm/s.

6.4 Untersuchungsgang I Frage nach Beinvenenthrombose

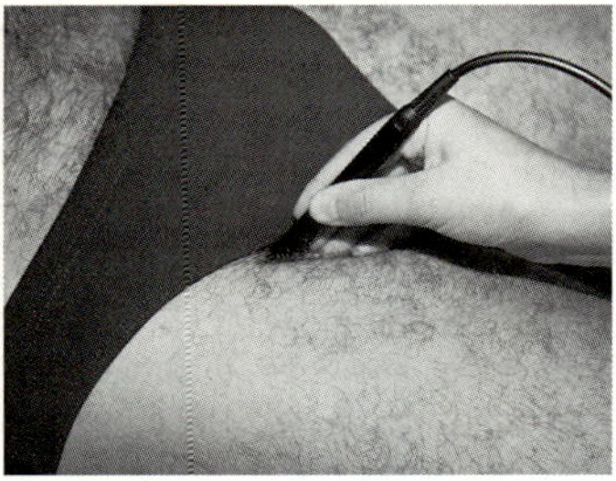

Abb. 85 Position der Stiftsonde bei Untersuchung der V. femoralis communis

- **Normalbefund:** s. S. 171.
- **Pathologischer Befund (allgemein):**
  - Bei kompletter Thrombose Fehlen eines spontanen, atmungsmodulierten Strömungsignales.
  - Bei inkompletter Thrombose ist die Strömung im Restlumen häufig beschleunigt, die Atmungsmodulation vermindert oder aufgehoben.

Cave:
  - Auch in Kollateralvenen oder bei Venenkompression durch Hämatom oder Tumor ist die Strömung beschleunigt sowie die Atmungsmodulation vermindert. Mittels Stiftsondentechnik ist eine sichere Differenzierung kaum möglich.
- Spezielle pathologische Befunde s. Einetagenthrombose S. 177 und Mehretagenthrombose S. 182.

B-Bild

- **Indikation:**
  - Mit Ausnahme der Beckenetage sind sämtliche Abschnitte des tiefen Beinvenensystems der Untersuchung mittels B-Bild-Technik gut zugänglich.
  - Bei schlanken Patienten ist auch die Untersuchung der V. iliaca möglich.
- **Schallkopf:**
  - Wegen der am Bein erforderlichen höheren Eindringtiefe Durchführung der Untersuchung mit einem 5 MHz-Schallkopf.
  - Elektronische Linearschallköpfe mit gerader Auflagefläche eignen sich zur Durchführung von Kompressionstests besser als Annular-array-Schallköpfe mit punktförmiger Auflagefläche.
- **Geräteeinstellung:** Niedrige Einstellung des B-Bild-Gains.
- **Sondenkompressionstest:**
  - Die Prüfung der Komprimierbarkeit einer Vene erfolgt immer im Querschnitt. Bei Durchführung der Kompression im Längsschnitt besteht die Gefahr der tangentialen Schnittführung und des Abrutschens vom Gefäßverlauf.

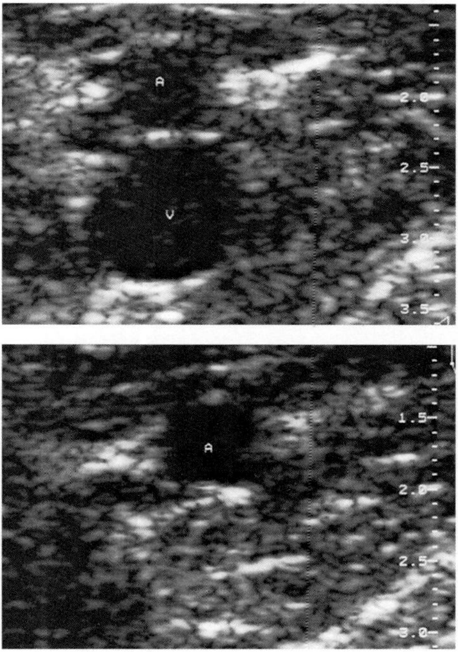

a

b

Abb. 86 a und b Sondenkompressionstest. A. und V. femoralis superficialis im Querschnitt: a) ohne Kompression; b) mit Kompression. Das Venenlumen ist durch Druck mit der Ultraschallsonde vollständig komprimierbar. Der Durchmesser des Arterienlumens bleibt unbeeinflußt

- Mit der Sonde wird der Druck auf die dargestellten Gefäßstrukturen langsam erhöht. Abrupte Kompressionsmanöver müssen wegen der Gefahr einer Mobilisierung von Thromben vermieden werden. Auch bei maximalem Sondendruck darf das neben der Vene sichtbare Arterienlumen nicht beeinträchtigt sein.
- Das Venenlumen wird hinsichtlich seiner vollständigen Komprimierbarkeit im gesamten Verlauf der Vene in regelmäßigen Abständen untersucht.

Cave: Vorsichtige Kompression bei umflossenen Thromben!

➤ **Durchführung:**
- Beginn der Untersuchung im Bereich der Leistenregion mit Prüfung der Komprimierbarkeit der V. femoralis communis, der V. profunda femoris sowie der Mündungsregion der V. saphena magna.
- Langsames Verschieben des senkrecht aufgesetzten Schallkopfes nach distal.
- Die V. femoralis superficialis wird in ihrem gesamten Verlauf kontinuierlich im Querschnitt dargestellt. Der Sondenkompressionstest wird in Abständen von ca. 5 cm mehrfach durchgeführt.
- Im mittleren und distalen Abschnitt des Adduktorenkanals muß die Eindringtiefe erhöht werden. Selbst bei adipösen Beinen ist eine Eindringtiefe von 7 cm in aller Regel ausreichend.

6.4 Untersuchungsgang I Frage nach Beinvenenthrombose

- Der Schallkopf wird von dorsal in Höhe des Gelenkspaltes auf die Fossa poplitea aufgesetzt. Prüfung der Komprimierbarkeit der V. poplitea im Querschnitt.
- Aufsuchen der posterioren Unterschenkelvenengruppe parallel und 2–3 cm medial der hinteren Schienbeinkante, der fibularen Gruppe bzw. der V. fibularis dorsolateral des Wadenbeines.
- Die anteriore Venengruppe wird im Raum zwischen Tibia und Fibula ventral der Membrana interossea dargestellt.

Beachte: Im distalen Adduktorenkanal ist wegen der engen Nachbarschaft zum Femur der Sondenkompressionstest schwer durchführbar. Auch mit hohem Druck läßt sich die Vene oft nicht ausreichend komprimieren. In dieser Situation kann bei angewinkeltem Knie der Oberschenkel zusätzlich von dorsal mit der Hand komprimiert werden. Unklare Befunde erfordern den Einsatz eines Duplexverfahrens.

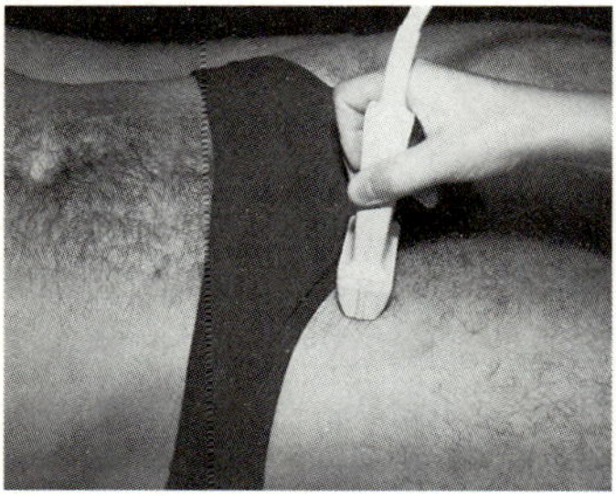

Abb. 87 Position der Ultraschall-Sonde bei Untersuchung der V. femoralis communis im Querschnitt

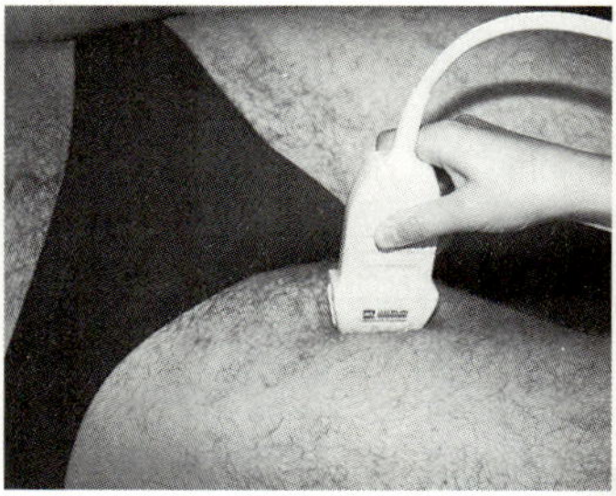

Abb. 88 Position der Ultraschall-Sonde bei Untersuchung der V. femoralis superficialis am Übergang vom proximalen zum mittleren Drittel im Längsschnitt

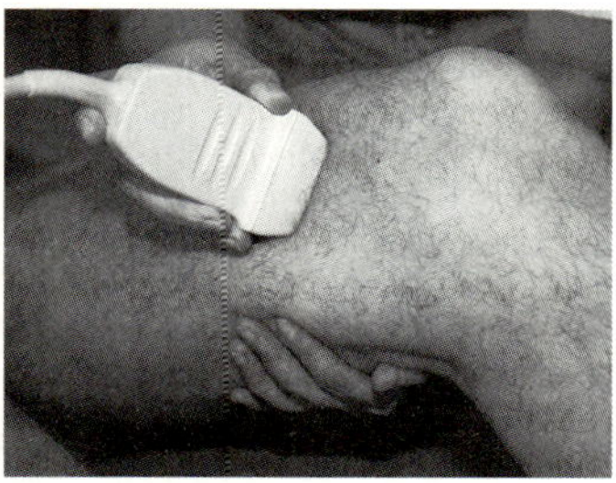

Abb. 89 Durchführung des Sondenkompressionstests am distalen Abschnitt der V. femoralis superficialis: Zusätzlich zum erhöhten Sondendruck erfolgt eine Kompression der Muskulatur durch die freie Hand des Untersuchers

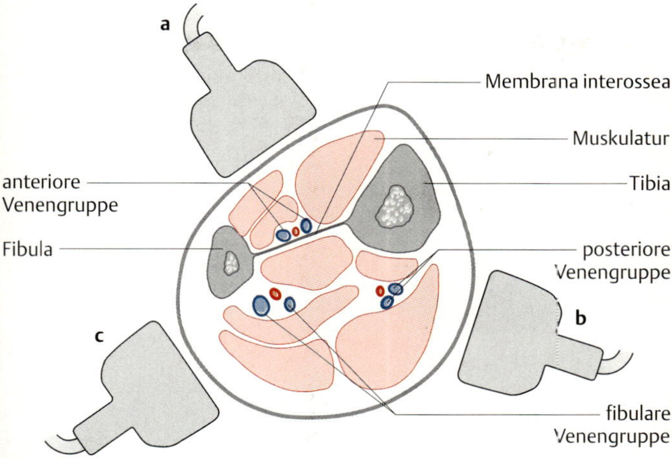

Abb. 90 Schematischer Querschnitt des Unterschenkels im proximalen Drittel mit jeweiliger Sondenposition. Darstellung der Venengruppe: a) anteriore; b) posteriore; c) fibulare. Eine befriedigende Darstellung der V. tibialis anterior gelingt in der Regel nur bei proximal angelegtem Stauschlauch

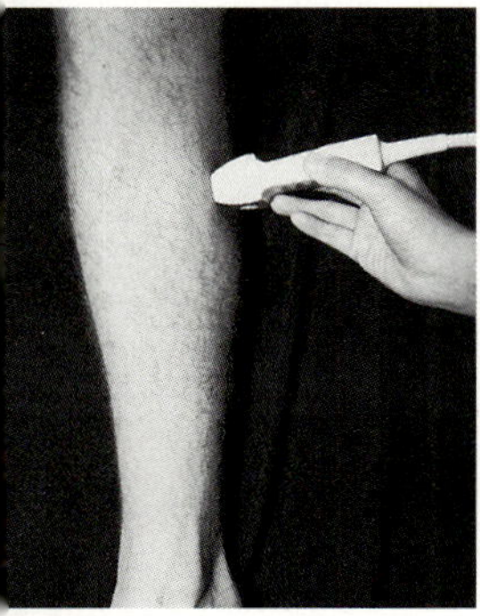

Abb. 91 Schallkopfposition bei Untersuchung der posterioren Venengruppe

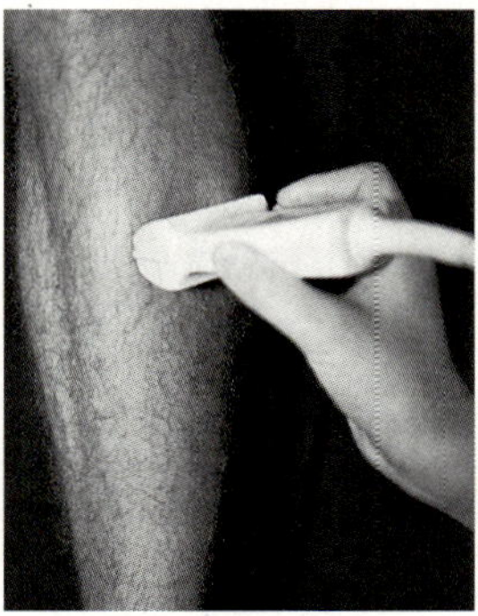

Abb. 92 Schallkopfposition bei Untersuchung der anterioren Venengruppe

6.4 Untersuchungsgang I Frage nach Beinvenenthrombose

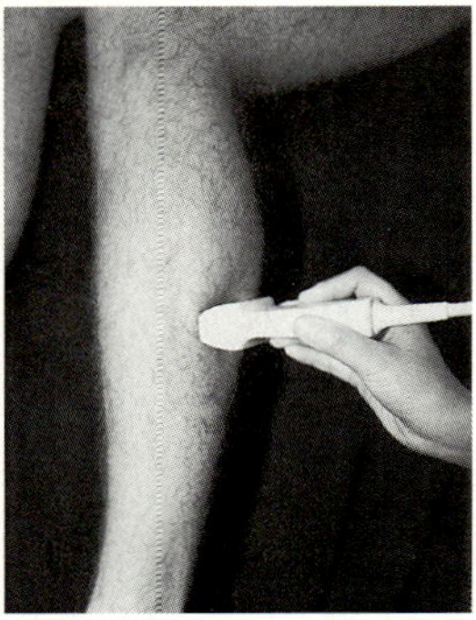

Abb. 93 Schallkopfposition bei Untersuchung der fibularen Venengruppe

Beachte:
- Bei erschwertem Auffinden der Venengruppen können die gleichnamigen Unterschenkelarterien als Leitstrukturen dienen, die häufig parallel zwischen den Venenstämmen verlaufen.
- Die Darstellung der Unterschenkelvenen läßt sich durch Anlegen eines Stauschlauches knapp unterhalb des Knies verbessern.
- Neben der Untersuchung der 3 Hauptvenengruppen am Unterschenkel muß auf runde oder ovale, abgegrenzte Binnenstrukturen innerhalb der Gastroknemius- und Soleusmuskulatur geachtet werden, welche Muskelvenenthrombosen entsprechen können. Zur Therapie s. tiefe Unterschenkelvenenthrombose, S. 184.
- Wenige Tage alte tiefe Unterschenkelvenen- oder Muskelvenenthrombosen stellen sich häufig (aber nicht immer) echoärmer als das Umgebungsgewebe dar.

➤ **Normalbefund:** S. S. 173.

➤ **Pathologischer Befund (allgemein):**
- Unvollständige oder vollkommen fehlende Komprimierbarkeit des Venenlumens.
- Ausfüllung des Venenlumens mit Binnenechos.
- Die fehlende Komprimierbarkeit mit oder ohne Vorliegen von Binnenechos im Venenlumen ist beweisend für eine Thrombose.
  Cave: bei zu hoher Einstellung des B-Bild-Gains können Binnenechos vorgetäuscht werden.
- Frische Thromben können sowohl echoarm, echoreich als auch von gemischter Echogenität sein, eine Altersbestimmung ist also nicht möglich.
- Deutliche Zunahme des Venendurchmessers bis auf das 1,5–2fache der Begleitarterie.
  Cave: Dieser Befund gilt nur für frische Thrombosen. Mit zunehmendem Thrombosealter kommt es wieder zu einer Durchmesserabnahme!

➤ Spezielle pathologische Befunde: S. Einetagenthrombose S. 177 und Mehretagenthrombose S. 182.

Konventioneller Duplex und PW-Doppler

- **Indikation:**
  - Die konventionelle Duplextechnik ist bei der Thrombosediagnostik von untergeordneter Bedeutung.
  - Bei erschwerter Durchführbarkeit des Sondenkompressionstests (V. iliaca, distales Drittel der V. femoralis superficialis) kann der Ausschluß einer Thrombose über den Strömungsnachweis mit dem PW-Doppler des konventionellen Duplex erfolgen.
  - Bei inkompletter Thrombose kann mittels PW-Doppler die Strömung im Restlumen nachgewiesen werden.
- **Geräteeinstellung und Durchführung:**
  - Aufzeichnung des Strömungssignales mit einer langsamen Registriergeschwindigkeit (10 mm/s). Der Bereich der dargestellten Frequenzverschiebung soll bei symmetrischer Nullinien-Position ca. ± 1,5 – 2,5 KHz betragen.
  - Niedriger Wandfilter, z. B. 50 Hz.
  - Großes Sample volume mit Ausdehnung über den gesamten Venendurchmesser.
  - Bewertung der atmungsabhängigen Strömungsschwankungen.
- **Normalbefund:** S. S. 174.
- **Pathologische Befunde (allgemein):**
  - Morphologische Darstellung s. B-Bild-Sonographie, S. 154.
  - Partielle oder vollständige Thrombose s. Stiftsonde S. 150.
  - Die Strömungsgeschwindigkeit in einem offenen Venensegment kann bei proximal davon gelegenen Verschlüssen so stark vermindert sein, daß die Ableitung eines Spontansignals mit dem PW-Doppler nicht gelingt. Wichtig ist in diesem Fall die Verkleinerung des Meßbereiches auf z. B. ±1,0 KHz und eine vollständige Herausnahme des Wandfilters. Ist dies nicht möglich, sollte ein möglichst niedriger Wandfilter, z. B. 50 Hz, gewählt werden. Der Strömungsnachweis kann auch durch einen distalen Kompressionstest erbracht werden.
- **Spezielle pathologische Befunde:** S. Einetagenthrombose S. 178 und Mehretagenthrombose S. 183.

Farbduplex

- **Indikation:** Erleichterte Beurteilung von Gefäßabschnitten, die einem Sondenkompressionstest schwer zugänglich sind. Insbesondere wird die Diagnostik im Bereich der V. iliaca sowie im distalen Abschnitt der V. femoralis superficialis verbessert.
- **Geräteeinstellung:**
  - Niedriger Farbgeschwindigkeitsbereich, bei symmetrischer Skalierung z. B. ±0,8 KHz bzw. 14 cm/s bei einer PRF von 1600/s.
  - Die Varianzkodierung ist bei Untersuchung des Venensystems nicht erforderlich.

6.4 Untersuchungsgang I Frage nach Beinvenenthrombose

- **Durchführung:**
  - Gleicher Untersuchungsablauf wie bei der B-Bild-Technik. Bei vollständiger Farbfüllung des Venenlumens ist ein Sondenkompressionstest nicht erforderlich.
  - Im Bereich der tiefen Unterschenkelvenen ist die spontane Strömungsgeschwindigkeit häufig so gering, daß eine befriedigende Farbdarstellung nicht gelingt. Hier ist auch bei farbkodierter Untersuchung der Sondenkompressionstest unverzichtbar.

Beachte:
  - Bei mangelhafter Farbfüllung des Venenlumens vor Erhöhung der Farbverstärkung zunächst die B-Bild-Verstärkung so weit wie möglich zurücknehmen. Bereits durch diese Maßnahme werden die Voraussetzungen für die farbkodierte Darstellung niedriger Geschwindigkeiten verbessert.
  - Die niedrigen venösen Strömungsgeschwindigkeiten haben geringe Dopplerfrequenzverschiebungen zur Folge. Daher steilen Winkel zwischen Farbbox und Gefäßachse vermeiden; im Querschnitt verbessert leichtes Kippen des Schallkopfes nach kaudal die Farbfüllung des Venenlumens.
- **Normalbefund:** S. S. 175.
- **Pathologischer Befund (allgemein):**
  - Morphologische Darstellung s. B-Bild-Sonographie, S. 154.
  - Die farbkodierte Strömungsdarstellung erleichtert die Differenzierung von kompletten und partiellen Thrombosierungen. Umspülte Thromben können sicher von wandständigen unterschieden werden.
    - Bei kompletter Thrombosierung ist das Venenlumen frei von Farbsignalen.
    - Bei nur partieller Thrombosierung ist die Strömung im Restlumen häufig beschleunigt. Es kann zum Farbalias-Phänomen kommen.
  - Bei proximalen Verschlüssen kann in einem offenen, distal gelegenen Venensegment die Strömungsgeschwindigkeit so stark reduziert sein, daß die farbkodierte Strömungsdarstellung nicht gelingt. In diesem Fall kleinstmöglichen Farbwandfilter wählen und Farbgeschwindigkeitsbereich auf ca. ±0,6 KHz bzw. ±8 cm/s erniedrigen, sowie auf ausreichend hohe Farbverstärkung achten. Ist unverändert kein Farbsignal darstellbar, muß die Durchgängigkeit durch Kompression der distalen Muskulatur oder Venenkompression mit der Schallsonde geprüft werden.
- **Spezielle pathologische Befunde:** S. Einetagenthrombose S. 180 und Mehretagenthrombose S. 183.

6.5 Untersuchungsgang II bei V. a. Armvenenthrombose

Grundlagen

- **Indikationen:** Ausschluß einer Armvenenthrombose. Sofern nicht die V. subclavia betroffen ist, nur gering ausgeprägte Symptome, Ausschluß erfolgt daher weitgehend sonographisch.
- **Klinische Zeichen der tiefen Armvenenthrombose:**
  - Ödematöse Schwellung und Spannungsgefühl.
  - Überwärmung, Befund oft nur diskret.
  - Subkutane Kollateralvenen, besonders deutlich im Pektoralisbereich bei Subklavia-Thrombose.
  - Zyanose des Armes, Befund oft nur diskret.
  - Druckschmerzhaftigkeit der Muskulatur, Befund oft nur diskret.
- **Differentialdiagnose:** Lymphödem. Das Ödem ist härter und kaum imprimierbar. Zyanose und subkutane Kollateralvenen fehlen. Spannungsgefühl und Druckschmerzhaftigkeit sind oft stärker als bei einer Thrombose.
- **Ursachen:** S. Tabelle 22. Nur etwa 2% aller Thrombosen betreffen die Armvenen.

Tabelle 22 Ursachen einer tiefen Armvenenthrombose

Häufige Ursachen	Seltene Ursachen
Abflußbehinderung im Bereich der oberen Thoraxapertur, Thoracic-outlet-Syndrom	Paraneoplastisch
Zentraler Venenkatheter, Braunüle	Venenkompression durch Hämatom oder tumoröse Raumforderung (z. B. Lymphom)
Plasmatische Gerinnungsstörung	Polyzythämie

- **Vorgehen bei klinischem Verdacht auf tiefe Armvenenthrombose:**
  - *Anamnese* und körperliche Untersuchung.
  - *Sonographie:* Bildgebende Diagnostik der 1. Wahl. Farbduplex, konventioneller Duplex oder B-Bild-Technik ermöglichen mit hoher Sicherheit einen Thrombosenachweis oder -ausschluß sowie eine Etagenlokalisation. Nur eine Subklaviathrombose kann mit der Stiftsonde erkannt werden. Näheres s. pathologische Befunde S. 192.
  - *Phlebographie:* Bei unklarem sonographischem Befund erforderlich. Die Unterscheidung einer Venenkompression von einer Thrombose kann sonographisch sehr schwierig sein.
  - *CT und MRT* sind nur in Ausnahmefällen und zur Ursachenabklärung erforderlich (z. B. mediastinale Raumforderung, ligamentäre Strukturen bei Thoracic-outlet-Syndrom).

6.5 Untersuchungsgang II bei V. a. Armvenenthrombose

- **Mögliche pathologische Befunde:**
  - Am häufigsten sind Thrombosen der V. subclavia mit oder ohne Ausdehnung auf die V. axillaris.
  - An zweiter Stelle liegen Thrombosen der tiefen Unterarmvenen und der V. brachialis im Zusammenhang mit Braunülen und zentralen Venenkathetern.
  - Weniger häufig sind Thrombosen mit Beteiligung sämtlicher Etagen des tiefen Armvenensystems.

Untersuchungsbedingungen

- **Lagerung des Patienten:**
  - Beginn der Untersuchung im Liegen.
  - Nach Ausschluß mobiler und flottierender Thromben im Bereich der V. subclavia kann die Untersuchung im Sitzen fortgesetzt werden, ebenso bei Verdacht auf alte Thrombose.
  - Am herabhängenden Arm ist die Venenfüllung verbessert und die Beurteilung der V. axillaris und V. brachialis erleichtert.
  - Die sonographische Darstellung der tiefen Unterarmvenen ist auch am herabhängenden Arm problematisch. Sie kann durch das Anlegen eines Stauschlauches am Oberarm verbessert werden.
- **Voraussetzungen:**
  - Bei Inspiration kommt es an den oberen Extremitäten durch Abnahme des intrathorakalen Druckes zu einer Steigerung der venösen Strömung.
  - Funktionstests zur Prüfung der Klappenfunktion (Valsalva-Manöver) sind im Bereich der Armvenen von untergeordneter Bedeutung. Auch bei ausgedehnter Klappendestruktion kommt es hier nicht zum Auftreten eines postthrombotischen Syndroms.

Stiftsonde

- **Indikationen:**
  - V. subclavia: Nur dort diagnostische Aussage mit befriedigender Sicherheit möglich.
  - V. a. Thrombose des tiefen Venensystems: Das Strömungsverhalten subkutaner Venen im Arm- und Schulterbereich kann einen Hinweis geben.
- **Schallkopf**: 4 MHz-Stiftsonde.
- **Geräteeinstellung:** Wahl eines niedrigen Bereichs der Dopplerfrequenzverschiebung, z. B. ± 1 KHz, sowie eines niedrigen Wandfilters, z. B. 50 Hz.
- **Durchführung:**
  - Die Sonde wird infraklavikulär über der V. subclavia in einem Winkel von 40–60° aufgesetzt.
  - Supraklavikulär bestehen Verwechslungsmöglichkeiten mit der V. jugularis interna und der V. brachiocephalica.
  - Nur punktuelle Ableitung des Strömungssignales.
  - Registrierung von Strömungssignalen in Analogkurventechnik oder als Frequenzspektrum mit langsamer Aufzeichnungsgeschwindigkeit, z. B. 10 mm/s.
- **Normalbefund:** S. S. 171.
- **Pathologischer Befund (allgemein):** S. Untersuchungsgang I Stiftsonde S. 150.
- **Spezieller pathologischer Befund:** S. weitere pathologische Befunde S. 192.

6.5 Untersuchungsgang II bei V. a. Armvenenthrombose

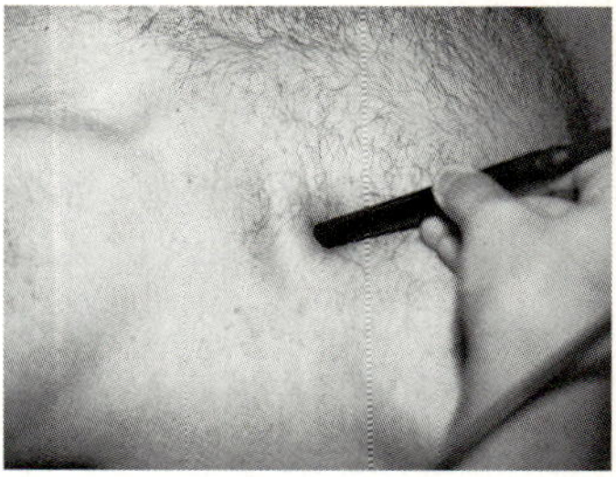

Abb. 94 Position der Stiftsonde zur infraklavikulären Ableitung der V. subclavia

B-Bild

- **Indikationen:**
  - Tiefes Armvenensystem: Die meisten Abschnitte sind der Untersuchung mit B-Bild Technik gut zugänglich.
- **Schallkopf:**
  - V. subclavia und V. axillaris: 5 MHz-Schallkopf.
  - V. subclavia infraklavikulär: Linear-Schallkopf und Annular-array-Sonde.
  - V. subclavia supraklavikulär: Annular-array-Sonde.
  - V. brachialis und Unterarmvenen: 7,5 MHz-Schallkopf (schlanke Arme).
- **Geräteeinstellung:** S. Untersuchungsgang I B-Bild, S. 150.
- **Sondenkompressionstest:**
  - Durchführung s. S. 150 (Untersuchungsgang I).
  - Bei Querschnittsdarstellung gelingt die Venenkompression wegen der eng benachbarten Klavikula häufig nicht. Im Längsschnitt ist die Kompression der V. subclavia mit Linearsonden möglich (schlanke Patienten).
- **Durchführung:**
  - Den Schallkopf direkt unterhalb der Klavikula zwischen M. pectoralis major und M. deltoideus aufsetzen. Dabei wird der infraklavikuläre Anteil der V. subclavia im Längsschnitt dargestellt. Dies gelingt bei leichter Kippung des Schallkopfes nach laterokaudal besser als bei exakt paralleler Ausrichtung zum Schlüsselbein.
  - *V. subclavia* wird hinsichtlich Binnenechos, respiratorischer Lumenschwankungen (Inspiration → Lumenabnahme), falls möglich Sondenkompressionstest, sowie Durchmesserzunahme bei einem Valsalva-Manöver untersucht. Die Beurteilung bereitet Schwierigkeiten, da die benachbarte Klavikula den Sondenkompressionstest erschwert. Diagnostisch weiterführend ist hier die Duplexsonographie.
  - *V. axillaris:*
    - Zur Darstellung der V. axillaris wird der Schallkopf mit leichtem Druck in der Achselhöhle aufgesetzt. Als Leitstruktur dient der Querschnitt der A. axillaris, die an ihrer Pulsation zu erkennen ist. Die V. axillaris verläuft in unmittelbarer Nachbarschaft.
    - Prüfung der Durchgängigkeit mittels Sondenkompressionstest.

6.5 Untersuchungsgang II bei V. a. Armvenenthrombose

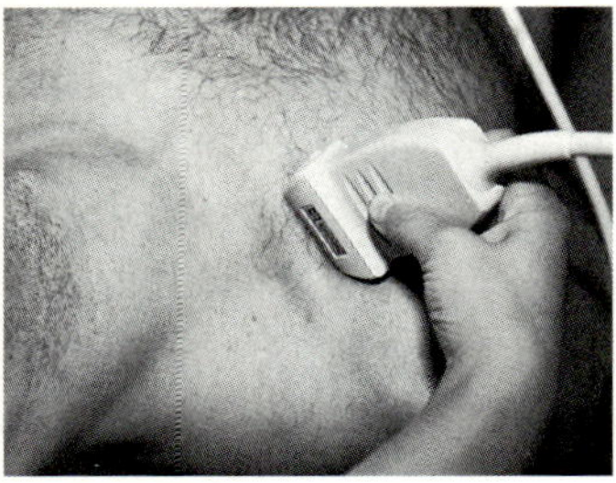

Abb. 95 Schallkopfposition bei infraklavikulärer Darstellung der V. subclavia

- *V. brachialis:*
  - Untersuchung der V. brachialis durch queres Aufsetzen des Schallkopfes medial am Oberarm. Der Schallkopf wird kontinuierlich im Sulcus bicipitis medialis nach distal verschoben.
  - Sondenkompressionstest an mehreren Stellen.
- *Tiefe Unterarmvenen:* Ihre Darstellung gelingt nicht immer; verbesserte Füllung durch Anlegen eines Stauschlauches am Oberarm. Im Querschnitt Darstellung als runde oder ovale Strukturen, frei von Binnenechos. Sondenkompressionstest zum Nachweis offener Lumina.

➤ **Normalbefund:** s. S. 173.

➤ **Pathologischer Befund (allgemein):** S. Untersuchungsgang I B-Bild, S. 154.

➤ **Spezieller pathologischer Befund:** S. weitere pathologische Befunde S. 192.

Konventioneller Duplex, PW-Doppler

➤ **Indikationen:**
- Prüfung der Durchgängigkeit der V. subclavia, da hier die Durchführung des Sondenkompressionstests oft erschwert ist (s. oben).
- Untergeordnete Bedeutung für das übrige tiefe Armvenensystem gegenüber der B-Bild-Sonographie und dem Farbduplex.

➤ **Geräteeinstellung und Durchführung:**
- Der Schallkopf wird wie bei der Untersuchung mittels B-Bild-Technik unterhalb der Klavikula zwischen M. pectoralis major und M. deltoideus aufgesetzt (s.S 159). Ableitung der Strömungssignale im Längsschnitt.
- Großes Sample volume mit Ausdehnung über den gesamten Venendurchmesser, niedriger Bereich der darstellbaren Dopplerfrequenzverschiebung, bei symmetrischer Position der Nullinie ca. ± 1,5 – 2,5 KHz; niedriger Wandfilter, z. B. 50 Hz.
- Aufzeichnung des Strömungssignales mit einer langsamen Registriergeschwindigkeit, z. B. 10 mm/s.
- Der Abfall des intrathorakalen Druckes bei Inspiration hat an den Armvenen eine Zunahme der Strömungsgeschwindigkeit zur Folge.

➤ **Normalbefund:** S. S. 173.

➤ **Pathologischer Befund (allgemein):** S. Untersuchungsgang I Duplex S. 156.

➤ **Spezieller pathologischer Befund:** S. weitere pathologische Befunde S. 192.

6.5 Untersuchungsgang II bei V. a. Armvenenthrombose

Farbduplex

- **Indikationen:** Erleichterte Beurteilung von Gefäßabschnitten, die einem Sondenkompressionstest schwer zugänglich sind, z. B. V. subclavia.
- **Einstellung der Farbdopplerparameter:** S. Untersuchungsgang I Duplex, S. 155.
- **Durchführung:**
  - S. Untersuchungsgang I Duplex, S. 155.
  - Sondenkompressionstest ist unverzichtbar bei den tiefen Unterarmvenen, da sie aufgrund niedriger Strömungsgeschwindigkeiten (auch bei korrekter Geräteeinstellung) farbkodiert ungenügend darstellbar sind.
- **Normalbefund:** Siehe S. 175.
- **Pathologischer Befund:** S. Untersuchungsgang I Duplex, S. 155.
- **Spezieller pathologischer Befund:** S. weitere pathologische Befunde S. 192.

6.6 Untersuchungsgang III Frage nach Klappeninsuffizienz

Grundlagen

- **Indikation:**
  - *Abklärung von Schwellungszuständen* der Beine.
  - *Abklärung eines Ulcus cruris* durch Doppler- und Duplexsonographie, s. Untersuchung der peripheren Arterien, Dopplerdruckmessung S. 68.
  - *Abklärung einer Varikose:* Stadieneinteilung, Differenzierung von primärer und sekundärer Varikose, prä- und postoperative Diagnostik bei Varikose.
  - *Verlaufskontrolle bei tiefer Beinvenenthrombose:* Frage nach Rekanalisation mit Klappendestruktion.
- **Klinische Zeichen der chronisch venösen Insuffizienz:**
  - Ulzeration, typisch ist die Lokalisation im Bereich des Innenknöchels.
  - Hyperpigmentierung, Hämosiderineinlagerung der Haut.
  - Induration der Haut und des subkutanen Gewebes.
  - Ödem.
  - Pigmentfreie Narbenareale, Atrophie blanche.
  - Corona phlebectatica (bogenförmige Anordnung von Varizen und Hämosiderineinlagerungen im Bereich der Knöchelregion und der V. arcuata cruris posterior).
  - Stauungsekzem.
- **Stadieneinteilung der chronisch venösen Insuffizienz:** S. Tabelle 23.
- **Ursachen und Differentialdiagnosen des Ulcus cruris:**
  - Ulcus cruris infolge postthrombotischer Klappendestruktion.
  - Ulcus cruris infolge primärer Varikose.
  - Nekrotisierendes Erysipel.
  - Ulkus bei nekrotisierender Vaskulitis.
  - Pyoderma gangraenosum.
  - Gemischt arteriell-venöses Ulcus cruris.
  - Ulzerierend zerfallende Malignome, z. B. Melanom, Basaliom.
  - Ulcus cruris bei Polyneuropathie.
  - Ulcus hypertonicum.

Tabelle 23 Stadieneinteilung der chronisch venösen Insuffizienz nach Widmer

Stadium	Symptome
Stadium I	Stauungszeichen im Fuß- und Knöchelbereich (Ödemneigung, Corona phlebectatica) ohne trophische Störungen
Stadium II	Stauungszeichen mit trophischen Störungen, aber ohne Ulcus cruris
Stadium III	Florides oder abgeheiltes Ulcus cruris

Lokalisation und Ätiologie der Klappeninsuffizienz finden in der Stadieneinteilung nach Widmer keine Berücksichtigung

6.6 Untersuchungsgang III Frage nach Klappeninsuffizienz

Tabelle 24 Stadieneinteilung der kompletten Stammvarikose nach Hach

Stadium	V. saphena magna, distaler Insuffizienzpunkt	V. saphena parva, distaler Insuffizienzpunkt
Stadium I	proximaler Oberschenkel	Kniegelenkshöhe, Mündungsregion
Stadium II	distaler Oberschenkel	mittleres Unterschenkeldrittel
Stadium III	proximaler Unterschenkel	distaler Unterschenkel / Fuß
Stadium IV	distaler Unterschenkel / Fuß	

- **Vorgehen bei klinischem Verdacht auf Klappeninsuffizienz:**
  - *Doppler- und Duplexsonographie:* Bildgebende und Funktionsdiagnostik der 1. Wahl. Nachweis und Etagenlokalisation einer Klappeninsuffizienz im oberflächlichen und tiefen Venensystem sowie den Perforansvenen sind mit sehr hoher Sicherheit möglich.
  - *Aszendierende Preßphlebographie:* Bildgebende Diagnostik der 2. Wahl.
  - *Phlebodynamometrie, Lichtreflexionsrheographie:* Funktionsdiagnostik der 2. Wahl.
- **Mögliche pathologische Befunde** (s.Tabelle 24)**:**
  - Primäre Stamm- und/oder Seitenastvarikose.
  - Primäre Stamm- und/oder Seitenastvarikose mit Perforansinsuffizienz.
  - Primäre Stamm- und/oder Seitenastvarikose mit Perforansinsuffizienz und tiefer Leitveneninsuffizienz.
  - Sekundäre Stamm- und/oder Seitenastvarikose bei Thrombose des tiefen Venensystems ohne Rekanalisation.
  - Sekundäre Stamm- und/oder Seitenastvarikose bei Thrombose des tiefen Venensystems mit Rekanalisation und Klappendestruktion.

Untersuchungsbedingungen

- **Lagerung des Patienten:**
  - Zur Prüfung der Venenklappenfunktion ist die Untersuchung im Stehen grundsätzlich besser geeignet als im Liegen. Infolge des hydrostatischen Druckes sind in aufrechter Körperposition Refluxprüfungen besser durchführbar.
  - Die Untersuchung des Klappenbesatzes des tiefen Systems kann im Liegen erfolgen.
  - Das epifasziale Venensystem sollte immer am stehenden Patienten untersucht werden.
  - Untersuchung der Perforansvenen des Oberschenkels (Dodd, Hunter-Perforans) im Stehen, der Perforansvenen des Unterschenkels (Cockett, Sherman, Boyd-Perforans) im Sitzen am herabhängenden Bein.

6.6 Untersuchungsgang III Frage nach Klappeninsuffizienz

- **Voraussetzungen:**
  - Das Valsalva-Manöver ist der wichtigste Test zur Prüfung der Venenklappenfunktion. Durchführung siehe S. 170 (A-Sound).
  - Eine Refluxdauer bis 1,5 Sekunden ist physiologisch.
  - Bei intakten proximalen Klappen ist der Valsalva-Test zur Prüfung eines distalen Venensegmentes mit destruierten Klappen nicht geeignet. Eine Klappendestruktion im Bereich der V. poplitea mit vorgeschalteter, intakter V. femoralis superficialis ist beispielsweise über ein Valsalva-Manöver nicht zu erfassen. Daher sind neben dem Valsalva-Test proximale und distale Kompressions- und Dekompressionsmanöver der Muskulatur erforderlich.
  - Bei Durchführung dieser Provokationsmanöver ist darauf zu achten, daß die manuelle Kompression zügig und kräftig, jedoch nicht ruckartig erfolgt.

Stiftsonde

- **Indikation:**
  - Prüfung des Klappenbesatzes der V. saphena magna und ihrer Seitenäste.
  - Prüfung des Klappenbesatzes der V. saphena parva und ihrer Seitenäste.
  - Prüfung der Klappenfunktion von Perforansvenen.
  - Prüfung des Klappenbesatzes der V. femoralis communis.
  - Zur Beurteilung der Klappenfunktion der V. femoralis superficialis, der V. poplitea und der tiefen Unterschenkelvenen ist die Stiftsondentechnik nicht geeignet. Eine Aussage ist hier nur über ein Duplexverfahren möglich.
- **Schallkopf:**
  - 4 MHz-Stiftsonde: V. femoralis communis, Krossenregion, V. femoralis superficialis. Bei adipösen Beinen V. saphena magna.
  - 8 MHz-Stiftsonde : V. saphena magna, V. saphena parva, Perforansvenen.
- **Geräteeinstellung:** Wahl eines niedrigen Bereichs der Dopplerfrequenzverschiebung, bei der 4 MHz-Sonde z. B. ± 1 KHz, bei der 8 MHz-Sonde ± 2 KHz, sowie eines niedrigen Wandfilters, z. B. 50 Hz.
- **Durchführung:**
  - *Beginn:* Aufsetzen der Sonde im Bereich der Leistenregion medial des Arteriensignales in einem Winkel von 40 – 60°. Ableitung des venösen, atmungsmodulierten Strömungssignales und Durchführung eines Valsalva-Manövers.
  - Bei Nachweis eines Refluxes muß geprüft werden, ob sich dieser in das oberflächliche, das tiefe oder in beide Venensysteme fortsetzt, siehe pathologische Befunde (Stammvarikose) S. 185.
  - Der distale Insuffizienzpunkt kennzeichnet die Stelle, bis zu der ein Reflux nachweisbar ist. Im weiteren Verlauf ist der Klappenbesatz wieder intakt.
  - *V. femoralis superficialis:* Als Leitstruktur zum Auffinden der V. femoralis superficialis dient die gleichnamige Arterie. Häufig läßt sich im Adduktorenkanal das Venensignal nicht völlig von arteriellen Überlagerungen trennen. Durchführbarkeit und Aussage des Valsalva-Manövers werden dadurch jedoch nicht beeinträchtigt. Zur Beurteilung der Klappenfunktion der V. femoralis superficialis ist die Duplextechnik der Stiftsonde überlegen.

- *V. saphena magna:*
  - Die Stiftsonde wird an der Oberschenkelinnenseite wenige Zentimeter medial der V. femoralis superficialis aufgesetzt. Die Identifizierung der Saphena magna erfolgt durch Modulation des Gefäßes am medialen Kondylus des Kniegelenks durch repetitive Erhöhung des Druckes mit flach aufgelegtem Finger am medialen Kondylus. Die Druckwelle pflanzt sich in der Saphena magna fort: Nachweis kleiner Strömungsspitzen über dem Saphena-Verlauf. Die Strömung der V. femoralis superficialis wird durch diesen Test nicht beeinflußt (s. Abb. 96).
  - Ein weiteres Unterscheidungsmerkmal der V. saphena magna von der V. femoralis superficialis ist das Fehlen einer Begleitarterie.
  - *Bestimmung des distalen Insuffizienzpunktes* durch Valsalva-Test an mehreren Stellen im Verlauf der V. saphena magna und ihrer Seitenäste.
- *V. saphena parva:*
  - Die Stiftsonde wird im Bereich der Kniekehle einige Zentimeter unterhalb des Kniegelenkspaltes in der Mittellinie aufgesetzt. Die Identifizierung der Saphena parva erfolgt durch Modulation der Region hinter dem Malleolus lateralis des Sprunggelenkes. Nachweis von Strömungsspitzen über dem Verlauf der Saphena parva. Das Signal der V. poplitea wird durch diesen Modulationstest nicht beeinflußt. Aufgrund des langen subfaszialen Verlaufes (s. S. 140) kann das Aufsuchen der Saphena parva mit der Stiftsonde schwierig sein. Weiterführend ist hier die Duplextechnik.
  - *Bestimmung des distalen Insuffizienzpunktes* durch Valsalva-Test an mehreren Stellen im Verlauf der V. saphena parva und ihrer Seitenäste.
- *V. poplitea:* Zur Beurteilung des Klappenbesatzes der V. poplitea ist die Stiftsondentechnik nicht geeignet.
- *Perforansvenen:* Zur Prüfung der Klappenfunktion einer Perforansvene wird die Stiftsonde senkrecht über der tastbaren Faszienlücke aufgesetzt. Um einen Rückstrom aus epifaszialen Venenästen zu verhindern, muß ein Stauschlauch unmittelbar unterhalb der Ableitstelle angelegt werden. Die Kompression der Muskulatur erfolgt distal des Stauschlauches (s. Abb. 98). Ist bei diesem Manöver eine Strömung auslösbar, so kann diese bei korrekt angelegtem Stauschlauch nur aus dem tiefen Beinvenensystem stammen und das Hautniveau nur über eine Perforansvene mit schlußunfähigen Klappen erreichen.

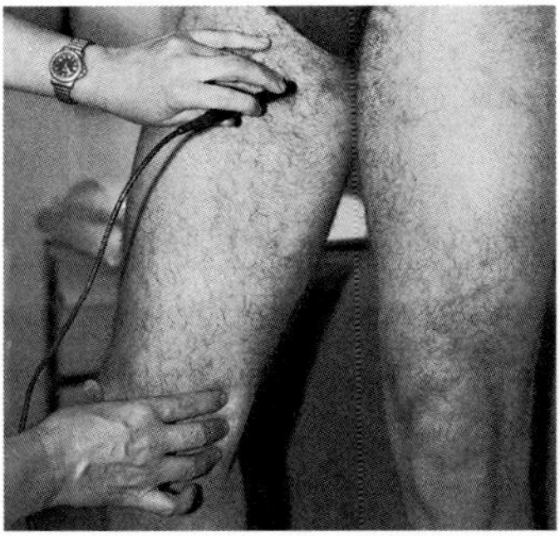

Abb. 96 Untersuchung der V. saphena magna mit der Stiftsonde im proximalen Abschnitt. Durch die rechte Hand des Untersuchers erfolgt am medialen Kondylus des Kniegelenks eine Modulation der V. saphena magna. Hierdurch ist eine Unterscheidung von der V. femoralis superficialis möglich

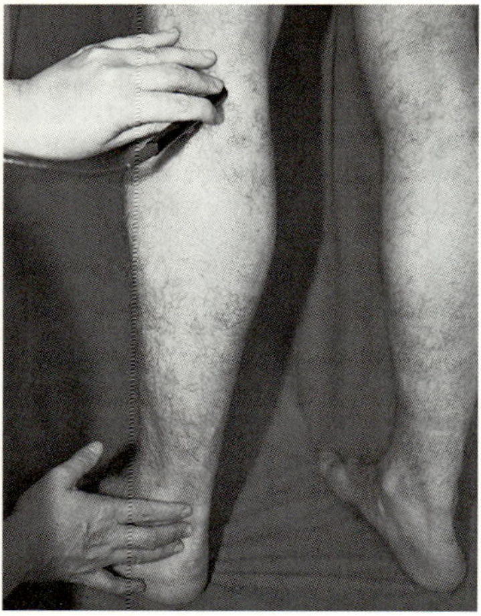

Abb. 97 Untersuchung der V. saphena parva mit der Stiftsonde im proximalen Abschnitt. Die Sonde wird in Höhe des Kniegelenkspaltes aufgesetzt. Mit der freien Hand erfolgt eine Modulation hinter dem Außenknöchel. Hierdurch ist eine Unterscheidung von der V. poplitea möglich

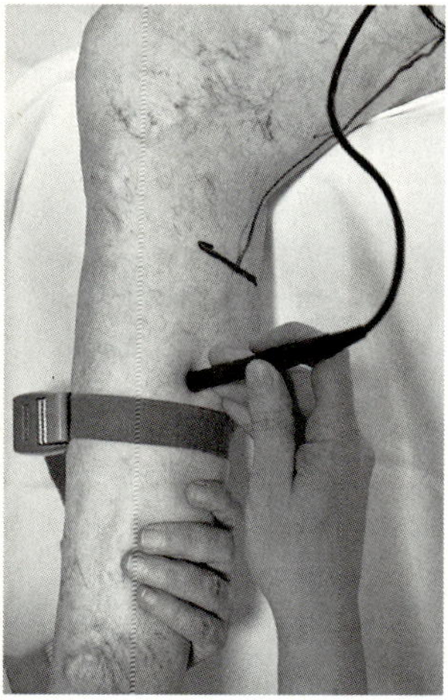

Abb. 98 Untersuchung einer Perforans-Vene mit der Stiftsonde. Zum Nachweis eines Refluxes muß die Kompression der Muskulatur distal des Stauschlauches erfolgen

6.6 Untersuchungsgang III Frage nach Klappeninsuffizienz

- **Normalbefund:** S.S. 171.
- **Pathologischer Befund (allgemein):**
  - Bei Klappenschlußunfähigkeit unter Valsalva-Manöver Reflux von > 1,5 Sekunden. Meist ist der Reflux während der gesamten Dauer des Preßversuchs nachweisbar.
  - Bei Untersuchung einer insuffizienten Perforansvene biphasisches Signal: während Muskelkompression ist die Strömung vom tiefen zum oberflächlichen Venensystem gerichtet. Bei Dekompression physiologische, vom oberflächlichen zum tiefen System gerichtete Strömung.
  - Jedes biphasische Strömungsverhalten im Rahmen eines Kompressions- /Dekompressionsmanövers ist pathologisch.
- **Spezieller pathologischer Befund:** S. primäre Stamm- und Seitenastvarikose der V. saphena magna mit Perforansinsuffizienz S. 185.

B-Bild

- Die B-Bild-Sonographie ist bei der Beurteilung der Venenklappenfunktion ohne Bedeutung.

Konventioneller Duplex, PW-Doppler

- **Indikation:**
  - Prüfung des Klappenbesatzes des gesamten oberflächlichen Beinvenensystems (s. Stiftsonde S. 164).
  - Auch Perforansvenen, die noch nicht zu einer tastbaren Faszienlücke geführt haben, können dargestellt und hinsichtlich ihrer Klappenschlußfähigkeit untersucht werden.
  - Prüfung des Klappenbesatzes des gesamten tiefen Beinvenensystems.
  - Im Bereich des oberflächlichen Venensystems erlaubt die Duplextechnik im Vergleich zur Stiftsonde eine bessere Beurteilung des Gefäßverlaufes sowie der Einmündung von Perforansvenen.
- **Schallkopf:**
  - Epifasziales Venensystem, Perforansvenen: 7,5 MHz oder 5 MHz-Schallkopf.
  - Tiefes Venensystem: 5 MHz-Schallkopf; bei sehr adipösen Oberschenkeln kann zur Untersuchung ein 3,5 MHz-Schallkopf notwendig sein.
  - Einsatz von elektronischen Linearsonden und mechanischen Annular-array-Schallköpfen.
- **Geräteeinstellung:**
  - Wahl eines niedrigen bis mittleren Bereichs der Dopplerfrequenzverschiebung, z. B. ± 1,5 – 2,5 KHz, sowie eines niedrigen Wandfilters, z. B. 50 Hz.
  - Einstellen der Nullinie in der Mitte des dargestellten Geschwindigkeitsbereiches. Dadurch bessere Dokumentation einer Strömungsumkehr beim Valsalva-Manöver.
  - Registrierung der Strömungssignale mit langsamer Aufzeichnungsgeschwindigkeit, z. B. 10 mm/s.

6.6 Untersuchungsgang III Frage nach Klappeninsuffizienz

- **Durchführung:**
  - *Beginn* der Untersuchung im Bereich der Leistenregion. Kontinuierliches Abfahren der Gefäße und punktuelle Ableitung von Strömungssignalen mit Durchführung und Dokumentation des Valsalva-Tests in Abständen von etwa 10 cm.
  - Die Duplextechnik ermöglicht eine topographische Orientierung anhand des B-Bildes und somit eine gezielte Ableitung von Strömungssignalen. Daher sind Modulationstests zur Unterscheidung von V. saphena magna und V. femoralis superficialis nicht erforderlich.
  - *V. saphena magna und V. saphena parva:* Darstellung der Mündungen und Verfolgen der Gefäße nach distal. Bestimmung der distalen Insuffizienzpunkte.
  - *Perforansvenen:* Insuffiziente Perforansvenen treffen, aus der Tiefe kommend, nahezu rechtwinklig oder in einem stumpfen Winkel auf das epifasziale Venensystem. Hier gezielte Ableitung von Strömungssignalen während manueller Wadenkompression. Das Anbringen von Tourniquets wie bei der Stiftsondentechnik ist nicht erforderlich.
  - *Tiefes Venensystem:* Untersuchung der V. femoralis communis, der V. femoralis superficialis, der V. poplitea und der tiefen Unterschenkelvenen.
- **Normalbefund:** S.S. 174.
- **Pathologischer Befund (allgemein):** Verlängerter Reflux unter Valsalva-Manöver und biphasisches Signal bei insuffizienten Perforansvenen s. Stiftsonde S. 167.
- **Spezieller pathologischer Befund:** S.S. 186.

Farbduplex

- **Indikation:** Es gelten die gleiche Indikationen wie für die konventionelle Duplex-Sonographie, s. S. 167.
- **Schallkopf:**
  - Epifasziales Venensystem, Perforansvenen: 7,5 MHz oder 5 MHz-Schallkopf.
  - Tiefes Venensystem: 5 MHz-Schallkopf. Bei sehr adipösen Oberschenkeln kann zur Untersuchung ein 3,5 MHz-Schallkopf notwendig sein.
  - Elektronische Linearsonden und mechanische Annular-array-Schallköpfe.
- **Geräteeinstellung:**
  - *Farbdopplerparameter*:
    - Niedriger Farbgeschwindigkeitsbereich, z. B. ± 0,8 KHz bzw. ± 14 cm/s bei einer Pulsrepetitionsrate von 1600/s.
    - Niedriger Farbwandfilter, z. B. 50 – 100 Hz.
    - Varianzkodierung nicht erforderlich.
    - Symmetrische Einstellung der Farbskala, dadurch verbesserter Nachweis eines Refluxes durch Farbwechsel.
    - Flacher Winkel zwischen Farbbox und untersuchter Vene.
  - *PW-Doppler-Parameter:* Standardeinstellung wie unter Untersuchungsgang I S. 155 beschrieben.

6.6 Untersuchungsgang III Frage nach Klappeninsuffizienz

- **Durchführung:**
  - Gleicher Ablauf der Untersuchung wie bei der konventionellen Duplexsonographie s. S. 167.
  - Nachweis eines Reflux bei Valsalva oder Kompressions- /Dekompressionsmanöver durch Farbumschlag. Das Farbsignal ersetzt jedoch nicht die Dokumentation des Refluxes durch das PW-Dopplersignal.
- **Normalbefund:** S.S. 175.
- **Pathologischer Befund (allgemein):**
  - Bei farbkodierter Untersuchung Darstellung eines Refluxes als Farbumschlag in die Gegenrichtung. Dauer des Farbumschlags > 1,5 Sekunden, meist ist er während des gesamten Valsalva-Manövers nachweisbar.
  - Bei einem Reflux unter Valsalva können hohe Geschwindigkeiten auftreten, so daß es während des Rückstroms nicht nur zu einem Farbumschlag, sondern auch zum Auftreten eines Farbalias-Phänomens kommt.
  - Die Lokalisation von Perforansvenen wird durch die Farbkodierung wesentlich erleichtert. Bei Klappeninsuffizienz kommt das biphasische Strömungsverhalten während des Kompressions-/Dekompressionstests als Rot-Blau-Umschlag zur Darstellung.
  - Die Ableitung eines PW-Dopplersignales aus der Perforansvene ist obligatorisch, Stauschlauch ist nicht erforderlich.
- **Spezieller pathologischer Befund:** S.S. 187.

6.7 Normalbefund

Grundlagen

- **S-Sound (spontaneous sound):**
  - *Definition:* Spontanes, ohne Provokationsmanöver ableitbares, venöses Strömungssignal.
  - *Eigenschaften:* Das spontane Strömungssignal zeigt im Normalfall eine Atmungsmodulation. Bei ruhiger, abdomineller Atmung kommt es inspiratorisch zu einer Abnahme, exspiratorisch zu einer Zunahme der Strömungsgeschwindigkeit.
  - *Lokalisation:*
    - S-Sounds sind regelmäßig über der V. femoralis communis und häufig über der V. femoralis superficialis ableitbar. Über der V. poplitea sind sie nur inkonstant nachweisbar, im Bereich der tiefen Unterschenkelvenen sind sie die Ausnahme.
    - Über der V. saphena magna ist nur im Bereich der Mündungsregion und gegebenenfalls über dem proximalen Abschnitt ein spontanes Signal ableitbar. Über der V. saphena parva und den übrigen epifaszialen Venen am Bein sind keine Spontansignale ableitbar.
- **A-Sound (augmented sound):**
  - *Definition:* Nach Provokation ableitbares venöses Strömungssignal.
  - *Provokationsmanöver* haben das Ziel, physiologische Strömung zu verstärken bzw. die Schlußfähigkeit des Klappenapparates zu prüfen. Folgende Provokationsmanöver kommen zum Einsatz:
    - Valsalva-Preßversuch, distale und proximale Kompression und Dekompression der Muskulatur.
    - Durch vertiefte Atmung werden mittelstarke Druckschwankungen im Abdomen erzeugt. Die Auswirkungen sind stärker als bei normaler Atmung, inspiratorisch erreicht das Strömungssignal die Nullinie.
  - *Valsalva-Manöver:* Wichtigster Test zur Prüfung der Venenklappenfunktion. Durchführung s. Untersuchungsgang I S. 149. Während des Preßversuches kommt es zum Strömungsstop, das Signal verläuft auf der Nullinie. Zu Beginn des Valsalva-Manövers ist häufig ein kurzer, klappenassoziierter Reflux nachweisbar. Die Dauer dieses physiologischen Refluxes überschreitet 1,5 Sekunden nicht.
  - Zur Ableitung von induzierten Strömungssignalen aus der V. poplitea wird die Wadenmuskulatur komprimiert. Das Auslösen von Strömungssignalen im Bereich der tiefen Unterschenkelvenen erfolgt durch manuelle Kompression der distalen Wade oder des Fußes.
  - Im Normalfall ist das induzierte Strömungssignal monophasisch. Ein Strömungssignal wird nur bei distaler Kompression und proximaler Dekompression der Muskulatur registriert.
  - Signale, welche durch distale Kompression erzeugt werden, haben eine höhere Intensität und Amplitude als solche, die infolge proximaler Dekompression entstehen. Im ersten Fall wird aktiv Blut von distal nach proximal verschoben, im zweiten Fall dagegen erfolgt der Abstrom des Blutes gewissermaßen passiv nach Lösen der proximalen Kompression.

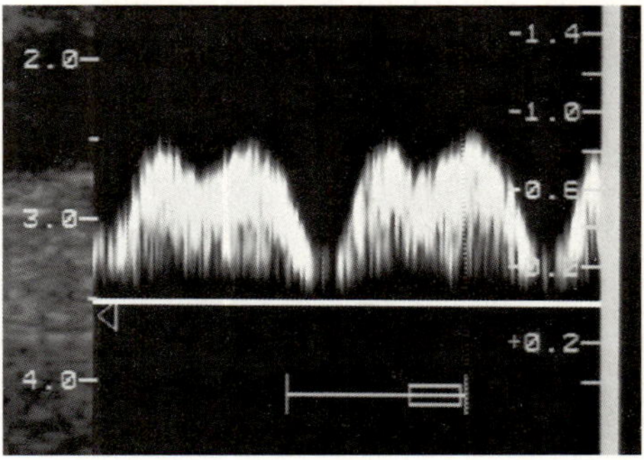

Abb. 99 Kardiale Modulation eines venösen Strömungssignales, hier der V. femoralis communis. Das Signal kommt zweigipflig zur Darstellung

- **Auswirkung der Herzaktion:**
  - Im eigentlichen Sinne sind Herzaktionen auch den S-Sounds zuzuordnen.
  - Im Gegensatz zu den Verhältnissen in der Vena cava und den Lebervenen (s. Abdominale Venen S. 240) ist der Einfluß der Herzaktion auf die Strömung in den Extremitätenvenen gering. In Einzelfällen kann jedoch eine kardiale Modulation des Strömungssignales dargestellt werden. Das Signal erscheint zweigipflig (s. Abb. 99). Der erste Gipfel ist verbunden mit dem Tiefertreten der Klappenebene während der Ventrikelsystole, der zweite Strömungsgipfel tritt in der Diastole auf und ist mit der Öffnung der Trikuspidalklappe verbunden. Die Vorhofkontraktion am Ende der Diastole ist mit einer Strömungsabnahme oder einem Nullfluß verbunden.
  - Ein „pseudopulsatiles" Strömungssignal ist bei schwerer pulmonaler Hypertonie mit Trikuspidalinsuffizienz ableitbar. Es kommt zum systolischen Strömungsstop oder Reflux.

Stiftsonde

- **V. femoralis communis:**
  - Über der V. femoralis communis ist regelmäßig ein spontanes, atmungsmoduliertes Strömungssignal ableitbar.
  - Bei vertiefter Atmung erreicht das Signal inspiratorisch die Nullinie. Bei Valsalva-Manöver Strömunsstop, initial klappenassoziierter physiologischer Reflux $<$ 1,5 Sekunden. Im Anschluß an ein Valsalva-Manöver ist kurzfristig eine verstärkte venöse Strömung nachweisbar (s. Abb. 100).
- **V. femoralis superficialis:**
  - Bei normgewichtigen Patienten sind spontane, atmungsmodulierte Strömungsignale ableitbar. Ihr Strömungsverhalten sowie Verhalten bei Valsalva entspricht der V. femoralis communis. Bei Adipositas kann die Ableitung solcher Signale mittels Stiftsondentechnik stark erschwert sein.
  - Fehlendes Spontansignal: Kein Beweis für eine Thrombose, weitergehende Abklärung mit B-Bild, konventionellem Duplex oder Farbduplex.
  - Ist ein spontanes, atmungsmoduliertes Signal ableitbar, so entspricht seine Abhängigkeit von der Atmungslage sowie das Strömungsverhalten bei Valsalva dem der V. femoralis communis.

6.7 Normalbefund

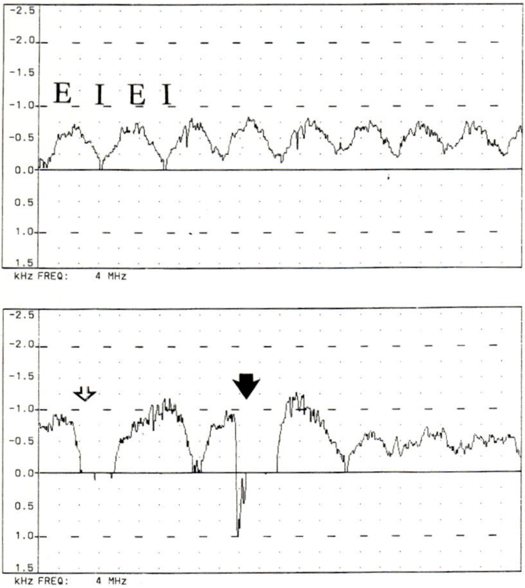

a

b

Abb. 100 a und b Atmungsmoduliertes Strömungssignal der V. femoralis communis, abgeleitet mit 4 MHz-Stiftsonde. Registrierung in Analogkurven-Technik. Aufzeichnungsgeschwindigkeit 5 mm/s. a) Einfluß der normalen Atmung: während der Exspiration (E) Zunahme der venösen Strömungsgeschwindigkeit; b) Einfluß einer vertieften Atmung und des Valsalva-Manövers: Bei vertiefter Atmung wird während Inspiration (offener Pfeil) die Nullinie erreicht. Zu Beginn des Valsalva-Manövers (geschlossener Pfeil) kurzer Reflux

➤ **V. poplitea:**
  - Über der V. poplitea sind mit der Stiftsonde spontane Strömungssignale seltener nachweisbar. In der Regel muß durch Kompression der Wadenmuskulatur ein Strömungssignal ausgelöst werden.
  - Bei repetitiver Durchführung der Wadenkompression kommt es zur Entleerung der venösen Blutspeicher und damit zur Abnahme der Intensität des induzierten Signales.
  - Die diagnostische Aussage der Stiftsondentechnik ist für die V. poplitea stark eingeschränkt (s. Untersuchungsgang I, S. 149 und Untersuchungsgang III, S. 164).

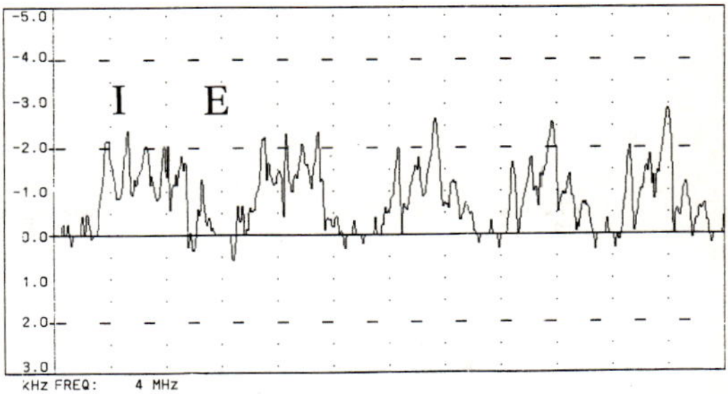

Abb. 101 Atmungsmoduliertes Strömungssignal der V. subclavia, infraklavikulär abgeleitet mit 4 MHz-Stiftsonde. Registrierung in Analogkurven-Technik, Aufzeichnungsgeschwindigkeit 10 mm/s. Inspiratorisch Zunahme (I), exspiratorisch Abnahme (E) der Strömung. Die deutlich erkennbaren spitzen Zacken stellen eine Überlagerung des Venensignales durch die A. subclavia dar

- **V. saphena magna:**
  - Über der V. saphena magna ist im Normalfall nur im Bereich der Mündungsregion ein atmungsmoduliertes Signal ableitbar.
  - Zu Beginn des Valsalva-Manövers ist regelmäßig ein kurzer, klappenassoziierter Reflux nachweisbar.
  - Über dem mittleren und distalen Abschnitt ist mit der Stiftsonde kein Spontansignal ableitbar. Diese Abschnitte können über eine Modulation am medialen Kniegelenkskondylus identifiziert werden.
- **V. subclavia:**
  - Das Strömungssignal und sein Verhalten hinsichtlich Valsalva-Manöver entsprechen dem der V. femoralis communis.
  - Im Gegensatz zur Situation an den unteren Extremitäten kommt es bei Inspiration durch Abnahme des intrathorakalen Druckes zu einer Steigerung der venösen Strömung (s. Abb. 101).

B-Bild

- Die tiefen Venen kommen, sofern sie frei von Thromben sind, bei der Untersuchung im Querschnitt als runde oder ovale Strukturen neben den gleichnamigen Arterien zur Darstellung. Der Durchmesser ist meist größer als der der Arterie.
- Bei korrekter Gain-Einstellung ist das Lumen frei von Binnenechos (s. S. 24).
- Das Venenlumen ist durch Sondendruck vollständig komprimierbar.
- Bei Valsalva kommt es im Normalfall zu einer geringen Zunahme des Venendurchmessers.

a

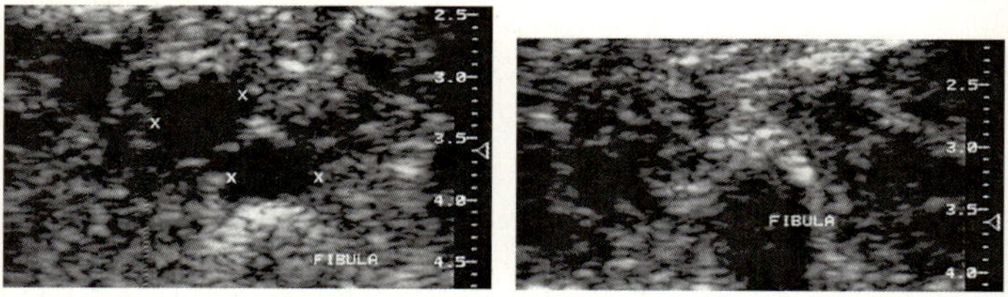

Abb. 102 a und b Darstellung der fibularen Venengruppe mit B-Bild-Technik. a) Ohne Kompression stellen sich die tiefen Unterschenkelvenen als ovale, echofreie Strukturen dar; b) durch Druck mit der Schallsonde vollständige Kompression des Venenlumens

Konventioneller Duplex, PW-Doppler

- Bezüglich der morphologischen Darstellung gelten die gleichen Kriterien wie bei der B-Bild-Technik.
- **V. femoralis communis:** S. V. femoralis communis bei Untersuchung mit Stiftsonde S. 171.
- **V. femoralis superficialis:**
  - Mittels konventioneller Duplextechnik sind bei Wahl entsprechend niedriger Geschwindigkeitsbereiche über dem gesamten Verlauf der V. femoralis superficialis atmungsmodulierte Strömungssignale ableitbar.
  - Gleiche Abhängigkeit von vertiefter Atmung und Valsalva-Manöver wie V. femoralis communis.
- **V. poplitea:**
  - Spontane Strömungssignale sind seltener nachweisbar und müssen durch Wadenkompression ausgelöst werden (s. Stiftsonde S. 171).
  - Das induzierte Signal ist monophasisch: Bei Wadenkompression herzwärtsgerichtete Strömung, bei Dekompression Sistieren der Strömung.
- **V. saphena magna:**
  - Bei der Wahl entsprechend niedriger Geschwindigkeitsbereiche sind häufig über dem gesamten Verlauf spontane Strömungssignale mit Atmungsmodulation ableitbar.
  - Zu Beginn des Valsalva-Manövers ist regelmäßig ein kurzer, klappenassoziierter Reflux nachweisbar.
- **Tiefe Unterschenkelvenen:**
  - Spontane, atmungsmodulierte Strömungssignale sind im Bereich der tiefen Unterschenkelvenen die Ausnahme.
  - Das Strömungssignal muß durch einen distalen Kompressionstest induziert werden. Die Strömung ist bei distaler Kompression herzwärts gerichtet.
  - Bei intaktem Klappenbesatz kann durch proximale Kompression keine Strömung ausgelöst werden.

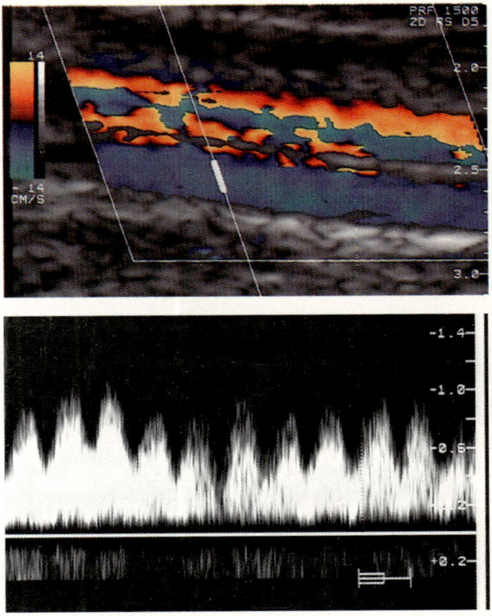

a

b

Abb. 103 a und b Spontanes Strömungssignal der V. brachialis. a) Farbkodierte Darstellung im Längsschnitt (blau), in der parallel verlaufenden A. brachialis wegen niedrigen Geschwindigkeitsbereichs Farbalias; b) Darstellung des Strömungssignals. Man erkennt eine Atmungsmodulation sowie eine Übertragung der Arterienpulsation auf die Vene

- **V. subclavia:** Abhängigkeit des Strömungssignales von der Atmungsphase sowie Reaktion auf Valsalva entsprechen dem Befund bei Stiftsondentechnik (s. S. 171).
- **V. axillaris, V. brachialis:**
  - Spontane Strömungssignale sind nicht immer nachweisbar.
  - Bei fehlendem Spontansignal muß durch Oberarm- bzw. Unterarmkompression ein Signal ausgelöst werden. Das induzierte Signal ist monophasisch. Bei Oberarmkompression herzwärtsgerichtete Strömung, bei Dekompression Stillstand der Strömung.
- **Tiefe Unterarmvenen:**
  - Es gelten die gleichen Angaben wie bei den tiefen Unterschenkelvenen.
  - Die Auslösung eines Strömungssignales durch einen distalen Kompressionstest gelingt nur selten. Diagnostisch richtungweisend ist die Komprimierbarkeit des Venenlumens mit der Schallsonde.

Farbduplex

- Bezüglich der morphologischen Darstellung gelten die gleichen Kriterien wie bei der B-Bild-Technik.
- Die Farbfüllung des Lumens der tiefen Beinvenen ist in Analogie zur Strömungsgeschwindigkeit abhängig vom Atmungszyklus. Bei abdomineller Atmung werden exspiratorisch die höchsten Strömungsgeschwindigkeiten erreicht und daher auch die bestmögliche venöse Strömungsdarstellung.

6.7 Normalbefund

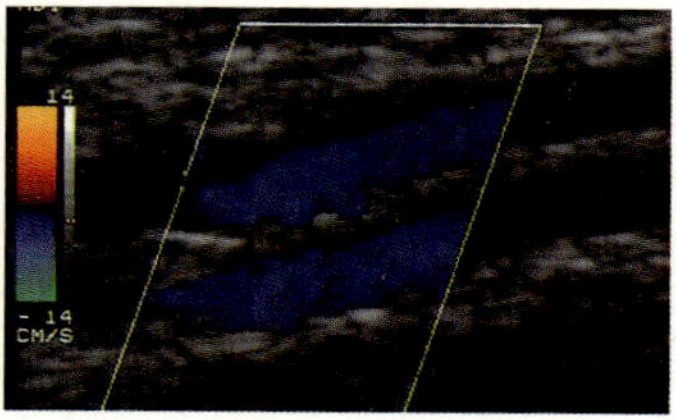

Abb. 104 Farbkodierte Darstellung einer zweiläufigen V. tibialis posterior während distaler Kompression

- Bei ruhiger, abdomineller Atmung kommt das venöse Strömungssignal ohne Farbwechsel zur Darstellung.
- Mit inspiratorischem Tiefertreten des Zwerchfells kommt es zur kontinuierlichen Abnahme der Geschwindigkeit. Die Strömungsdarstellung erfolgt in zunehmend dunkleren Farbtönen. Zum Zeitpunkt der maximalen Inspiration ist die venöse Blutflußgeschwindigkeit stark erniedrigt, so daß das Venenlumen zu diesem Zeitpunkt ohne Farbfüllung, also schwarz, erscheint.
- Bei einem Valsalva-Manöver kann der klappenassoziierte, physiologische Reflux durch einen kurzen Farbumschlag in die Gegenfarbe dargestellt werden.
- **Tiefe Unterschenkelvenen:** Bei Einstellung im Längsschnitt erfolgt die Durchführung des distalen Kompressions-/Dekompressionsmanövers. Bei intaktem Klappenbesatz kommen die tiefen Unterschenkelvenen nur bei distaler Kompression farbgefüllt zur Darstellung. Bei distaler Dekompression erscheint das Venenlumen schwarz.
- **V. subclavia:** Im Gegensatz zur Situation an den unteren Extremitäten ist die bestmögliche Farbfüllung des Venenlumens mit der Inspirationsphase verbunden (Strömungsverhalten und Reflux s. konventioneller Doppler S. 174)
- **V. axillaris und V. brachialis:** Der Strömungsnachweis wird durch Kompression der Armmuskulatur ausgelöst.
- **Tiefe Unterarmvenen:** S. konventionelle Duplextechnik. Das Auslösen eines Strömungssignales gelingt häufig nicht. Entscheidend ist der Sondenkompressionstest.

Stiftsonde

➤ **Bewertung und weiterführende Diagnostik:** Das Vorliegen einer Thrombose der V. femoralis superficialis kann mit der Stiftsondentechnik weder bewiesen noch ausgeschlossen werden.

B-Bild

➤ **Untersuchungsgang:** S. Untersuchungsgang I, B-Bild-Technik, Seite 150.
➤ **Befund:**
- *V. femoralis:*
  - V. femoralis communis sowie Mündungsregion der V. saphena magna vollständig kompressibel.
  - Bei *kompletter Thrombose* vollkommen aufgehobene Komprimierbarkeit der V. femoralis superficialis in den betroffenen Abschnitten.
  - Bei *inkompletter Thrombose* ist das Venenlumen nur partiell komprimierbar. Bei Valsalva-Manöver erfolgt keine oder nur eine minimale Zunahme des Durchmessers.
  - Zunahme des Durchmessers der komplett verschlossenen Vene auf das 1,5 – 2fache der A. femoralis superficialis.
- Bei flottierendem Thrombus ist das Venenlumen ebenfalls nur partiell komprimierbar, bei einem Valsalva-Manöver deutliche Zunahme des Venendurchmessers, der Thrombus scheint zentral im Venenlumen zu schweben.
- *Distale Venen:*
  - Bei Thrombose der V. femoralis superficialis kommt eine offene V. poplitea durch das proximale Abstromhindernis häufig kaliberstark und vollständig kompressibel zur Darstellung.
  - Die starke Strömungsverlangsamung kann in offenen, distalen Venenabschnitten *Spontanecho-Kontrastphänomene* zur Folge haben. Im Venenlumen wird die Strömung schlieren- und wolkenartig sichtbar. Dem Phänomen liegen wahrscheinlich geldrollenartige Zusammenlagerungen von Erythrozyten zugrunde. Auch bei Abstrombehinderung im Bereich der V. cava, z. B. Kompression durch den Uterus während Schwangerschaft, können im Bereich der tiefen Beinvenen Spontanecho-Phänomene beobachtet werden.

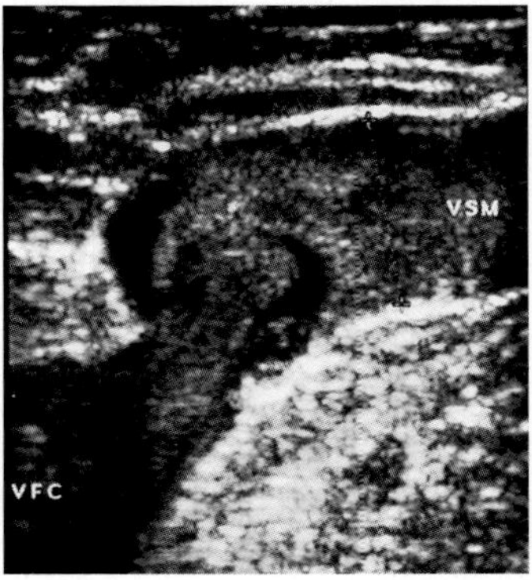

Abb. 105 Wolkenartiger Spontanechokontrast im Bereich der Saphena-Mündung und der V. femoralis communis. Der Befund wurde bei einer Patientin in der 36. Schwangerschaftswoche erhoben

6.8 Thrombose der V. femoralis superficialis

a 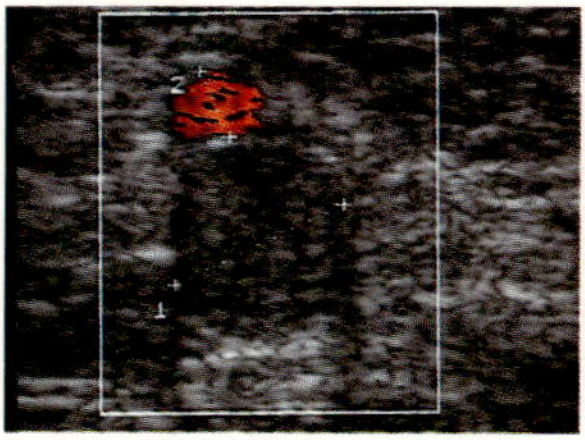

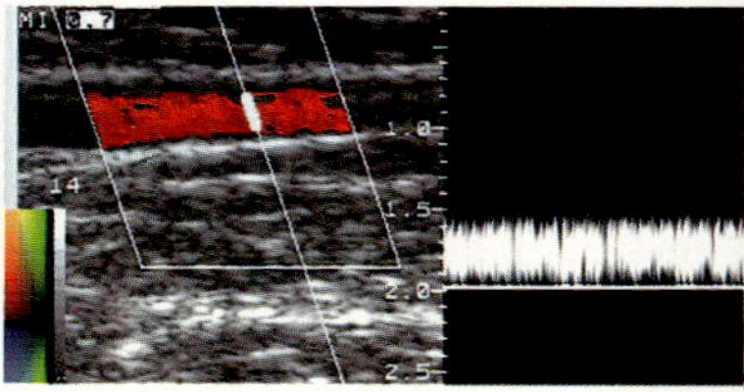

Abb. 106 a und b Thrombose der V. femoralis superficialis, Kollateralfunktion der V. saphena magna. a) Komplette Ausfüllung des Venenlumens durch homogenen Thrombus von mittlerer Echogenität, Durchmesserzunahme im Vergleich zur Arterie um das 2,5fache; b) typische Kollateralströmung der V. saphena magna. Spontanes Strömungssignal mit fehlender Atmungsmodulation

- **Bewertung und weiterführende Diagnostik:**
  - Sicherer Nachweis oder Ausschluß sowie die Lokalisation einer kompletten Thrombose der V. femoralis superficialis.
  - Erschwerter Nachweis partieller Thrombosierungen oder flottierender Thromben. Weiterführend sind hier konventioneller Duplex, Farbduplex sowie die Phlebographie.
  - Keine Aussage über Kollateralwege möglich.

Konventioneller Duplex, PW-Doppler

- **Indikation:**
  - Unklarer Befund bei der B-Bild-Sonographie, Differenzierung in komplette oder inkomplette Thrombosierung.
  - Beurteilung von Kollateralvenen.
- **Untersuchungsgang:** S. Untersuchungsgang I, Seite 155.
- **Befund:**
  - Differenzierung von kompletter und partieller Thrombosierung durch das Dopplersignal:
    - Bei partieller Thrombosierung ist die Strömung im Restlumen häufig beschleunigt, die Atmungsmodulation vermindert. Ein Reflux bei Valsalva zeigt eine bereits eingetretene Klappendestruktion an.
    - Bei kompletter Thrombose ist kein Dopplersignal mehr ableitbar.
  - *Kollateralfunktion der V. saphena magna* bei Thrombose des tiefen Venensystems:
    - Bei Verschlüssen der tiefen Beinvenen ist die V. saphena magna das wichtigste präformierte Kollateralgefäß.
    - Die Strömungscharakteristik ist abhängig von Volumenfluß und Gefäßdurchmesser.
    - Bei kompensatorisch erhöhtem Stromzeitvolumen ist in einer normalkalibrigen Saphena magna die Strömungsgeschwindigkeit stark erhöht, die Atmungsmodulation vermindert oder aufgehoben.
    - Bei ausbleibender Rekanalisation der tiefen Venen ist eine Durchmesserzunahme der Saphena magna zu beobachten. Bei unverändertem Volumenfluß ist im weiteren Verlauf eine Abnahme der initial erhöhten Geschwindigkeit zu beobachten.

  - Im günstigsten Fall kann die Saphena magna einen Verschluß der V. femoralis superficialis vollständig kompensieren. In dieser Situation können spontane, atmungsmodulierte Strömungssignale abgeleitet werden, wie sie normalerweise nur im tiefen Venensystem vorkommen.
- Über der *V. saphena magna* können, abhängig vom Ausmaß der Kollateralfunktion, unterschiedliche Befunde erhoben werden:
  - Fehlendes Spontansignal.
  - Spontansignal mit Strömungsbeschleunigung und verminderter oder aufgehobener Atmungsmodulation.
  - Spontansignal ohne Beschleunigung mit regelrechter Atmungsmodulation.
  - Die beschleunigte Kollateralströmung einer Saphena magna zeigt bei einem Valsalva-Manöver häufig nur eine mäßige bis geringe Strömungsabnahme. Die Nullinie wird in der Regel nicht erreicht.
- *Distale Venen:* Bei Thrombose der V. femoralis superficialis kann die Strömungsgeschwindigkeit in der V. poplitea so stark vermindert sein, daß selbst bei starker Verkleinerung des Meßbereichs und hoher Gain-Einstellung die Ableitung von Spontansignalen kaum gelingt. In diesem Fall muß durch Kompression der Wadenmuskulatur ein Strömungssignal in der V. poplitea induziert werden.

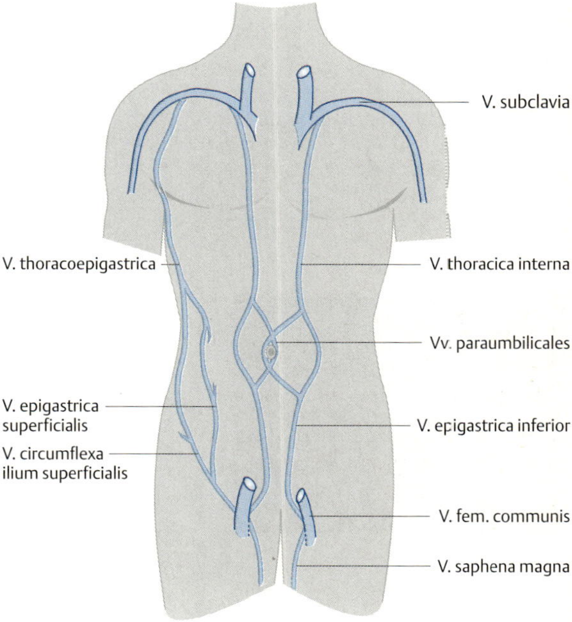

Abb. 107 Kollateralsysteme bei Verschluß der Becken- bzw. Oberschenkeletage

6.8 Thrombose der V. femoralis superficialis

- **Bewertung und weiterführende Diagnostik:**
  - Differenzierung von partieller und kompletter Thrombosierung.
  - Beurteilung der Lokalisation und Funktion von Kollateralvenen.
  - Durch konventionelle Duplextechnik erhält man bei Abklärung einer Thrombose der Oberschenkel- und Knieetage eine umfassende diagnostische Aussage, die nur selten einer weiterführenden Diagnostik wie der Phlebographie bedarf.

Farbduplex

- **Untersuchungsgang:**
  - S. Untersuchungsgang I S. 155.
  - Wahl eines niedrigen Farbgeschwindigkeitsbereiches zur Erfassung distal eines Verschlusses gelegener offener Venensegmente mit stark erniedrigter Strömungsgeschwindigkeit, bei symmetrischer Skalierung z. B. $\pm$ 0,6 KHz bzw. $\pm$ 8 cm/s.
- **Befund:**
  - S. Untersuchungsgang I, Farbduplex, S. 155.
  - *V. saphena magna:* Die V. saphena magna kann, abhängig vom Ausmaß der Kollateralfunktion, eine unterschiedliche farbkodierte Strömungsdarstellung zeigen (s. Kollateralfunktion der Saphena S. 178):
    - Fehlende Farbfüllung bei fehlendem Spontansignal.
    - Spontane farbkodierte Darstellung, gegebenenfalls mit Farbalias-Phänomen, bei Strömungsbeschleunigung und verminderter Atmungsmodulation.
    - Spontane farbkodierte Strömungsdarstellung ohne Farbalias bei regelrechter Atmungsmodulation.
- **Bewertung und weiterführende Diagnostik:** Die Farbduplextechnik ermöglicht bei Abklärung einer Thrombose der Becken-, Oberschenkel- und Knieetage eine umfassende diagnostische Aussage, die nur in Ausnahmefällen einer weiterführenden Diagnostik wie einer Phlebographie bedarf. Siehe auch Mehretagenthrombose S. 183, sowie Unterschenkelvenenthrombose S. 183.

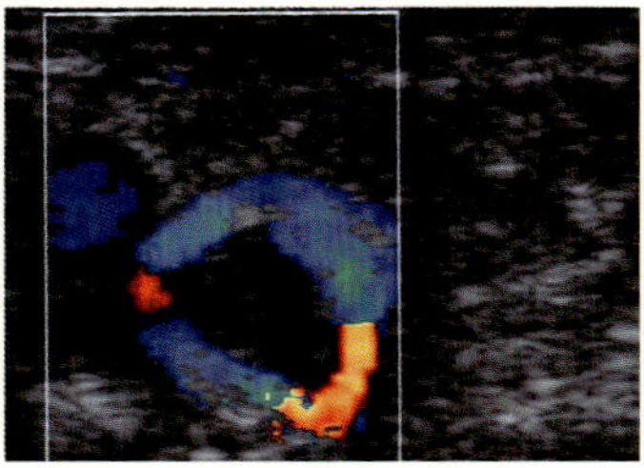

Abb. 108 Flottierender Thrombus bei Thrombose der V. femoralis superficialis, Darstellung im leicht angulierten Querschnitt. Der Thrombus ist vollständig von farbkodierter Strömungsinformation umgeben

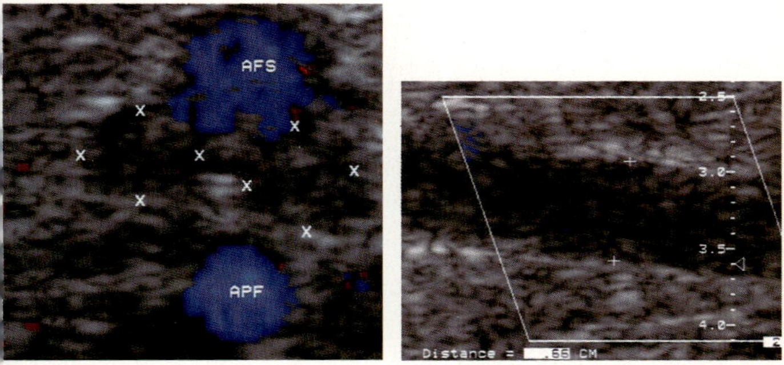

b

Abb. 109 a und b Thrombose einer doppelt angelegten V. femoralis superficialis. a) Querschnitt; b) Längsschnitt. Beide Schenkel sind homogen mit thrombotischem Material mittlerer Echogenität ausgefüllt; gute Abgrenzung vom Umgebungsgewebe, blaue Farbkodierung im Querschnitt: A. femoralis superficialis und A. profunda femoris

Klinisches Prozedere

- **Allgemeine Maßnahmen:**
  - Hochlagerung und Wickeln des Beines mit Kurzzugbinden.
  - Immobilisierung des Patienten für circa 1 Woche.
  - Vor der Mobilisierung Ausschluß flottierender Thromben und Anpassung eines oberschenkellangen Kompressionsstrumpfes Klasse 2.
- **Antikoagulation:**
  - Systemische Antikoagulation mit unfraktioniertem oder niedermolekularem Heparin. Tägliche Kontrolle der Gerinnungsparameter.
  - ***Cave:*** Heparininduzierte Thrombozytopenie (HIT) Typ II (Thrombozytenabfall um mehr als 50% des Ausgangswertes).
  - Überlappend mit der Heparin-Therapie Beginn der oralen Antikoagulation mit Vitamin K-Antagonisten.
- **Lysetherapie:**
  - Bei frischer Thrombose (klinisches Thrombosealter < 7 Tage) kann nach Ausschluß von Kontraindikationen eine systemische Lyse-Therapie erfolgen. Üblich ist eine ultrahohe Kurzzeitlyse mit der Verabreichung von 9 Millionen Einheiten Streptokinase innerhalb von 6 Stunden.
  - Alternative: Kontinuierliche Lyse mit Urokinase über 7 – 10 Tage.
- **Chirurgische Therapie:** Eine Indikation zur Thrombektomie besteht bei isolierter Thrombose der V. femoralis superficialis nicht.
- **Therapieausblick:**
  - Neuere Therapieregime verzichten zum Teil ganz auf die Immobilisierung von Patienten mit tiefer Oberschenkelvenenthrombose. Unter konsequenter Kompression erfolgt eine sofortige Mobilisierung.
  - Selektive Lyse über eine Fußrückenvene, weist jedoch keine höhere Rekanalisationsraten auf und wird daher nicht allgemein empfohlen.

6.9 Mehretagenthrombose

Stiftsonde

- **Untersuchungsgang:** S. Untersuchungsgang I S. 149.
- **Bewertung und weiterführende Diagnostik:**
  - Thrombosen der V. poplitea oder der tiefen Unterschenkelvenen können mit der Stiftsonde weder bewiesen noch ausgeschlossen werden.
  - Nachweis spontaner Strömungssignale in subkutanen Venen: Wichtiger Hinweis für eine tiefe Unterschenkelvenenthrombose bzw. Thrombose der V. poplitea und/oder der V. saphena magna am Unterschenkel. Die Diagnostik muß in jedem Fall durch ein bildgebendes Verfahren ergänzt werden.

B-Bild

- **Untersuchungsgang:**
  - S. Untersuchungsgang I, B-Bild-Technik, S. 150.
  - Bei Thrombose der V. poplitea muß eine Beteiligung der V. saphena parva ausgeschlossen werden. Darstellung und Identifizierung der Saphena parva s. Untersuchungsgang I S. 150.
  - ***Cave:*** Bei frischer Thrombose der V. poplitea sollte die Untersuchung der Saphena parva im Liegen bei leicht angewinkeltem Knie erfolgen.
- **Befund:**
  - *Komprimierbarkeit:*
    - V. femoralis communis und V. femoralis superficialis sind im gesamten Verlauf vollständig kompressibel. Besondere Sorgfalt ist bei der Untersuchung des distalen Segmentes der V. femoralis superficialis erforderlich (Untersuchung und Tip S. 150), um eine eventuelle Ausdehnung der Poplitea-Thrombose nach proximal zu erfassen.
    - Mündungsregion sowie V. saphena magna im gesamten Verlauf vollständig komprimierbar.
    - Vollkommen aufgehobene Komprimierbarkeit der V. poplitea bei kompletter Thrombose.
    - Thrombosierte tiefe Unterschenkelvenen kommen im Querschnitt als nicht komprimierbare, von der Umgebung abgrenzbare, ovale oder runde Binnenstrukturen zur Darstellung. Sie sind den gleichnamigen Arterien unmittelbar benachbart.
  - *Durchmesseränderungen:* S. Einetagenthrombose S. 177.
  - V. tibialis posterior und anterior sind in der Regel paarig, mitunter dreifach angelegt. Bei der Thrombosediagnostik soll die Anzahl der betroffenen Äste erfaßt und dokumentiert werden, ebenso die Lokalisation im proximalen, mittleren oder distalen Unterschenkeldrittel.
- **Bewertung und weiterführende Diagnostik:**
  - *B-Bild*: Sicherer Nachweis oder Ausschluß einer Thrombose der V. poplitea.
  - *Tiefe Unterschenkelvenen:* Hier können frische Thrombosen mit hoher Sicherheit nachgewiesen oder ausgeschlossen werden. Die Sensitivität liegt mit 90 - 95% gering unter dem entsprechenden Wert für die Oberschenkel- und Knieetage (94 – 100%).
  - *Phlebographie:*
    - Fehlender Nachweis von Thromben im B-Bild bei klinischen Zeichen einer tiefen Unterschenkelvenenthrombose.
    - Nachweis partieller Thrombosierungen und umflossener Thromben.
    - Bestimmung von Lokalisation und Ausdehnung einer Rethrombose bei vorbestehendem postthrombotischem Syndrom am Unterschenkel.

Konventioneller Duplex, PW-Doppler

➤ **Untersuchungsgang und Befund:**
- Einzelheiten s. Einetagenthrombose S. 178 und Untersuchungsgang I, PW-Doppler, S. 155.
- Gezielte Ableitung von Strömungssignalen aus Abschnitten mit mangelhafter oder fehlender Komprimierbarkeit unter Einsatz von Kompressions- und Dekompressionsmanövern der Muskulatur (A-Sound, s. S. 170).
- Ableitung von Strömungssignalen aus der V. saphena magna und parva.
- *V. saphena parva:* Auch das über dem Verlauf der V. saphena parva ableitbare Signal ist abhängig von deren Kollateralfunktion:
  - Bei Fehlen einer Verbindung zur V. saphena magna ist über der Saphena parva kein Spontansignal ableitbar.
  - Bei Verbindung zwischen Saphena magna und parva (sog. Giacomini-Anastomose): Kollateralfunktion der Saphena parva möglich mit beschleunigtem, spontanem Strömungssignal.

➤ **Bewertung und weiterführende Diagnostik:**
- S. Einetagenthrombose S. 178.
- Nachweis eines Kollateralsignales der Saphena magna hat im Vergleich zur Saphena parva eine größere diagnostische Bedeutung.

Farbduplex

➤ **Untersuchungsgang und Befund:** Einzelheiten s. Einetagenthrombose S. 180.

➤ **Bewertung und weiterführende Diagnostik:**
- Umflossene Thromben im Bereich der tiefen Unterschenkelvenen können nur unter günstigen Bedingungen (schlankes Bein, geringes Ödem) farbkodiert dargestellt werden, meist ist eine Phlebographie notwendig.

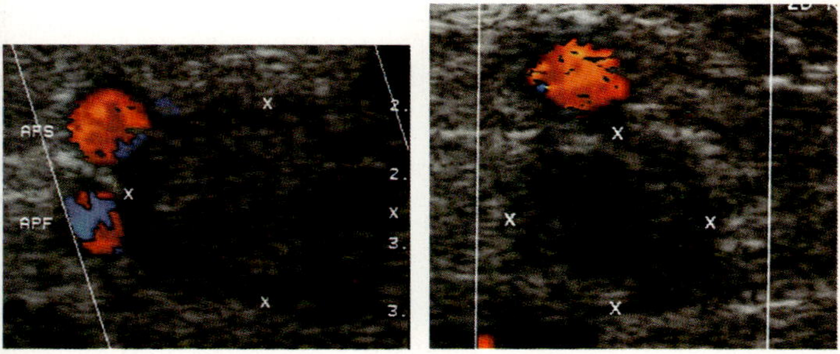

b

Abb. 110 a und b Mehretagenthrombose (V. femoralis communis, V. femoralis superficialis, V. poplitea) mit regional unterschiedlicher Echogenität. a) Thrombus in der V. femoralis communis mit homogener Darstellung und relativ hoher Echogenität; b) inhomogener Thrombus der V. poplitea mit geringer Echogenität im Zentrum

6.9 Mehretagenthrombose

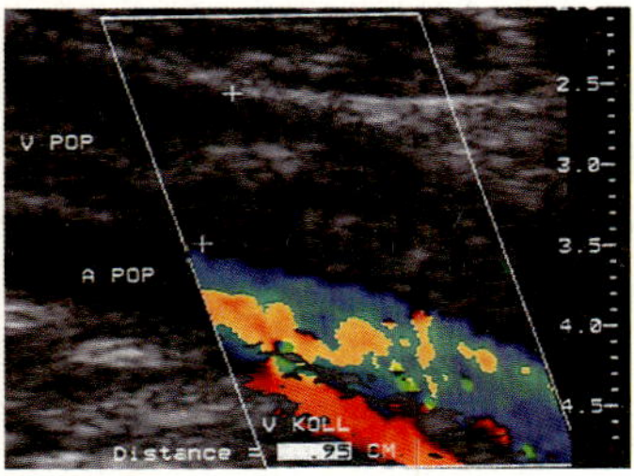

Abb. 111 Längsschnitt mit Farbkodierung. Strömungsdarstellung der A. poplitea mit Farbalias-Phänomen infolge niedrigen Farbgeschwindigkeitsbereichs. Unterhalb der A. poplitea kommt rot kodiert eine schmalkalibrige venöse Kollaterale zur Darstellung

- Der diagnostische Zugewinn durch konventionelle und farbkodierte Duplexsonographie gegenüber der B-Bild-Technik ist für den Unterschenkel im Gegensatz zu den übrigen Etagen des tiefen Becken-Beinvenensystems relativ gering. Dies betrifft vor allem die Frage nach einer neu aufgetretenen Thrombose.
- Bei der Abklärung eines postthrombotischen Syndroms oder einer Rethrombose kommt der konventionellen und farbkodierten Duplextechnik im Bereich der Unterschenkeletage große Bedeutung zu. S. postthrombotisches Syndrom S. 189 und Untersuchungsgang III, S 168.
- Fehlender Nachweis von Thromben in der Farbduplexsonographie und klinische Zeichen einer tiefen Unterschenkelvenenthrombose: Phlebographie.

Klinisches Prozedere

- **Allgemeine Maßnahmen:**
  - S. Einetagenthrombose S. 181.
  - Isolierte Thrombose der tiefen Unterschenkelvenen: Keine Immobilisierung, Patient wird mit konsequenter Kompressionstherapie mobilisiert.
- **Antikoagulation:** Es gelten die gleichen Richtlinien wie bei Einetagenthrombose, s. S. 181.
- **Lysetherapie:** Bei tiefer Unterschenkelvenenthrombose ist auch bei Beteiligung der V. poplitea eine Lysetherapie nicht indiziert.
- **Chirurgische Therapie:** Eine Indikation zur Thrombektomie besteht bei Thrombose der V. poplitea und der tiefen Unterschenkelvenen nicht.

Stiftsonde

➤ **Untersuchungsgang und Befund:**

- Einzelheiten s. Untersuchungsgang III S. 164.
- Bei Stammvarikose der V. saphena magna Stadium IV besteht eine Schlußunfähigkeit der Venenklappen im gesamten Verlauf des Gefäßes. Der Reflux bei Valsalva ist bis zum distalen Unterschenkel oder der Knöchelregion nachweisbar.
- Bei Beteiligung eines Seitenastes, z.B. der V. arcuata cruris posterior, ist ein Reflux auch hier nachweisbar.

➤ **Bewertung und weiterführende Diagnostik:**

- Sichere Bestimmung des distalen Insuffizienzpunktes der V. saphena magna mit der Stiftsonde.
- Seitenäste der Saphena magna sind mit der Stiftsonde nur bei sichtbarem Verlauf einer Refluxprüfung zugänglich. Modulationstests zum Auffinden der Seitenäste gibt es nicht.
- Die Stiftsonde ist nur zur Untersuchung von Perforansvenen geeignet, die bereits durch eine tastbare Faszienlücke lokalisiert werden können.
- Eine sichere Aussage über das tiefe Beinvenensystem ist mit der Stiftsonde nicht möglich. Zur Unterscheidung von primärer und sekundärer Varikose und vor geplanter operativer Sanierung ist daher ein Duplexverfahren oder die aszendierende Preßphlebographie erforderlich.

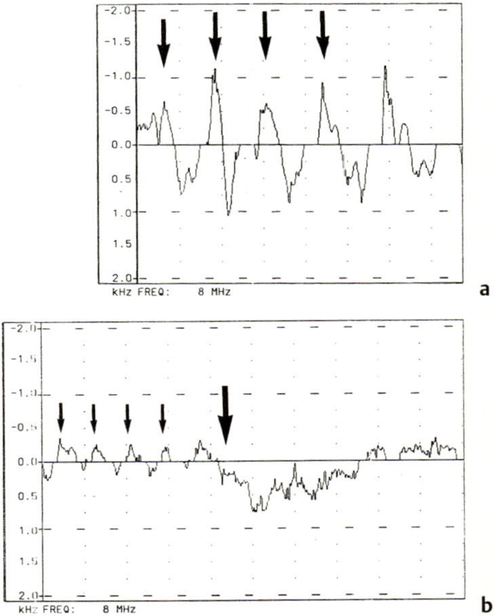

Abb. 112 a und b Stammvarikose der V. saphena magna. a) Ableitung des Strömungssignales in Kniegelenkshöhe mit 8 MHz-Stiftsonde, Aufzeichnung in Analogkurventechnik; b) während Valsalva-Preßversuch lang anhaltender Reflux

6.10 Stamm- und Seitenastvarikose der V. saphena magna

B-Bild

- **Indikation und Bewertung:**
  - Bei der Abklärung einer Stamm-, Perforans- und Seitenastvarikose ist die B-Bild-Technik ohne Bedeutung.
  - Der sonographische Nachweis eines in allen Etagen morphologisch unauffälligen und vollständig kompressiblen tiefen Venensystems mit B-Bild ist ein Hinweis für das Vorliegen der primären Form einer Varikose.
  - Klappenfunktion des tiefen und oberflächlichen Venensystems: Eine sichere Aussage ist nur mit einem Doppler- bzw. Duplexverfahren möglich.

Konventioneller Duplex, PW-Doppler

- **Untersuchungsgang:** Einzelheiten s. Untersuchungsgang III S. 167.
  - Gezielte Ableitung von Dopplersignalen aus Perforansvenen im Bereich tastbarer Faszienlücken, sowie aus Perforansvenen, die noch nicht zu einer Faszienlücke geführt haben. Auslösen eines Strömungssignales (A-Sound, s. S. 170) durch Kompression der Muskulatur unterhalb der Perforansvene.
- **Befund:**
  - *V. saphena magna:*
    - Bei kompletter Stammvarikose Stadium IV Schlußunfähigkeit der Venenklappen im gesamten Verlauf der V. saphena magna. Der Reflux bei Valsalva reicht bis zum distalen Unterschenkel oder der Knöchelregion (vgl. Untersuchungsgang III S. 167).
    - Bei inkompletter Stammvarikose ist die Mündungsregion intakt, der proximale Insuffizienzpunkt liegt im Bereich einer Perforansvene. Am Oberschenkel ist meist die Dodd-Perforansvene (Anatomie s. S. 140) Ausgangspunkt einer inkompletten Stammvarikose der Saphena magna.
    - Bei einer isolierten Seitenastvarikose ist der Saphena magna-Stamm im gesamten Verlauf intakt, es besteht lediglich eine Klappeninsuffizienz der Seitenäste. In der Regel ist eine Seitenastvarikose mit einer Stammvarikose kombiniert.
  - *Perforansvenen:*
    - Insuffiziente Perforansvenen münden, aus der Tiefe kommend, in einem stumpfen Winkel oder nahezu rechtwinklig in das epifasziale Venensystem ein. Sie sind meist kaliberstark und können den Durchmesser der insuffizienten V. saphena magna erreichen.
    - Insuffiziente Perforansvenen sind durch ein biphasisches Signal beim Kompressions-/Dekompressionstest gekennzeichnet (s. Untersuchungsgang III, S. 167).
  - *Tiefe Beinvenen:* Unterschiedliche Befunde bei einer Stammvarikose:
    - Intakter Klappenbesatz des tiefen Venensystems.
    - *Sekundäre tiefe Leitveneninsuffizienz* (Klappeninsuffizienz des tiefen Venensystems): Durchmesserzunahme der tiefen Beinvenen durch die Hyperzirkulation infolge Reflux und damit relative Schlußunfähigkeit der Venenklappen. Häufig finden sich eine Elongation und ein Kinking der V. femoralis superficialis und der V. poplitea. Unterscheidung vom postthrombotischen Syndrom durch Nachweis des weiten Kalibers und einer glatten Venenwand. Eine sekundäre tiefe Leitveneninsuffizienz tritt in der Regel nur nach langjährigem Bestehen einer ausgeprägten Stamm- und Perforansvarikose auf.

6.10 Stamm- und Seitenastvarikose der V. saphena magna

- Klappeninsuffizienz des tiefen Venensystems bei postthrombotischer Klappendestruktion. Bei gleichzeitigem Bestehen eines postthrombotischen Syndroms und einer Varikose handelt es sich mit großer Wahrscheinlichkeit um eine sekundäre Varikose.

➤ **Bewertung und weiterführende Diagnostik:**
- Die konventionelle Duplextechnik erlaubt bei Abklärung einer Varikose eine umfassende diagnostische Aussage, nur selten bedarf es einer weiterführenden Diagnostik wie der Phlebographie.

Farbduplex

➤ **Untersuchungsgang und Befund:**
- Es gelten die gleichen Kriterien wie bei konventioneller Duplextechnik, s. S. 186, und Untersuchungsgang III S. 168.
- Die Ableitung und Dokumentation von PW-Dopplersignalen aus dem epifaszialen System, den Perforansvenen und dem tiefen Leitvenensystem ist obligatorisch.

➤ **Bewertung und weiterführende Diagnostik:**
- Es gelten die gleichen Angaben wie bei konventioneller Duplextechnik, s. o.
- Die Lokalisation insuffizienter Perforansvenen wird verbessert.

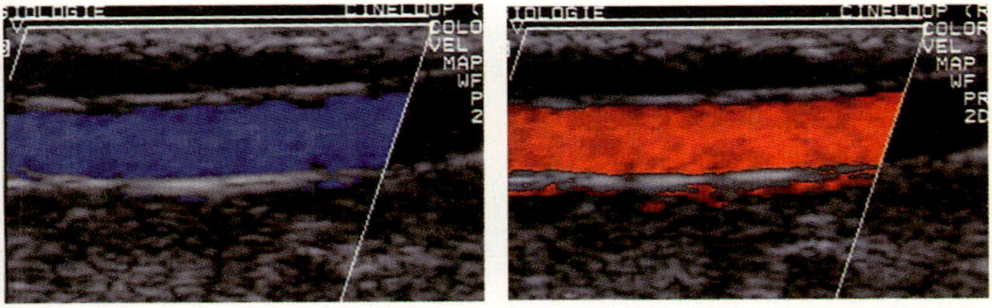
b

Abb. 113 a und b Stammvarikose der V. saphena magna. Farbkodierter Nachweis des Refluxes. a) Orthograde Strömung von distal nach proximal blau kodiert; b) Strömungsumkehr bei Valsalva-Manöver rot kodiert

Abb. 114 Insuffiziente Perforansvene. Nachweis des Refluxes mit PW-Doppler. Das Sample volume ist im Bereich des Fasziendurchtritts plaziert. Bei distaler Kompression (DK) Strömung auf den Schallkopf zu, Darstellung oberhalb der Nullinie. Bei Dekompression (DD) Umkehr der Strömungsrichtung, Darstellung der physiologischen Strömung von der Oberfläche zur Tiefe unterhalb der Nullinie

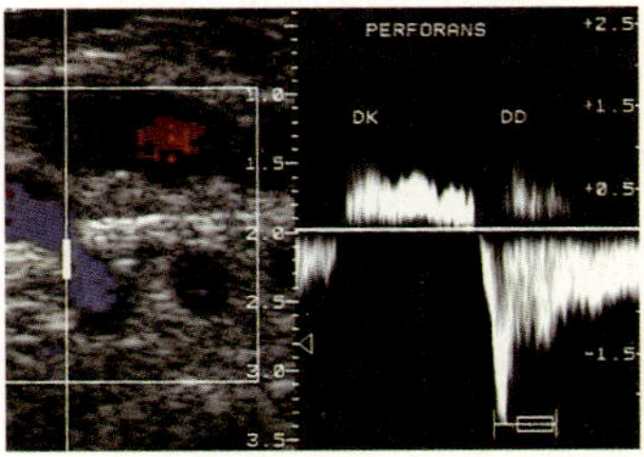

6.10 Stamm- und Seitenastvarikose der V. saphena magna

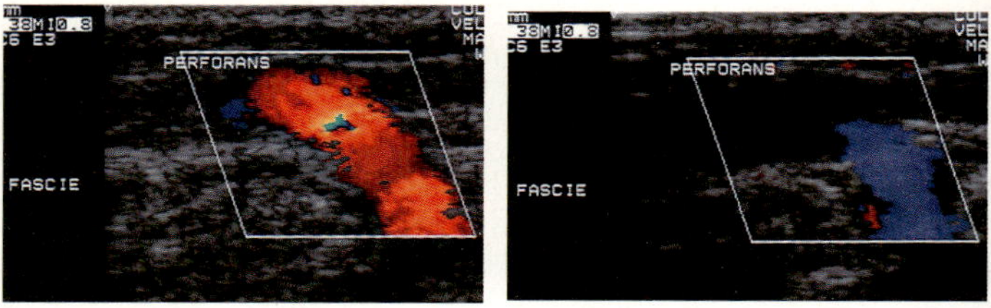

a

Abb. 115 a und b Insuffiziente Perforansvene. Farbkodierter Nachweis des Refluxes. a) während distaler Kompression rot kodierte Darstellung der Strömung vom tiefen zum epifaszialen Venensystem; b) beim Lösen der Kompression Richtungsumkehr und Darstellung der physiologischen Strömung in blauer Farbe

Klinisches Prozedere

- **Allgemeines:**
  - Die Indikation zum therapeutischen Vorgehen ist abhängig von objektiven Kriterien wie dem Stadium der chronisch venösen Insuffizienz (Einteilung nach Widmer s. S. 162, Tabelle 23) sowie vom subjektiven Empfinden und Leidensdruck des Patienten.
  - Langes Stehen und Sitzen soll vermieden werden.
  - Bei Adipositas Gewichtsreduktion anstreben.
- **Kompressionstherapie:**
  - Kompressionstherapie mit Strumpf: Länge und Kompressionsklasse sind abhängig von der Lokalisation der Varikose und dem Stadium der chronisch venösen Insuffizienz. In der Regel ist im Stadium I ein Strumpf der Klasse 1, im Stadium II und III ein Strumpf der Klasse 2 ausreichend.
  - Im Stadium III kann eine Intensivierung der Kompression durch Anwendung von Pelotten (Kompressionshilfen aus Kunststoffmaterial) und Wickeln mit Kurzzugbinden erforderlich sein.
- **Sklerosierungstherapie:**
  - Gute Ergebnisse bei Besenreiser- und Seitenastvarikose sowie bei retikulären Varizen. Die Rezidivrate ist bei diesen Formen der Varikose gering.
  - Schlechte Ergebnisse bei Stamm- und Perforansvarikose, hier hohe Rezidivrate.
- **Operative Therapie:**
  - Indikation und operative Technik sind abhängig von der Lokalisation der Varikose und dem Stadium der chronisch venösen Insuffizienz.
  - Komplettes Stripping der V. saphena magna nach Babcock.
  - Partielle Saphena-Resektion.
  - Krossektomie.
  - Perforansligatur, ggf. endoskopische Technik.

Grundlagen

- **Untersuchungsgang** bei klinischem Verdacht auf postthrombotisches Syndrom mit Sekundärvarikose s. tiefe Beinvenenthrombose S. 148 und Klappeninsuffizienz S. 163.
- **Untersuchungsbedingungen** s. tiefes Venensystem S. 163 und epifasziales Venensystem S. 163.

Befunde

- **Stiftsonde:** Einzelheiten s. Untersuchungsgang III S. 164 und primäre Stamm- und Seitenastvarikose der V. saphena magna S. 185.
- **B-Bild:**
  - *Venenlumen:* Das Venenlumen ist bei Komplettrekanalisation meist gut, bei nur partieller Rekanalisation schlecht und bei ausgebliebener Rekanalisation häufig nicht mehr vom Umgebungsgewebe abgrenzbar. Eine rekanalisierte Vene weist oft eine unregelmäßig konturierte Wand auf. Anstelle des ursprünglich einen Lumens können mehrere, irregulär begrenzte Lumina zur Darstellung kommen. Das rekanalisierte Gefäß kann von bindegewebigen Septen durchsetzt sein.
  - *Durchmesser:* Bei nur partieller Rekanalisation ist der Durchmesser des eröffneten Lumens mäßig bis stark vermindert, bei vollständiger Rekanalisation kann der Durchmesser im Normbereich liegen.
  - *Komprimierbarkeit:* Bei kompletter Rekanalisation vollständige, bei nur partieller Rekanalisation unvollständige Komprimierbarkeit der Vene.
- **Konventioneller Duplex, PW-Doppler:** Gleiche morphologische Kriterien wie bei B-Bild.
  - *Tiefes Venensystem:* Über rekanalisierten Segmenten des tiefen Venensystems bei Valsalva-Manöver Reflux. Bei proximal gelegenen Abschnitten mit intaktem Klappenbesatz ist der Valsalva-Test zum Nachweis einer distal gelegenen Klappendestruktion nicht geeignet. In diesem Fall Refluxprüfung durch proximalen Kompressions- und distalen Dekompressionstest, s. Untersuchungsgang III S. 167.
  - *V. saphena magna und Perforansvenen:* Einzelheiten s. Untersuchungsgang III S. 162 und primäre Stamm- und Seitenastvarikose der V. saphena magna S. 186.
- **Farbduplex:**
  - Morphologische Kriterien: S. B-Bild.
  - Dopplersonographische Kriterien: Siehe konventioneller Duplex.
- **Bewertung und weiterführende Diagnostik:**
  - Mit der Stiftsonde kann eine Untersuchung des epifaszialen Venensystems erfolgen, für das tiefe Venensystem ist sie nicht geeignet.
  - Die B-Bild-Technik liefert wichtige Informationen über Wand und Binnenstruktur der komplett oder partiell rekanalisierten Vene, erlaubt aber keine Aussage über die Schlußfähigkeit des Klappenbesatzes.
  - Konventionelle und Farbduplextechnik sind bei Abklärung eines postthrombotischen Syndroms die diagnostischen Methoden der Wahl. Sie erlauben eine Aussage über das tiefe und oberflächliche Venensystem, die Perforansvenen, genaue Etagenlokalisation ebenso wie die Unterscheidung von postthrombotischer Klappendestruktion und mangelndem Klappenschluß bei sekundärer tiefer Leitveneninsuffizienz (s. S. 186).

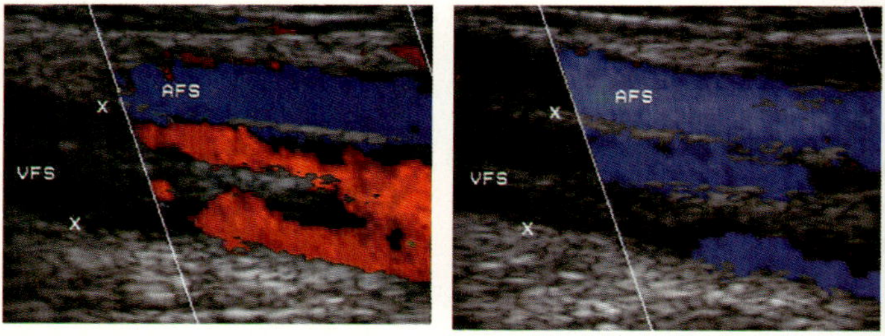

a

Abb. 116 a und b Rekanalisierte V. femoralis superficialis mit Klappendestruktion. Farbkodierte Untersuchung. Im Lumen der Vene sind strangartige Binnenstrukturen zu erkennen. a) Orthograde Strömung während Exspiration bei normaler Atmung (rote Farbkodierung); b) Reflux bei Valsalva-Manöver, Umkehr der Strömungsrichtung (blaue Farbkodierung). Oberhalb der Vene Darstellung der A. femoralis superficialis (blau)

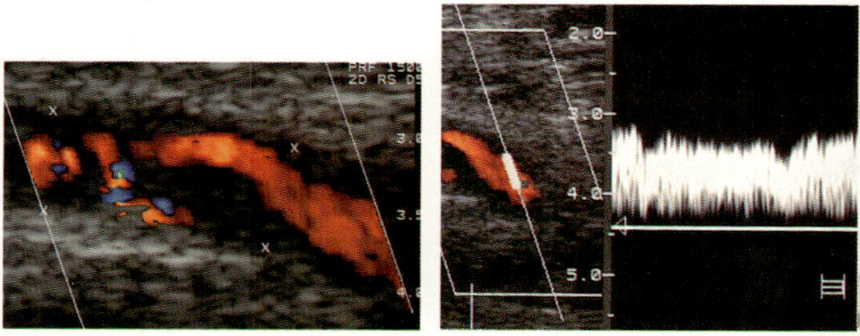

a

Abb. 117 a und b Thrombose der V. poplitea mit partieller Rekanalisation. a) Im Venenlumen farbkodiert mehrere Rekanalisationsstraßen mit irregulärem Verlauf; b) Strömung nicht beschleunigt, jedoch bandförmig mit aufgehobener Atmungsmodulation

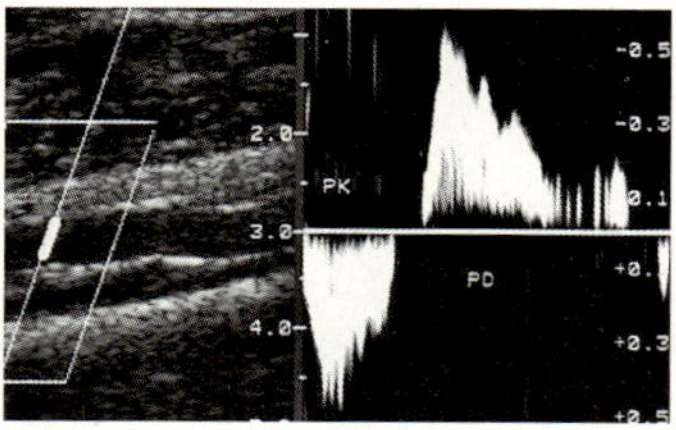

Abb. 118 Rekanalisierter Ast der posterioren Venengruppe. Untersuchung mittels PW-Doppler. Bei proximaler Kompression (PK) Reflux auslösbar, Strömungsdarstellung unterhalb der Nullinie, während Dekompression orthograde Strömung mit Darstellung oberhalb der Nullinie

- Problematisch kann bei Anwendung der Farbduplextechnik die Differenzierung eines unvollständig rekanalisierten Hauptgefäßes von venösen Kollateralen sein. In der Tiefe liegende Kollateralen sind meist durch einen intakten Klappenbesatz gekennzeichnet, während epifasziale Gefäße mit Kollateralfunktion (z. B. Saphena magna) häufig klappeninsuffizient sind.
- Aszendierende Preßphlebographie: Weiterführende Diagnostik bei unklaren Befunden und geplanter operativer Sanierung im Bereich des epifaszialen Venensystems wie auch bei der Frage einer Rethrombose.

Klinisches Prozedere

➤ Die Therapie ist abhängig vom Ausmaß der trophischen Störungen der Haut und der Schwellneigung des Beines. Stadieneinteilung der chronisch venösen Insuffizienz s. S. 162, bei postthrombotischem Syndrom mit Klappendestruktion des tiefen Systems und sekundärer Varikose besteht meist ein Stadium III.

➤ Basistherapie ist eine effektive Kompressionbehandlung. Sie erfolgt mit einem Kompressionsstrumpf Klasse 2 oder 3. Bei floridem Ulcus cruris Anwendung von Pelotten und Kompressionsverband mit Kurzzugbinden.

➤ Chirurgisches Vorgehen: Bei mangelhaftem Erfolg der konservativen Therapie Perforansligatur und Stripping der Sekundärvarizen erforderlich.

6.12 Weitere pathologische Befunde

Armvenenthrombose

- **Untersuchungsgang :** Vorgehen bei klinischem Verdacht auf Armvenenthrombose s. Untersuchungsgang II S. 157.
- **Sonographischer Befund:**
  - *Stiftsonde*: Über subkutanen Kollateralen im Bereich des Thorax und der Schulterregion spontane, hochfrequente Strömungssignale mit aufgehobener Atmungsmodulation. Bei kompletter Thrombose der V. subclavia fehlendes venöses Strömungssignal bei supra- und infraklavikulärer Sondenposition.
  - *B-Bild*: Bei kompletter Thrombose fehlende Komprimierbarkeit des Venenlumens. Erschwerte Durchführung des Sondenkompressionstestes an der V. subclavia wegen enger Nachbarschaft der Klavikula, s. auch S. 159.
  - *Konventioneller Duplex, PW-Doppler und Farbduplex*: Differenzierung von partieller und kompletter Thrombosierung und flottierenden Thromben der V. subclavia, s. S. 160.
- **Bewertung und weiterführende Diagnostik:**
  - Die Stiftsondentechnik läßt nur eine Aussage über die V. subclavia zu. Die übrigen Abschnitte des tiefen Armvenensystems sind nicht hinreichend beurteilbar.
  - Die Farbduplexsonographie ist zur Beurteilung der V. subclavia die Methode der Wahl.
  - Zur Beurteilung von V. axillaris und V. brachialis sind B-Bild-Technik, konventioneller Duplex und Farbduplex gleichermaßen geeignet. Nachweis und Ausschluß einer Thrombose sind mit hoher Sicherheit möglich.
  - Die Beurteilung der tiefen Unterarmvenen ist mittels sonographischer Techniken schwierig.
  - Phlebographie:
    - Armphlebographie bei unklaren Befunden im Bereich der tiefen Unterarmvenen und der V. brachialis erforderlich.
    - Im Bereich intrathorakaler Abschnitte der V. subclavia und der V. brachiocephalica, die sonographischen Techniken nicht zugänglich sind.
  - Aussage über die V. cava superior: CT, MRT oder beidseitige Armphlebographie; der vorhofnahe Abschnitt der Cava superior kann auch mittels multiplaner transösophagealer Echokardiographie dargestellt werden.
- **Klinisches Prozedere:**
  - Bei starker Schwellung des Armes Hochlagerung und Wickeln mit Kurzzugbinden.
  - Immobilisierung nur bei flottierenden Thromben erforderlich.

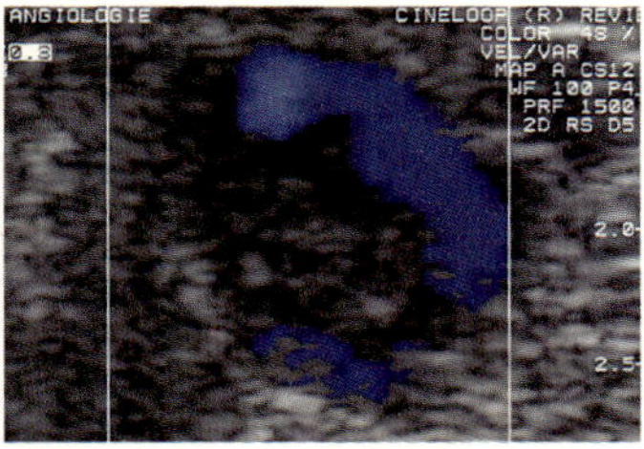

Abb. 119 Partiell umflossener Thrombus am Übergang der V. axillaris in die V. subclavia. Darstellung im leicht angulierten Querschnitt. Blau kodiert: Strömung im Restlumen

- Antikoagulation mit unfraktioniertem oder niedermolekularem Heparin (s. S. 181); überlappende Gabe von Vitamin-K-Antagonisten.
- Eine systemische Lysetherapie wird nur in Ausnahmefällen durchgeführt.
- Eine Thrombektomie ist bei tiefer Armvenenthrombose nicht indiziert.
- Auch bei persistierendem Verschluß ist die Prognose günstig. Ein postthrombotisches Syndrom wird an den oberen Extremitäten nicht beobachtet.

Phlegmasia coerulea dolens

- **Definition:** Thrombose des gesamten venösen Systems einer Extremität mit Behinderung des arteriellen Einstroms.
- **Klinik:**
  - Extrem schmerzhafte Beinschwellung, Extremität livide und kalt, Auftreten hämorrhagischer Blasen.
  - Drohende Gangrän.

  Cave: Die Abgrenzung von arterieller Thrombose bzw. arterieller Embolie ist mitunter schwierig!
- **Untersuchungsgang:**
  - Wie Untersuchungsgang I s. S. 148.
  - Zusätzliche Untersuchung der arteriellen Perfusion der Extremität, s. S. 96.
- **Sonographischer Befund:**
  - *Stiftsonde:* Es sind keine spontanen Strömungssignale ableitbar. Zu Anfang liegen die arteriellen Perfusionsdrücke im Normbereich; dadurch ist die Abgrenzung von einem primär arteriellen Verschluß möglich. Im weiteren Verlauf mit Übergang in das gangränöse Stadium Absinken des Knöchelarteriendruckes auf nicht mehr meßbare Werte.
  - *B-Bild:* Aufgehobene Komprimierbarkeit des tiefen und oberflächlichen Beinvenensystems in allen Etagen. Bei einer Phlegmasia coerulea ist das Venenlumen komplett thrombosiert.
  - *Konventioneller Duplex, PW-Doppler:* Morphologische Kriterien siehe B-Bild. Es sind keine spontanen Strömungssignale ableitbar. Auch durch Kompressionstests können keine venösen Signale induziert werden.
  - *Farbduplex:*
    - Morphologische Kriterien: Siehe B-Bild.
    - Dopplersonographische Kriterien: Siehe konventioneller Duplex.
- **Bewertung und weiterführende Diagnostik:**
  - Die Bedeutung der Stiftsonde bei der Phlegmasia liegt in der Bestimmung des arteriellen Perfusionsdruckes (obligat!).
  - Zur Beurteilung des tiefen Beinvenensystems sind B-Bild-Technik, konventioneller Duplex und Farbduplex nahezu gleich geeignet. Sie erlauben eine sichere Diagnose, so daß Phlebographie und/oder Angiographie in der Regel überflüssig sind.
- **Klinisches Prozedere:**
  - *Gefäßchirurgischer Notfall!*
  - Venöse Thrombektomie indiziert.
  - Systemische Lysetherapie nicht indiziert, da zeitaufwendig und kaum erfolgversprechend.

6.12 Weitere pathologische Befunde

Beckenvenenthrombose

➤ **Grundlagen:**
- Isolierte Thrombosen der Beckenetage sind relativ selten. Sie werden beobachtet in der Schwangerschaft, nach Sectio oder nach abdominellen Eingriffen. Weitere Ursachen stellen mechanische Abflußhindernisse wie Tumorkompression oder der Beckenvenensporn dar. Der Venensporn (Anatomie s. S. 233) ist die Ursache für das linksseitig gehäufte Auftreten von Beckenvenenthrombosen.
- Vorgehen bei klinischem Verdacht auf Beinvenenthrombose s. S. 148.
- Untersuchungsbedingungen s. S. 149.
- Schallkopf: 3,5 MHz-Sonde für V. iliaca und V. cava, für die übrigen Abschnitte des tiefen Beinvenensystems 5 MHz-Sonde.

➤ **Sonographischer Befund:**
- *Stiftsonde:* In Abhängigkeit von Sondenposition und Kollateralisation können unterschiedliche Befunde erhoben werden:
  - Über der V. femoralis communis ist die Ableitung eines nicht beschleunigten Signals mit verminderter Atmungsmodulation möglich.
  - Im Bereich der Leistenregion sind die Dopplersignale stark beschleunigt und weisen keine Atmungsmodulation mehr auf. Es handelt sich um Signale der V. epigastrica superficialis, der V. pudenda externa und V. circumflexa ilium superficialis sowie deren Äste. Sie stellen über die Bauchdecke wichtige Kollateralverbindungen zum Einzugsgebiet der V. cava superior dar.
- *B-Bild:*
  - Aufgehobene Komprimierbarkeit der thrombosierten V. iliaca. Die der Beckenetage vorgeschalteten, offenen Abschnitte des tiefen Beinvenensystems erscheinen weitlumig und sind vollständig kompressibel.
  - Die im Bereich des sog. Venensterns (s. S. 139) nach kranial abgehenden Gefäße mit Kollateralfunktion (V. epigastrica, V. pudenda externa und V. circumflexa ilium superficialis) kommen kaliberstark zur Darstellung.
- *Konventioneller Duplex, PW-Doppler:*
  - Differenzierung von partieller und kompletter Thrombosierung der V. iliaca. Bei nur partieller Thrombosierung beschleunigte Strömung mit aufgehobener Atmungsmodulation im Restlumen. Die Strömung in den offenen, vorgeschalteten Abschnitten des Beinvenensystems ist infolge des proximalen Abstromhindernisses verlangsamt, die Atmungsmodulation vermindert.
  - In Kollateralgefäßen Strömungsbeschleunigung und aufgehobene Atmungsmodulation. Das Valsalva-Manöver hat eine Abnahme der Strömungsgeschwindigkeit in Bauchdeckenkollateralen zur Folge, die Nulllinie wird jedoch nicht erreicht. In intraabdominellen Kollateralen dagegen kommt es zum Strömungsstop.
- *Farbduplex:* Befunde s. Untersuchungsgang I S. 155.

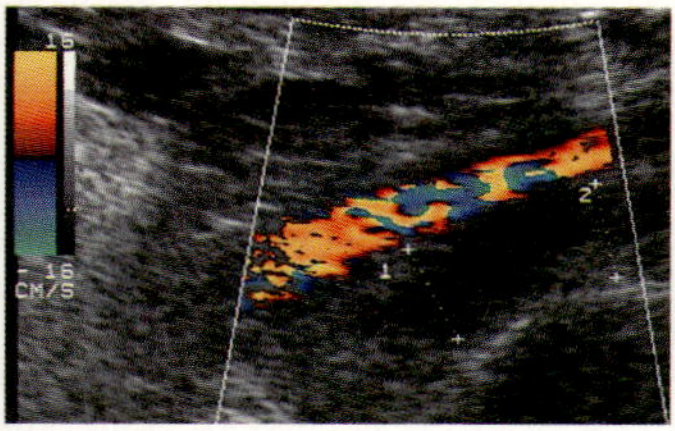

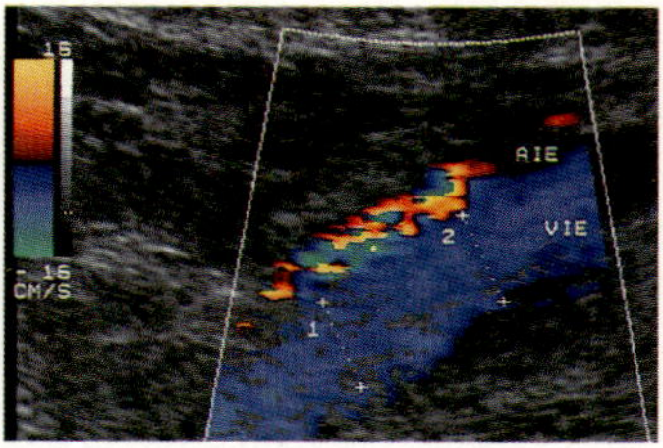

b

Abb. 120a und b Beckenvenenthrombose ohne Rekanalisation. Farbkodierte Untersuchung, Längsschnitt. PRF 1250 /s, Farbgeschwindigkeitsbereich ±16 cm/s, Farbwandfilter 100 Hz. a) Die ursprüngliche V. iliaca externa (Distanzmarken) ist vom Umgebungsgewebe praktisch nicht mehr abgrenzbar; b) regelrechte Darstellung der kontralateralen V. iliaca. Wegen des niedrigen Geschwindigkeitsbereiches kommt die A. iliaca mit Farbalias zur Darstellung

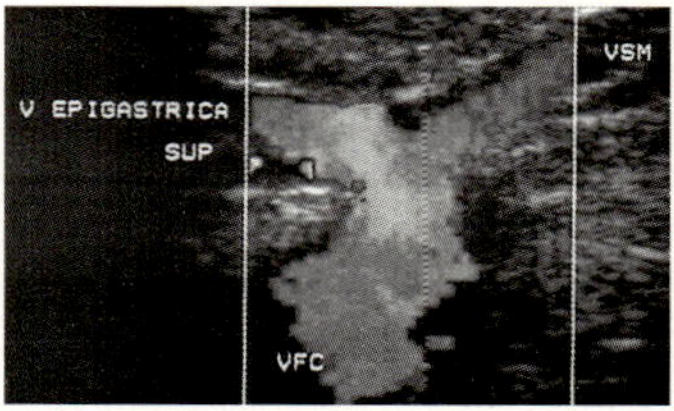

Abb. 121 Krossenregion im Längsschnitt bei alter Beckenvenenthrombose. V. femoralis offen. Kaliberstarke Darstellung der nach kranial ziehenden V. epigastrica superficialis. Kaliberstarke epigastrische oder suprapubische Venen müssen den Verdacht auf ein Abstromhindernis im Bereich der Beckenetage lenken

➤ **Bewertung und weiterführende Diagnostik:**

- Die Stiftsonde läßt nur eine indirekte Aussage über die vorgeschaltete Beckenstrombahn zu.
- Kollateralsignale im Bereich der Leistenregion können sowohl bei Beckenvenenthrombose, bei Thrombose der V. femoralis communis als auch bei Verschluß der V. femoralis superficialis auftreten. Der Nachweis des Kollateralsignales erlaubt somit keine Etagenlokalisation.
- Die Farbduplexsonographie ist das bildgebende diagnostische Verfahren der 1. Wahl und beschleunigt das Auffinden der Gefäße, vor allem bei Adipositas.
- Bei unklarem Befund ist ein Vergleich mit der V. iliaca der Gegenseite hilfreich.
- Phlebographie: Selten erforderlich bei erheblicher Adipositas, Luftüberlagerung oder postoperativen Zuständen.
- Bei Mehretagenthrombosen ist die Duplextechnik im Beckenbereich der Phlebographie häufig überlegen, weil das Kontrastmittel die Beckenetage bei vorgeschalteter tiefer Beinvenenthrombose nur verzögert erreicht, die Kontrastierung der V. iliaca ist ungenügend.

6.12 Weitere pathologische Befunde

- **Klinisches Prozedere:**
  - Abhängig vom Thrombosealter, Begleiterkrankungen sowie vom Alter des Patienten.
  - Thrombektomie bei klinischem Thrombosealter < 4 Tage. Beim Auftreten von Beckenvenenthrombosen in der Schwangerschaft, peri- und postpartal sowie nach Sectio oder anderen operativen Eingriffen ist in der Regel ein chirurgisches Vorgehen indiziert.
  - Lysetherapie bei klinischem Thrombosealter < 7 Tage.
  - Bei klinischem Thrombosealter > 7 Tage, maligner Grunderkrankung sowie Alter des Patienten > 65 Jahre sind weder Lyse noch Thrombektomie indiziert.
  - Antikoagulation sowie Kompressionstherapie mit oberschenkellangem Strumpf Klasse 2.
  - Bei persistierendem Beckenvenenverschluß und erheblicher Schwellneigung des Beines sollte die Anlage eines veno-venösen Querbypasses (Palma-OP) von der V. femoralis communis der betroffenen zur V. femoralis communis der Gegenseite (Material meist Goretex) erwogen werden.

Normalbefund

➤ **Stiftsonde:**
- Einzeldokumentation der V. femoralis superficialis und der V. saphena magna, gegebenenfalls der V. popliteaund der V. saphena parva mit Valsalva-Manöver und/oder Kompressions-/Dekompressionstest.
- Am Arm Einzeldokumentation der V. subclavia.
- Kurvendokumentation mit einem Papiervorschub von mindestens 10 mm/s.

➤ **B-Bild:**
- Dokumentation der V. femoralis superficialis und der V. poplitea im Querschnitt ohne und mit Kompression.
- Dokumentation der Mündungsregion der V. saphena magna im Bereich der V. femoralis communis und der Mündung der V. saphena parva in die V. poplitea im Längsschnitt.

➤ **Konventionelle Duplexsonographie, Farbduplextechnik:**
- Dokumentation der V. femoralis communis, der V. femoralis superficialis, der V. poplitea, der V. saphena magna und V. saphena parva im Längsschnitt mit dazugehörigem PW-Dopplersignal während der Provokation durch Valsalva oder Muskelkompressionsmanöver.
- Bei farbkodierter Untersuchung Dokumentation der Blutströmung in Farbe (Video, Farbprinter oder optische Platte).

Pathologischer Befund

➤ **Stiftsonde:**
- Gleiche Dokumentation wie bei Normalbefund.
- Zusätzlich Dokumentation von Kollateralströmungssignalen mit Angabe der Ableitungsstellen.

➤ **B-Bild:**
- Gleiche Dokumentation wie bei Normalbefund.
- Zusätzlich Dokumentation der Inkompressibilität thrombosierter Venen.

➤ **Konventionelle Duplexsonographie, Farbduplextechnik:**
- Gleiche Dokumentation wie bei Normalbefund.
- Zusätzlich Dokumentation der Inkompressibilität thrombosierter Venen.
- Bei partieller Thrombose Dokumentation des Dopplersignals der Strömung im Restlumen in Verbindung mit Längsschnitt. Bei farbkodierter Untersuchung Dokumentation der Flußaussparung im Quer- und Längsschnitt.
- Zusätzliche Dokumentation von Kollateralströmungssignalen mit Angabe der Ableitstellen.
- Bei Klappeninsuffizienz Dokumentation jedes einzelnen Refluxes mittels Dopplersignal; jedes Manöver zur Prüfung der Klappenfunktion (Valsalva, Kompressions-/Dekompressionstest) muß über einen Zeitraum von mindestens 2 Sekunden aufgezeichnet werden. Bei farbkodierter Untersuchung Dokumentation der Blutströmung in Farbe (Video, Farbprinter, optische Platte).

7.1 Anatomie der abdominalen Arterien

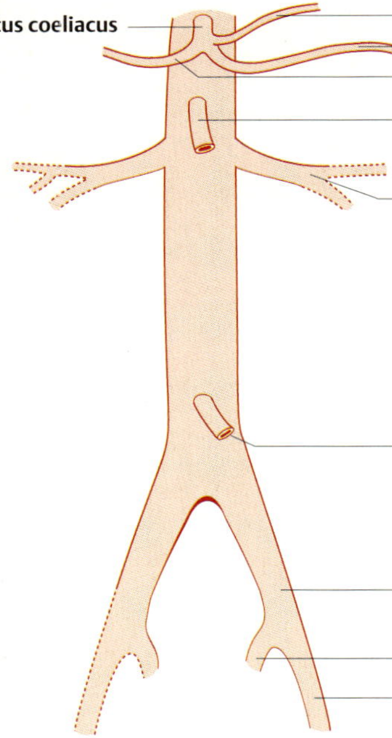

Abb. 122 Anatomie der abdominalen Arterien

Aorta abdominalis

- **Verlauf:** Nach Durchtritt durch das Zwerchfell in Höhe von BWK 12/LWK 1 verläuft die Aorta unmittelbar vor bzw. links neben der Wirbelsäule. Sie teilt sich in Höhe von LWK 4/5 in die beiden Aa. iliacae communes.
- **Durchmesser:** Distal der Nierenarterienabgänge ist regelmäßig eine Reduktion des Gefäßdurchmessers nachweisbar. Normaler Durchmesser 2,5 cm im kranialen Anteil, im kaudalen Anteil nach Abgang der Nierenarterien 2,0 cm, bei Patienten über 50 Jahre ist ein Durchmesser bis 3,0 cm physiologisch.
- **Anatomische Varianten:** Sehr selten, Vorkommen beim Situs inversus.

Äste der Aorta

- **Truncus coeliacus:** Erstes großes, nach dem Zwerchfelldurchtritt der Aorta im Abdominalraum abgehendes Gefäß.
  - *Ursprung:* In Höhe von LWK 1 ventral aus der Aorta.
  - *Verlauf:* Der Truncus coeliacus teilt sich bereits nach 2 – 3 cm in seine drei Hauptäste: A. hepatica communis, A. lienalis und A. gastrica sinistra . Der kaliberkräftigste Ast ist die A. lienalis. Die A. gastrica sinistra läßt sich sonographisch kaum darstellen.
- **A. mesenterica superior:**
  - *Ursprung:* Sie entspringt etwa 0,5 – 2 cm unterhalb des Truncus coeliacus in Höhe von LWK 2 nach ventral.
  - *Verlauf:* Aorta und A. mesenterica superior bilden in der Sagittalebene im Abgangsbereich einen spitzen Winkel von 15 – 30°. Die A. mesenterica superior läuft etwa 5 – 7 cm parallel zur Aorta nach distal und wird von der linken Nierenvene unterkreuzt. Im Längsschnitt läßt sich die quergetroffene Nierenvene deshalb in dem spitzen Winkel zwischen Aorta und A. mesenterica superior darstellen. Der normale Durchmesser beträgt etwa 0,6 cm.
  - *Versorgungsgebiet:* Dünndarm, Colon ascendens, rechts gelegene $^2/_3$ des Colon transversum sowie Teile des Pankreas.
- **Nierenarterien:**
  - *Ursprung:* Knapp unterhalb des Abganges der A. mesenterica superior, bei der linken Nierenarterie häufig etwas höher als rechts.
  - *Verlauf:* Nahezu horizontal.
  - *Rechte Nierenarterie:* Entspringt etwa bei 10 Uhr aus der Aorta, wendet sich nach dorsal und verläuft in der Regel hinter der Vena cava inferior. Wegen ihres gebogenen Verlaufes wird sie retrokaval meist tangential angeschnitten.
  - *Linke Nierenarterie:* Entspringt bei 3 – 4 Uhr aus der Aorta und verläuft parallel und kaudal der Nierenvene. Die linke Nierenvene zieht als Leitstruktur über die Aorta hinweg zur Vena cava und wird von der A. mesenterica superior überkreuzt.
- **Arteria mesenterica inferior:**
  - *Ursprung:* Aus der Aorta in Höhe des LWK 3, etwa 3 cm proximal der Aortenbifurkation, nach ventral oder ventro-lateral .
  - *Verlauf:* Das Gefäß zieht nach links und ist deutlich kaliberschwächer als die A. mesenterica superior.
  - *Versorgungsgebiet:* linkes Drittel des Colon transversum, Colon descendens, Sigma sowie Teile des Rektums.
- **Anatomische Varianten:**
  - Gemeinsamer Abgang des Truncus coeliacus mit der A. mesenterica superior in 7% der Fälle.
  - Abgang der A. hepatica communis direkt aus der Aorta in 3% der Fälle (dadurch Verwechslungsgefahr mit der rechten Arteria renalis), oder aus der A. mesenterica superior (3%). Andere Varianten sind extrem selten.
  - Die Nierenarterien verlaufen nur bei 75% der Patienten in der beschriebenen Weise, aufgrund der komplexen Ontogenese des Organs sind Variationen wie zum Beispiel doppelte Nierenarterien häufig.

7.1 Anatomie der abdominalen Arterien

Arteria iliaca communis, externa und interna

➤ **Verlauf:**
- Die A. iliaca communis teilt sich nach einer Strecke von 5 – 7 cm in Höhe des Überganges LWK 5/Os sacrum in die Aa. iliacae externa und interna.
- Die A. iliaca externa zieht auf dem M. psoas nach lateral und kaudal. Im proximalen Abschnitt liegt die A. iliaca externa vor der Vene, im distalen Abschnitt lateral von ihr. Unterhalb des Leistenbandes setzt sich die A. iliaca externa direkt in die A. femoralis communis fort.
- Die A. iliaca interna zieht nach Abgang aus der A. iliaca communis nach medial. Sie teilt sich in einen kaliberkräftigeren anterioren und kaliberschwächeren posterioren Ast.

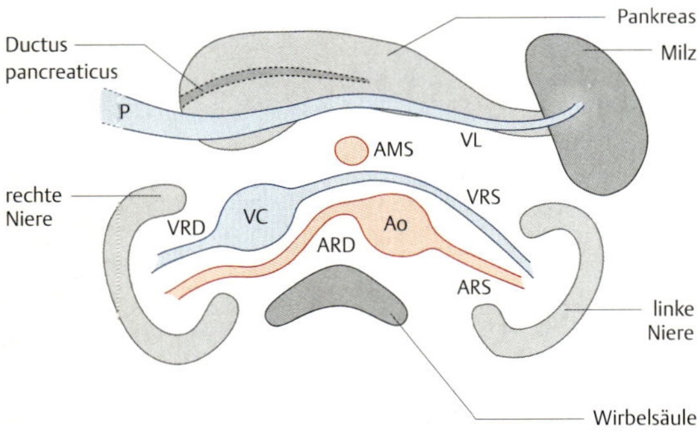

Abb. 123 Oberbauchquerschnitt. Schematische Darstellung der Oberbauchorgane und der abdominalen Gefäße. Ao = Aorta; AMS = A. mesenterica superior; ARS = A. renalis sinistra; ARD = A. renalis dextra; VC = V. cava; VRS = V. renalis sinistra; VRD = V. renalis dextra; VL = V. lienalis; P = Pfortader

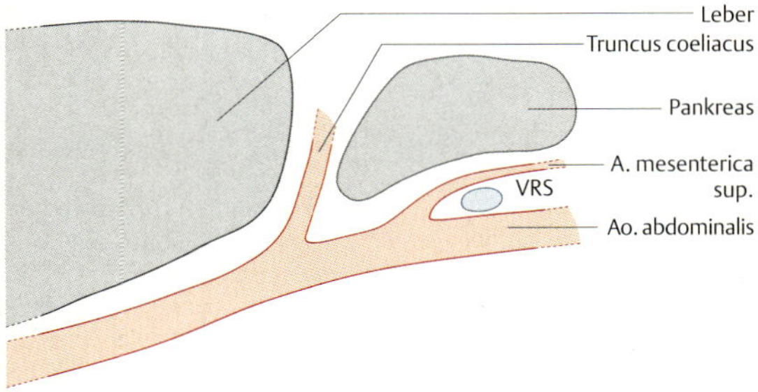

Abb. 124 Oberbauchlängsschnitt. Schematische Darstellung der Oberbauchorgane und der abdominalen Gefäße. Ao = Aorta abdominalis; VRS = V. renalis sinistra

7.2 Untersuchung abdominaler Arterien mit B-Bild

Voraussetzungen

- **Schallkopf:** Niederfrequenter elektronischer oder mechanischer 3,0 oder 3,5 MHz-Schallkopf.
- **Untersuchungsbedingungen:**
  - Nüchterner Patient.
  - Kurze Ausruhphase vor der Untersuchung, temperierter Raum.
  - Entspannte Rückenlage des Patienten, angewinkelte Knie (Knierolle).

Untersuchungsgang

- **Darstellbare Gefäße:** Aorta abdominalis, nur bei sehr schlanken Patienten sind auch die Iliakalgefäße hinreichend beurteilbar. Die übrigen abdominalen Arterien können mit ausreichender diagnostischer Sicherheit nur mit der Duplexmethode beurteilt werden.
- **Aorta abdominalis:**
  - Darstellung im Querschnitt sowie im Längsschnitt (Schnittebenen s. Duplexmethode, S. 202).
  - Beurteilung des Gefäßverlaufes sowie der Morphologie der Gefäßwand.
  - Bestimmung des Durchmessers.

Diagnostische Aussage

- **Aneurysma:** Der Nachweis eines Aortenaneurysmas ist mittels B-Bild-Sonographie mit hoher diagnostischer Sicherheit möglich. Bei entsprechender Größe können auch Aneurysmen der übrigen Abdominalarterien erkannt werden. Auch eine Aussage über thrombotische Ablagerungen ist möglich (s. Aneurysma der Aorta abdominalis S. 224).
- **Dissektion:** Bei guten Schallbedingungen (Patient nüchtern, normgewichtig, kein Meteorismus) kann der Nachweis einer Dissektionsmembran der Aorta abdominalis, gegebenfalls auch deren Fortsetzung in die Iliakalgefäße, mit der B-Bild-Technik erbracht werden. Eine Unterscheidung von echtem und falschem Lumen ausschließlich mittels B-Bild-Technik setzt eine EKG-getriggerte Untersuchung voraus: Das wahre Lumen ist an seiner systolischen Expansion zu erkennen. Nähere Angaben s. Aortendissektion S. 228.
- **Wandauflagerungen:** Arteriosklerotische Veränderungen mit Kalkeinlagerung lassen sich infolge starker Echogenität und distaler Schallschattenbildung leicht nachweisen. Aussagen über die Oberflächenbeschaffenheit von Plaquestrukturen sind jedoch bei den niederen Schallfrequenzen, wie sie zur Abdomensonographie erforderlich sind, kaum möglich.
- **Stenose, Verschluß:** Eine Aussage über die hämodynamische Relevanz einer Stenose und die Unterscheidung einer Stenose von einem Verschluß ist mit B-Bild nicht möglich (s. Verschluß der A. iliaca externa S. 220).

7.3 Abdominale Arterien/Duplexsonographie

Aorta abdominalis

- **Indikation zur Untersuchung:**
  - Abklärung eines Aortenaneurysmas:
    - Pulsierende abdominelle Raumforderung.
    - Akutes Abdomen.
    - Schockzustand unklarer Ätiologie mit Verdacht auf Aneurysmaruptur.
    - Verlaufsuntersuchung bei bekanntem Aortenaneurysma, nach operativer oder interventioneller Therapie.
    - Screening bei Nachweis eines Aneurysmas anderer Lokalisation, z.B. Poplitea-Aneurysma.
    - Abklärung einer peripheren arteriellen Embolie.
  - Abklärung arterieller Strombahnhindernisse proximal des Leistenbandes.
  - Abklärung einer Aortendissektion:
    - Bestimmung der abdominellen Ausdehnung bei thorakaler Dissektion.
    - Verdacht auf Mesenterialarterienabgang aus falschem Lumen.
- **Mögliche pathologische Befunde:** S. Aorta abdominalis S. 201.
- **Duplexmethode:** Farbkodierte Darstellung erleichtert das Auffinden der Nierenarterienabgänge und Mesenterialgefäße und die Plazierung des PW-Doppler-Sample volumes.
- **Untersuchungsbedingungen:** S. B-Bild S. 201.
- **Schallkopf:** Elektronischer 3,5 MHz Curved-array-Schallkopf oder mechanischer 2,5 – 3,5 MHz Annular-array-Schallkopf.
- **Grundeinstellung des PW-Dopplers:**
  - Geschwindigkeitsbereich –0,5 bis +1,5 m/s.
  - Positionierung der Nullinie im unteren Bereich der Skala.
  - Wandfilter des PW-Dopplers ca. 100 – 150 Hz.
  - Größe des Sample volumes ca. 2/3 des Gefäßdurchmessers.
  - Registrierung der Strömungssignale mit Winkelkorrektur.
  - Darstellung der physiologischen Strömungsrichtung oberhalb der Nullinie.
  - Aufzeichnungsgeschwindigkeit der Dopplersignale 50 mm/s.
- **Grundeinstellung des Farbdopplers:**
  - Größe des Farbfensters ca. 4×4 cm.
  - Farbgeschwindigkeitsbereich bei symmetrischer Skalierung ± 1,25 KHz bzw. ±30 cm/s, entsprechend einer PRF von 2500/s.
  - Farbwandfilter ca. 200 – 300 Hz.
  - Varianzkodierung zugeschaltet.
  - Die individuelle Anpassung der Farbkodierung erfolgt an einem nicht pathologisch veränderten Arteriensegment. Bei Darstellung der Aorta sollen im Längsschnitt die systolischen Maximalgeschwindigkeiten ohne Farb-Alias wiedergegeben werden. Eine Anhebung des Farbgeschwindigkeitsbereiches auf ± 40 – 50 cm/s kann erforderlich sein.
- **Schnittführung:**
  - *Medianer Oberbauchquerschnitt:* Durch Kippen und/oder Kaudalverschieben des Schallkopfes wird die Aorta (mit Truncus coeliacus und A. mesenterica superior) aufgesucht. Leichte Inspiration begünstigt die Darstellung des proximalen Abschnitts. Die routinemäßige Messung des Gefäßdurchmessers erfolgt im infrarenalen Abschnitt der Aorta.

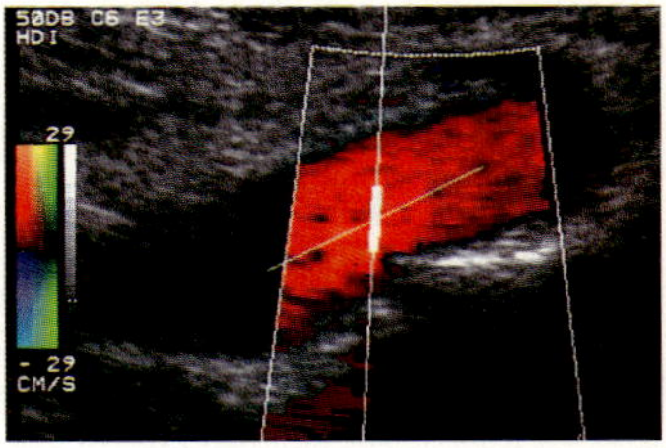

Abb. 125 Darstellung der Aorta abdominalis im Längsschnitt. Korrekte Position und Größe des Sample volumes. Ausrichtung des Winkelkorrekturbalkens parallel zum Gefäßverlauf

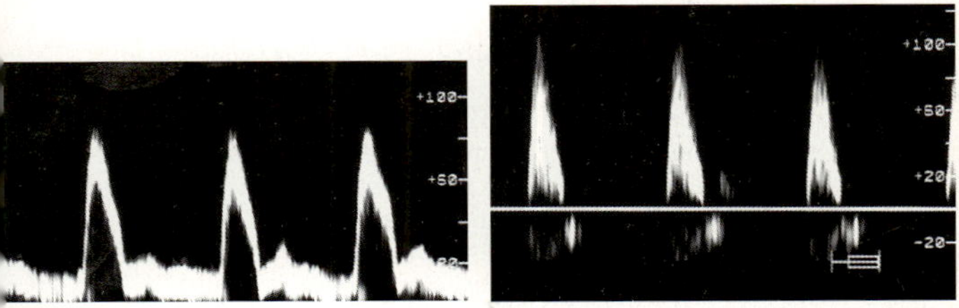

b

Abb. 126 a und b Strömungssignal der Aorta abdominalis. a) Strömungssignal vor Abgang der Nierenarterien mit antegrader enddiastolischer Strömungskomponente; b) biphasisches Strömungssignal nach Abgang der Nierenarterien

- *Längsschnitt:* Durch Drehen des Schallkopfes Untersuchung im Längsschnitt. Das kraniale Arterienende sollte immer links, das kaudale rechts im Monitor dargestellt werden. Im Längsschnitt erfolgt auch die Messung der winkelkorrigierten Strömungsgeschwindigkeit.

Beachte: Maximale Exspiration und kranial etwas größerer Druck ermöglichen auch bei meteoristisch geblähtem Abdomen meist die Sicht auf die gesamte Aorta.

- **Beurteilung von:** Gefäßverlauf (Kinking), Gefäßdurchmesser, Wandauflagerungen (Plaques, Thromben), Binnenstrukturen (Dissektionsmembran), paraaortalen Strukturen (Lymphome).
- **Bestimmung der Strömungsgeschwindigkeit:** Winkelkorrigierte Bestimmung der Strömungsgeschwindigkeit der Aorta im Längsschnitt: Der Winkel zwischen PW-Dopplermeßstrahl und Gefäßachse sollte max. 60° betragen. Positionierung des Sample volumes zentral im Gefäßlumen. Größe des Sample volumes $^2/_3$ des Arteriendurchmessers, die Gefäßwand ausgespart. Ausrichtung des Winkelkorrekturbalkens parallel zum Gefäßverlauf. Darstellung der orthograden Strömungskomponenten oberhalb der Nullinie.
- **Normalbefund:**
  - Bi- oder triphasisches Strömungssignal mit frequenzfreiem systolischem Fenster und systolisch-diastolischem Farbwechsel.
  - Oberhalb der Nierenarterienabgänge kann eine antegrade enddiastolische Strömungskomponente vorliegen.
  - Unterhalb der Nierenarterien verläuft die Dopplerströmungskurve infolge des hohen peripheren Widerstandes enddiastolisch auf der Nullinie. *Vmax systol. = 0,6 – 1,4 m/s* (s. Technische Grundlagen S. 26).

7.3 Abdominale Arterien/Duplexsonographie

Truncus coeliacus

- **Indikation zur Untersuchung:**
  - Abklärung einer Angina abdominalis.
  - Verdacht auf Kompressionssyndrom des Truncus coeliacus (Ligamentum-arcuatum-mediale-Syndrom).
  - Beziehung des Truncus coeliacus zu einem Aortenaneurysma.
- **Mögliche pathologische Befunde:**
  - Stenose oder Verschluß des Truncus coeliacus.
  - Seltenere pathologische Befunde s. S. 231.
- **Duplexmethode** s. S. 202.
- **Untersuchungsbedingungen** s. S. 201.
- **Einstellung von PW-Doppler und Farbdoppler:** S. Aorta abdominalis S. 202.
- **Schnittführung:**
  - Medianer Oberbauchquerschnitt.
  - Senkrechte Position oder leichte Ausrichtung des Schallsektors nach kranial.
  - Identifizierung durch die typische schirmartige oder T-förmige Konfiguration des Gefäßes mit seiner Gabelung.
  - Im Bereich der Gabelung lassen sich die A. hepatica communis (Abgang nach rechts) und die A. lienalis (Abgang nach links) differenzieren. Die A. gastrica sinistra ist sonographisch häufig nicht darstellbar.
- **Beurteilung von:** Gefäßverlauf, Durchmesser und Strömungsgeschwindigkeit.
- **Bestimmung der Strömungsgeschwindigkeit:** Die winkelkorrigierte Bestimmung der Strömungsgeschwindigkeit ist sowohl im Oberbauchquerschnitt als auch im Längsschnitt möglich, da der Truncus coeliacus häufig rechtwinklig aus der Aorta nach ventral abgeht und in beiden Schnittführungen einen günstigen Winkel zum Schallsektor und Dopplermeßstrahl aufweist. Weitere Angaben zur Geschwindigkeitsbestimmung s. S. 203.
- **Normalbefund:**
  - Entsprechend dem niedrigen peripheren Widerstand (Versorgung von Leber, Milz und Magen) *monophasisches* Strömungssignal mit frequenzfreiem systolischem Fenster und antegrader enddiastolischer Strömungskomponente. Kein systolisch-diastolischer Farbwechsel.
  - *Vmax systol. = 1,0 – 2,3 m/s.*
  - *Vdiast. = 0,3 – 0,6 m/s.*
  - Keine Abhängigkeit des Strömungssignals von der Digestionsphase.

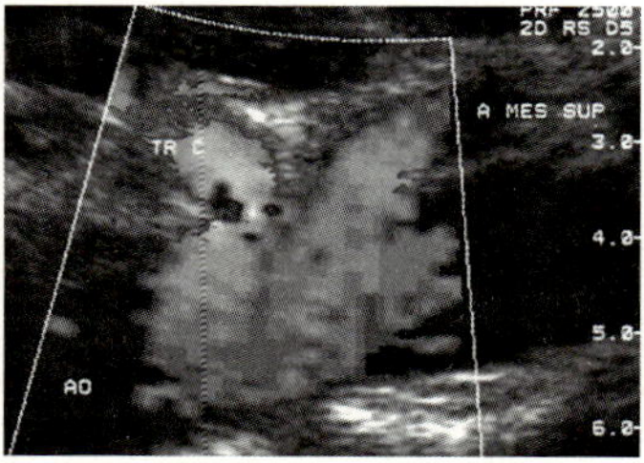

Abb. 127 Abgangsregion des Truncus coeliacus, Darstellung im Längsschnitt. Nahezu rechtwinkliger Ursprung des Truncus coeliacus aus der Aorta. Ca. 1/2 cm unterhalb des Truncus kommt der Abgang der A. mesenterica superior zur Darstellung

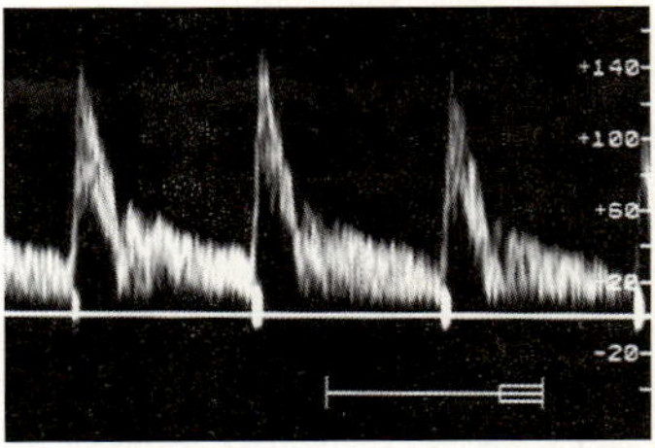

Abb. 128 Strömungssignal des Truncus coeliacus. Monophasische Konfiguration. Regelrechte Darstellung des systolischen frequenzfreien Fensters. Vmax systol. 1,45 m/s, V diast. 0,35 m/s

A. mesenterica superior

- **Indikation zur Untersuchung:**
  - Abklärung einer Angina abdominalis:
    - Bei einer Angina abdominalis liegt häufig zusätzlich zur Stenose der A. mesenterica superior ein Strombahnhindernis im Bereich des Truncus coeliacus und/oder der A. mesenterica inferior vor.
    - *Besonderheit*: Ursache einer Angina abdominalis kann auch ein mesenteriales Steal-Phänomen sein. Bei infrarenalem Aortenverschluß kann die A. mesenterica superior als Kollateralgefäß fungieren. Belastung der unteren Extremitäten bewirkt eine mesenteriale Perfusionsminderung. In dieser Situation kann auch ohne das Vorliegen einer Mesenterialarterienstenose eine Angina abdominalis ausgelöst werden.
  - Abklärung eines akuten Abdomens (Mesenterialarterienverschluß?).
  - Beziehung der A. mesenterica superior zu einem Aortenaneurysma.
- **Mögliche pathologische Befunde:**
  - Stenose oder Verschluß der A. mesenterica superior s. S. 217.
  - Seltenere pathologische Befunde s. S. 231.
- **Duplexmethode** s. S. 202.
- **Untersuchungsbedingungen** s. S. 201.
- **Einstellung des PW-Dopplers und des Farbdopplers:**
  - Geschwindigkeitsbereich: –0,5 bis +2,0 m/s, Positionierung im unteren Bereich der Skala.
  - Weitere Einstellungen s. Aorta abdominalis S. 202.
- **Schnittführung:**
  - Einstellung eines Längsschnittes der Aorta abdominalis.
  - Darstellung des Abganges der A. mesenterica superior knapp unterhalb des Truncus coeliacus.
  - Darstellung des weiteren Verlaufes der A. mesenterica superior im Längsschnitt. In der Regel sind beim nüchternen Patienten die proximalen 5 – 8 cm einsehbar.
- **Bestimmung der Strömungsgeschwindigkeit:** Winkelkorrigierte Geschwindigkeitsbestimmung im Bereich der Abgangsregion.

7.3 Abdominale Arterien/Duplexsonographie

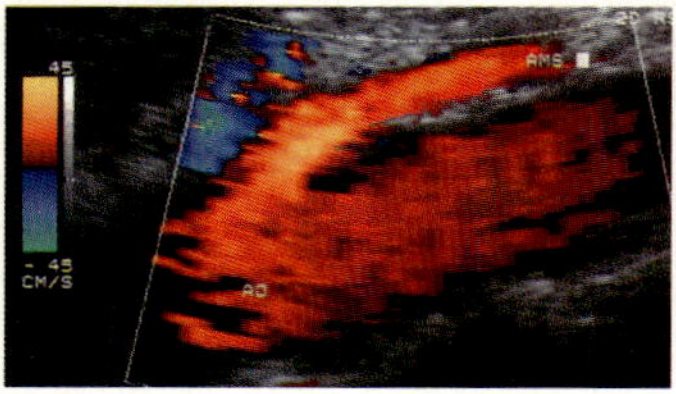

Abb. 129

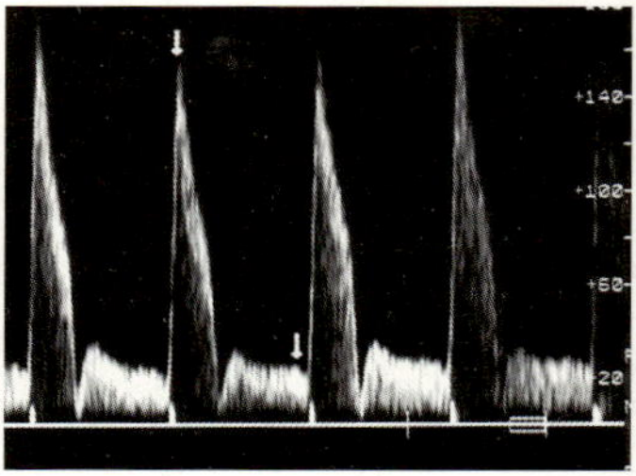

Abb. 130

Abb. 129 Abgangsregion und proximaler Abschnitt der A. mesenterica superior. Farbkodierte Darstellung. Die A. mesenterica superior geht im flachen Bogen aus der Aorta hervor. Bei geeignetem Farbgeschwindigkeitsbereich kann in dem spitzen Winkel zwischen Aorta und A.mesenterica superior die linke Nierenvene dargestellt werden; in diesem Beispiel ist sie wegen des hohen Farbgeschwindigkeitsbereiches nicht zu sehen

Abb. 130 Strömungsignal der A. mesenterica superior in postprandialem Zustand. Monophasisches Signal mit antegrader enddiastolischer Strömung. Das systolische frequenzfreie Fenster ist aufgrund eines hohen Doppler-Gains nicht optimal dargestellt. Vmax systol. 1,19 m/s , Vdiast. 0,24 m/s

➤ **Normalbefund:**
- Form und Beziehung des Strömungssignales zur Nullinie sind abhängig vom Digestionszustand. Nüchtern bi- oder triphasisches Signal mit enddiastolischer Nullströmung; postprandial mono-oder biphasisches Signal mit deutlicher Erhöhung der Spitzengeschwindigkeit sowie antegrader enddiastolischer Strömungskomponente infolge Widerstandserniedrigung. Die Signalveränderung beginnt ca. 20 Minuten nach der Nahrungsaufnahme und erreicht nach 30 – 40 Minuten ihr Maximum.
- *Vmax systol. (nüchtern) = 1,0 – 1,8 m/s.*
- *Vmax systol. (postprandial) = bis 2,6 m/s.*
- *Vmax enddiastol. (postprandial) = bis 0,5 m/s.*
- *Resistance-Index (nüchtern) = 0,8 – 0,9.*
- *Resistance-Index (postprandial) = < 0,7.*
- Bei farbkodierter Untersuchung im Nüchternzustand Strömungsdarstellung mit systolisch-diastolischem Farbwechsel, im postprandialen Zustand ohne einen entsprechenden Farbwechsel.

Beachte: Auch bei korrekter Einstellung der Farbskala ist häufig im proximalen Abschnitt der A. mesenterica superior sowie des Truncus coeliacus ein Farbalias-Phänomen zu beobachten. Ursache ist der nahezu parallele Verlauf zur Einfallsrichtung der Schallstrahlen und damit eine optimale Bedingung für die Dopplerfrequenzverschiebung. Außerdem kommt es an der Gefäßkrümmung der A. mesenterica superior am Übergang in den horizontalen Verlauf häufig zu einer physiologischen Geschwindigkeitszunahme. Die Abgrenzung von pathologischen Strömungsbeschleunigungen erfolgt über den Nachweis des systolischen frequenzfreien Fensters im Spektrum.

A. mesenterica inferior

- Nur unter günstigen Bedingungen und bei schlanken Personen darstellbar.
- **Indikation zur Untersuchung:**
  - Abklärung einer Angina abdominalis.
  - Verdacht auf Mesenterialarterien-Verschluß (akutes Abdomen).
- **Mögliche pathologische Befunde:** Stenose oder Verschluß der A. mesenterica inferior.
- **Duplexmethode** s. S. 202.
- **Untersuchungsbedingungen** s. S. 201.
- **Einstellung von PW-Doppler und Farbdoppler:** S. Aorta abdominalis S. 202.
- **Schnittführung:**
  - Aortenlängsschnitt distal des Abgangs der A. mesenterica superior.
  - Häufig geht die A. mesenterica inferior nicht direkt ventral, sondern etwas nach links lateral aus der Aorta ab. Dadurch Verwechslungsmöglichkeit mit der linken Nierenarterie und mit Lumbalgefäßen.
  - Das Gefäß ist kaliberschwächer als die A. mesenterica superior und die Nierenarterie.
- **Bestimmung der Strömungsgeschwindigkeit:** Winkelkorrigierte Geschwindigkeitsbestimmung (s. S. 203) im Bereich der Abgangsregion.
- **Normalbefund:** Abhängigkeit des Strömungssignales vom Digestionszustand: Die Signalveränderung setzt später ein und ist oft weniger stark ausgeprägt als bei der A. mesenterica superior. Normwerte der Geschwindigkeitsparameter und Resistance-Indices s. A. mesenterica superior S. 206.

A. iliaca

- **Indikation zur Untersuchung:**
  - Arterielle Verschlußkrankheit mit Beteiligung der Beckenetage.
  - Aortenaneurysma und seine Beziehung zu den Iliakalgefäßen.
  - Distale Ausdehnung einer Aortendissektion.
  - Verlaufsuntersuchung nach interventionellen Eingriffen.
- **Mögliche pathologische Befunde:**
  - Stenose oder Verschluß der A. iliaca.
  - Aneurysma oder Dissektion der A. iliaca.
- **Duplexmethode** s. S. 202.
- **Untersuchungsbedingungen** s. S. 201.
- **Einstellung von PW-Doppler und Farbdoppler:** S. Aorta abdominalis S. 202.
- **Schnittführung:**
  - Schnittebene zwischen Nabel und mittlerem Drittel des Leistenbandes.
  - Darstellung der Aortenbifurkation mit Übergang in die Aa. iliacae communes im Quer- und im Längsschnitt.
  - Die Länge der Beckenarterien besteht etwa zu einem Drittel aus A. iliaca communis und zu zwei Dritteln aus A. iliaca externa.
  - Darstellung der A. iliaca communis mit Gabelung in A. iliaca externa und interna im Längsschnitt. Die Aufteilung erfolgt meist am tiefsten bzw. am meisten posterior gelegenen Punkt. Die A. iliaca interna läßt sich häufig nur am Abgang darstellen und nicht weiter verfolgen.

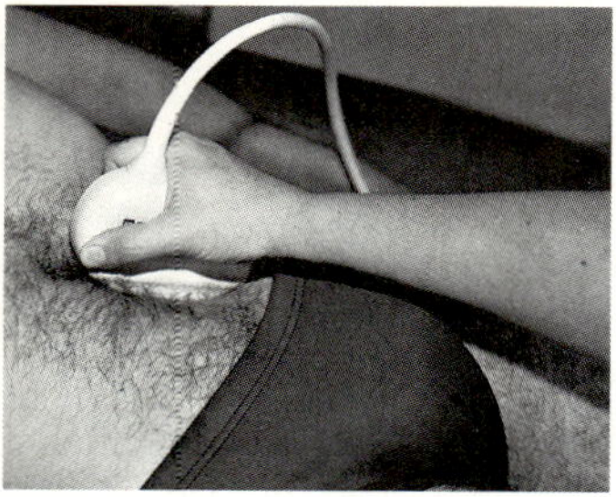

Abb. 131 Schallkopfposition am Unterbauch zur Untersuchung der A. iliaca

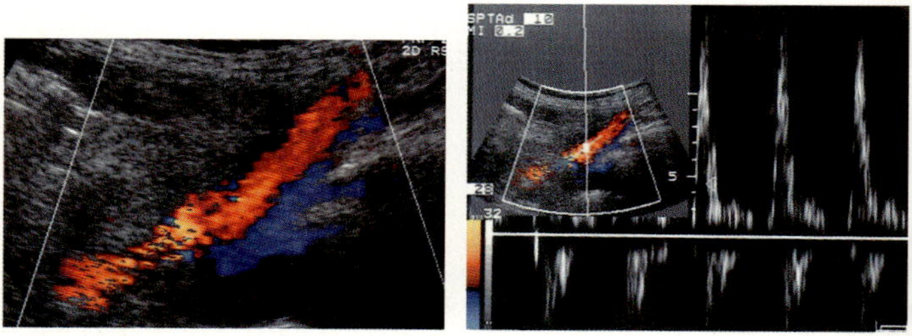

a

Abb. 132 a und b Untersuchung der A. iliaca bei erschwerter Schallbarkeit (Patient nicht nüchtern, Druckschmerz bei Impression der Bauchdecken). Normalbefund. a) Nur die A. iliaca externa ist darstellbar. Infolge des hohen Farb-Gains überschreitet die Farbkodierung an manchen Stellen das Gefäß, die Arterienwand ist nicht ausreichend abgrenzbar. A. iliaca externa rot, V. iliaca externa blau kodiert; b) Strömungssignal der A. iliaca externa, Winkel zwischen Gefäßachse und Dopplermeßstrahl 58°. Triphasisches Strömungssignal, Vmax systol. 0.68 m/s.

Beachte: Die A. iliaca läuft retroperitoneal an der Beckenwand entlang. Zu ihrer Darstellung ist eine relativ starke Impression der Bauchdecke notwendig. Starke Darmperistaltik sowie eine volle Blase erschweren die Untersuchung. Der Patient sollte deshalb nüchtern sein und vor der Untersuchung die Blase entleeren.

- **Bestimmung der Strömungsgeschwindigkeit:** Winkelkorrigierte Geschwindigkeitsbestimmung (s. S. 203) der A. iliaca communis und A. iliaca externa. Bei Untersuchung der Iliakalgefäße ist der Winkel zwischen Dopplermeßstrahl und Gefäßachse häufig ungünstig. Ein Winkel von 60° sollte trotzdem nicht überschritten werden.
- **Normalbefund:**
  - Infolge des hohen peripheren Widerstandes ist das Signal der A. iliaca communis und der A. iliaca externa bi- oder triphasisch und weist enddiastolisch eine Nullströmung auf.
  - *Vmax systol. = 0,7 – 1,4 m/s.*

Nierenarterien

- **Indikation zur Untersuchung:**
  - Renovaskuläre Hypertonie: Abklärung einer Hypertonie mit aufgehobener nächtlicher RR-Absenkung, einer neu aufgetretenen Hypertonie beim jüngeren Menschen oder einer akzelerierten Hypertonie, Abklärung bei Verdacht auf arteriosklerotische Nierenarterienstenose.
  - Abklärung der Beziehung der Nierenarterien zu einem Aortenaneurysma.
  - Z. n. Nierentransplantation (Funktionseinschränkung einer Transplantatniere).
  - Verdacht auf fibromuskuläre Dysplasie der Nierenarterie.
  - Verlaufsbeobachtung nach Angioplastie einer Nierenarterienstenose.
- **Mögliche pathologische Befunde:**
  - Stenose oder Verschluß der Nierenarterie.
  - Nierenarterienaneurysma.
- **Grundeinstellung des PW-Dopplers und des Farbdopplers:** S. S. 202.
- **Schnittführung:**
  - Transversalschnitt in Oberbauchmitte zwischen Nabel und Rippenbogen.
  - 1 : 1-Darstellung bzw. Vergrößerung der untersuchten Region durch Zoom.
  - *Abgangsregion, proximaler Abschnitt*:
    - Wichtig wegen häufiger Lokalisation von Stenosen.
    - Wegen nahezu rechtwinkligem Abgang der Nierenarterien wird die Aorta quer, der Abgang und proximale Abschnitt der Nierenarterien längs geschnitten.
    - Abgang der rechten Nierenarterie etwa bei 10 Uhr, der linken Nierenarterie bei 3 – 4 Uhr aus der Aorta.
  - *Mittlerer Abschnitt:*
    - Häufige Lokalisation einer fibromuskulären Dysplasie.
    - Darstellung des mittleren Abschnitts erschwert, bei adipösen Patienten kaum möglich. Einsehbarkeit wegen retrokavalem Verlauf rechts schlechter als links.
    - Untersuchung der rechten Nierenarterie von ventral in linker Halbseitenlage, der linken Nierenarterie in rechter Halbseitenlage des Patienten. Verbesserte Darstellung in Inspirationsstellung bei thorakaler Atmung („ eingezogener Bauch").
  - *Hilusregion:*
    - Darstellung der Niere mit Hilusregion von lateral im interkostalen Flankenschnitt.

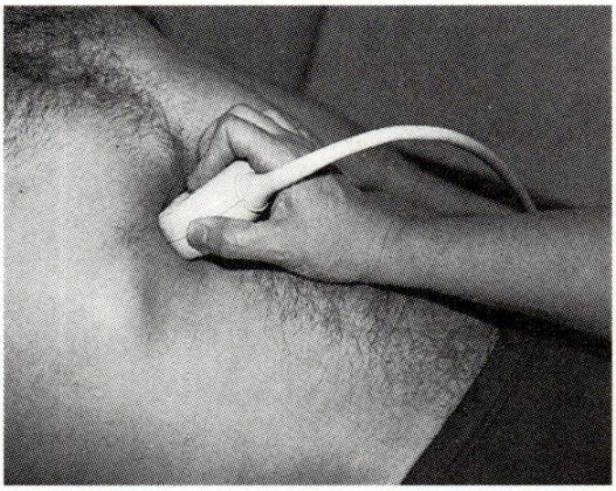

Abb. 133 Schallkopfhaltung zur Untersuchung der Abgangsregion der Nierenarterien. Abhängig von der anatomischen Situation kann eine Angulierung der Schnittebene nach rechts-kaudal oder links-kaudal die Darstellung erleichtern

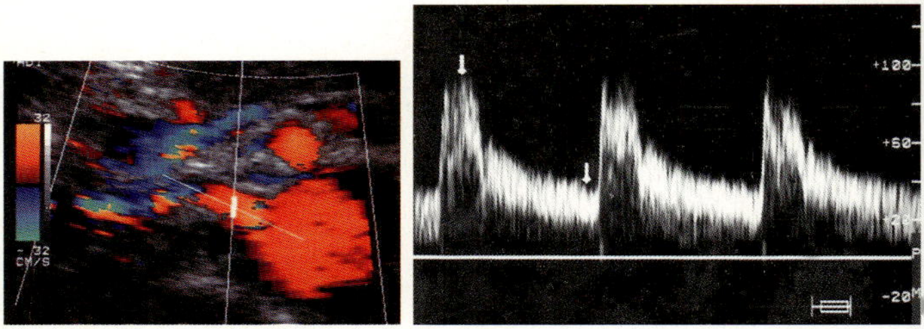

a

Abb. 134 a und b Farbduplexsonographie rechte Nierenarterie, Normalbefund. Farbgeschwindigkeitsbereich ±32 cm/s, PRF 2500 /s, Farbwandfilter 200 Hz. Farb-Gain 85 %. a) Abgang der Nierenarterie bei 10 Uhr aus der Aorta. Farbdarstellung entsprechend der Ausrichtung des Gefäßverlaufes zum Schallkopf: Aorta und unmittelbare Abgangsregion rot kodiert, im proximalen Abschnitt Strömung von der Sonde weg gerichtet, daher blau kodierte Darstellung. Position des Sample volumes im proximalen Abschnitt; b) Strömungssignal der rechten Nierenarterie. Regelrechtes systolisches frequenzfreies Fenster, monophasisches Signal. Vmax systol. 0,94 m/s, Vmax enddiast. 0,38 m/s

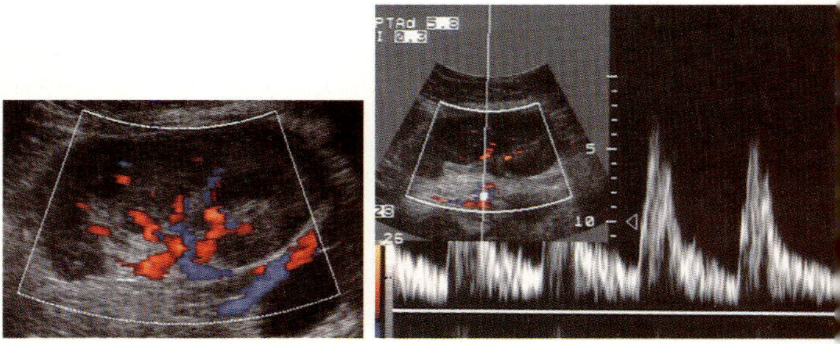

a

Abb. 135 a und b Normalbefund. a) Farbkodierte Darstellung der Hilusregion und Segmentarterien über lateralen Flankenschnitt; b) Strömungssignal der Nierenarterie kurz vor Eintritt in die Hilusregion. Vmax systol. 0,72 m/s, Vmax enddiast. 0,22 m/s

Beachte: Je nach anatomischer Situation erleichtertes Auffinden der Abgänge durch Angulieren des Schallsektors nach kranial und schräge Schnittführung (s. Abb. 134).

- **Bestimmung der Strömungsgeschwindigkeit:** Winkelkorrigierte Geschwindigkeitsbestimmung (s. S. 203) im Bereich der Abgangsregion.

- **Normalbefund:**
  - Entsprechend dem niedrigen Widerstand des Nierenparenchyms monophasisches Strömungssignal mit antegrader enddiastolischer Strömungskomponente. Unterscheidung von Mesenterialgefäßen und der Aorta durch monophasisches Signal.
  - *Vmax systol. = 0,8 – 1,5 m/s.*
  - *Vmax enddiastol = 0,2 – 0,5 m/s.*
  - Strömungsdarstellung *ohne* systolisch-diastolischen Farbwechsel.

Nierenparenchymarterien

- **Schnittführung:**
  - Darstellung der Niere von lateral im interkostalen Flankenschnitt oder von ventral mit Position des Schallkopfes am Rippenbogen.
  - Ableitung von Strömungssignalen an mindestens zwei Orten.
- **Einstellung der PW- und Farbdopplerparameter:**
  - Mittlerer bis niedriger Farbgeschwindigkeitsbereich, bei symmetrischer Farbskala z. B. ±0,5 KHz bzw. ca. ±13 cm/s, entsprechend einer Pulsrepetitionsrate von 1000 /s.
  - Wandfilter so niedrig wie möglich, z. B. 50 Hz.
  - Signalpriorität mit maximaler Gewichtung der Strömungsinformation und hohe Farbverstärkung.
  - Größe des PW-Doppler Sample volumes ca. 5 – 10 mm.
  - Niedriger Geschwindigkeitsbereich des PW-Dopplers, z. B. 20 – 40 cm/s, sowie möglichst niedriger Wandfilter. Berechnung des Resistance-Index (RI, s. S. 213). Eine Geschwindigkeitsbestimmung wird bei der Untersuchung der Parenchymperfusion nicht durchgeführt, daher ist auch eine Winkelkorrektur nicht erforderlich.
- **Normalbefund:**
  - RI (Nierenparenchym) 0,5 – 0,65.
  - Seitendifferenz RI re/li < 15 %.

Beachte: Zur Vermeidung von Bewegungsartefakten Registrierung der Parenchymsignale in Exspirationsstellung bei angehaltener Atmung.

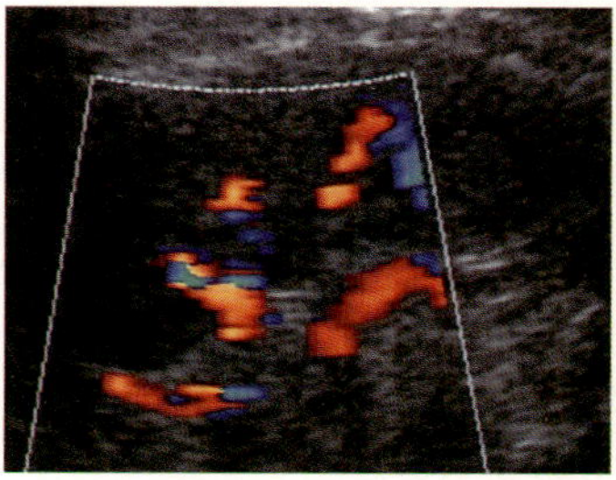

Abb. 136 Nierenparenchym-Perfusion. Farbkodiert Abschnitte der Interlobärarterien und der Aa. arcuatae sowie die entsprechenden Venen. Farbdopplerparameter: niedriger Geschwindigkeitsbereich, niedriger Wandfilter, hohes Farbgain, Signalpriorität der Strömungsinformation

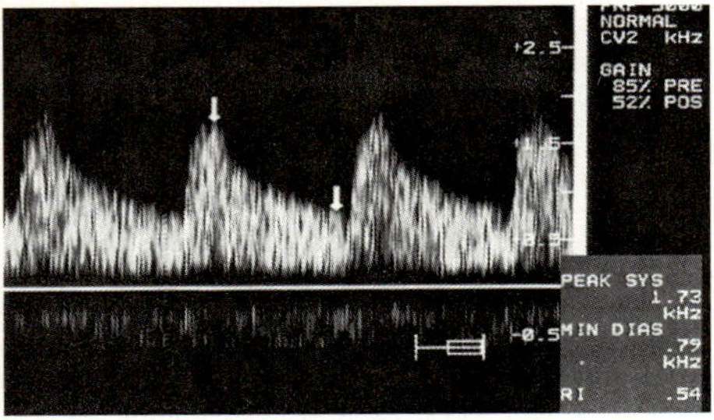

Abb. 137 Strömungssignal aus dem Nierenparenchym. Normalbefund. Bestimmung des Resistance-Index (RI) nach Pourcelot. Nähere Angaben im Text. Der RI beträgt in diesem Beispiel 0,54

Untersuchungsablauf

- **Schnittebenen** zum Auffinden der Nierenarterien sowie zur Beurteilung der Parenchymperfusion s. S. 209.
- **Grundeinstellung des Ultraschallgerätes und der Farbdopplerparameter:**
  - Zur Untersuchung der Abgangsregion s. Aorta abdominalis S. 202.
  - Zur Untersuchung der Parenchymperfusion s. S. 211.
- **Ableitung eines Strömungssignales und winkelkorrigierte Berechnung der Strömungsgeschwindigkeit:**
  - Aus der Aorta s. S. 203.
  - Unmittelbar aus der Stenose s. u.
  - An drei unterschiedlichen Stellen des Nierenparenchyms, Bestimmung des Resistance-Index RI s. u., Berechnung des Mittelwertes aus den drei Einzelmessungen.

B-Bild

- Die Diagnose einer Nierenarterienstenose ausschließlich anhand des B-Bildes ist nicht möglich.

Konventioneller Duplex, PW-Doppler

- **Die Identifizierung der Nierenarterie** anhand des monophasischen Strömungssignales mit enddiastolisch antegrader Strömung (s. S. 211).
- **Ableitung eines Frequenzspektrums** aus der Stenose sowie der Aorta abdominalis. Berechnung der systolischen und enddiastolischen Maximalgeschwindigkeit nach Winkelkorrektur (s. S. 203).
- Entsprechend den hohen intrastenotischen Geschwindigkeiten Erhöhung des darstellbaren Geschwindigkeitsbereiches. Eine Geschwindigkeit von 3 – 4 m/s wird selbst bei hochgradigen Nierenarterienstenosen kaum überschritten.
- **Berechnung des renal-aortalen Quotienten (RAQ):**

$$\text{RAQ} = \frac{\text{Vmax systol. Nierenarterie}}{\text{Vmax systol. Aorta}}$$

- **Ableitung von Parenchym-Signalen** (s. S. 211) **und Berechnung des Resistance-Index (RI) nach Pourcelot:**

$$\text{RI} = \frac{S - D}{S}$$

- Es wird der Mittelwert des Resistance-Index aus drei Messungen gebildet. Die Einzelmessungen müssen an unterschiedlichen Stellen des Nierenparenchyms durchgeführt werden. Bei starker hämodynamischer Wirksamkeit einer Nierenarterienstenose ist der Widerstand des Nierenparenchyms autoregulatorisch herabgesetzt, der Resistance-Index erniedrigt.
- **Qualitative Analyse des Frequenzspektrums unmittelbar distal der Stenose:**
  - Verlust des frequenzfreien systolischen Fensters.
  - Zunahme von systolischer und diastolischer Maximalgeschwindigkeit.
  - Auftreten retrograder systolischer Strömungsanteile.
  - Die genannten Veränderungen sind in der Regel mit höhergradigen Stenosen verbunden, eine Zuordnung zu einem prozentualen Stenosierungsgrad ist jedoch nicht möglich.

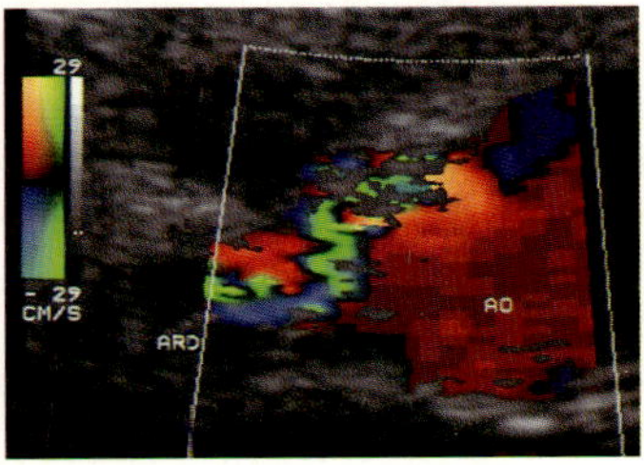

Abb. 138 Hochgradige Nierenarterienstenose. Farbkodierte Untersuchung. Quer geschnitten mit roter Strömungsdarstellung: Aorta. Im Bereich des rechten Nierenarterienabganges Farbalias sowie ausgeprägte Varianzkodierung (grün) des Strömungssignales

a

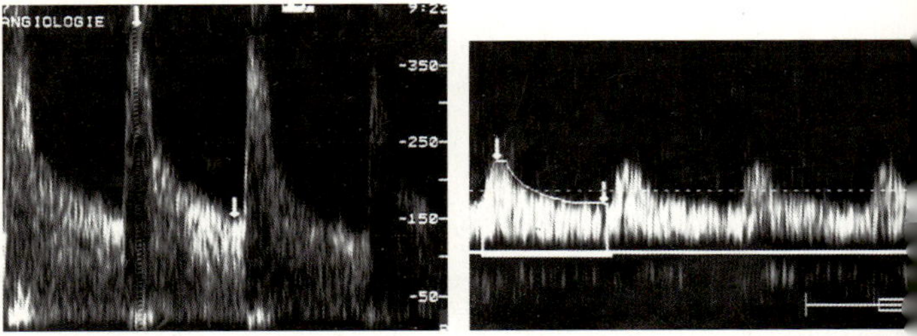

Abb. 139 a und b a) Unmittelbar poststenotisch abgeleitetes Signal. Vmax sy stol. mit 3,97 m/s, Vmax enddiastol. mit1,49 m/s stark erhöht. Darstellung retro grader systolischer Strömungsanteile unterhalb der Null-Linie. Die systolische Ge schwindigkeit in der Aorta betrug 0,78 m/s, der renal-aortale Quotient beträgt so mit 5,0; b) Parenchym-Perfusion, Strömungssignal aus einer A. arcuata. Der Resi stance-Index ist mit 0,46 pathologisch erniedrigt

➤ **Quantitative Analyse des Frequenzspektrums** (diagnostische Kriterien eine Stenose >70%):
- Vmax syst. > 1,8 m/s.
- Vmax enddiast. > 0,8 m/s.
- Renal-aortaler Quotient > 3,5.
- Parenchym-RI < 0,5.

Farbduplex

➤ Die farbkodierte Strömungsdarstellung der Nierenarterien (Nachweis und Lokalisation der Strömungsbeschleunigung) sollte grundsätzlich in Kombination mi dem PW-Doppler (Quantifizierung der Nierenarterienstenose durch PW-Doppler-Strömungssignal aus der Stenoseregion) eingesetzt werden.

➤ Bei kurzstreckigen Stenosen ist das Farbmosaik meist eng begrenzt, bei Stenose infolge einer fibromuskulären Dysplasie dagegen längerstreckig nachweisbar.

➤ Nachweis einer Strömungsbeschleunigung im Stenosebereich durch das Farb alias-Phänomen (Blau-rot-Mosaik, s. S. 14). Bei sehr hohen Geschwindigkeite (bei höchstgradigen Stenosen) ist ein Mehrfach-Alias möglich.

- Die Varianzkodierung (grüne Farbe) ermöglicht die zusätzliche Darstellung nichtlaminarer, turbulenter Strömung, bei Kombination mit Geschwindigkeitskodierung resultiert im Stenosebereich ein Blau-rot-grün-Mosaik.

Beachte:
- Verwechslungsmöglichkeit der Nierenarterien mit Mesenterialgefäßen bzw. deren Ästen.
- Bei sehr abgangsnahen Stenosen häufig Überlagerung des Nierenarteriensignals durch das Aortensignal.

Stellenwert des Verfahrens

- **Darstellung beider Nierenarterienabgänge:** Nur bei ca. 70% der Patienten in der diagnostischen Routine möglich (Adipositas und Darmgasüberlagerung), unter Optimalbedingungen (schlanker, nüchterner Pat.) in 85–90%.
- **Sicherer Nachweis einer höhergradigen Nierenarterienstenose** (> 70%) durch die angegebenen Grenzwerte. Bei gering- bis mäßiggradigen Stenosen kann ein Grenzwert zur sicheren Unterscheidung vom Normalbefund kaum angegeben werden.
- **Verdachtsdiagnose einer fibromuskulären Dysplasie:** Nachweis einer Strömungsbeschleunigung ohne arteriosklerotische Veränderungen. Sonographisch kaum darstellbare perlschnurartige Konfiguration der Nierenarterie (begrenztes Auflösungsvermögen), Bestätigung durch die Angiographie.
- Diagnostische Aussage hängt stark von der Erfahrung des Untersuchers ab.
- **Resistance-Index:** Aus dem Parenchymsignal zur Stenosediagnostik allein nicht ausreichend, sondern es muß direkt das Stenosesignal abgeleitet werden. Der Resistance-Index stellt ein indirektes Stenosekriterium dar und ersetzt nicht die Untersuchung der Abgangsregion. Bei einer pyelonephritischen Schrumpfniere kann trotz einer hochgradigen Nierenarterienstenose der Resistance-Index im Normbereich liegen.

Klinisches Prozedere

- **Ziele:**
  1. Normalisierung des Blutdrucks.
  2. Erhaltung der Nierenfunktion.
- **Indikation zur interventionellen oder operativen Therapie einer Nierenarterienstenose:**
  - Mangelhafte medikamentöse Einstellbarkeit eines Hypertonus, fehlendes Ansprechen auf eine Dreifach-Kombination.
  - Bilaterale Nierenarterienstenosen.
  - Nierenarterienstenose bei Einzelniere.
  - Stenose einer Transplantat-Arterie.
- **Interventionelle Therapie:**
  - Ballon-Angioplastie, gegebenenfalls mit Stent-Implantation.
  - *Zur Intervention geeignet:* Abgangsnahe, umschriebene, arteriosklerotische Stenosen, Stenosen bei fibromuskulärer Dysplasie und Stenosen bei Takayasu-Syndrom.
  - *Nicht geeignet*: Ostiumstenosen, peripher gelegene oder multiple bzw. längerstreckige arteriosklerotische Stenosen, stark kalzifizierte arteriosklerotische Stenosen, Knickstenosen.

7.4 Nierenarterienstenose

- **Operative Therapie:**
  - Thrombendarteriektomie, Venen- oder Kunststoffinterponat.
  - Stenosen, die für ein interventionell-radiologisches Vorgehen nicht in Frage kommen.
  - Mangelhafter Erfolg einer perkutanen transluminalen Angioplastie.
  - Kombination der Nierenarterienstenose mit einem Aortenaneurysma.

Beachte: Es gibt kein sicheres diagnostisches Verfahren, welches eine prognostische Aussage bezüglich der Blutdrucksenkung nach erfolgreicher Intervention zuläßt.

7.5 Stenose der A. mesenterica superior

Untersuchungsablauf

- **Schnittebenen** zum Auffinden der A. mesenterica superior s. S. 205.
- **Ableitung eines Strömungssignals** unmittelbar aus der Stenose sowie einige Zentimeter distal der Stenose. Winkelkorrigierte Berechnung der Strömungsgeschwindigkeit.
- **Provokationstest:** In unklaren Situationen kann die Abschätzung der hämodynamischen Relevanz einer A.-mesenterica-superior-Stenose über eine Testmahlzeit erfolgen: 45 Minuten nach einer Testmahlzeit von 4000 KJ steigt im Normalfall die systolische Geschwindigkeit um das 1,5–2fache und die enddiastolische Geschwindigkeit auf das 2,5–3fache an.

B-Bild

- Indikationen und Möglichkeiten s. Nierenarterienstenose S. 213.

Konventioneller Duplex, PW–Doppler

- **Die Identifizierung** der A. mesenterica superior erfolgt über den ventralen Abgang des Gefäßes aus der Aorta knapp unterhalb des Truncus coeliacus (anatomische Varianten s. S. 199).
- **Ableitung eines Frequenzspektrums** aus der Stenose sowie einige Zentimeter distal der Stenose aus einem nicht pathologisch veränderten Gefäßabschnitt. Berechnung der systolischen und enddiastolischen Maximalgeschwindigkeit nach Winkelkorrektur.
- **Erhöhung des darstellbaren Geschwindigkeitsbereiches:** Ein Geschwindigkeitsbereich bis ca. 4 m/s ist bei Untersuchung im Nüchternzustand in der Regel ausreichend, bei Durchführung des Provokationstests kann eine Erhöhung auf 5–6 m/s erforderlich werden.
- **Qualitative Analyse des Frequenzspektrums (Stenosebereich):**
  - Verlust des frequenzfreien systolischen Fensters (s. periphere Art. S. 89).
  - Zunahme der systolischen und diastolischen Maximalgeschwindigkeit.
  - Auftreten retrograder systolischer Strömungskomponenten.
  - Bei höhergradigen Stenosen zeigt das distal der Läsion abgeleitete Spektrum wieder ein systolisches frequenzfreies Fenster, da die Strömung mit zunehmender Entfernung von der Stenose wieder laminar wird. Die systolische Maximalgeschwindigkeit ist gegenüber dem Stenosesignal jedoch deutlich reduziert. Sie liegt häufig im unteren Bereich der Normwert-Spannbreite.
- **Quantitative Analyse des Frequenzspektrums (höhergradige Stenose):**
  - *Vmax systol. (nüchtern) > 2,2 m/s.* (Voraussetzung: Truncus coeliacus nicht pathologisch verändert).
  - Der Provokationstest (s. o.) erleichtert eine Differenzierung von mäßig- und höhergradiger Stenose der A. mesenterica superior:
    - 45 Minuten nach einer Testmahlzeit kommt es bei gering- bis mäßiggradigen Stenosen zu einer überschießenden Geschwindigkeitszunahme, insbesondere des systolischen Wertes. Er steigt häufig auf das 3–4 fache des Nüchternwertes an.
    - Bei hochgradigen Stenosen ist dagegen eine postprandiale Geschwindigkeitszunahme nur noch in geringem Umfang möglich.
    - Problem: Postprandiale Peristaltik, Luftüberlagerung und provozierbarer Abdominalschmerz erschweren den Provokationstest.

7.5 Stenose der A. mesenterica superior

Farbduplex

➤ Kombination mit PW-Doppler, Strömungsnachweis mit Farbalias und Varianzkodierung s. Nierenarterienstenose, Farbduplex S. 214.

Beachte:

- Verwechslungsmöglichkeit mit Truncus coeliacus oder A. mesenterica inferior.
- Bei sehr abgangsnahen Stenosen häufig Überlagerung des Mesenterika-Signals durch das Aortensignal.

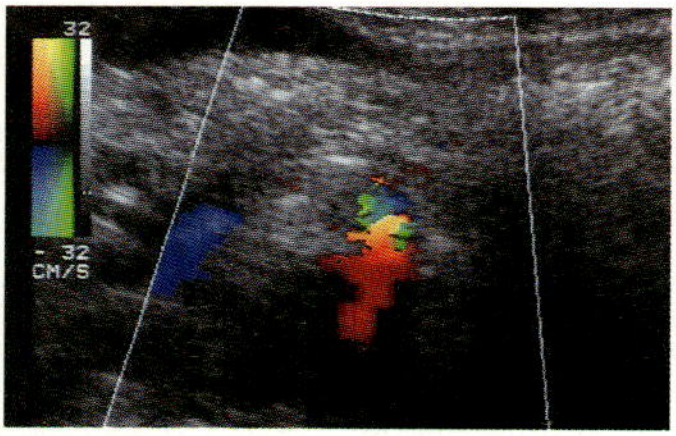

Abb. 140 Oberbauchquerschnitt. Hochgradige Stenose der A. mesenterica superior. Farbkodierte Darstellung der Abgangsregion. Man erkennt ein diskretes Farbalias-Phänomen sowie eine zusätzliche Varianzkodierung (grün). Fehlende Farbdarstellung der schräg angeschnittenen Aorta. Erschwerte Schallbarkeit wegen Meteorismus

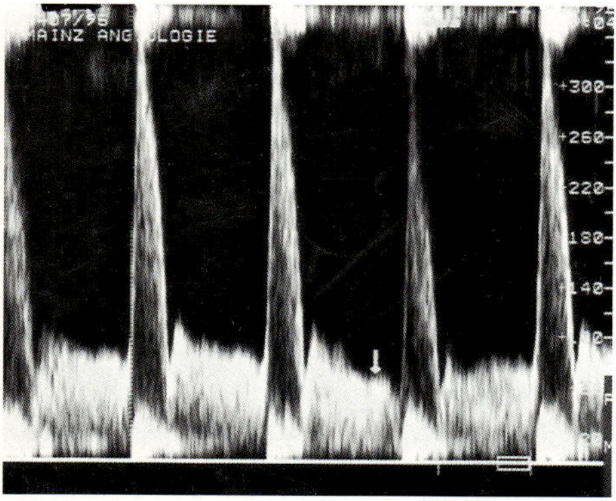

Abb. 141 Hochgradige Stenose der A. mesenterica superior. Untersuchung im Nüchternzustand, Ableitung von PW-Dopplersignalen im Längsschnitt. Systolische Geschwindigkeit auf 3,3 m/s, enddiastol. Geschwindigkeit auf 0,7 m/s erhöht. Intensitätsstarke Darstellung von Strömungskomponenten nahe der Nulllinie. Zur regelrechten Darstellung des gesamten Spektrums ist der gewählte Geschwindigkeitsbereich zu niedrig, daher Alias-Phämonen. Die Nullinie befindet sich am unteren Rand der Skala, die systolischen retrograden Strömungsanteile werden abgeschnitten und am oberen Rand der Skala angesetzt, wo sie direkt oberhalb der systolischen Spitzen sichtbar sind

Stellenwert des Verfahrens

- **Höhergradige Stenose:** Sicherer Nachweis mit Farbduplex oder konventionellem Duplex.
- **Gering- und mäßiggradige Stenosen:** Die diagnostische Sicherheit kann durch Provokation mit einer Testmahlzeit verbessert werden.
- **Postprandiale Hyperämie:** Verkleinerung des systolischen frequenzfreien Fensters auch beim Gesunden, jedoch treten in dieser Situation nie retrograde systolische Strömungsanteile auf.
- **Angiographie:**
  - Erforderlich, wenn wegen atonischer, meteoristisch geblähter Darmschlingen keine Duplexsonographie durchgeführt werden kann.
  - Seitliche Projektion zur Darstellung der Abgangsregion der Mesenterialgefäße zur Therapieplanung erforderlich.

Klinisches Prozedere

- **Ziele:**
  1. Verhinderung der postprandialen Schmerzzustände.
  2. Therapie des Malassimilationssyndroms, Gewichtszunahme.
- **Operatives Vorgehen:** Therapie der Wahl, Thrombendarteriektomie oder Revaskularisation durch Venen-oder Kunststoffinterponat.
- **Interventionell-radiologisches Vorgehen** nur in Ausnahmefällen indiziert.

7.6 Verschluß der A. iliaca externa

Untersuchungsablauf

- **Schnittebenen** zur Darstellung der A. iliaca communis und externa s. S. 207.
- **Ableitung von Strömungssignalen** an mehreren Stellen im Gefäßverlauf, winkelkorrigierte Berechnung der Strömungsgeschwindigkeit.

Stiftsonde

- Eine direkte Beschallung der Iliakalgefäße mit der CW–Doppler-Stiftsonde ist nicht möglich.
- Die Ableitung eines Strömungssignales über der A. femoralis communis im Bereich der Leistenregion mit der 4 MHz-Sonde erlaubt eine indirekte Aussage über die vorgeschaltete Beckenstrombahn.
- Eine sichere Unterscheidung von Stenose und Verschluß ist anhand dieser indirekten Kriterien nicht möglich.

B-Bild

- Die B-Bild-Technik ist zur Abklärung eines Beckenstrombahnhindernisses nicht geeignet.
- Arteriosklerotische Veränderungen können als Plaquestrukturen mit oder ohne Schallschatten zur Darstellung kommen.

Konventioneller Duplex, PW–Doppler

- **Identifikation der Arterie:** V. iliaca als Leitstruktur; sie ist oft kaliberstärker, verläuft nahe der Arterie und ist bei nicht zu adipösen Bauchdecken durch Sondendruck komprimierbar.
- **Ableitung von Frequenzspektren** an mehreren Stellen im Gefäßverlauf und Bestimmung der Strömungsgeschwindigkeit nach Winkelkorrektur:
  - Aus dem verschlossenen Segment ist kein Strömungssignal ableitbar.
  - Die Arterie wird schrittweise mit dem PW–Doppler abgetastet, bis distal des Verschlusses wieder ein Strömungssignal ableitbar ist.
- **Qualitative Analyse des Frequenzspektrums:**
  - *Distal eines Strombahnhindernisses* ist der periphere Widerstand autoregulatorisch erniedrigt. Die Folge ist eine monophasische Veränderung des Strömungssignales mit:
    - Verlust des frühdiastolischen Rückstromanteils.
    - Auftreten einer antegraden enddiastolischen Strömungskomponente.
    - Verbreiterung des systolischen Signalanteiles. Diese Veränderungen sind um so deutlicher ausgeprägt, je stärker hämodynamisch wirksam das vorgeschaltete Strombahnhindernis ist. Das frequenzfreie systolische Fenster bleibt erhalten.
  - *Proximal eines Strombahnhindernisses* sind keine charakteristischen Veränderungen des Frequenzspektrums nachweisbar. Da sich unmittelbar vor dem Verschluß Kollateralabgänge mit Verbindung zum postokklusiven Niederdrucksystem befinden, kann es bereits präokklusiv zu einem Verlust des frühdiastolischen Rückstromanteils kommen (unkonstanter Befund).

- **Quantitative Analyse des Frequenzspektrums:** Distal eines Verschlusses ist die systolische Maximalgeschwindigkeit vermindert. Häufig liegt sie unter 0,7 m/s. Ein Grenzwert zur Unterscheidung eines vorgeschalteten Verschlusses von einer Stenose kann nicht angegeben werden, da die postokklusive Strömung nicht nur von der Art des Strombahnhindernisses, sondern auch wesentlich vom Ausmaß der Kollateralisierung abhängig ist.

Farbduplex

- **Verschlossenes Arteriensegment:** Frei von Farbsignalen.
- **Ableitung von Strömungssignalen** (farbkodiert) insbesondere im Bereich von Farbunterbrechungen sowie aus Regionen mit Farbalias-Phänomen.
- **Strömungsgeschwindigkeit:** Im postokklusiven Segment verlangsamt. Die farbkodierte Strömungsdarstellung läßt sich hier durch Wahl eines niedrigen Farbgeschwindigkeitsbereichs verbessern, bei symmetrischer Skalierung z.B. ±1,6 KHz bzw. ±18 cm/s, entsprechend einer Pulsrepetitionsrate von 3200/s.
- **Systolisch-diastolischer Farbwechsel:** Entsprechend dem monophasischen Charakter der Strömung distal eines Verschlusses nicht nachweisbar.

Stellenwert des Verfahrens

- **Stiftsondentechnik:** Nachweis eines Beckenstrombahnhindernisses, jedoch keine sichere Unterscheidung von Stenose und Verschluß möglich.
- **Farbduplex und konventionelle Duplextechnik:** Nachweis von Strombahnhindernissen im Bereich der Beckenetage mit hoher Sicherheit.
- **Farbkodierte Strömungsdarstellung:** Erleichterte Unterscheidung von Stenose und Verschluß.
- **Bestimmung der Verschlußlänge:** Nur mit der Farbduplextechnik möglich. Eine Verschlußlängenbestimmung der A. iliaca ist sehr schwierig.

Beachte:

- Bei guter Kollateralisation können Kurzstreckenverschlüsse übersehen werden, insbesondere bei Untersuchung mit konventioneller Duplextechnik.
- Verwechslungsmöglichkeit der A. iliaca z.B. mit kaliberstarken lumbalen Kollateralen.
- Bei Elongation und stark gebogenem Verlauf der Iliakalgefäße kann die Unterscheidung von rechter und linker Beckenarterie problematisch sein.

Klinisches Prozedere

- **Ziele:**
  - Ausweitung der Gehstrecke bei Stadium II b nach Fontaine.
  - Abheilung von Ulzerationen/Nekrosen bei Stadium IV nach Fontaine.
  - Beseitigung des Ruheschmerzes bei Stadium III und IV nach Fontaine.
- **Voraussetzung:** Nachweis der hämodynamischen Wirksamkeit des Beckenstrombahnhindernisses.

7.6 Verschluß der A. iliaca externa

- **Interventionell-radiologische Therapie:**
  - Ballon-Angioplastie, ggf. mit Stent-Implantation.
  - *Geeignet*: Ein- oder beidseitige kurzstreckige Stenosen oder Verschlüsse der A. iliaca communis und/oder A. iliaca externa.
  - *Nicht geeignet*: Langstreckenverschlüsse, Stenosen bzw. Verschlüsse unmittelbar im Bereich der Aortenbifurkation sowie am Übergang der A. iliaca externa in die A. femoralis communis. Gleichzeitiges Vorliegen aneurysmatischer Erweiterungen im aorto-iliakalen Abschnitt.
- **Chirurgische Therapie:** Thrombendarteriektomie, aortoiliakaler- bzw. aortofemoraler Bypass, Y-Prothese. Indiziert bei Strombahnhindernissen, die einem interventionell-radiologischen Vorgehen nicht zugänglich sind.
- **Konservative Therapie:** Bei isolierten, kurzstreckigen, einseitigen Verschlüssen der A. iliaca externa kann ein konservatives Prozedere mit intensivem Gehtraining ausreichend sein. Beidseitige Strombahnhindernisse der Beckenetage sowie Verschlüsse der A. iliaca communis sind durch alleinige konservative Maßnahmen in der Regel nicht befriedigend therapierbar.

Grundlagen

- **Definition:** Erweiterung der abdominellen Aorta auf > 3 cm oder Zunahme des Durchmessers auf mindestens das 1,5fache im Vergleich zum vorangehenden Aortenabschnitt.
- **Formen des Aortenaneurysmas:**
  - *Aneurysma verum:* Sämtliche Wandschichten sind in die Ausweitung einbezogen.
    - Sackförmig: Ausweitung des Aortenlumens in eine bestimmte Richtung, meist nach ventral; häufigste Form des Aortenaneurysmas.
    - Spindelförmig: zirkuläre Ausweitung des Aortenlumens in alle Richtungen.

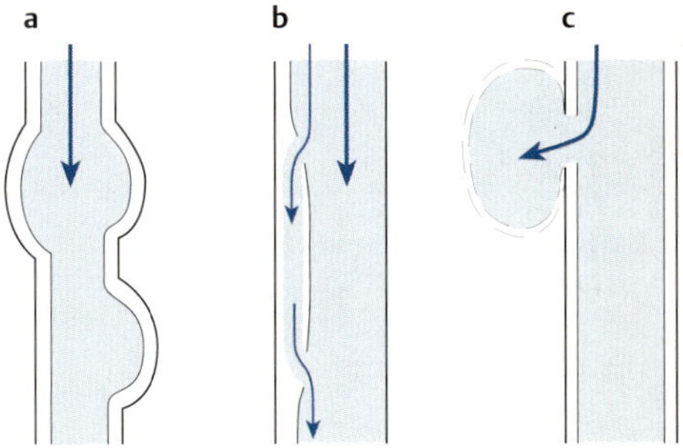

Abb. 142 a – c Einteilung der Aneurysmen. a) Aneurysma verum: 1 sackförmig, 2 spindelförmig; b) Aneurysma dissecans; c) Aneurysma spurium (aus: Schmidt. Ultraschall-Kursbuch. 2. Auflage. Stuttgart: Thieme 1996)

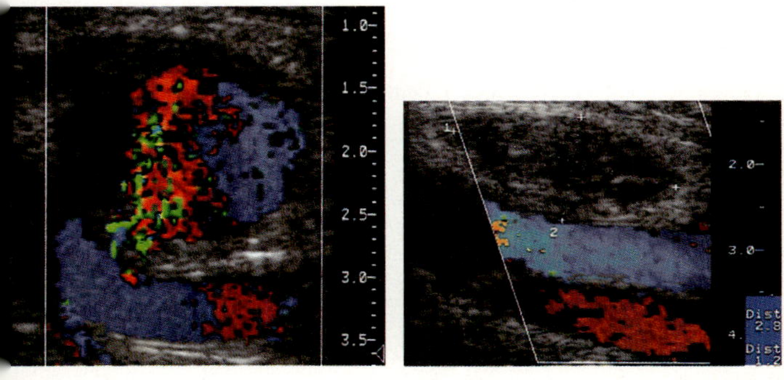

b

Abb. 143 a und b Aneurysma spurium nach Katheteruntersuchung, ausgehend von der A. femoralis superficialis. a) Das Aneurysma spurium liegt ventral der Arterie und ist mit dieser über einen kurzen Stichkanal verbunden; b) nach ultraschallgesteuerter Kompression ist keine Strömung mehr nachweisbar

7.7 Aneurysma der Aorta abdominalis

- *Aneurysma spurium:* Es entsteht durch Perforation einer Arterie, eines Aneurysma verum oder iatrogen (z. B. an der Punktionsstelle nach Katheteruntersuchungen) und entspricht einem durchströmten perivaskulären Hämatom. Die Arterienwandschichten sind nicht einbezogen.
- *Aneurysma dissecans:* Ausweitung der Aorta mit Einriß von Intima und Media. Das Blut wühlt sich in die Gefäßwand ein und hebt eine Intima-Media-Lamelle ab, die als flottierende Membran im Gefäßlumen zur Darstellung kommt. Distal kann das falsche Lumen über einen weiteren Einriß wieder Anschluß an das echte Lumen finden.

Untersuchungsablauf

➤ **Schnittebenen:**
- Darstellung der Aorta abdominalis s. S. 202.
- Vollständige Darstellung des Aneurysmas im Quer- und Längsschnitt, Bestimmung der Ausdehnung in 3 Ebenen.
- Klärung der Beziehung des Aneurysmas zu den Nierenarterien, den Mesenterialgefäßen sowie den Iliakalarterien.

B-Bild

➤ **Binnenstukturen des Aneurysmas:**
- *Thrombosierungen:* Häufig zwiebelschalenartige, zirkuläre oder semizirkuläre Darstellung. Sonographische Beschreibung der Dicke von wandständigen Thromben.
- *Flottierende Binnenstrukturen:* Mobile Plaques, flottierende Membranen.
- *Dicke der Aneurysmawand:* Erhöhte Rupturgefahr bei umschriebener Ausdünnung.
- *Spontanechokontrast* (wolkenartige Strukturen im Gefäßlumen, denen wahrscheinlich eine geldrollenartige Zusammenlagerung von Erythrozyten zugrunde liegt).

➤ **Umgebung des Aneurysmas:**
- *Verdacht auf eine (gedeckte) Perforation* bei folgenden Befunden:
  - Freie Flüssigkeit.
  - Echofreier Saum um das Aneurysma herum.
  - Retroperitoneales Hämatom.
- *Echoarmer Saum* um das Aneurymsa bei inflammatorischer Form; schwierige Abgrenzung gegenüber gedeckter Perforation, eine weitergehende Abklärung ist durch ein CT mit Kontrastmittel möglich.

➤ **Ausdehnung des Aortenaneurysmas** auf die Iliakalarterien kann mit B-Bild gut erfaßt werden, nicht dagegen die Beziehung des Aneurysmas zu den Nierenarterien.

Konventioneller Duplex, PW-Doppler

➤ Liefert bei der Diagnostik des Aortenaneurysmas gegenüber der B-Bild-Sonographie nur eine geringe Zusatzinformation. Bei gezielter Ableitung eines Frequenzspektrums aus dem Aneurysma und winkelkorrigierter Berechnung der Strömungsgeschwindigkeit ist das Strömungssignal biphasisch, die systolische Maximalgeschwindigkeit ist in der Regel erniedrigt.

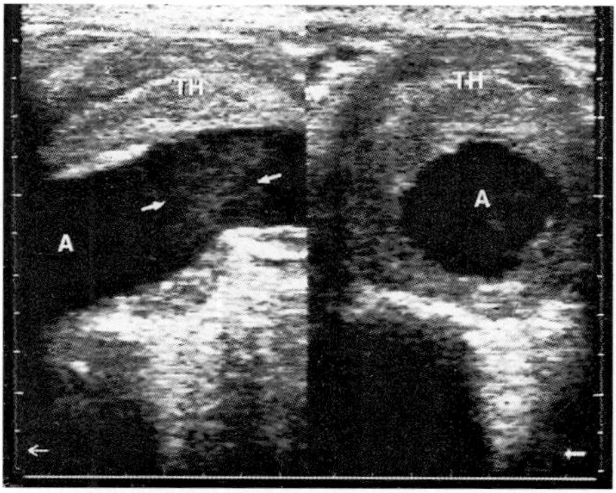

a

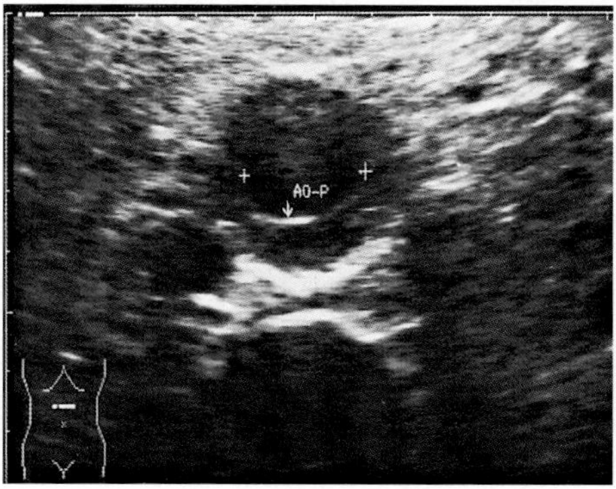

b

Abb. 144 Aortenaneurysma mit zirkulärer Thrombosierung (TH). Die Schichten zeigen unterschiedliche Echogenität. Im Restlumen der Aorta (AO) wolkenartiger Spontanechokontrast (Pfeile) bei verlangsamter Strömung. a) Längsschnitt; b) Querschnitt (aus Schmidt G. Checkliste Sonographie. Stuttgart: Thieme 1997)

Farbduplex

- **Lumen:** Farbkodiert vereinfachte Darstellung des durchströmten Restlumens bei echoarmen thrombotischen Wandauflagerungen.
- **Strömungsgeschwindigkeit:** Bei großen Aneurysmen zum besseren Nachweis langsamer Strömungen niedrigen Farbgeschwindigkeitsbereich wählen, z. B. ±0,9 KHz, bzw. ±22 cm/s, entsprechend einer Pulsrepetitionsrate von 1800/s.
- Sichere Differenzierung inhomogener wandständiger Thromben von Dissektionsmembranen durch farbkodierten Strömungsnachweis im falschen Lumen (siehe auch Abschnitt Aortendissektion S. 229).

7.7 Aneurysma der Aorta abdominalis

Stellenwert des Verfahrens

- **B-Bild-Sonographie:** Methode der Wahl zur Primärdiagnostik und für Verlaufsbeobachtungen eines Aortenaneurysmas.
- **Farbduplexsonographie:** Häufig Aussage über die Beziehung der Nierenarterien zum Aortenaneurysma möglich, in unklaren Fällen CT erforderlich.
- **Planung endovaskulärer Therapieverfahren** (Aorten-Stent-Prothese): Immer ein CT erforderlich.

Beachte:
- *Adipositas und Meteorismus* können die diagnostische Aussage bei Aortenaneurysma stark einschränken.
- *Gedeckte Perforationen* können sonographisch schwer darstellbar sein; im Zweifelsfall immer Abklärung durch CT oder MRT!

Klinisches Prozedere

- **Ziele:**
  1. *Verhütung einer Aneurysma-Ruptur:* Die Gefahr einer Ruptur steigt mit zunehmendem Durchmesser des Aneurysmas. Die Rupturwahrscheinlichkeit beträgt bei einem Durchmesser < 5 cm 5 – 15 % innerhalb von 5 Jahren, bei einem Durchmesser > 8 cm dagegen 75 %.
  2. *Verhütung peripherer arterieller Embolien*, ausgehend von einem partiell thrombosierten Aortenaneurysma.
- **Allgemeine Maßnahmen:** Konsequente Behandlung einer arteriellen Hypertonie.
- **Operative Therapie:**
  - Bei Aneurysmen mit einem Durchmesser > 5 cm.
  - Bei Aneurysmen mit einer Größe < 5 cm mit einer Wachstumsgeschwindigkeit von mehr als 0,5 cm/ Jahr.
  - Jedes Aortenaneurysma mit den Zeichen einer freien oder gedeckten Perforation (abdominelle Schmerzsymptomatik, freie Flüssigkeit, echoarmer Saum) ist unabhängig von der Größe eine Indikation zum notfallmäßigen chirurgischen Vorgehen.

  Beachte: Bei fraglicher Perforation unverzügliche Abklärung durch CT oder MRT!
- **Interventionelle Therapie:** Implantation einer Aorten-Stent-Prothese (neues interdisziplinäres Therapiekonzept zur Behandlung von Aortenaneurysmen). Voraussetzungen für die Aorten-Stent-Prothese: Abstand des Aneurysmas von den Nierenarterien von ca. 2 cm, Durchmesser des Aneurysma-Halses < 2,5 cm. Nach chirurgischer Freilegung der Femoralarterie Implantation einer ummantelten, selbstexpandierenden Stent-Prothese zur endoluminalen Überbrückung des Aneurysmas. Proximale Verankerung in der Aorta, der distale Schenkel liegt in der A. iliaca. Von der kontralateralen Leiste kann ein zweiter distaler Prothesenschenkel angedockt werden. In der Regel kommt es zur vollständigen Thrombosierung des Aneurysma-Sackes um die Stent-Prothese herum.
- **Verlaufsbeobachtung:** Bei Aneurysmen von 3 – 5 cm Durchmesser sind sonographische Verlaufskontrollen im Abstand von 3 – 6 Monaten indiziert. Nach Implantation einer Ao-Stent-Prothese erfolgen die Kontrollen im ersten Jahr alle 3 Monate, im zweiten Jahr alle 6 Monate, danach 1 × jährlich. Nach operativer Therapie Kontrollen im Abstand von 6 – 12 Monaten.

Grundlagen

- **Definition:** Einreißen von Intima und Media. Abhebung einer Intima-Media-Lamelle, Ausbildung eines perfundierten falschen Lumens. Das falsche Lumen kann über einen weiteren Einriß distal wieder Anschluß an das wahre Lumen finden. Mitunter liegen mehrere Perforationen der Intima-Media-Lamelle vor. Häufig hat das falsche Lumen einen größeren Durchmesser als das wahre Lumen.

Beachte: Im Unterschied zum disseziierenden Aortenaneurysma ist eine Aortendissektion nicht zwangsläufig an eine aneurysmatische Erweiterung des Gefäßes gebunden.

- **Formen der Aortendissektion:**
  - *De Bakey-Klassifikation* (s. Abb. 145):
    - Typ I = Dissektion der Aorta ascendens, des Aortenbogens und der Aorta descendens.
    - Typ II = Dissektion nur der Aorta ascendens.
    - Typ III = Dissektion nur der Aorta descendens.
  - *Stanford-Klassifikation:*
    - Typ A = Dissektion mit Beteiligung der Aorta ascendens und des Aortenbogens.
    - Typ B = Dissektion ohne Beteiligung der Aorta ascendens, Beginn der Dissektion distal der linken A. subclavia.

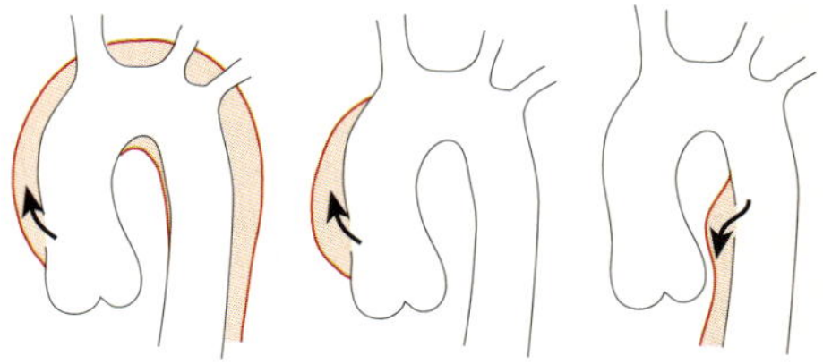

Abb. 145 Einteilung der Aortendissektionen (nach Böhmeke)

Untersuchungsablauf

- **Schnittebenen:**
  - Darstellung der abdominellen Aorta s. S. 202.
  - Darstellung des gesamten Verlaufes der abdominellen Aorta sowie der Iliakalgefäße im Quer- und Längsschnitt.
  - Klärung der Beziehung der Nierenarterien, des Truncus coeliacus und der Mesenterialarterien zum wahren bzw. falschen Lumen.

7.8 Aortendissektion

B-Bild

- Darstellung der Aorta abdominalis im Querschnitt, Vergrößerung mittels Zoom mindestens bis zum Maßstab 1 : 1.
- **Dissektionsmembran:**
  - Wegen ihrer geringen Dicke (oft < 1 mm) und schwachen Echogenität mittlere bis hohe Verstärkung des B-Bildes wählen.
  - Bestimmung der Ausdehung der Dissektionsmembran nach distal.
- **Differenzierung von wahrem und falschem Lumen:**
  - Das falsche Lumen hat meist einen größeren Durchmesser als das wahre.
  - Im falschen Lumen sind bei starker Strömungsverlangsamung Spontanechokontrast-Phänomene (Zeichen beginnender Thrombosierung) nachweisbar.

  Beachte: Das wahre Lumen zeigt eine systolische Expansion. Untersuchung mit EKG-Aufzeichnung und M-Mode-Registrierung erleichtert die Zuordnung.
- **Bestimmung des Durchmessers** der Aorta sowie des wahren und falschen Lumens.
- **Zeichen der Perforation:** Sorgfältiges Absuchen der paraaortalen Region nach freier Flüssigkeit, retroperitonealem Hämatom.

Konventioneller Duplex, PW-Doppler

- **Unterscheidung von wahrem und falschem Lumen mit PW-Doppler:**
  - Bei fehlender distaler Kommunikation von wahrem und falschem Lumen verhält sich die Strömung wie in einem Blindsack. Infolge des hohen peripheren Widerstandes sind antegrade und retrograde Strömungskomponenten nahezu gleich hoch.
  - Bei vorhandener distaler Kommunikation von wahrem und falschem Lumen ist im falschen Lumen häufig eine bi- oder monophasische Strömung nachweisbar. Das falsche Lumen kann orthograd oder retrograd perfundiert sein.
  - Die Strömung im wahren Lumen zeigt meist keine pathologische Veränderung.
  - Bei Kompression des wahren durch das falsche Lumen kann es im wahren Lumen zu einer Strömungsbeschleunigung kommen. Veränderungen des Frequenzspektrums wie bei hochgradigen Arterienstenosen (s. periphere Arterien S. 100) treten bei Aortendissektionen in der Regel jedoch nicht auf.

a

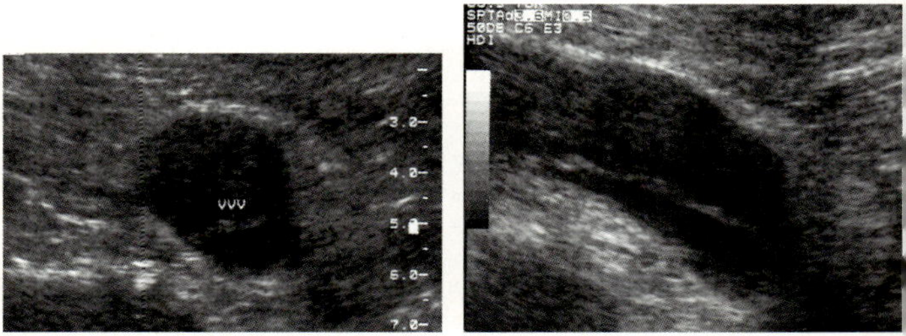

Abb. 146 a und b Aortendissektion Typ III. Dissektionsmembran in der Aorta abdominalis (Pfeile). a) Querschnitt; b) Längsschnitt

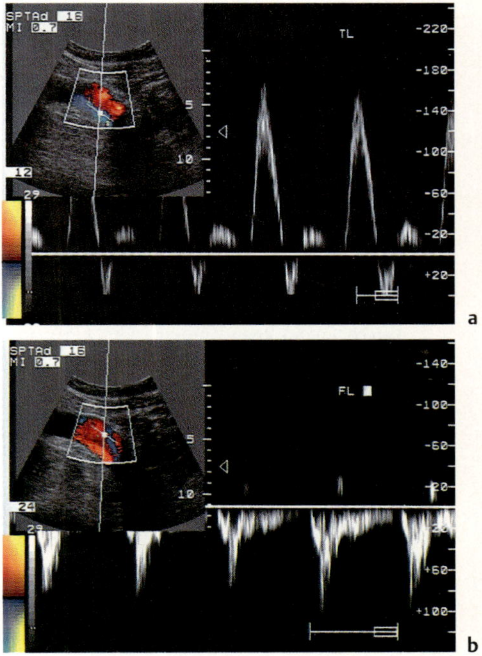

Abb. 147 a und b Aortendissektion Typ III; beide Lumina durchströmt. Differenzierung von wahrem und falschem Lumen durch das Dopplersignal. a) wahres Lumen mit triphasischem Signal, antegrade Perfusion; b) falsches Lumen retrograd perfundiert, monophasisches Signal

Farbduplex

- **Strömungsdarstellung im falschen Lumen:** Erleichtert mit farbkodierter Untersuchung; wegen der häufig geringen Geschwindigkeiten niedrigen Farbgeschwindigkeitsbereich wählen, z.B ± 0,55 KHz bzw. ca. ± 14 cm/s, entsprechend einer Pulsrepetitionsrate von 1100/s.
- **Klärung des Abgangs der Nierenarterien und Mesenterialgefäße** aus dem wahren oder falschen Lumen, bei unklarem Befund ist ein CT zwingend erforderlich.
- **Kommunikation zwischen beiden Lumina:** Nachweis ist nur farbdopplersonographisch möglich. Die Verbindung stellt sich als Zone lokal erhöhter Geschwindigkeit mit verstärkter Varianzkodierung dar. Zur genauen Bestimmung der Strömungsrichtung muß ein PW-Dopplersignal aus diesem Bereich abgeleitet werden.

7.8 Aortendissektion

Stellenwert des Verfahrens

- **Aortendissektionen** können sonographisch mit hoher diagnostischer Sicherheit nachgewiesen werden.
- Zur Klärung der Beziehung der Nierenarterien und Mesenterialgefäße zum wahren oder falschen Lumen ist häufig ein CT oder MRT erforderlich.

Beachte:
- Artefakte (s. S. 32) können mit einer Dissektionsmembran verwechselt werden.
- Beweisend für eine Dissektionsmembran ist der Nachweis im *Querschnitt* der Aorta. Der Längsschnitt ist von geringer diagnostischer Bedeutung wegen erschwerter Abgrenzung von Artefakten und dem Problem der tangentialen Schnittführung.
- Zu hohe B-Bild-Verstärkung kann zum falsch-positiven Nachweis von Spontanechokontrast oder Thrombosierung des falschen Lumens führen.
- Bei zu niedriger B-Bild-Verstärkung kann eine Dissektionsmembran übersehen werden.

Klinisches Prozedere

- **Allgemeine Maßnahmen:** Senkung des Blutdrucks auf normale bis niedrig-normale Werte (systolisch max. 120 mmHg). Verlegung des Patienten auf eine Überwachungs-Station.
- **Wichtige Differentialdiagnosen:** Myokardinfarkt, Lungenembolie.
- **Weiteres diagnostisches Vorgehen:**
  - Bei jeder abdominellen Aortendissektion obligatorische Bestimmung der proximalen Ausdehnung mittels transösophagealer Echokardiographie und/oder CT und MRT. Weiterhin ist eine Beurteilung der distalen Ausdehnung auf die Becken-Beingefäße erforderlich.
  - Bei Aortendissektion Typ Stanford A oder De Bakey I und II muß eine Duplexsonographie der supraaortalen Arterien erfolgen.
  - Bei Aortendissektion Typ Stanford A oder De Bakey I und II transthorakale Echokardiographie:
    - Beurteilung der Aortenklappe, Frage nach Insuffizienz.
    - Ausmaß der linksventrikulären Belastung.
    - Frage nach Perikarderguß.
- **Operative Therapie:** Ersatz der Aorta ascendens, ggf. mit Ersatz oder Rekonstruktion der Aortenklappe bei Typ I und II nach De Bakey bzw. Typ A nach Stanford.
- **Konservative Therapie:** Typ III nach De Bakey bzw. Typ B nach Stanford. Ausnahme: Operative Revaskularisation bei mesenterialer Ischämie bzw. Nierenversagen bei Abgang der entsprechenden Gefäße aus dem falschen Lumen und entsprechender Minderperfusion.
- **Verlaufsbeobachtung:** Engmaschige sonographische Verlaufskontrollen bei allen Aortendissektionen indiziert. Von besonderer Bedeutung ist die Beurteilung der Aorta ascendens sowie der thorakalen Aorta descendens mittels transösophagealer Echokardiographie.

Aorta abdominalis

- **Hypoplasie** der abdominellen Aorta; schmalkalibrige Darstellung der Aorta ohne umschriebene Einengung.

Truncus coeliacus

- **Ligamentum-arcuatum-mediale-Syndrom** (Synonym: Dunbar-Syndrom): Kompression des Truncus coeliacus durch die ligamentäre Verbindung der beiden lumbalen Zwerchfellschenkel (Ligamentum arcuatum mediale). Der Kompressionseffekt ist atmungsabhängig und verstärkt in Exspirationsstellung, daher auch epigastrisches Strömungsgeräusch während Exspiration.
- **Aneurysma** des Truncus coeliacus.
- **Dissektion**: Traumatisch oder bei abdomineller Aortendissektion.

A. mesenterica superior/inferior:

- **Aneurysma** der A. mesenterica superior/inferior.
- **Dissektion**: Traumatisch oder bei abdomineller Aortendissektion. Wichtige Differentialdiagnose bei akutem Abdomen in zeitlichem Zusammenhang mit Aortendissektion.

A. iliaca

- **Fibromuskuläre Dysplasie** der A. iliaca.

Nierenarterien

- **Nierenarterienaneurysma**.
- **Intrarenale Aneurysmen bei Panarteriitis nodosa:** Nekrotisierender entzündlicher Prozeß der Wand kleiner muskulärer Arterien, typische Beteiligung der Nieren. Es kann zur Ausbildung multipler, kleiner Aneurysmen kommen. Die nur millimetergroßen intrarenalen Aneurysmen sind in der Regel auch farbduplexsonographisch nicht darstellbar.
- **Fibromuskuläre Dysplasie der Nierenarterien:** Gehäuftes Vorkommen bei Frauen unter 35 Jahren mit neu aufgetretener oder akzelerierter arterieller Hypertonie. Keine spezifisch sonographischen Kennzeichen. Typischer angiographischer Befund mit multiplen, perlschnurartigen Einschnürungen, sonographisch nur in Ausnahmefällen darstellbar. Auffällige Strömungsbeschleunigung ohne arteriosklerotische Veränderungen.
- **Nierenarterienbeteiligung bei Takayasu-Arteriitis:** Charakteristisch sind langstreckige Stenosierungen. Die Wandverdickung der Nierenarterien entgeht in der Regel der sonographischen Darstellung.
- **Kongenitale Nierenarterienstenosen**.
- **Dissektion der Nierenarterien:** Wichtige Differentialdiagnose bei Nierenversagen im Zusammenhang mit Aortendissektion.

7.10 Dokumentation

Normalbefund

- Einzeldokumentation im Längsschnitt mit winkelkorrigierten Geschwindigkeitsprofilen der Aorta und bei gegebener Indikation der Aa. iliacae communes und externae beidseits.
- Bei entsprechender Fragestellung Dokumentation der Aangsbereiche der Nierenarterien, der A. mesenterica superior, A. mesenterica inferior bzw. des Truncus coeliacus.

Stenose, Verschluß

- Zusätzliche Dokumentation aus dem vorgeschalteten gesunden und aus dem pathologisch veränderten Segment im Längsschnitt mit winkelkorrigierten Geschwindigkeitsprofilen.
- Fakultativ Dokumentation der poststenotischen bzw. der postokklusiven Strömung.

Nierenarterienstenose

- Im Längsschnitt Dokumentation der Aorta abdominalis und der Nierenarterie im Abgangsbereich mit Darstellung der winkelkorrigierten Frequenzspektren.
- Bestimmung der systolischen Maximalgeschwindigkeiten in Aorta und Nierenarterie.
- Berechnung des renal-aortalen Quotienten (s. S. 213).
- Fakultativ Darstellung des intrarenalen Strömungssignales zur Ermittlung des Resistance-Index (s. S. 213).

Aneurysma

- Dokumentation in 2 senkrecht aufeinander stehenden Ebenen einschließlich Vermessung.

Farbduplexsonographie

- Dokumentation der Blutströmung in Farbe (Farbprinter oder Videoaufzeichnung).

V. cava inferior

- **Verlauf**: Sie entsteht durch Vereinigung der beiden Vv. iliacae communes in Höhe des 4. LWK und verläuft paravertebral rechts neben der Aorta.
- **Abstromgebiet:** Sie nimmt das Blut des gesamten Abdominalraumes und der unteren Extremitäten auf. In die Cava inferior münden die Lumbalvenen, die Nierenvenen, die rechte V. ovarica bzw. testicularis sowie unmittebar vor Zwerchfelldurchtritt drei kaliberstarke Lebervenen.
- **Anatomische Varianten:** Varianten und kongenitale Malformationen sind infolge der komplexen embryonalen Anlage der V. cava nicht selten (bis 5%). Es können vorkommen eine partielle Agenesie, eine linksseitige Anlage, eine Doppelung der Cava sowie weitere seltene Anlagevarianten. Selten können auch persistierende Klappen oder Membranen der Cava inferior vorliegen.

V. iliaca communis, V. iliaca externa, V. iliaca interna

- **Verlauf**: Die Iliakalvenen verlaufen parallel den gleichnamigen Arterien. Die V. iliaca externa zieht auf dem M. psoas nach lateral und kaudal. Im proximalen Abschnitt liegt sie meist hinter, im distalen Abschnitt medial der Arterie. Die V. iliaca interna mündet in Höhe des Überganges LWK 5/Os sacrum von medial in die V. iliaca externa ein. Die linke V. iliaca communis wird von der rechten A. iliaca communis überkreuzt. An dieser Stelle kommt es häufig zur Impression des Venenlumens, manchmal verbunden mit einer Spornbildung. Die Ausprägung dieses „Venensporns" ist sehr unterschiedlich und kann von einer leistenartigen Wandverdickung bis zu einem Septum reichen.
- **Abstromgebiet:**
  - V. iliaca externa: gesamtes Blut der unteren Extremitäten.
  - V. iliaca interna: Rektum, Blase, Uterus, Prostata, Beckenboden.
- **Anatomische Varianten:** Selten doppelte Anlage der V. iliaca communis und/oder V. iliaca interna.

Lebervenen

- **Verlauf**: Die Segmentvenen vereinigen sich in der Regel zu drei Hauptvenen, V. hepatica dextra, V. hepatica media und V. hepatica sinistra. Sie ziehen von der Peripherie sternförmig nach medial und dorsal zur Leberpforte und münden unmittelbar subdiaphragmal kurz vor dem rechten Vorhof in die Cava inferior. Ihr Durchmesser nimmt bis zur Einmündung in die V. cava stetig zu. Die Lebervenen haben einen geradlinigen Verlauf. Die Venen des Lobus caudatus münden häufig mit einem eigenen Stamm in die Cava inferior.
- **Abstromgebiet**: Die Lebervenen drainieren das Blut, welches die Leber über die A. hepatica erreicht und das Blut des Pfortadersystems.
- **Anatomische Varianten**: Direkte Mündung eines Lebervenenhauptstammes in den rechten Vorhof. Verbindung zwischen rechtem Lebervenenhauptstamm und rechter Nebennierenvene.

8.1 Anatomie der abdominalen Venen

Nierenvenen

- **Verlauf:** Die rechte Nierenvene ist mit 2–4 cm Länge sehr kurz. Sie mündet nahezu rechtwinklig in Höhe des ersten Lendenwirbelkörpers in die V. cava ein. Die linke Nierenvene ist mit 5–10 cm deutlich länger. Sie zieht im Bogen zwischen A. mesenterica superior und Aorta zur V. cava. Sie kann als Leitstruktur zum Auffinden der linken Nierenarteriedienen.
- **Abstromgebiet:**
  - Rechte Nierenvene: Ausschließlich rechte Niere.
  - Linke Nierenvene: Zusätzlich Aufnahme der linken V. testicularis bzw. V. ovarica. Rechts münden die gonadalen Venen direkt in die V. cava ein.
- **Anatomische Varianten:** Relativ häufig kommen eine Doppelung oder Mehrfachanlage der Nierenvenen, ein retroaortaler Verlauf der linken Nierenvene und ein persistierender periaortaler Venenringvor. Es gibt auch einige seltenere Anlagevarianten.

V. portae

- **Verlauf:** Entsteht hinter dem Pankreaskopf durch die Vereinigung von V. lienalis und V. mesenterica superior. Länge der Pfortader ca. 6–10 cm. Sie zieht im Ligamentum hepatoduodenale zusammen mit A. hepatica und Ductus choledochus zur Leberpforte. Im Ligamentum hepatoduodenale läuft der Ductus choledochus rechts ventral, die A. hepatica propria links ventral der Pfortader. Intrahepatisch T-förmige Teilung in einen rechten und linken Hauptast. Im Gegensatz zu allen übrigen Körpervenen hat sie Anschluß an ein eigenes Endstrombahngebiet (Lebersinusoide), aus dem die Lebervenen hervorgehen.
- **Abstromgebiet:** Die Pfortader drainiert das Blut von Duodenum, Dünndarm, Dickdarm, Magen, Gallenblase, Milz und Pankreas.
- **Anatomische Varianten:** Selten Verlauf des Gefäßes vor dem Pankreaskopf.

V. lienalis

- **Verlauf:** Entsteht im Milzhilus und verläuft dorsal des Pankreas über eine Länge von 12–16 cm. Sie nimmt im Verlauf die V. mesenterica inferior sowie die V. gastrica sinistra auf.
- **Abstromgebiet:** Zusammen mit ihren Zuflüssen drainiert sie Blut aus Milz, Magen, Colon descendens, Sigma und zum Teil aus dem Rektum.
- **Anatomische Varianten** sind selten.

V. mesenterica superior

- **Verlauf:** Parallel und ventral der A. mesenterica superior (s. S. 199). Meist liegt sie rechts der Arterie. Sie unterkreuzt das Duodenum und vereinigt sich mit der V. lienalis zur Pfortader.
- **Abstromgebiet:** Jejunum, Ileum, Colon ascendens und Colon transversum.
- **Anatomische Varianten** sind selten.

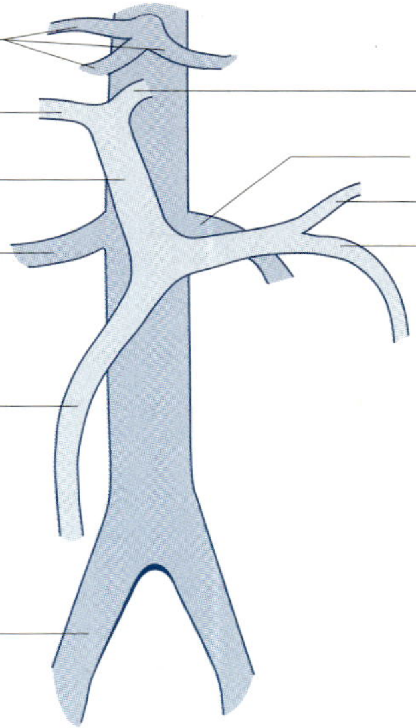

Abb. 148 Anatomie der abdominalen Venen

V. mesenterica inferior

- **Verlauf:** Parallel und rechts der A. mesenterica inferior. Mündet von kaudal kommend hinter dem Pankreas in die V. lienalis ein.
- **Abstromgebiet:** Colon descendens, Sigma und Rektum (oberer Abschnitt).
- **Anatomische Varianten:** In etwa 30% mündet die V. mesenterica inferior nicht in die V. lienalis, sondern direkt in die V. mesenterica superior.

8.2 Untersuchung abdominaler Venen mit B-Bild

Voraussetzungen

- **Schallkopf:** S. abdominale Arterien S. 201. Bei elektronischen Sonden ist ein Curved-array-Schallkopf mit gebogener Auflagefläche vorteilhaft.
- **Untersuchungsbedingungen:**
  - Nüchterner Patient.
  - Kurze Ruhephase vor der Untersuchung, temperierter Raum.
  - Entspannte Rückenlage des Patienten, angewinkelte Knie (Knierolle).
  - Abdomineller Atmungstyp, dieser wird begünstigt durch eine Lagerung der Arme neben dem Körper.

Untersuchungsgang

- **Darstellbare Gefäße:** V. cava inferior, Pfortader, V. lienalis und Lebervenen. Nur bei schlanken Patienten auch die Iliakalvenen.
- **Atmungsabhängigkeit:** Der inspiratorische Kollaps der V. cava inferior ist diagnostisch verwertbar. Bei den übrigen Abdominalvenen ist dieses Kriterium sehr variabel und ohne diagnostische Bedeutung.
- **Valsalva-Manöver:** Bei der Untersuchung der Abdominalvenen von untergeordneter Bedeutung (Durchmesseränderungen offener Abdominalvenen bei abdomineller Drucksteigerung sind sehr variabel und diagnostisch kaum verwertbar). Zudem ist das Valsalva-Manöver mit einer Anspannung der Bauchdecke verbunden, die zu einer Verschiebung des Schallkopfes führt.
- **Sondenkompressionstest:**
  - Sollte immer bei Querschnittsdarstellung des Gefäßes durchgeführt werden (Erhöhung der diagnostischen Sicherheit).
  - Aufgrund ihrer Lage in geringer Tiefe ist der Kompressionstest möglich bei V. lienalis, V. mesenterica superior und mit Einschränkung auch am Pfortaderhauptstamm.
  - An der V. cava inferior sowie der V. iliaca communis und externa ist eine Kompression nur bei schlanken Patienten durchführbar.
  - Zur Beurteilung der Lebervenen, der intrahepatischen Pfortaderäste und der Nierenvenen ist der Kompressionstest nicht geeignet.

Diagnostische Aussage

- **V. cava inferior, V. iliaca:** Eine vollständige Thrombosierung kann im B-Bild mit befriedigender Sicherheit nachgewiesen werden. Die Aussage ist stark abhängig von der Schallbarkeit des Patienten (Adipositas, Luftüberlagerung). Eine Venenkompression durch Lymphome oder andere Tumoren ist unter guten Schallbedingungen mit B-Bild darstellbar. Eine Venenkompression durch Hämatom muß duplexsonographisch oder phlebographisch abgeklärt werden, ebenso partielle Thrombosierung oder Rekanalisation.

8.2 Untersuchung abdominaler Venen mit B-Bild

- **V. lienalis, Pfortader, V. mesenterica superior:** Komplette Thrombosierung kann mit B-Bild mit hoher Sicherheit nachgewiesen werden. Partielle Thrombosierung, Rekanalisation bzw. kavernöse Transformation der Pfortader muß mit Duplextechnik abgeklärt werden. Die Aussage ist stark abhängig von den Schallbedingungen (auch bei sehr schlanken Patienten kann wegen Darmatonie und Meteorismus eine Mesenterialvenenthrombose nicht darstellbar sein). Bei entsprechender Fragestellung ist eine Angiographie notwendig. Tumorkompressionen der V. lienalis oder der Pfortader lassen sich mit B-Bild darstellen.
- **Lebervenen, intrahepatische Pfortaderäste, Nierenvenen:** Das B-Bild ergibt Hinweise auf Thrombosierung dieser Venen, zur weiteren Abklärung ist jedoch die Duplexmethode erforderlich. Häufig sind weitere bildgebende Verfahren notwendig, z. B. retrograde Phlebographie der Lebervenen bei Budd-Chiari-Syndrom (s. seltene Befunde abdominaler Venen S. 260).

8.3 Abdominale Venen/Duplexsonographie

V. cava inferior

- **Indikation zur Untersuchung:**
  - Verdacht auf Thrombose der V. cava inferior.
  - Bestimmung der proximalen Ausdehnung einer Bein-Beckenvenen-Thrombose.
  - Lungenembolie.
  - Rechtsherzinsuffizienz.
  - Verlaufsuntersuchung nach Kavaschirm-Implantation oder Lysetherapie.
  - Verdacht auf Kompression der V. cava.
- **Mögliche pathologische Befunde:**
  - Komplette oder partielle Thrombose der V. cava inferior.
  - Tumorkompression der V. cava, z. B. durch parakavale Lymphome.
  - Tumoreinbruch in die V. cava, z. B. Einwachsen eines Tumorthrombus über die Nierenvene in die Cava inferior bei Nierenzellkarzinom.
- **Duplexmethode:** Konventionelle Duplextechnik, aufgrund der Größe des Gefäßes kann Untersuchung auch mit B-Bild (s. S. 236) erfolgen. Die farbkodierte Untersuchung erleichtert die Darstellung der Zuflüsse und ist die Methode der Wahl bei der Abklärung von Anlagevarianten.
- **Untersuchungsbedingungen** s. B-Bild S. 236.
- **Grundeinstellung des Ultraschallgerätes:**
  - 3,5 MHz Schallkopf.
  - Bereich der Frequenzverschiebung des PW-Dopplers ca. ±2,0 – 2,5 KHz, entsprechend einem Geschwindigkeitsbereich von etwa ±0,7 m/s.
  - Wandfilter des PW-Dopplers ca. 50 – 75 Hz.
  - Die Größe des Sample volumes sollte etwa gleich dem Gefäßdurchmesser sein. Im Gegensatz zur Arterienwand entstehen durch die Venenwand keine niederfrequenten Störsignale.
  - Die Registrierung der Strömungssignale kann ohne Winkelkorrektur erfolgen, da keine Berechnung der Geschwindigkeit durchgeführt wird. Registriergeschwindigkeit der Dopplersignale 10 mm/s.
- **Farbkodierung:**
  - Größe des Farbfensters ca. 4 × 4 cm.
  - Farbgeschwindigkeitsbereich bei symmetrischer Skalierung ca. ±1,25 KHz, entsprechend etwa ±32 cm/s bei einer Pulsrepetitionsrate von 2500/s.
  - Niedriger Farbwandfilter, z. B. 75 – 100 Hz.
  - Varianzkodierung nicht erforderlich.
  - Bei ungenügender Farbfüllung des Venenlumens Verbesserung durch:
    - Erhöhung des Farbgains.
    - Verkleinerung des Farbgeschwindigkeitsbereiches.
    - Auf flachen Winkel zwischen Farbsektor und Vene achten.
    - Erniedrigung des Wandfilters.
    - Zurücknahme der B-Bild-Verstärkung (s. S. 25).
- **Schnittführung:**
  - Medianer Oberbauchquerschnitt. Durch Kippen und/oder Kaudalverschieben des Schallkopfes wird die Kava im Querschnitt dargestellt. Im Querschnitt erfolgt die Bestimmung des Kava-Durchmessers von der Vorder- zur Hinterwand des Gefäßes.
  - Nach der Querschnittsdarstellung Drehen des Schallkopfes und Untersuchung im Längsschnitt mit Ableitung von Strömungssignalen.

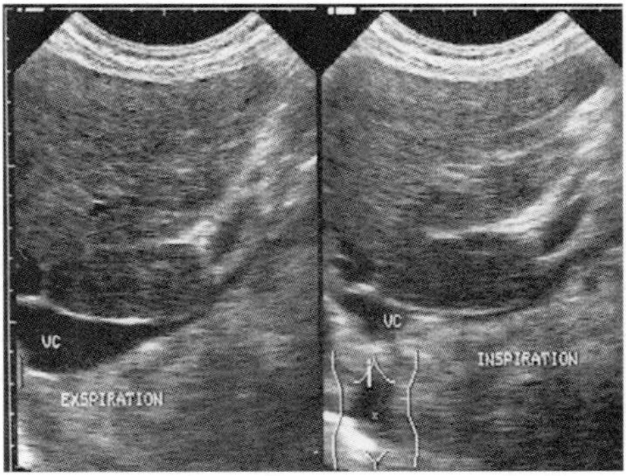

Abb. 149 a und b Kaliberschwankung der V. cava inferior in Abhängigkeit von der Atmungsphase: Physiologisch ist eine Kaliberabnahme bei Inspiration. a) Exspiration; b) Inspiration (aus Schmidt, G. Ultraschallkursbuch. 2. Auflage. Stuttgart: Thieme 1996)

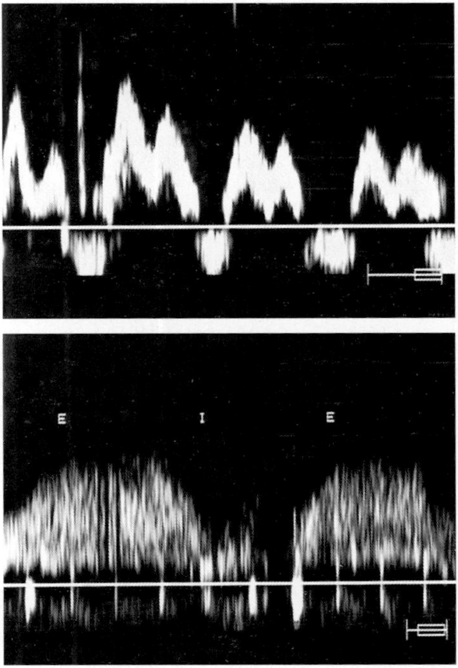

a

b

Abb. 150 a und b Kardiale Modulation des Strömungssignales der Cava inferior. a) Zweigipfligkeit des Signales deutlich ausgeprägt. b) Fehlen der Zweigipfligkeit. Das Signal erscheint bandförmig, zeigt jedoch eine deutliche Atmungsmodulation. E = Exspiration, I = Inspiration

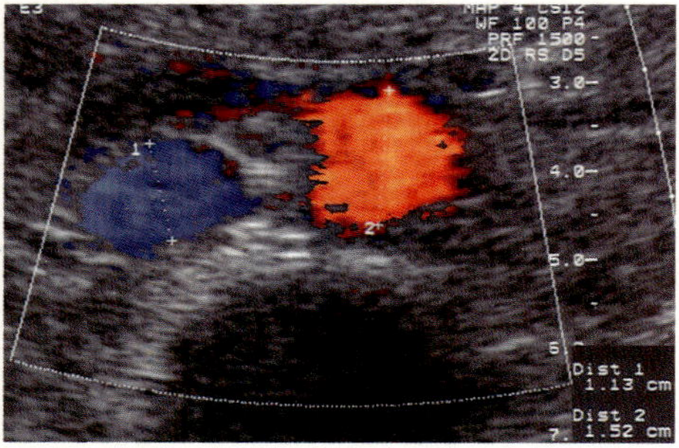

Abb. 151 Transversalschnitt im Mittelbauch: Die V. cava kommt oval zur Darstellung (blaue Farbkodierung). Zur Bestimmung des Durchmessers erfolgt die Messung von der Vorder- zur Hinterwand des Gefäßes. Durchmesser hier 1,13 cm. Rote Farbkodierung: Aorta

- **Beurteilung von:** Gefäßdurchmesser, atmungsabhängigen Kaliberschwankungen, Gefäßverlauf, Binnenstrukturen und parakavalen Strukturen.
- **Normalbefund:**
  - Die V. cava erscheint im Querschnitt oval, dreieckig oder spaltförmig.
  - Durchmesser bis 20 mm. Sie zeigt typische atmungsabhängige Kaliberschwankungen; bei Inspiration kommt es zu einer Abnahme, bei Exspiration zu einer Zunahme des Durchmessers.
  - Das Strömungssignal zeigt auch eine Abhängigkeit von der Herzaktion. Es ist häufig zweigipflig: Der erste Gipfel tritt zu Beginn der Ventrikelsystole auf, der zweite, kleinere Gipfel ist mit der Öffnung der Trikuspidalklappe zu Beginn der Diastole verbunden. Die Ausprägung der kardialen Modulation des Signals ist sehr variabel, mitunter kann die Zweigipfligkeit kaum nachweisbar sein.
  - Im B-Bild kommt die Zweigipfligkeit des Strömungssignales als sog. „Doppelschlag" der V. cava zur Darstellung.
  - Zunehmende Inspiration bewirkt eine Amplitudenabnahme des Signales. Ein Valsalva-Preßmanöver hat einen Strömungsstop zur Folge; zu Beginn ist häufig ein kurzer Reflux unter 1,5 Sekunden nachweisbar, unmittelbar nach dem Valsalva-Manöver kommt es zu einer kurzfristigen Verstärkung der venösen Strömung.
  - Das Strömungssignal zeigt keine Abhängigkeit von der Digestionsphase.
  - Die Farbfüllung des Venenlumens ist abhängig vom Atmungszyklus. Bei abdominellem Atmungstyp werden exspiratorisch die höchsten Strömungsgeschwindigkeiten erreicht. Zu diesem Zeitpunkt gelingt die farbkodierte venöse Strömungsdarstellung am besten. Das Tiefertreten des Zwerchfells während Inspiration hat eine kontinuierliche Abnahme der Geschwindigkeit zur Folge. Die Strömung wird in zunehmend dunkleren Farbtönen dargestellt.
  - Bei ruhiger abdomineller Atmung kommt das venöse Strömungssignal ohne Farbwechsel zur Darstellung. Der kurze physiologische Reflux bei Valsalva wird durch Farbumschlag in die Gegenfarbe dargestellt.

V. iliaca communis, V. iliaca externa

- **Indikation zur Untersuchung:**
  - Verdacht auf Thrombose der V. iliaca communis und/oder der V. iliaca externa.
  - Bestimmung der proximalen Ausdehnung einer Becken-Beinvenen-Thrombose.
  - Lungenembolie.
  - Postthrombotisches Syndrom, Abklärung eines Ulcus cruris.
- **Mögliche pathologische Befunde:**
  - Komplette/partielle Thrombose oder Rekanalisation der V. iliaca.
  - Tumorkompression der Beckenvenen.
- **Duplexmethode:** Bei schlanken Patienten konventionelle Duplextechnik möglich, Farbduplexsonographie erleichtert das Auffinden der Gefäße.
- **Untersuchungsbedingungen** s. B-Bild S. 236.
- **Grundeinstellung des Ultraschallgerätes:** S. V. cava, S. 238.
- **Farbkodierung:**
  - Größe des Farbfensters ca. 4 × 4 cm.
  - Farbgeschwindigkeitsbereich bei symmetrischer Skalierung ca. ±0,7–0,8 KHz, entsprechend einem Geschwindigkeitsbereich von etwa ±18–20 cm/s bei einer Pulsrepetitionsrate von 1400–1600/s.
  - Niedriger Farbwandfilter, z. B. 75–100 Hz.
  - Varianzkodierung nicht erforderlich.
  - Bei ungenügender Farbfüllung des Venenlumens s. S. 240.
- **Schnittführung:**
  - Schnittebene zwischen Nabel und mittlerem Drittel des Leistenbandes.
  - Im proximalen Abschnitt werden A. und V. iliaca häufig in der gleichen Schnittebene erfaßt und kommen dann als parallel verlaufende, echoarme, tubuläre Strukturen zur Darstellung. Die Vene verläuft hier hinter der Arterie.
  - Darstellung im Längsschnitt: Die Vene ist am größeren Durchmesser im Vergleich zur Begleitarterie und an fehlender Pulsation erkennbar.
  - Durch Drehen des Schallkopfes um 90° Darstellung im Querschnitt. Prüfung der Kompressibilität des Lumens an mehreren Stellen.

  Beachte: Sondenkompressionstest der V. iliaca bei Adipositas stark erschwert oder nicht durchführbar!
- **Beurteilung von:** Gefäßdurchmesser, Gefäßverlauf, Binnenstrukturen und parailiakalen Strukturen.
- **Normalbefund:**
  - Querschnitt rund oder oval, Durchmesser 8–12 mm.
  - Vollständige Komprimierbarkeit des Lumens.
  - Das Strömungssignal ist abhängig von der Atmungsphase. Mit zunehmender Inspiration nimmt die Amplitude ab (abdomineller Atmungstyp). Endinspiratorisch kommt die Strömung zum Stillstand. Die höchste Signalamplitude tritt endexspiratorisch auf (s. periphere Venen S. 170, Abb. 100).
  - Auswirkungen der Herzaktion auf das Strömungssignal der V. iliaca sind nur selten zu beobachten. Eine Ausnahme stellt die pulmonale Druckerhöhung mit Trikuspidalinsuffizienz dar, bei der ein systolischer Reflux mitunter noch im Bereich der Becken-und Beinvenen nachgewiesen werden kann.

8.3 Abdominale Venen/Duplexsonographie

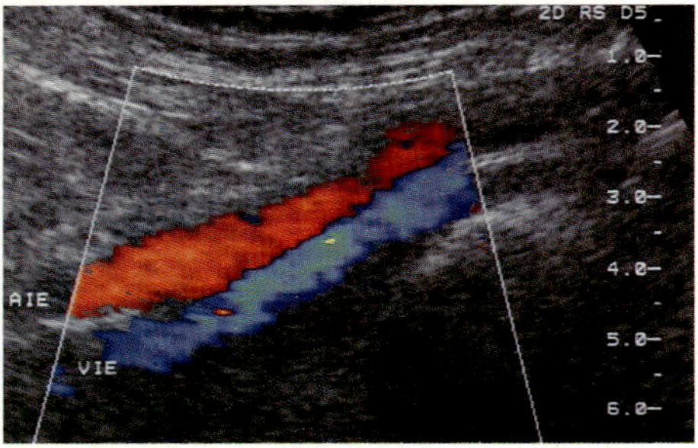

Abb. 152 Farbkodierte Darstellung der V. iliaca externa. Die Strömung ist vom Schallkopf weg gerichtet (blaue Farbkodierung). Parallel und ventral der Vene verläuft die A. iliaca (rot)

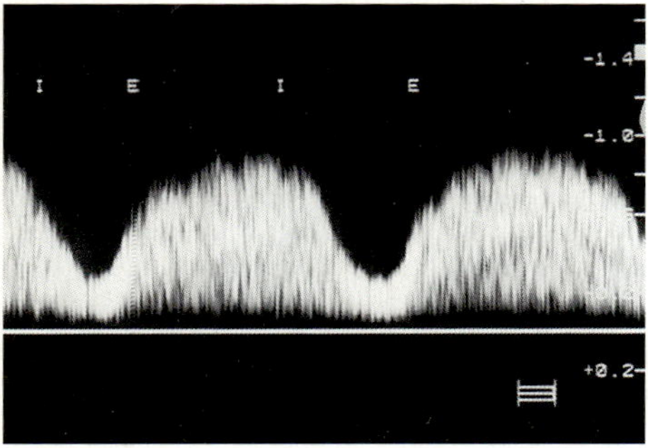

Abb. 153 PW-Dopplersignal der V. iliaca. I = Inspiration; E = Exspiration. Deutliche Abhängigkeit des Signales von der Atmungsphase. Zunahme der Strömungsgeschwindigkeit bei Exspiration, Abnahme bei Inspiration. Keine Geschwindigkeitsberechnung, daher Angabe der Frequenzverschiebung in KHz

- Ein Valsalva-Manöver hat einen Strömungsstop zur Folge. Zu Beginn des Preßversuchs ist häufig ein kurzer physiologischer Reflux von maximal 1,5 Sekunden Dauer nachweisbar.
- Keine Abhängigkeit des Strömungssignales von der Digestionsphase.
- Farbkodierte Strömungsdarstellung s. V. cava S. 238.

Lebervenen

- **Indikation zur Untersuchung:**
  - Portale Hypertonie.
  - Leberzirrhose.
  - Budd-Chiari-Syndrom.
  - Rechtsherzinsuffizienz.
- **Mögliche pathologische Befunde:**
  - Thrombose der Lebervenen.
  - Rarefizierung und Kaliberschwankungen.
  - Stauung der Lebervenen.
  - Seltene pathologische Befunde s. S. 260.

- **Duplexmethode**: Die konventionelle Duplextechnik ist zur Untersuchung der Lebervenen gut geeignet. Bei bestimmten Fragestellungen, z.B. Verlaufsbeobachtung bei Budd-Chiari-Syndrom, ist die Farbduplextechnik die Methode der Wahl.
- **Untersuchungsbedingungen:** S. B-Bild S. 236. Patient muß nicht nüchtern sein.
- **Grundeinstellung des Ultraschallgerätes:**
  - 3,5 MHz-Schallkopf.
  - B-Bild-Gain so einstellen, daß das Venenlumen frei von Binnenechos zur Darstellung kommt.
  - Bereich der Frequenzverschiebung des PW-Dopplers ca. ±1,5 – 2,0 KHz, entsprechend einem Geschwindigkeitsbereich von etwa ±0,4 – 0,6 m/s.
  - Wandfilter des PW-Dopplers ca. 75 – 100 Hz.
  - Größe des Sample volumes etwa gleich dem Gefäßdurchmesser.
  - Registrierung der Dopplersignale ohne Winkelkorrektur, da keine Berechnung von Geschwindigkeiten erfolgt. Registriergeschwindigkeit der Dopplersignale 10 mm/s.
- **Farbkodierung:**
  - Größe des Farbfensters ca. 4 × 4 cm.
  - Farbgeschwindigkeitsbereich bei symmetrischer Skalierung ca. ±0,9 KHz, entsprechend etwa ±22 cm/s bei einer Pulsrepetitionsrate von 1750/s.
  - Niedriger Farbwandfilter, z.B. 100 Hz.
  - Varianzkodierung nicht erforderlich.
  - Bei ungenügender Farbfüllung des Venenlumens s.S. 240.
- **Schnittführung:**
  - Subkostale Schnittführung: Position des Schallkopfes unterhalb des rechten Rippenbogens, Ausrichtung des Schallsektors nach kranial.
  - Interkostale Schnittführung: Durch leichtes Kippen des Schallkopfes Darstellung der Lebervenen von der Peripherie bis zur Einmündung in die Cava inferior.
- **Beurteilung von:** Gefäßverlauf, Verzweigungswinkel, Gefäßdurchmesser, Binnenstrukturen und Strömungsrichtung.
- **Normalbefund:**
  - Querschnitt oval.
  - Echoarme Wand: Häufig ist zwischen Leberparenchym und Lebervene keine Begrenzung darstellbar. Manchmal ist ein schmaler Grenzzonenreflex zwischen Venenlumen und Umgebungsgewebe sichtbar. Im Gegensatz hierzu haben die Pfortaderäste eine stark echogene Wand.
  - Atmungsabhängige Lumenschwankungen kaum nachweisbar.
  - Verzweigungswinkel der Lebervenen < 45°.
  - Das Strömungssignal der Lebervenen wird durch die Herzaktion beeinflußt (bi- oder triphasisch). Die kardiale Modulation des Lebervenensignales zeigt unterschiedliche Ausprägungen und ist u.a. abhängig von der rechtsventrikulären Funktion. Der erste Gipfel ist verbunden mit dem Tiefertreten der Klappenebene während der Ventrikelsystole. Der zweite Strömungsgipfel tritt in der Diastole auf und ist mit der Öffnung der Trikuspidalklappe verbunden. Das Verhältnis von systolischem zu diastolischem Gipfel liegt zwischen 1,1 und 1,4. Die Vorhofkontraktion am Ende der Diastole ist mit einer Strömungsabnahme, einem Nullfluß oder einer kurzfristigen Strömungsumkehr verbunden.

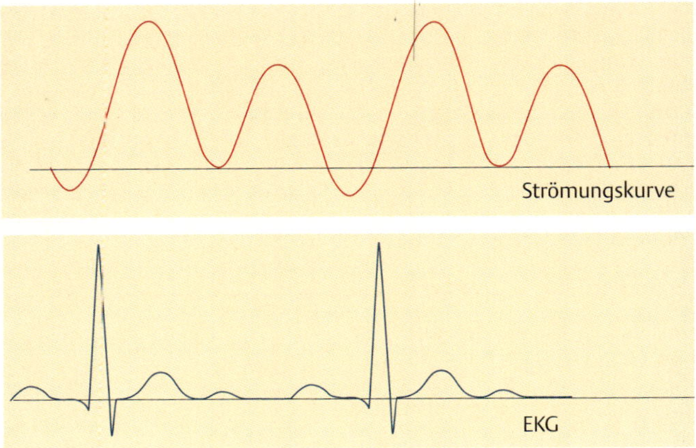

Abb. 154 Schematische Abbildung der Beziehung der Lebervenenströmung zu den Phasen der Herzaktion anhand des EKG

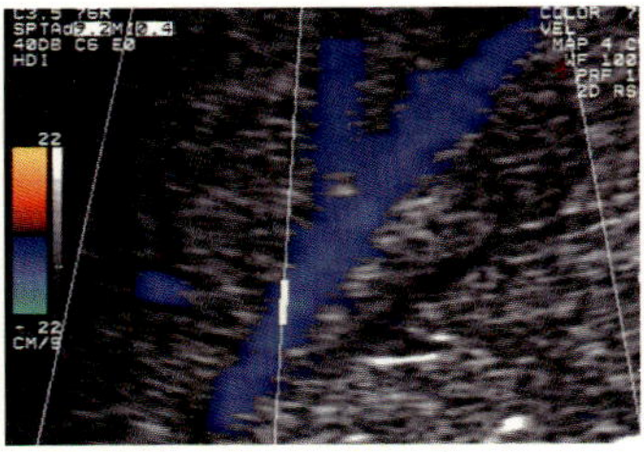

Abb. 155 Farbkodierte Darstellung der Lebervenen. Typisch für die Darstellung im B-Bild sind der spitze Verzweigungswinkel sowie das Fehlen einer „Wand" zwischen Venenlumen und Leberparenchym

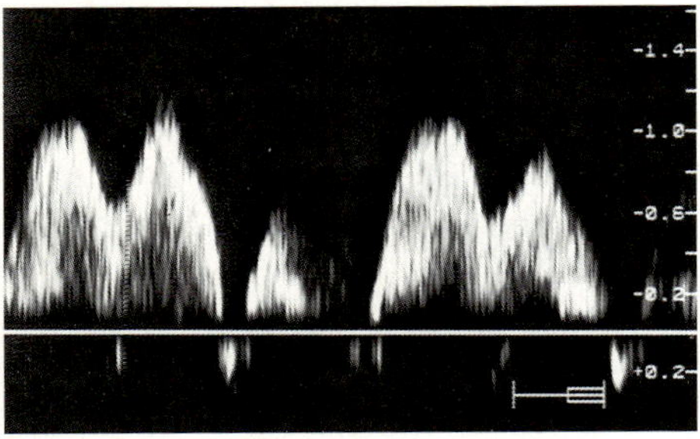

Abb. 156 PW-Dopplersignal der Lebervene, zweigipflige Darstellung

- Beeinflussung durch die Atemlage: Inspiration hat eine Strömungsabnahme zur Folge. Ein Valsalva-Manöver bewirkt einen Strömungsstop.
- Die Farbfüllung des Venenlumens ist abhängig von Atmungszyklus und Herzaktion. Bei abdominellem Atmungstyp werden exspiratorisch die höchsten Strömungsgeschwindigkeiten erreicht. Infolge der von peripher nach zentral gerichteten Strömung erfolgt bei der angegebenen Schnittführung die Darstellung in blauer Farbe. Die Auswirkung der Vorhofkontraktion auf das Strömungsmuster kann aufgrund der engen räumlichen Beziehung häufig auch farbkodiert dargestellt werden. Es kommt zu einem kurzfristigen Umschlag in die Gegenfarbe.

Nierenvenen

- **Indikation zur Untersuchung:**
  - Verdacht auf Nierenvenenthrombose.
  - Nierenzellkarzinom.
- **Mögliche pathologische Befunde:**
  - Nierenvenenthrombose.
  - Einwachsen des Nierenzellkarzinoms in die Nierenvene.
  - Ausdehnung des Tumorthrombus bis in die V. cava hinein.
- **Duplexmethode:** Zur sicheren Beurteilung der Nierenvenen ist die Farbduplextechnik erforderlich.
- **Untersuchungsbedingungen:** S. V. cava S 236.
- **Grundeinstellung des Ultraschallgerätes und Farbkodierung:** s. S. 238.
- **Schnittführung:**
  - Transversalschnitt in Oberbauchmitte zwischen Nabel und Rippenbogen. Aufsuchen des Truncus coeliacus oder des Abganges der A. mesenterica superior. Langsames Verschieben des Schallkopfes nach distal.
  - Darstellung der linken Nierenvene zwischen den pulsierenden Querschnitten von Aorta und A. mesenterica superior als quergestelltes, echoarmes oder echofreies Band.
  - Die Darstellung der rechten Nierenvene über den Transversalschnitt ist schwierig. Der Schallsektor muß nach kaudal gekippt werden. Über einen interkostalen rechtsseitigen Flankenschnitt ist die Darstellung des kurzen Gefäßes vom Nierenhilus bis zur Einmündung in die Cava besser möglich.
- **Beurteilung von:** Gefäßdurchmesser, Gefäßverlauf, Binnenstrukturen.

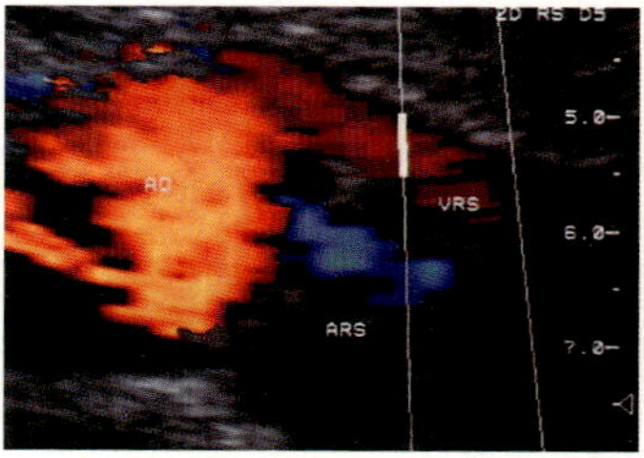

Abb. 157 Farbkodierte Darstellung der linken Nierenvene. Quer getroffen Aorta abdominalis. Längs geschnitten Abgang der linken Nierenarterie bei 4 Uhr (blaue Farbkodierung). Linke Nierenvene (VRS) längs geschnitten, Strömungsrichtung auf den Schallkopf zu (rote Farbkodierung). Wegen niedrigerer Geschwindigkeit im Vergleich zur Aorta Darstellung in dunkleren Farbtönen. Position des Sample volumes im Venenlumen

8.3 Abdominale Venen/Duplexsonographie

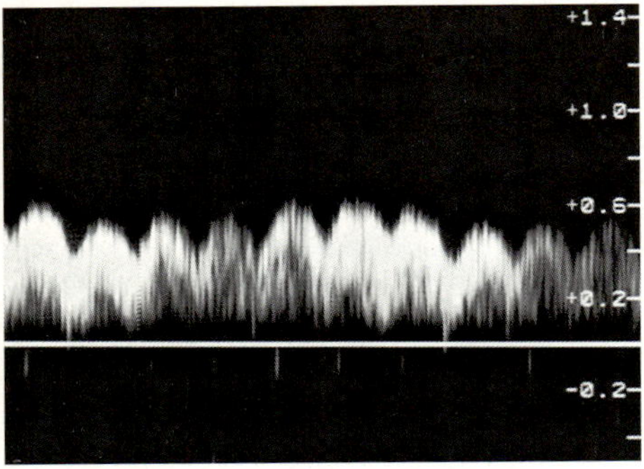

Abb. 158 PW-Dopplersignal der linken Nierenvene. Bei den sichtbaren Spitzen handelt es sich nicht um eine arterielle Überlagerung, sondern um die kardiale Modulation des Strömungssignals

- **Normalbefund:**
  - Runder bis ovaler Querschnitt, Durchmesser 4–8 mm.
  - Das Strömungssignal der Nierenvenen wird durch Atmungslage und Herzaktion beeinflußt und ist daher häufig zweigipflig (s. Cava inferior-Signal S. 240). Der Einfluß ist an der rechten Nierenvene deutlicher nachweisbar als links, wahrscheinlich wegen Kompression der linken Nierenvene zwischen Aorta und A. mesenterica superior.
  - Das Strömungssignal zeigt keine Abhängigkeit von der Digestionsphase.
  - Farbkodierte Strömungsdarstellung s. V. cava S. 240.

V. portae

- **Indikation zur Untersuchung:**
  - Portale Hypertonie.
  - Leberzirrhose.
  - Splenomegalie.
  - Verdacht auf Pfortaderthrombose oder Mesenterialvenenthrombose.
- **Mögliche pathologische Befunde:**
  - Komplette/partielle Thrombose der Pfortader.
  - Kavernöse Pfortadertransformation.
  - Seltene pathologische Befunde s. S. 260.
- **Duplexmethode:** Die konventionelle Duplextechnik ist gut geeignet.
- **Untersuchungsbedingungen:**
  - S. B-Bild S. 236.
  - Der Patient muß nicht nüchtern sein; keine Verschlechterung der Darstellbarkeit durch den postprandialen Zustand. Es muß aber berücksichtigt werden, daß der Gefäßdurchmesser von der Digestionsphase abhängig ist (s. u.)
- **Grundeinstellung des Ultraschallgerätes:**
  - 3,5 MHz Schallkopf.
  - B-Bild-Gain so einstellen, daß das Venenlumen frei von Binnenechos zur Darstellung kommt.
  - Bereich der Frequenzverschiebung des PW-Dopplers ca. ±1,5 KHz, entsprechend einem Geschwindigkeitsbereich von etwa ±0,4 m/s.

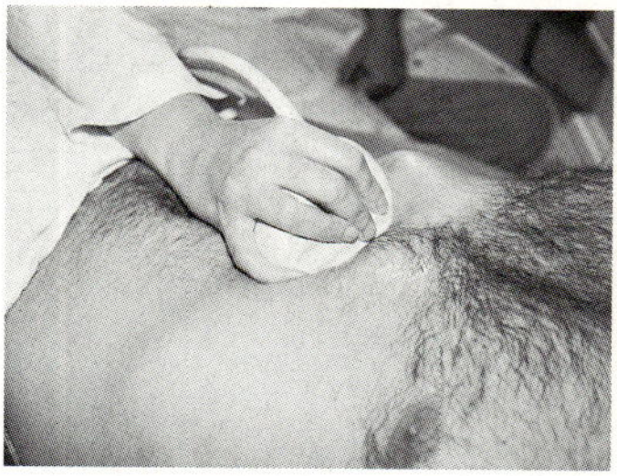

Abb. 159 Position des Schallkopfes zur Darstellung des Pfortader-Hauptstammes

- Wandfilter des PW-Dopplers ca. 50–75 Hz.
- Größe des Sample volumes etwa gleich dem Gefäßdurchmesser.
- Im Gegensatz zur Situation bei den übrigen Abdominalvenen sollte die Registrierung des Pfortadersignales *mit* Winkelkorrektur erfolgen, da als diagnostische Parameter die mittlere Geschwindigkeit und das Stromzeitvolumen herangezogen werden können. Registriergeschwindigkeit der Dopplersignale 10 mm/s.

▸ **Farbkodierung**
- Größe des Farbfensters ca. 4 × 4 cm.
- Farbgeschwindigkeitsbereich bei symmetrischer Skalierung ca. ±0,625 KHz, entsprechend etwa ±16 cm/s bei einer Pulsrepetitionsrate von 1250/s.
- Niedriger Farbwandfilter, z. B. 100 Hz.
- Varianzkodierung nicht erforderlich.
- Bei ungenügender Farbfüllung des Venenlumens s. S. 240.

▸ **Schnittführung:**
- Paramedianer Oberbauchlängsschnitt zur Darstellung des Pfortader-Hauptstammes.
- Subkostaler Längsschnitt oder rechtsseitiger interkostaler Flankenschnitt zur Darstellung der intrahepatischen Pfortaderabschnitte.

▸ **Beurteilung von:** Gefäßverlauf, Gefäßdurchmesser, Binnenstrukturen und Strömungsrichtung.

▸ **Normalbefund:**
- Querschnitt oval.
- Wand der Pfortader stärker echogen als Wand der Lebervenen.
- Atmungsabhängige Lumenschwankungen gering oder fehlend.

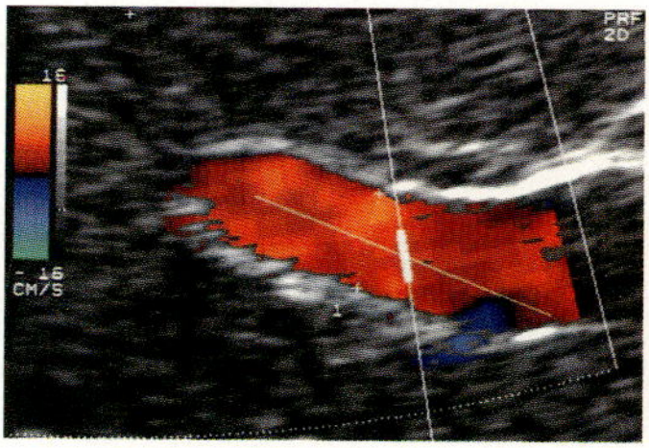

Abb. 160 Farbkodierte Darstellung des rechten Pfortader-Hauptastes. Durchmesser 8,3 mm. Die Strömung geht auf den Schallkopf zu, hepatopedale Richtung, daher rot kodierte Darstellung. Typisch ist die echogene Wand der Pfortader

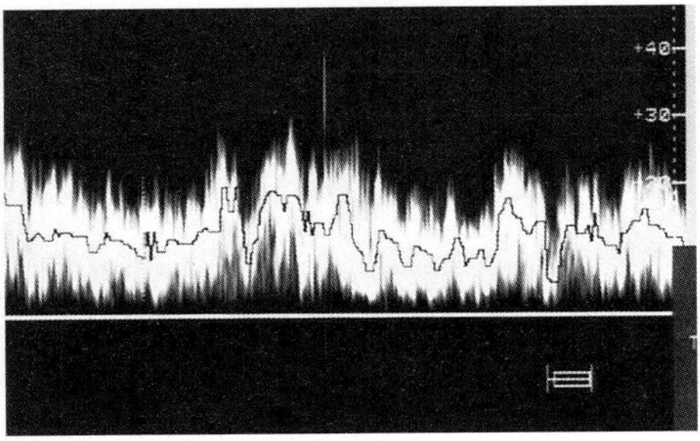

Abb. 161 PW-Dopplersignal des rechten Pfortader-Hauptastes. Untersuchung im Nüchternzustand. Eine kardiale Modulation des nahezu bandförmigen Strömungssignales ist nicht zu erkennen. V mean = 12,2 cm/s, Stromzeitvolumen 395 ml/min.

- Durchmesser des extrahepatischen Pfortaderstammes < 13 mm, Durchmesser der intrahepatischen Hauptäste < 11 mm.
- Die Abhängigkeit des Strömungssignales von Atmungsphase und Herzaktion ist deutlich geringer als bei der V. cava oder den Lebervenen.
- Ausgeprägte Abhängigkeit des Durchmessers, der Strömungsgeschwindigkeit und des Stromzeitvolumens von der Digestionsphase. Maximum der Strömungszunahme ca. 30 Minuten postprandial:
  - Mittlere Strömungsgeschwindigkeit 15 ±3 cm/s, postprandial Zunahme um 20 – 30%.
  - Stromzeitvolumen 10 – 20 ml/kgKG/min, postprandial Zunahme um 50 – 70%.
- Farbkodierte Strömungsdarstellung s. V. cava S. 240.

V. lienalis

➤ **Indikation zur Untersuchung:**
- Portale Hypertonie.
- Splenomegalie.
- Verdacht auf Mesenterialvenenthrombose.
- Pankreatitis.

➤ **Mögliche pathologische Befunde:** Komplette/partielle Thrombose der V. lienalis.

➤ **Duplexmethode:** Die konventionelle Duplexmethode ist gut geeignet.

➤ **Untersuchungsbedingungen:** S. S. 236.

➤ **Grundeinstellung des Ultraschallgerätes:**
- S. V. portae S. 246.
- Registrierung der Strömungssignale ohne Winkelkorrektur, da keine Berechnung der Geschwindigkeit durchgeführt wird. Registriergeschwindigkeit der Dopplersignale 10 mm/s.

- **Farbkodierung:**
  - S. V. portae S. 247.
  - Farbgeschwindigkeitsbereich bei symmetrischer Skalierung ca. ±0,75 KHz, entsprechend etwa ±19 cm/s bei einer Pulsrepetitionsrate von 1500/s.
- **Schnittführung:**
  - Subkostaler Transversalschnitt: Die V. lienalis erscheint im Bild wie ein liegendes Komma.
  - Untersuchung der distalen Abschnitte über einen linksseitigen Flankenschnitt durch die Milz.
  - ***Beachte:*** Bei Luftüberlagerung erleichtert mäßige Inspiration die Darstellung; die Leber tritt tiefer, schiebt die Darmschlingen nach unten und kann als Schallfenster dienen.
- **Beurteilung von:** Gefäßverlauf, Gefäßdurchmesser, Binnenstrukturen und Strömungsrichtung.
- **Normalbefund:**
  - Querschnitt oval, Durchmesser 5–10 mm.
  - Atmungsabhängige Lumenschwankungen sind kaum nachweisbar.
  - Die Modulation des Strömungssignales durch Atmung und Herzaktion ist sehr gering. Das Signal kommt bandförmig zur Darstellung.
  - Farbkodierte Strömungsdarstellung: Wegen des gebogenen Verlaufs geht die Strömung des distalen Anteils der V. lienalis auf den Schallkopf zu, des proximalen Anteils vom Schallkopf weg mit entsprechend gegensinniger Farbkodierung.

V. mesenterica superior

- **Indikation zur Untersuchung:** Verdacht auf Mesenterialvenenthrombose (akutes Abdomen).
- **Mögliche pathologische Befunde:** Komplette oder partielle Thrombose der V. mesenterica superior.
- **Duplexmethode**: Prinzipiell Untersuchung der proximalen Abschnitte mit konventioneller Duplextechnik möglich; farbkodierte Strömungsdarstellung erleichtert Auffinden und Beurteilung der Gefäße erheblich.
- **Untersuchungsbedingungen:** S. S. 236.
- **Einstellung des Ultraschallgerätes und Farbkodierung:** S. V. portae S. 246.
- **Schnittführung:**
  - Darstellung der Einmündung der V. mesenterica superior in die Pfortader in einem leicht nach kaudal gekippten subkostalen Transversalschnitt. Die Vene wird hier quer getroffen.
  - Das Gefäß wird zunächst im Querschnitt nach distal verfolgt. Die Vene liegt rechts der gleichnamigen Arterie.
  - Drehen des Schallkopfes um 90° und Darstellung der V. mesenterica superior im Längsschnitt.
- **Beurteilung von:** Gefäßverlauf, Gefäßdurchmesser und Binnenstrukturen.

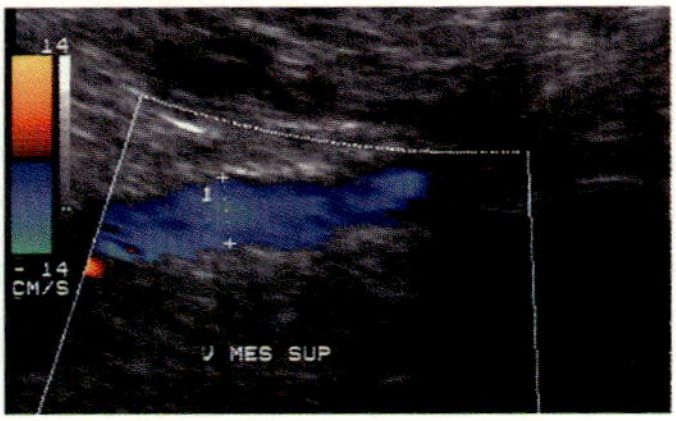

Abb. 162 V. mesenterica superior kurz vor der Einmündung in die Pfortader. Durchmesser 8,6 mm. Die Strömung ist von der Sonde weg gerichtet, daher blau kodierte Darstellung. Untersuchung bei adipösem Patienten, das Gefäß verläuft in einer Tiefe von ca. 7,5 cm

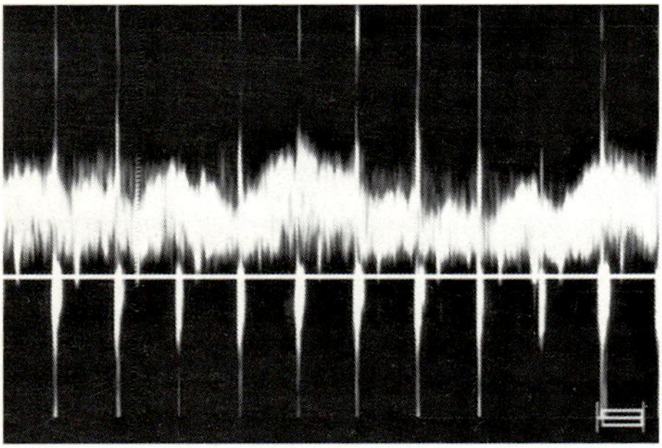

Abb. 163 PW-Dopplersignal der V. mesenterica superior. Untersuchung im Nüchternzustand. Nur geringe Atmungsabhängigkeit, keine kardiale Modulation des Strömungssignales. Man erkennt eine deutliche Überlagerung durch die A. mesenterica superior (schmale Ausschläge unterhalb der Nulllinie)

➤ **Normalbefund:**
- Querschnitt oval.
- Durchmesser 4–13 mm, abhängig von der Digestionsphase, postprandiale Zunahme; kaum atmungsabhängige Lumenschwankungen.
- Strömungsgeschwindigkeit und Stromzeitvolumen sind postprandial erhöht, eine quantitative Erfassung dieser Parameter ist jedoch für die Routinediagnostik ohne Bedeutung.
- Die Modulation des Strömungssignales durch Atmung und Herzaktion ist gering und kann bei postprandialer Hyperämie völlig aufgehoben sein.
- Bei farbkodierter Untersuchung wird die Strömung abhängig von der Ausrichtung des Farbsektors zum Gefäßverlauf kontinuierlich blau oder rot dargestellt.

V. mesenterica inferior

➤ Die Darstellung der V. mesenterica inferior gelingt selbst dem erfahrenen Untersucher nur selten und wird daher hier nicht näher erläutert.

Untersuchungsablauf

- **Einstellung von Ultraschallgerät und Farbdopplerparametern, Schnittebenen** s. S. 238.
- **Untersuchungsablauf:**
  - S. Duplexuntersuchung S. 238.
  - Kontinuierliches Verfolgen des Gefäßes nach distal bis zur Aufteilung in die Vv. iliacae communes.
  - Sondenkompressionstest.

B-Bild

- Ausfüllung des Lumens mit Binnenechos.
- **Komplette Thrombose:** Vollkommen aufgehobene Komprimierbarkeit, bei partieller Thrombose ist nur das Restlumen komprimierbar.

Beachte: Bei Nachweis umflossener Thromben (z. B. Tumorthrombus bei Nierenzellkarzinom) kein Valsalva-Manöver, der Sondenkompressionstest darf nur mit geringem Druck erfolgen (Gefahr der Mobilisierung)!

- **Ältere Thrombosen:** Schlechte Abgrenzbarkeit der V. cava inferior von der Umgebung.
- **Respiratorische Kaliberschwankungen** fehlen.
- **Beurteilung der Umgebungsstrukturen:**
  - Kompression des Gefäßes von außen (z. B. durch Lymphome): Wellige Impression der Kava bei erhaltener Wandkontur.
  - Einwachsen von Tumormassen: Unterbrechung der Wandkontur.

Konventioneller Duplex, PW-Doppler

- **Kompletter Verschluß:** Fehlendes Strömungssignal.
- **Partielle Thrombose:** Beschleunigte Strömung mit verminderter Atmungsmodulation, erhöhte Strömungsgeschwindigkeit im Restlumen.
- **Kollateralgefäße** stellen sich häufig als echoarme, länglich-ovale Strukturen im Retroperitonealraum dar, die Lymphomen sehr ähnlich sehen können. Identifizierung als Kollateralgefäß ist mit dem PW-Doppler möglich. In Abhängigkeit von Kaliber und Anzahl der Kollateralen kann ihre Strömung verlangsamt, normofrequent oder beschleunigt sein. Weitlumige Kollateralen sind in der Regel langsam durchströmt. Verminderte oder aufgehobene Atmungsmodulation der Strömung, bandförmiges Signal.

Farbduplex

- **Thrombosierung:**
  - Erleichterte Unterscheidung kompletter und partieller Thrombosen.
  - Bei nur partieller Thrombosierung ist die Geschwindigkeit im Restlumen oft erhöht. Ein Farbalias-Phänomen kann auftreten.
- **Flottierende Thromben** stellen sich als echoarme oder echoreiche Strukturen innerhalb des Gefäßlumens dar, die vollständig von farbkodierter Strömungsinformation umgeben sind.

8.4 Thrombose der V. cava inferior

- **Kava-Schirme:**
  - Die Beurteilung der Durchgängigkeit wird durch die Farbduplextechnik erheblich erleichtert. Die Strömungsdetektion wird durch die Metallstreben der gängigen Kava-Schirme kaum beeinträchtigt.
  - *Beachte:* Kompressionsmanöver sind nach Implantation von Kava-Schirmen nicht mehr durchführbar.
- **Mündungsregion der Nierenvenen** kann leichter beurteilt werden.
- **Kollateralen** lassen sich im Vergleich zur konventionellen Duplextechnik sicherer und schneller identifizieren.

Stellenwert des Verfahrens

- **Komplette Thrombosen** der V. cava inferior können duplexsonographisch sicher nachgewiesen werden.
- Die Erfassung **wandständiger Thromben ohne größere Lumenverlegung** ist sowohl mit Farbduplex als auch mit der Phlebographie schwierig. Eine Klärung ist in diesen Fällen durch ein CT möglich.
- **Altersbestimmung:** Anhand der Echogenität des Thrombus unmöglich.
- Die Unterscheidung einer tumorbedingten Kompression der V. cava von einer Tumorinvasion in die Gefäßwand mit Tumoreinbruch in die Kava ist duplexsonographisch häufig nicht möglich. Die Klärung erfolgt durch CT oder MRT.
- Echoarme Thromben können der Darstellung im B-Bild entgehen. In der Farbduplexsonographie kann eine Strömungsaussparung als Hinweis auf einen Thrombus gewertet werden. Bei unklarem Befund ist ein CT oder MRT erforderlich.

Klinisches Prozedere

- **Diagnostische Maßnahmen bei Nachweis einer Kava-Thrombose:**
  - Duplexsonographie des kompletten Becken-Beinvenensystems: Thrombosen des infrarenalen Abschnittes der V. cava sind häufig Folge einer aszendierenden Becken-Beinvenenthrombose.
  - Umfassende Gerinnungsdiagnostik.
  - Tumorsuche: Eine Thrombose in Höhe der Nierenvenenmündung sowie des suprarenalen Abschnitts ist meist Folge einer Tumorkompression oder -invasion.
- **Therapeutisches Vorgehen** (Antikoagulation, Fibrinolyse, Thrombektomie) ist abhängig von der Grunderkrankung, der Lokalisation und Mobilität des Thrombus.

8.5 Portale Hypertonie bei Leberzirrhose

Grundlagen

- **Definition:** Dauerhafte Erhöhung des portalvenösen Druckes auf > 10 mmHg (Normwert 2–6 mmHg).
- **Ätiologie:**
  - Lokalisation des Abstromhindernisses intrahepatisch, postsinusoidal.
  - Die Leberzirrhose ist die häufigste Form des intrahepatisch postsinusoidalen Blocks. Sehr selten liegt diesem Block eine veno-okklusive Erkrankung (veno-occlusive Disease) der Leber zugrunde.

Tabelle 25 Ursachen und Klassifikation der portalen Hypertonie

Lokalisation des Abstromhindernisses in der Leber	Prähepatisch	Intrahepatisch	Posthepatisch
	Pfortaderthrombose, Milzvenenthrombose		Budd-Chiari-Syndrom (Lebervenenthrombose), Pericarditis constrictiva
Präsinusoidal		Primär biliäre Zirrhose, M. Wilson, lymphatische und hämatologische Systemerkrankungen, Schistosomiasis	
Sinusoidal		Chronisch aktive Hepatitis	
Postsinuisoidal		Leberzirrhose, Veno-occlusive Disease	

Untersuchungsablauf

- Die Abklärung einer portalen Hypertension erfordert nicht nur die Untersuchung der extra- und intrahepatischen Abschnitte der Pfortader, sondern auch der Lebervenen, der V. lienalis sowie der V. mesenterica superior.
- **Schnittebenen** zum Auffinden der Pfortader s. S. 247, zum Auffinden der V. lienalis s. S. 249 und zum Auffinden der V. mesenterica superior s. S. 249.
- **Einstellung von Ultraschallgerät und Farbdopplerparameter** s. S. 246.

8.5 Portale Hypertonie bei Leberzirrhose

- **Untersuchungsablauf:**
  - Beurteilung von Morphologie und Binnenstrukturen, Bestimmung des Durchmessers.
  - Prüfung der Komprimierbarkeit.
  - Strömungsmessung (Längsschnitt): Bestimmung der Strömungsrichtung und der mittleren Strömungsgeschwindigkeit, Bewertung der Strömungscharakteristik, Strömungsbeschleunigung, Atmungsmodulation.
  - Aufsuchen möglicher Kollateralwege: Milzhilus, unterer Milzpol, Magenfundus, Umbilikalvene im Ligamentum falciforme, Gallenblasenwand, Gallenblasenbett.
  - Morphologische Beurteilung von Leber, Milz und Pankreas (s. weitere Literatur zur Abdomensonographie).

B-Bild

- **Querschnitt** der V. portae nicht mehr oval, sondern rund. Gleiches gilt auch für V. mesenterica superior und V. lienalis.
- **Kaliberzunahme** der Pfortader und der V. mesenterica superior.
- **Kollateralvenen:** Echoarme, tubuläre Strukturen, häufig geschlungener Verlauf.
- Erweiterte V. coronaria ventriculi (Durchmesser > 6 mm).
- Splenomegalie.
- **Leberzirrhose mit entsprechenden Organ- und Gefäßveränderungen:** Leber verkleinert (postnekrotische Zirrhose), höckerige Oberfläche, inhomogenes Reflexmuster, Veränderung der Lebervenen (Rarefizierung, Kaliberschwankungen, stumpfer Verzweigungswinkel > 45°), kaudaler Rand der Leber abgerundet, Regeneratknoten mit Gefäßverlagerung, Aszites.

Konventioneller Duplex, PW-Doppler

- **Ausschluß einer Pfortaderthrombose**.
- **Pfortaderströmung** verlangsamt.
- **Strömungsrichtung:** Abhängig vom Ausmaß der portalen Hypertonie hepatopedal, hepatofugal oder Pendelfluß.
- **Strömungssignal** der Lebervenen: Verlust der charakteristischen kardialen Modulation. Zuerst Verlust des Rückstromanteiles, mit zunehmender portaler Hypertension nimmt das Strömungssignal bandförmigen Charakter an.
- **Kollateralen:**
  - Strömungsnachweis und Bestimmung der Strömungsrichtung.
  - Rekanalisierte Umbilikalvene im Ligamentum falciforme (Cruveilhier-von-Baumgarten-Syndrom). Das Blut gelangt vom linken Pfortaderhauptast über epigastrische Venen und V. iliaca externa zur Cava inferior.
  - Splenorenale Anastomosen kommen im Milzhilus sowie zwischen Milz und linker Niere zur Darstellung. Verbindung zwischen Pfortader und V. cava inferior.
  - Kollateralvenen in der Gallenblasenwand und im Gallenblasenbett.
  - Anschluß der Vv. gastricae breves und V. coronaria ventriculi an die Venensysteme des Ösophagus: Verbindung zwischen portalvenösem System und V. cava superior.
  - Blutabstrom über V. mesenterica inferior sowie Rektalvenen mit Anschluß an die V. iliaca interna und damit Verbindung zur V. cava inferior.

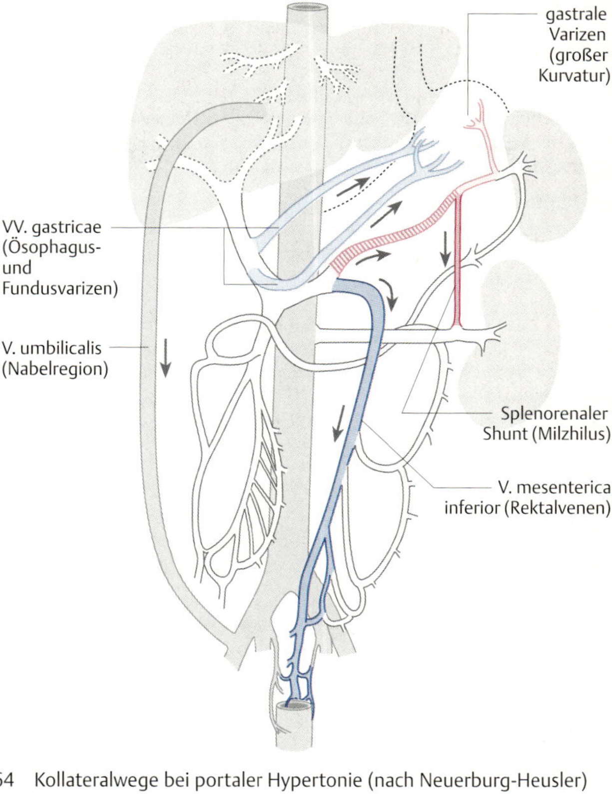

Abb. 164 Kollateralwege bei portaler Hypertonie (nach Neuerburg-Heusler)

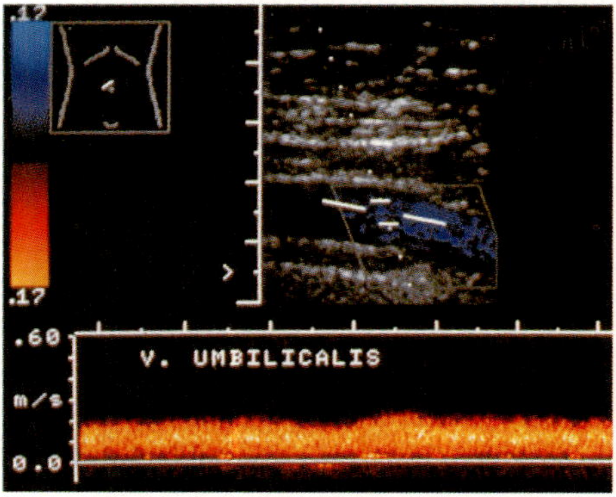

Abb. 165 Bandförmiges Strömungssignal einer rekanalisierten Umbilikalvene (aus: Neuerburg-Heusler, D. Gefäßdiagnostik mit Ultraschall. 2. Auflage. Stuttgart: Thieme 1995)

8.5 Portale Hypertonie bei Leberzirrhose

Farbduplex

- **Kollateralen:** Erleichterte Identifizierung und vereinfachte Aussage über die Richtung der Kollateralströmung.
- Erleichterter Nachweis einer offenen Pfortader.
- Farbkodierter Nachweis der Strömungsrichtung in der Pfortader.

Stellenwert des Verfahrens

- **B-Bild-Technik:** Wichtige Hinweise auf eine portale Hypertonie.
- **Portale Hypertonie:** Beweisend ist der Nachweis entsprechender Kollateralen. Sicherster diagnostischer Parameter ist eine rekanalisierte Nabelschnurvene.
- **Durchmesser der Pfortader:** Bei portaler Hypertonie mit intrahepatischem Block sehr variabel und daher als alleiniges Diagnosekriterium wenig geeignet.
- **Duplexverfahren** (konventionell oder farbkodiert): Sicherer Nachweis einer offenen Pfortader.
- Die Ultraschalltechnik erlaubt neben dem Nachweis einer portalen Hypertonie Aussagen über deren Ätiologie.

Beachte: Eine Rechtsherzinsuffizienz oder eine konstriktive Perikarditis können die gleichen Auswirkungen auf das portalvenöse System haben wie eine Leberzirrhose.

Klinisches Prozedere

- **Sklerosierung von Ösophagusvarizen:** Reduktion des Risikos einer gastrointestinalen Blutung.
- **Senkung des Pfortaderdruckes:**
  - Gabe von Beta-Blockern (geringe Drucksenkungen).
  - Chirurgische Maßnahmen: Anlage eines selektiven (distale splenorenale Anastomose = Warren-Shunt) oder nichtselektiven (portokavalen) Shunts, dadurch effektive Senkung des Pfortaderdruckes.
  - Interventionell-radiologische Maßnahmen: Herstellung einer Verbindung zwischen einer V. hepatica und der Pfortader, die durch einen Stent offengehalten wird (TIPSS = transjugulärer, intrahepatischer, portosystemischer Shunt).
- **Verlaufskontrollen nach operativer oder interventioneller Shunt-Anlage:** Methode der Wahl ist die Farbduplexsonographie.

8.6 Portale Hypertonie bei Pfortaderthrombose

Grundlagen

- **Definition:** Dauerhafte Erhöhung des portalvenösen Druckes bzw. des Druckes in den Zubringervenen der Pfortader (V. lienalis, V. mesenterica superior und inferior) auf > 10 mmHg (Norm = 2–6 mmHg).
- **Ätiologie:**
  - Lokalisation des Abstromhindernisses: Prähepatisch.
  - Ursachen einer Pfortaderthrombose: Pankreatitis, Kompression durch Tumorgewebe, Einwachsen eines Tumors, paraneoplastisches Syndrom, plasmatische Gerinnungsstörungen (Protein S- und C-Mangel), Thrombozytosen. Auch eine Strömungsverlangsamung infolge Leberzirrhose kann zur Thrombosierung der Pfortader führen.
  - Segmentale Form der portalen Hypertonie: Zubringervenen thrombosiert, die Pfortader selbst ist offen (z. B. Milzvenenthrombose bei Pankreastumor).
- **Klinik:** Die akute Pfortaderthrombose kann mit heftigen Oberbauchschmerzen einhergehen. Eine sich langsam entwickelnde Pfortaderthrombose ist in der Regel nicht mit Schmerzsymptomatik verbunden.

Untersuchungsablauf

- **Schnittebenen:** Pfortader s. S. 247, V. lienalis s. S. 249, V. mesenterica superior s. S. 249.
- **Einstellung des Ultraschallgerätes und der Farbdopplerparameter** s. S. 246.
- **Untersuchungsablauf:** Die Abklärung einer portalen Hypertonie erfordert neben der Untersuchung der intra- und extrahepatischen Abschnitte der Pfortader auch die Beurteilung der Lebervenen, V. lienalis sowie der V. mesenterica superior. Ablauf s. portale Hypertonie infolge Leberzirrhose S. 254.

B-Bild

- Pfortaderlumen ausgefüllt mit inhomogenen Binnenechos.
- **Durchmesser der thrombosierten Pfortader:**
  - Häufig Zunahme des Kalibers auf 15–25 mm.
  - *Frische Pfortaderthrombose:* Starke Vergrößerung des Durchmessers und gute Abgrenzbarkeit vom Umgebungsgewebe.
  - *Ältere Thrombose:* Zunehmende Normalisierung des Durchmessers sowie schlechte Abgrenzbarkeit der Pfortader vom Umgebungsgewebe.
  - Durchmesserzunahme der V. mesenterica superior und V. lienalis. Häufig ist bereits durch den Sondenkompressionstest eine Aussage über deren Durchgängigkeit möglich.
- **Komprimierbarkeit** mangelhaft.
- **Kavernöse Pfortadertransformation**: Rekanalisation einer thrombosierten Pfortader. Komplette Wiedereröffnungen mit Herstellung des ursprünglichen Lumens sind die Ausnahme. In der Regel kommt es zur partiellen Rekanalisation mit Ausbildung mehrerer spaltförmiger Lumina . Die Pfortader selbst ist nicht mehr darstellbar, an ihrer Stelle findet sich ein Netz von tubulären Strukturen. Eine Unterscheidung von Kollateralen, die unmittelbar neben der Pfortader verlaufen, ist kaum möglich.

8.6 Portale Hypertonie bei Pfortaderthrombose

- **Kollateralvenen:** Echoarme, tubuläre Strukturen mit häufig geschlungenem Verlauf, insbesondere Kollateralen im Bereich des Milzhilus bilden regelrechte Gefäßkonvolute.
- Splenomegalie.
- **Aszites** nur gering oder fehlend (Unterschied zur portalen Hypertonie bei Leberzirrhose).
- Morphologische Beurteilung der Nachbarorgane (Pankreastumor?, Pankreatitis?, Gallenblasen bzw. Gallengangstumor?).

Konventioneller Duplex, PW-Doppler

- **Kompletter Verschluß:** Fehlendes Strömungssignal.
- **Partielle Thrombosierung:** Strömungsgeschwindigkeit im Restlumen erhöht, aufgehobene Atmungsmodulation, bandförmiges Strömungssignal.
- **Kollateralvenen:** Strömungsnachweis und Bestimmung der Strömungsrichtung (s. S. 251).
- Ableitung von Strömungssignalen und Beurteilung der Durchgängigkeit von V. lienalis und V. mesenterica superior.

Farbduplex

- **Thrombose:**
  - Erleichterte Unterscheidung partielle/komplette Pfortaderthrombose.
  - Bei hohen Geschwindigkeiten im Restlumen Farbalias-Phänomen und vermehrte Varianzkodierung.
- **Kollateralen:** Identifizierung und die Aussage über die Richtung der Kollateralströmung.
- Erleichterter Nachweis einer **Rekanalisation** bzw. **kavernösen Transformation** der Pfortader.

Stellenwert des Verfahrens

- **B-Bild:** Diagnose der Pfortaderthrombose gelingt meist bereits mit B-Bild.
- **Beweisend für eine Pfortaderthrombose** ist der dopplersonographisch fehlende Strömungsnachweis in der V. portae.
- **Beweisend für eine portale Hypertonie** ist der Nachweis von Kollateralen.
- **Altersbestimmung** anhand der Echogenität des Thrombus unmöglich.
- Die Ultraschalltechnik erlaubt neben dem Nachweis einer Pfortaderthrombose Aussagen über deren Ätiologie.
- **Farbduplextechnik:** Methode der Wahl zum Nachweis einer kavernösen Pfortadertransformation. Bei unklarem Befund CT oder MRT erforderlich.
- Eine Splenoportographie ist in aller Regel nicht notwendig.

Beachte:
  - Mangelhafte Darstellbarkeit der Pfortader und ihrer Zuflüsse bei Überlagerung mit Darmgas, z. B. bei Darmatonie infolge Mesenterialvenenthrombose.
  - Schlechte Schallbarkeit des Patienten bei Abwehrspannung der Bauchdecken und starken Schmerzen, z. B. bei Pankreatitis.
  - Mangelhafte Abgrenzbarkeit der Pfortader vom Umgebungsgewebe infolge Tumorinfiltration.

8.6 Portale Hypertonie bei Pfortaderthrombose

Klinisches Prozedere

- **Akute Pfortaderthrombose:**
  - Suche nach Ursachen, entsprechende Therapie der Grunderkrankung.
  - Systemische Antikoagulation mit unfraktioniertem oder niedermolekularem Heparin nach Ausschluß von Kontraindikationen.
  - Systemische Lysetherapie: Indikation nur selten gegeben.
  - Chirurgisches Vorgehen (Thrombektomie) ist in der Regel nicht indiziert.
- **Chronische Pfortaderthrombose:**
  - Abklärung der Ätiologie, entsprechende Therapie der Grunderkrankung.
  - Reduktion des Risikos einer gastrointestinalen Blutung.

8.7 Seltene Befunde bei Untersuchung abdominaler Venen

V. cava inferior

- **Kongenitale Anlagevarianten:** Partielle Agenesie, linksseitiger Kava-Verlauf, persistierender renaler Venenring, gedoppelter Verlauf der V. cava inferior. Zur Abklärung ist meist eine Phlebographie erforderlich.

V. portae

- **Pfortaderaneurysma:** Ätiologie kongenital oder traumatisch.
- **Arterioportale Fistel:** Ätiologie traumatisch oder postoperativ. In Abhängigkeit vom Shunt-Volumen und der portalen Druckerhöhung kann eine Ektasie der Pfortaderentstehen.
- **Persistenz von Klappen** im Verlauf der Pfortader: Sehr seltene, kongenitale Anlagevariante.
- **Kongenitaler portokavaler Shunt:** Hypoplasie bis Agenesie der intrahepatischen Pfortaderäste. Die V. lienalis mündet nach Aufnahme der V. mesenterica superior direkt in die Cava inferior. An Stelle des eher bandförmigen Strömungssignales weisen die Dopplersignale von V. mesenterica superior und V. lienalis eine deutliche kardiale Modulation auf. Bei kongenitaler Anlagestörung des intrahepatischen Pfortadersystems ist die A. hepatica mit ihren Aufzweigungen stark hypertrophiert und mit ihren Ästen bis in die Leberperipherie nachweisbar.

Lebervenen

- **Lebervenenaneurysma:** Sehr selten, Ätiologie kongenital oder traumatisch.
- **Arterioportale Fistel:** Ätiologie traumatisch oder postoperativ.
- **Budd-Chiari-Syndrom** (Thrombose der Lebervenen):
  - Akutes Stadium: Bei der farbkodierten Untersuchung ist in den Hauptvenen der Leber keine Strömung mehr nachweisbar. Bei partieller Thrombosierung können umflossene Thromben zur Darstellung kommen. Im B-Bild lassen sich die thrombosierten Venen kaum vom Leberparenchym abgrenzen. Ein indirektes Zeichen ist die erhebliche Hepatomegalie, häufig ist Aszites nachweisbar.
  - Chronisches Stadium: Sonographische Diagnosestellung schwierig. Die Leberhauptvenen können rekanalisiert sein, die peripheren Äste sind in der Regel kaliberschwach und rarefiziert. Das sonographische Bild kann dem einer Leberzirrhose sehr ähnlich sein. Weitere Abklärung durch eine retrograde Lebervenenphlebographie.

Normalbefund

- V. cava inferior mit Dopplersignal im Längsschnitt, ggf. zusätzlich Dokumentation der Kompressibilität im Querschnitt.
- Vv. iliacae beidseits mit Dopplersignal im Längsschnitt, ggf. zusätzlich Dokumentation der Kompressiblität im Querschnitt.
- Bei gegebener Indikation Darstellung der Pfortader, der V. lienalis, der V. mesenterica superior, der Nierenvenen und der Lebervenen einschließlich Dokumentation der Blutströmungsrichtung.
- Bei farbkodierter Untersuchung Dokumentation der Blutströmung in Farbe (Video, ggf. Farbprinter).

Pathologischer Befund

- Dokumentation der fehlenden atmungsabhängigen Lumenänderungen der V. cava inferior.
- Inkompletter Verschluß der Abdominalvenen: Dokumentation des Dopplersignales in Verbindung mit Längsschnitt.
- Budd-Chiari-Syndrom: Dokumentation des fehlenden Dopplersignales in den Lebervenen sowie Untersuchung und Dokumentation der V. cava.
- Dokumentation der mangelhaften Kompressibilität der Pfortader, der V. lienalis und der V. mesenterica superior.
- Dokumentation der pathologischen Pfortaderströmung.
- Nierenvenenthrombose: Dokumentation des fehlenden Dopplersignales sowie Untersuchung und Dokumentation der V. cava.
- Portale Hypertonie: Untersuchung der Kollateralkreisläufe und Dokumentation der Strömungsrichtung.
- Bei farbkodierter Untersuchung Dokumentation der Strömungsaussparung im Längs- und im Querschnitt.

9.1 Anatomie der extrakraniellen Arterien

A. carotis communis

- **Ursprung:**
  - Rechts aus dem Truncus brachiocephalicus (aus dem Arcus aortae).
  - Links aus dem Arcus aortae proximal des Abgangs der linken A. subclavia.
- **Verlauf:** Beiderseits entlang der Luftröhre und des Kehlkopfes unter dem M. sternocleidomastoideus. Sie teilt sich in Höhe des oberen Schildknorpelrandes (4. Halswirbel) in die A. carotis externa und A. carotis interna. In Höhe der Aufzweigung erweitert sich die A. carotis communis zum Sinus caroticus, in dem Barorezeptoren lokalisiert sind. Beide Gefäße liegen mit der ihnen ventrolateral anliegenden V. jugularis interna und dem Nervus vagus in einer gemeinsamen Gefäßnervenscheide.
- **Anatomische Varianten:**
  - Mögliche Lokalisation der Karotisbifurkation:
    - 4. Halswirbelkörper (Häufigkeit 66%).
    - 1. Halswirbelkörper (Häufigkeit 16%).
    - 3. Halswirbelkörper (Häufigkeit 16%).
    - 2. Halswirbelkörper (Häufigkeit 1%).
    - 6. Halswirbelkörper (Häufigkeit 1%).
  - In seltenen Fällen entspringt die A. carotis communis rechts direkt aus dem Aortenbogen und nicht aus dem Truncus brachiocephalicus (Truncus bicaroticus).
- **Durchmesser:** Ca. 7 mm.

A. carotis externa

- **Ursprung:** Aus der Bifurkation der A. carotis communis meist in Höhe des Schildknorpeloberrandes (4. Halswirbel, Variation s. A. carotis communis).
- **Verlauf:**
  - Zunächst medial der A. carotis interna. Dann schlingt sie sich um die A. carotis interna herum und liegt in Höhe des 2. Halswirbelkörpers lateral der A. carotis interna. Nach anfänglichem Verlauf nach ventral verläuft sie nach dorsal-kranial und tritt in die Ohrspeicheldrüse ein.
  - Die A. carotis externa gibt in der Reihenfolge von unten nach oben folgende Äste ab: A. thyreoidea superior, A. lingualis, A. facialis, A. pharyngea ascendens, A. auricularis posterior, A. occipitalis, A. maxillaris, A. temporalis superficialis.
  - Im Bereich des Augenwinkels bilden Äste der A. facialis (A. supratrochlearis) und A. temporalis superficialis (A. supraorbitalis) Anastomosen mit frontoorbitalen Ästen der A. ophthalmica.
  - Die A. temporalis superficialis verläuft über dem Jochbein zum Ansatz der oberen Ohrmuschel.
- **Anatomische Varianten:**
  - Verlauf in Relation zur A. carotis interna:
    - Medial 90%.
    - Lateral 10%.
  - Bulbus caroticum der A. externa.
- **Durchmesser:** Ca. 4 mm.

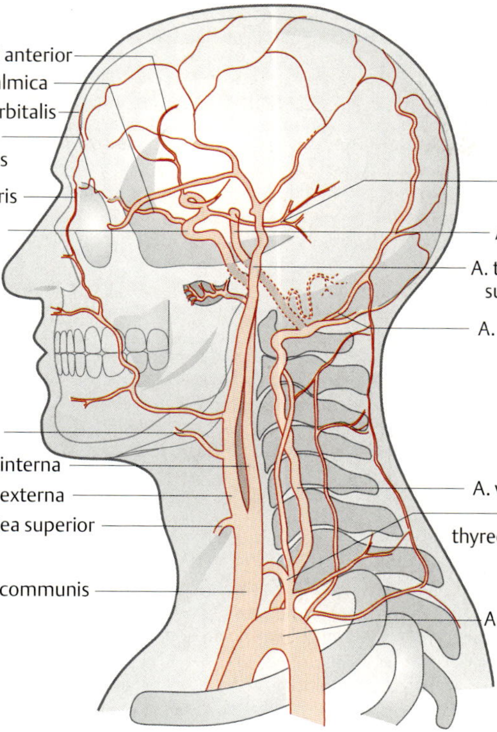

Abb. 166 Darstellung der A. carotis externa aus der A. carotis communis, ihrer Äste und Anastomosen (nach Büdingen, von Reutern)

A. carotis interna

- **Ursprung:** Meistens in Höhe des oberen Schildknorpelrandes (4. Halswirbelkörper) aus der Karotisbifurkation der A. carotis communis (Variation s. A. carotis communis S. 262).
- **Verlauf:**
  - Von der Karotisbifurkation ausgehend biegt die A. carotis interna leicht nach hinten ab und tritt über den Canalis caroticus in die Schädelbasis ein. Intrakraniell teilt sie sich in ihre Endäste auf. Im Bereich ihres Ursprungs liegt der Sinus caroticus in der physiologischen Erweiterung der Arterie (intrakranieller Verlauf s. S. 314).
  - Endäste der A. carotis interna sind A. cerebri anterior und A. cerebri media. Sie stehen über den Circulus arteriosus cerebri (Willisii) mit den Ästen der A. vertebralis in Verbindung.

9.1 Anatomie der extrakraniellen Arterien

- **Durchmesser:** Ca. 5 mm.
- **Anatomische Varianten:** Selten Abgang der A. thyroidea superior aus der A. carotis interna.

A. ophthalmica

- Zwischen A. ophthalmica und A. carotis externa mit der A. supraorbitalis und supratrochlearis bestehen wichtige Kollateralen. Sie gewinnen eine besondere Bedeutung für Umgehungskreisläufe bei hochgradigen A.-carotis-interna-Stenosen oder -Verschlüssen.
- **Ursprung:** Die A. ophthalmica entspringt meist im Bereich des C2-Segmentes des Karotissiphons (s. intrakranielle Arterien S. 314).
- **Verlauf:**
  - Sie verläuft medial der A. carotis interna und tritt mit dem Nervus opticus in den Canalis opticus ein.
  - Die A. ophthalmica gibt Äste im Bereich der Augen ab.
  - Sie teilt sich in die A. supraorbitalis und die A. supratrochlearis.
- **Durchmesser:** Meist ist sie etwas über 1 mm weit.

A. supraorbitalis und A. supratrochlearis

- **Ursprung:** Endäste der A. ophthalmica.
- **Verlauf:**
  - Die A. supraorbitalis verläuft unter dem Dach der Orbita nach frontal und teilt sich in folgende Äste:
    - Ramus lateralis, der durch das Foramen supraorbitale zur Stirn zieht und mit Externa-Ästen anastomosiert.
    - Ramus medialis, der durch das Foramen frontale läuft und mit Externa-Ästen (A. angularis) anastomosiert.
  - Die A. supratrochlearis anastomosiert im Bereich der Stirn mit der A. temporalis superficialis.

A. vertebralis

- **Ursprung:**
  - Aus der A. subclavia, sie stellt den ersten nach kranial abgehenden Ast der A. subclavia dar. Nach lateral folgen dann der Truncus thyreocervicalis und Truncus costocervicalis.
- **Verlauf:**
  - Die A. vertebralis verläuft durch die Foramina transversaria des 6.–1. Halswirbels und wendet sich oberhalb des Atlas nach medial, um dann durch das Foramen magnum in die Schädelhöhle zu gelangen, wo sie sich kaudal von der Pons mit der Arterie der Gegenseite zur A. basilaris vereinigt (weiterer intrakranieller Verlauf s. S. 314).
  - Im Bereich der Atlasschlinge besteht eine Verbindung zwischen der A. vertebralis und der A. occipitalis. Über Muskeläste bestehen weitere Verbindungen zur A. carotis externa.

- Bezeichnung der Abschnitte der A. vertebralis:
  - Vo = Abgang.
  - V_1 = Pars prävertebralis.
  - V_2 = Pars transversaria.
  - V_3 = Atlasbogen.
  - V_4 = Intrakranieller Abschnitt.
- **Durchmesser:** 3 – 5 mm.
- **Anatomische Varianten:**
  - In ca. 6% der Fälle zweigt die linke A. vertebralis aus dem Aortenbogen ab.
  - Häufig ist die linke A. vertebralis weitlumiger als die rechte. In ca. 10 – 30% der Fälle kann eine Vertebralishypoplasie (s. Duplexsonographie A. vertebralis S. 278) vorliegen.

9.2 Untersuchung extrakranieller Arterien mit Stiftsonde

Grundlagen

- Mit der Stiftsonde wird das Dopplersignal in CW-Dopplertechnik aufgezeichnet. Es wird als Doppleranalogkurve oder als Dopplerfrequenzspektrum wiedergegeben.
- **Indikation:**
  - Screening-Verfahren zur Erfassung von Verschlüssen oder hochgradigen Stenosen im Bereich der extrakraniellen Arterien bei Patienten mit kardiovaskulären Risikofaktoren.
  - Diagnose von höhergradigen extrakraniellen Stenosen und Verschlüssen bei Patienten mit den Symptomen einer extrakraniellen Verschlußkrankheit (TIA, PRIND, inkompletter/kompletter Schlaganfall).
  - Morbus Takayasu.
  - Nachweis eines Steal-Phänomens bei A.-subclavia-Verschluß oder hochgradiger A.-subclavia-Stenose, Schwindelbeschwerden.
  - Nachweis eines Kollateralkreislaufs über die Periorbitalarterien oder die A. vertebralis bei Verschlüssen und hochgradigen Stenosen im Bereich der A. carotis interna.
  - Nachweis größerer intrakranieller A.V.-Fisteln aufgrund indirekter dopplersonographischer Zeichen im Bereich des Karotis-Kreislaufs und der V. jugularis.
  - Verlaufsbeobachtung während konservativer Therapie und nach Operation.

Untersuchungsbedingungen

- **Schallkopf:**
  - 8 MHz-CW-Stiftsonde zur Doppleruntersuchung der Periorbitalarterien (A. supraorbitalis, A. trochlearis).
  - 4 MHz-CW-Stiftsonde (A. carotis communis, A. carotis interna, A. carotis externa, A. vertebralis und A. subclavia).
- **Geräteeinstellung:**
  - Wahl einer Dopplerfrequenzverschiebung von ±3,5 – 4 KHz und eines Wandfilters von 50 Hz. Die Schreibgeschwindigkeit sollte langsam (5 – 10 mm/sec.) und/oder schnell (25 – 50 mm/sec.) sein.
  - Einstellung der Aufnahmeempfindlichkeit einer Dopplerfrequenzanalyse (s. periphere Arterien S. 71).
- **Lagerung des Patienten:**
  - Die Untersuchung des Patienten sollte in liegender oder sitzender Position stattfinden, am besten am liegenden Patienten mit leicht rekliniertem Kopf. Eine Drehung des Kopfes zur Gegenseite erleichtert die Untersuchung (Abb. 167).
  - Der Untersucher plaziert sich hinter dem Kopf des Patienten. Zur Untersuchung der linken Halsseite wird die Dopplerstiftsonde mit der linken Hand geführt. Zur Untersuchung der rechten Halsseite erfolgt die Sondenführung mit der rechten Hand (optimale Sondenhaltung Abb. 167).

■ 9.2 Untersuchung extrakranieller Arterien mit Stiftsonde

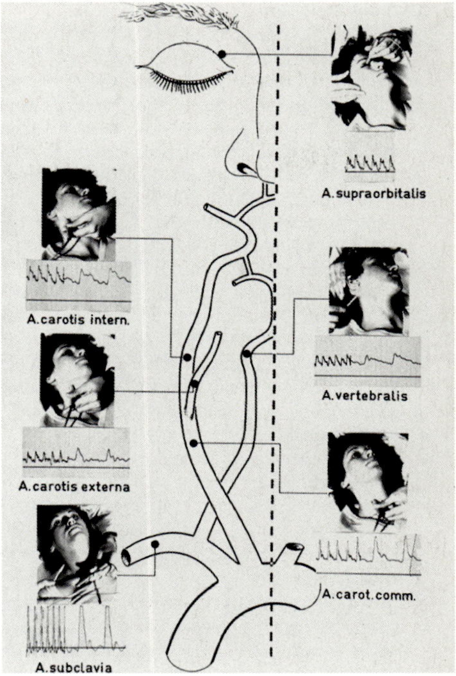

Abb. 167 Doppleruntersuchung extrakranieller Arterien in liegender Position bei leicht rekliniertem Kopf

Durchführung

- **Allgemeiner Ablauf:** In der Regel wird die Doppleruntersuchung hirnversorgender Arterien seitenvergleichend durchgeführt und die Arteriensignale durch kontinuierliches Verschieben der Sonde über den Gefäßen von proximal nach distal abgeleitet. Die Stiftsonde wird unter leichtem Druck in einem Winkel von 40 – 60° zur Gefäßlängsachse auf die Haut aufgesetzt. Die Dopplerkurve wird dann aufgezeichnet, wenn das akustische Dopplersignal nach entsprechender Anwinklung der Dopplersonde maximal ist und die Überlagerung von Venengeräuschen ausgeschlossen ist (ausreichender Auflagedruck der Dopplerstiftsonde, so daß die über der A. carotis communis gelegene V. jugularis komprimiert wird).

9.2 Untersuchung extrakranieller Arterien mit Stiftsonde ■

➤ **A. carotis communis:**

- Die 4 MHz-CW-Doppler-Stiftsonde wird medial des proximalen Ansatzes des M. sternocleidomastoideus aufgesetzt und kontinuierlich nach kranial bis zur Karotisbifurkation unter Beibehaltung eines optimalen Dopplerschallwinkels verschoben. (Bei Strumen und Fetthals weiter lateral ansetzen). Zur Beschallung des proximalen Abschnittes der A. carotis communis den medialen Rand des M. sternocleidomastoideus mit der Doppler-Stiftsonde etwas nach lateral drücken. Der Abgang der rechten A. carotis communis aus dem Truncus brachiocephalicus findet sich in Höhe des Sternoklavikulargelenks (links Abgang aus dem Aortenbogen). Beide Halsschlagadern befinden sich mediodorsal der Jugularvenen. Die Karotisbifurkation liegt am häufigsten in Schildknorpelhöhe (Variationen s. S. 262).
- Verwechslung der A. carotis communis mit der A. thyreoidea superior ist möglich. Die Blutströmungsrichtung der A. thyreoidea superior ist aber im Gegensatz zur A. carotis communis nach kaudal gerichtet.

Beachte: Wird die V. jugularis mit der CW-Doppler-Stiftsonde nur inkomplett komprimiert, so können pulssynchrone Turbulenzen entstehen, die eine Gefäßstenose vortäuschen können.

➤ **A. carotis interna:**

- Von ihrem Abgang kann die A. carotis interna (4 MHz-CW-Doppler-Stiftsonde) kontinuierlich nach laterodorsal verfolgt werden. Es ist dabei darauf zu achten, daß sie schlingenförmig in die Schädelbasis eintaucht. Im Gegensatz zur A. carotis communis ist das Dopplersignal der A. carotis interna hochfrequenter und weicher und läßt sich nicht durch Kompression der A. temporalis modulieren.

Beachte: Bei Interna-Verschluß Verwechslung mit der A. thyreoidea superior, die ein ähnliches Dopplersignal wie die A. carotis interna aufweist. Zum Ausschluß dieses Fehlers sollte eine Kompression der Schilddrüse durchgeführt werden, die zur Veränderung der Dopplerkurve in der A. thyreoidea superior führt.

➤ **A. carotis externa:**

- Die Stiftsonde (4 Mhz-CW-Doppler) wird von der Karotisbifurkation aus nach kranial ventromedial verschoben. Die A. carotis externa wird am besten im Anschluß an die Untersuchung der A. carotis interna geortet, indem die Stiftsonde vom mittleren Abschnitt der A. carotis interna parallel nach medial verschoben wird. Die A. carotis externa hat ein peitschendes Dopplersignal, das sich durch intermittierende Kompression der A. temporalis modulieren läßt. Hierzu wird mit dem Zeige- und Mittelfinger die A. temporalis superficialis in Höhe des Ansatzes der oberen Ohrmuschel über dem Jochbein intermittierend komprimiert (Abb. 168).

Beachte:

- Intermittierende Kompression der A. temporalis superficialis kann zu Artefakten in der Dopplerflußkurve der A. carotis externa führen, wenn der Arterienast nicht direkt komprimiert, sondern die Haut neben der A. temporalis superficialis mit den Fingern verschoben wird.
- Bei einem A.-carotis-interna-Verschluß kann die enddiastolische Blutströmungsgeschwindigkeit in der A. carotis externa so erhöht sein, daß der Eindruck entsteht, es handele sich bei verschlossener A. carotis externa um die A. carotis interna. Dieser Irrtum ist durch intermittierende Kompression der A. temporalis superficialis vermeidbar.

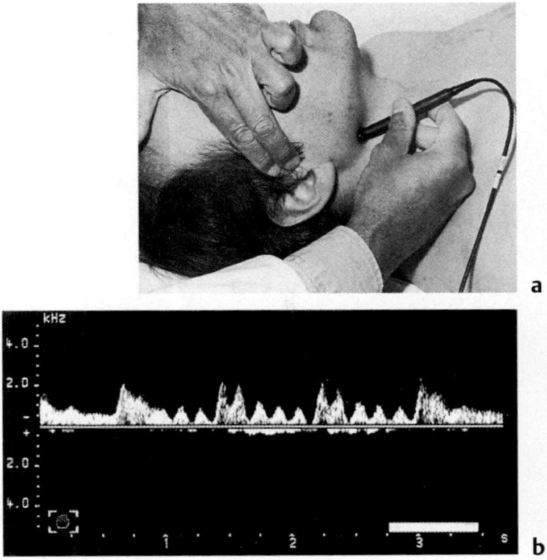

Abb. 168 a und b
a) Sondenposition über der A. carotis externa und intermittierende Kompression der A. temporalis superficialis mit der freien Untersucherhand;
b) Dopplersignal der A. carotis externa, das auf Kompression der A. temporalis superficialis reagiert, erkennbar an einer Verminderung des systolischen und enddiastolischen Blutflusses

➤ **A. vertebralis:**
- Die Ableitung der A. vertebralis (4 MHz-CW-Doppler-Stiftsonde) kann in Höhe ihres Abgangs (V0, V1) oder im Atlasbereich (V3) in der Weichteilgrube hinter dem Processus mastoideus erfolgen. Die Beschallung in den Räumen zwischen den Halswirbeln (V2-Abschnitt) ist mit der Stiftsonde kaum möglich.
- Abgangsbereich: Die 4 MHz-CW-Doppler-Stiftsonde wird in der Supraklavikulärgrube aufgesetzt. Dabei sollte die Sondenspitze ca. 1 cm proximal des Verlaufs der Clavicula liegen. Die Dopplersonde wird nach kaudal parallel zum Verlauf der A. vertebralis ausgerichtet. Zunächst wird in dieser Position die A. subclavia abgeleitet. Unter Beibehaltung von Sondenwinkel und Richtung wird die Doppler-Stiftsonde parallel nach medial-kranial verschoben, wobei durch sanften Druck die Sondenspitze betont wird. Die A. vertebralis ist an einem hochfrequenten weichen Dopplersignal, das der A. carotis interna ähnelt, zu erkennen (Abb. 167).
- Atlas: Die 4 MHz-CW-Doppler-Stiftsonde wird in die Gewebegrube direkt unterhalb des Processus mastoideus aufgesetzt. Die Sonde sollte dabei auf die Region zwischen kontralateralem Ohr und Auge zeigen (Abb. 186).
- Verwechslung der A. vertebralis mit der A. occipitalis hinter dem Mastoid: Die Dopplerflußkurve der A. occipitalis ist gekennzeichnet durch eine fehlende oder gering ausgeprägte diastolische Blutströmung. Außerdem kann der Fluß in der A. occipitalis durch breitflächige Kompression der Arterie am Os occipitalis moduliert werden.

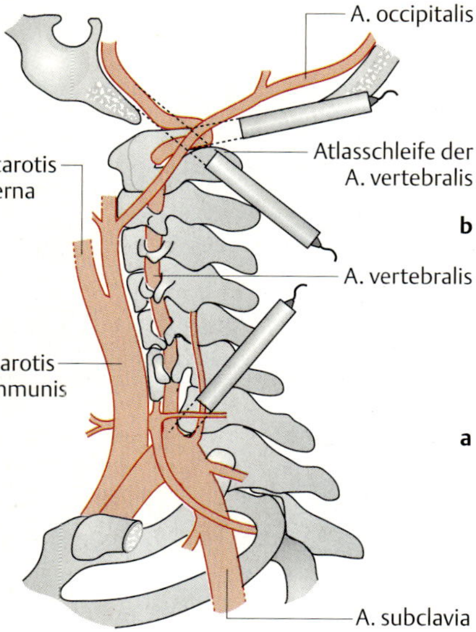

Abb. 169 a und b
a) Lokalisation des Abgangs der A. vertebralis mit der 4 MHz-Doppler-Stiftsonde;
b) Beschallung der A. vertebralis im Atlasabschnitt

- Verwechslung mit der A. carotis communis am Abgang der A. vertebralis: Durch intermittierende Kompression der A. vertebralis in der Mastoidgrube bei Beschallung des Vertebralis-Abgangs läßt sich die Arterie identifizieren.

Beachte: Die Dopplerstiftsonde kann entweder den zuführenden oder den abführenden Schenkel der A. vertebralis im Bereich ihrer Atlasschlinge erfassen (Abb. 169). Retrograde Strömungen in der A. vertebralis im Mastoidbereich können durch Schlingenbildung vorgetäuscht werden. Anwendung der entsprechenden Kompressionsmanöver beseitigt dieses Problem.

➤ **A. supraorbitalis, A. supratrochlearis:**
- Die 8 MHz-CW-Doppler-Stiftsonde wird senkrecht auf die geschlossene Oberlidfläche im medialen Augenwinkel aufgesetzt. Zur Untersuchung der linken Ophthalmica-Äste wird die Dopplerstiftsonde am zuführenden Kabel mit der rechten Hand geführt (Abb. 170). Die Ableitung der rechten Ophthalmica-Äste erfolgt mit der linken Hand (für Ungeübte schwer).
- Die Stiftsonde wird so lange in verschiedene Richtungen gekippt, bis ein optimales Dopplersignal ableitbar ist. Dann sollten etwa 4–5 Herzaktionen aufgezeichnet werden. Nach der Untersuchung im Ruhezustand erfolgt die Aufzeichnung der Dopplersignale während Kompression der gleichseitigen A. temporalis superficialis und A. facialis. Hierzu wird die A. temporalis superficialis in Höhe des Ansatzes der oberen Ohrmuschel mit dem Daumen aufgesucht, während Zeigefinger und Mittelfinger die A. facialis am Unterkieferrand tasten. Die Arterien werden simultan über einen Zeitraum von ca. 5 Herzaktionen komprimiert. Das Kompressionsmanöver sollte mit einer

Schreibgeschwindigkeit von 5 mm/sek. dokumentiert werden. Im Anschluß sollten die Dopplersignale nochmals nach Lösen der Kompression aufgezeichnet werden (Abb. 171).

- Nach der Kompression der gleichseitigen Externa-Äste können bei unveränderter Sondenposition die kontralaterale A. temporalis und A. facialis komprimiert werden. Bei Verschluß der A. carotis communis kann die retrograde Perfusion der A. supratrochlearis über Kollateralen aus der kontralateralen A. carotis externa erfolgen.

Beachte: Während der Kompressionsmanöver kann es aufgrund von Veränderungen der Kopfhaltung des Patienten zu seitendifferenten Amplitudenhöhen kommen.

- *Mögliche Flußphänomene* in der A. supraorbitalis und A. supratrochlearis bei Kompression der ipsilateralen A. facialis und A. temporalis (A. carotis interna-Stenose) (Abb. 171):
  - Im Vergleich zur gesunden Seite verminderte antegrade, auf die Sonde zugerichtete Blutströmung; bei Kompression der Externa-Äste → Strömungszunahme.
  - Nullströmung: Bei Kompression der Externa-Äste → Zunahme einer antegraden, auf die Dopplersonde zu gerichteten Strömung.
  - Pendelströmung (eine um die Nullinie pendelnde Strömung); durch Kompression von Externa-Ästen Zunahme der antegraden, auf die Sonde zugerichteten Blutströmung.
  - Retrograde, von der Dopplersonde weggerichtete Blutströmung (Strömungsumkehr); bei Kompression der Externa-Äste → Abnahme der retrograden Blutströmung oder Strömungsumkehr.

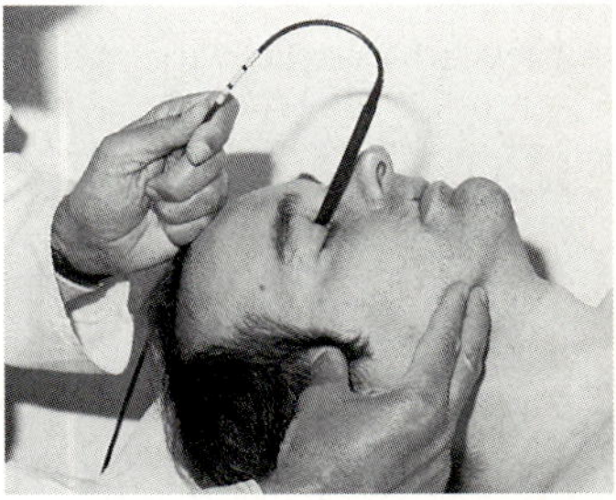

Abb. 170 Sondenführung zur Untersuchung der linken A. supratrochlearis: Die 8 MHz-CW-Dopplersonde wird am Kabel gehalten, wobei die Hand des Untersuchers auf der rechten Schläfenseite des Probanden ruht

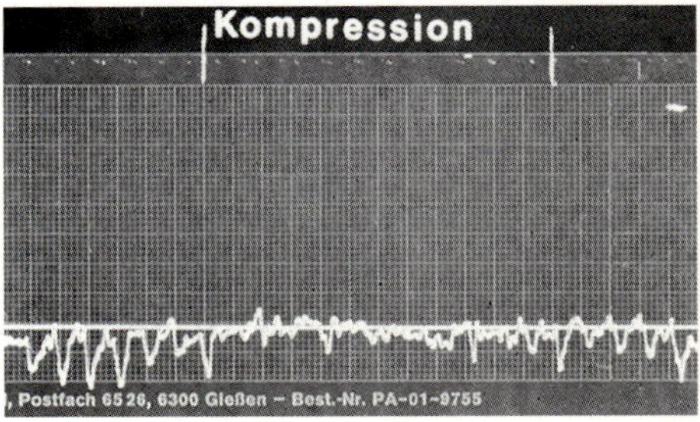

Abb. 171 Dopplerflußkurve der A. supratrochlearis vor, während und nach Kompression der A. temporalis superficialis und A. facialis

9.2 Untersuchung extrakranieller Arterien mit Stiftsonde

Diagnostische Aussage

- **Karotisstenose:**
  - Hochgradige Stenosen > 80% können mit CW-Doppler-Stiftsonde mit einer Sensitivität von 90–99% diagnostiziert werden.
  - Stenosen < 50% lassen sich mit einer Sensitivität von 72–92% erkennen (Verwendung der Dopplerfrequenzanalyse vorausgesetzt).
  - Eine Aussage über die Qualität der Gefäßeinengungen (thrombotisch, entzündlich, degenerativ) ist aufgrund der Dopplerflußkurvenanalyse nicht möglich. Auch die exakte Bestimmung der Stenosenlänge ist kaum möglich.
- **Karotisverschluß:** Die Diagnose von Karotisverschlüssen mit Hilfe der CW-Doppler-Stiftsonde ist mit einer Sensitivität von 96–99% möglich.
- **Beurteilung der Kollateralenbildung über Opthalmika-Ästen bei A.-carotis-interna-Verschlüssen und A.-carotis-interna-Stenosen:**
  - Bei hochgradigen Stenosen oder Verschlüssen läßt sich in ca. 40–60% der Fälle ein retrograder Fluß über den Ophthalmika-Ästen ableiten. Ein Nullfluß kann bei etwa 40–50% abgeleitet werden. Seitendifferente Ophthalmika-Signale können in etwa 60% der Fälle beobachtet werden.
  - In etwa 20% der Fälle ist das Dopplersignal über den Ophthalmika-Ästen bei hochgradigen Stenosen und Verschlüssen normal antegrad. Die Kollateralisierung erfolgt in diesen Fällen über die hintere Hirnstrombahn via Circulus Willisii.
- **Dissektion:** Die Diagnose einer Dissektion mit der CW-Dopplersonde ist schwierig, ein typischer Hinweis ist das arterielle Pendelflußsignal (s. S. 119). Sicherung der Diagnose erfolgt mit B-Bild oder Duplexsonographie.
- **Aneurysma:** Mit der Stiftsonde ist die Diagnose eines Aneurysma verum unmöglich.
- **Aneurysma spurium:** Bei tastbarer pulsierender Schwellung nach Punktion oder Verletzung kann das Aneurysma spurium an einem ableitbaren, systolischen turbulenten Dopplersignal in Höhe des Fistelkanals erkannt werden. Zur Diagnose des Aneurysma spurium sollten aber zusätzlich immer B-Bild oder Duplexsonographie erfolgen.
- **Intrakranielle arteriovenöse Fisteln:** Es lassen sich indirekt nur arteriovenöse Fisteln mit großem Shunt-Volumen nachweisen. Es kommt dann zu typischen Veränderungen der Dopplerströmungskurve in der gleichseitigen A. carotis communis und A. carotis interna. Die arterielle Strömung in der A. supraorbitalis der betroffenen Seite ist oft reduziert.
- **Subclavian-Steal-Phänomen:**
  - Retrograde Strömungen in der A. vertebralis bei gleichseitigem A.-subclavia-Verschluß oder hochgradiger A.-subclavia-Stenose lassen sich zuverlässig nachweisen.
  - Zum Beweis einer retrograden Strömung in der A. vertebralis muß unbedingt der Oberarmkompressionstest (s. S. 303) durchgeführt werden.
- **Fehlerquellen:** S. Fallstricke S. 51 ff.

Beachte: Die Auswertung von Dopplerflußkurven der extrakraniellen hirnversorgenden Arterien wird durch eine absolute Arrhythmie erschwert.

9.3 Untersuchung der extrakraniellen Arterien mit B-Bild

Grundlagen

- **Indikation:** S. periphere Arterien, B-Bild, S. 77.
- **Merke:** Zur exakten Stenosegradbeurteilung arterieller Gefäßeinengungen oder zur Diagnose von Verschlüssen extrakranieller hirnversorgender Arterien ist die kombinierte Anwendung der Dopplermethode, am besten der Duplexsonographie, unbedingt erforderlich. Arterienverschlüsse, die sonomorphologisch echoarm sind, können der B-Bild-Diagnostik entgehen.

Untersuchungsbedingungen

- **Apparative Voraussetzungen:** S. S. 23.
- **Schallkopf:**
  - Zur Darstellung der A. carotis communis, externa und interna: 7,5 MHz– 10 MHz-B-Bild-Sonde.
  - Zur Darstellung der A. vertebralis: 7,5 MHz-B-Bild-Sonde.
- **Geräteeinstellung:** S. periphere Arterien S. 77.
- **Lagerung des Patienten:** Zur Untersuchung befindet sich der Patient in Rückenlage, wobei der Kopf etwas rekliniert und zur Gegenseite gewandt ist. Zur Untersuchung der Abgänge der A. carotis communis und A. vertebralis ist es empfehlenswert, dem Patienten ein Polster unter die Schulter zu legen, um die Halsreklination zu unterstützen.

Durchführung

- **A. carotis communis:**
  - Die Arterie wird kontinuierlich von ihrem Ursprung aus dem Aortenbogen (links) oder dem Truncus brachiocephalicus (rechts) von proximal nach distal zunächst im Querschnittsbild untersucht. Dabei wird die Sonde an der Lateralseite des Halses positioniert und von kaudal bis zur Karotisbifurkation verschoben. Von der Bifurkation ausgehend lassen sich A. carotis interna und externa nach kranialwärts als zwei nebeneinanderliegende Querschnitte verfolgen.
  - Durch Drehen der Sonde um 90° erfolgt die kontinuierliche Darstellung der A. carotis communis von kaudal nach kranial im Längsschnitt.
- **A. carotis interna und externa:**
  - Durch kontinuierliches Verschieben der B-Bild-Sonde nach kranial erfolgt die Querschnittsdarstellung der A. carotis interna und externa. Hierzu wird die B-Bild-Sonde am besten an der lateralen Halsseite aufgesetzt und nach kranial-lateral-dorsal verschoben.
  - *A. carotis interna:* Zur Darstellung im Longitudinalschnitt wird zunächst die A. carotis communis im Längsschnitt eingestellt und die B-Bild-Sonde bis zum Bulbus caroticus verschoben. In Höhe des Bulbus caroticus wird dann die Sonde um ca. 10 – 20° um eine Achse senkrecht zum Hautniveau nach dorsal gedreht. In ca. 70% der Fälle verläuft die A. carotis interna nach dorsolateral. Nach der geringen Drehung der B-Bild-Sonde wird das Längsbild der A. carotis interna soweit wie möglich nach kranial verfolgt. Mit abgerundeten mechanischen Schallsonden (Sektorscannern) kann die A. carotis interna bis zu ihrem Eintritt in die Schädelbasis dargestellt werden.

  Beachte: Dies gelingt nicht mit rechteckigen mechanischen oder elektronischen B-Bild-Sonden mit rechteckiger Auflagefläche.

9.3 Untersuchung der extrakraniellen Arterien mit B-Bild ■

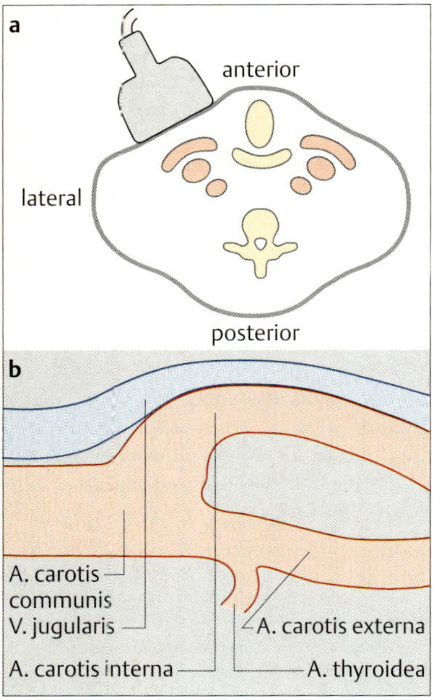

Abb. 172 a und b Sondenposition zur Beschallung der A. carotis communis. a) Zweidimensionale Ultraschalluntersuchung der A. carotis communis im Längsschnitt. Empfehlenswert ist die Einstellung der Longitudinalschnitte in verschiedenen Schnittebenen (lateral, anterior-frontal und posterior-dorsal); b) durch Drehung des Schallkopfes Darstellung im Querschnitt

- *A. carotis externa:* Nach Beschallung der Arterie im Querschnitt folgt ihre Untersuchung im Longitudinalschnitt. Hierzu wird die A. carotis communis im Längsschnitt eingestellt und bis zum Bulbus caroticus kontinuierlich beschallt. In Höhe des Bulbus caroticus wird dann die B-Bild-Sonde um etwa 10–20° um eine Achse, die senkrecht zur Hautoberfläche verläuft, nach ventral gedreht. Dann läßt sich die A. carotis externa nach kranial verfolgen. Im B-Bild ist die A. carotis externa an Gefäßabgängen zu erkennen. (Von der A. carotis interna gehen extrakraniell keine Gefäße ab).

➤ **Sonographische Beurteilungskriterien:**
- Gefäßverlauf, Gefäßdurchmesser.
- Darstellung der Gefäßwand (Intima-Media-Dicke).
- Sonomorphologie von Wandauflagerungen (echoreich, mit und ohne Schallschatten, echoarm, echoinhomogen, glatte Oberfläche, rauhe Oberfläche).
- Lumeneinengung durch Wandauflagerungen.
- Binnenstrukturen im Gefäß (Dissektionsmembran?).
- Periarterielle Strukturen (Hämatome, Aneurysma spurium, Lymphome?).

Diagnostische Aussage

- **Gefäßwand (Intima-Media-Dicke):** Unter Verwendung von 7,5–10 MHz-B-Bild-Sonden läßt sich die arterielle Intima-Media-Dicke der A. carotis communis sehr gut beurteilen. Besonders bei Patienten mit arterieller Hypertonie und Hypercholesterinämie erscheint der Intima-Media-Komplex der A. carotis communis verdickt (> 0,8 mm). Es besteht eine positive Korrelation zwischen verdickter Intima-Media der A. carotis communis und KHK.
- **Wandauflagerungen:**
  - Im Gegensatz zur CW-Dopplersonographie lassen sich mit dem B-Bild am besten geringe arteriosklerotische Gefäßwandveränderungen darstellen und beurteilen. Gemessen an der Angiographie beträgt die Sensitivität und Spezifität der zweidimensionalen Ultraschalldiagnostik in der Diagnose geringgradiger, unter 50%iger Karotisstenosen unter Verwendung von 7,5 MHz-B-Bild-Sonden 99 und 75%.

  Beachte: Echoarme Gefäßwandauflagerungen können im zweidimensionalen Ultraschallbild unerkannt bleiben.
- **Stenose, Verschluß:**
  - Die Sensitivität der B-Bild-Sonographie in der Diagnose über 50%iger Stenosen liegt bei ca. 75%, im Falle von Karotisverschlüssen ist die Sensitivität mit 55% schlecht.
  - Bei Verdacht auf hochgradige A.-carotis-Stenosen oder Verschlüsse sollte daher zusätzlich die CW-Dopplersonographie-Methode oder die Duplexsonographie eingesetzt werden.

Beachte: Die Quantifizierung einer Karotisstenose erfordert immer die zusätzliche Ableitung eines Frequenzspektrums, s. S. 295.

- **Entzündliche Gefäßerkrankungen:** Entzündliche Gefäßerkrankungen, wie z. B. der Morbus Takayasu, lassen sich mit großer Treffsicherheit mit Hilfe der B-Bild-Methode erkennen (zunehmend mehr klinische Relevanz). Im Falle der Vaskulitis kommt es zu einer diffusen langstreckigen Wandverdickung.
- **Aneurysma:** Der Nachweis von Aneurysmen im Bereich der extrakraniellen hirnversorgenden Arterien mittels B-Bild-Sonographie ist mit sehr hoher diagnostischer Treffsicherheit möglich. Auch die Beurteilung eventueller Thrombeneinlagerungen gelingt zuverlässig. Das Aneurysma spurium kann durch den Einsatz der alleinigen B-Bild-Sonographie nicht immer sicher erkannt werden. Hierzu ist der Einsatz der Duplexsonographie unbedingt notwendig, da nur mit der Duplexsonographie der für das Aneurysma spurium typische Fistelkanal geortet werden kann.
- **Dissektion:** Sind bei einer Karotisdissektion sowohl wahres als auch falsches Lumen durchströmt, gelingt der sonographische Nachweis fast in allen Fällen. Schwierig ist die Diagnose einer Dissektion im Bereich der extrakraniellen hirnversorgenden Arterien, bei der es zur Thrombosierung eines Lumenabschnittes gekommen ist. In diesem Falle imponiert die Dissektion als echoarme Arterienstenose. Erst die Verlaufskontrolle weist dann auf eine stattgehabte Dissektion hin, indem es im zweidimensionalen Ultraschallbild zu einer Rückbildung der Gefäßeinengung kommt.

Beachte: Wird die B-Bild-Sonde mit zu geringem Druck aufgesetzt, geraten die Karotiden in eine ungünstige Beschallungstiefe. Problemlösung: Die B-Bild-Sonde so aufsetzen, daß die V. jugularis komprimiert ist.

- **Fehlerquellen:** S. Fallstricke S. 51 ff.

9.4 Untersuchung extrakranieller Arterien mit Duplex

Grundlagen

- **Indikation:**
  - S. periphere Arterien, B-Bild, S. 77.
  - Beurteilung der Gefäßmorphologie und Hämodynamik im Gefäß.
  - Beurteilung der Sonomorphologie von Plaques.
  - Bestimmung des Stenosierungsgrades und der Stenosenlänge.
  - Diagnose von Karotisverschlüssen.
  - Differenzierung von Arterien (A. carotis interna, A. carotis externa).
  - Diagnose des Subclavian-Steal-Phänomens.
  - Beurteilung einer Arteriendissektion.
  - Therapiekontrolle.
- **Apparative Voraussetzungen:**
  - S. S. 23.
  - Konventionelle Schwarzweiß-Duplexsonographie oder die farbkodierte Duplexsonographie; die Farbduplexsonographie erleichtert das Auffinden von Gefäßen und die Diagnose echoarmer arteriosklerotischer Wandauflagerungen, die an einer Farbaussparung zu erkennen sind.
- **Schallkopf:**
  - Elektronische Schallköpfe (linear-array, annular-array) oder mechanische oszillierende oder rotierende Schallköpfe.
  - Zur Darstellung der A. carotis communis, A. carotis externa, A. carotis interna und A. vertebralis 7,5 – 10 MHz-B-Bild-Sonde mit integriertem 4 MHz-PW-Doppler.
  - Zur Darstellung der A. subclavia 5 – 7,5 MHz-B-Bild-Sonde mit integriertem 4 MHz-PW-Doppler.
- **Geräteeinstellung:**
  - *B-Bild:* S. B-Bild, periphere Arterien, S. 77.
  - *PW-Doppler:*
    - Geschwindigkeitsbereich bis +1,5 m/sec., alternativ Frequenzbereich bis 4 KHz.
    - Positionieren der Nullinie im unteren Bereich der Skala.
    - Wandfilter des PW-Dopplers ca. 100 Hz.
    - Größe des Sample volumes: 2/3 des Gefäßdurchmessers.
    - Registrierung der Blutströmungsgeschwindigkeit mit Winkelkorrektur.
    - Darstellung der physiologischen Strömungsrichtung oberhalb der Nulllinie.
    - Aufzeichnungsgeschwindigkeit der Dopplersignale: 25 – 50 mm/sec.
    - Einstellung des PW-Dopplers am Monitorbild (s. S. 71).
  - *Farbdoppler:*
    - s. periphere Arterien, Farbdoppler, S. 83.
    - Farbgeschwindigkeitsbereich bei symmetrischer Skalierung: ± 1,75 KHz ± 34 cm/s (5 MHz). Farbfrequenzbereich so einstellen, daß höchste Geschwindigkeitsanteile im normalen Gefäß ohne Farbalias-Phänomen zur Darstellung kommen.
- **Lagerung des Patienten:** S. B-Bild S. 273.

9.4 Untersuchung extrakranieller Arterien mit Duplex

Durchführung

- **B-Bild:** Darstellung der extrakraniellen hirnversorgenden Arterien im B-Bild im Quer- und Längsschnitt; Untersuchungsablauf s. B-Bild S. 273.
- **Merke:** Die Doppleruntersuchung von Gefäßen im Querschnittsbild sollte vermieden werden, da in diesem Fall der Dopplerschallwinkel bei 90 Grad liegt.
- **Dopplersonographische Untersuchung:**
  - Nachdem die extrakraniellen hirnversorgenden Arterien im Quer- und Längsschnitt dargestellt wurden, erfolgt deren dopplersonographische Untersuchung punktuell im Longitudinalschnitt. Folgende Standard-Ableitorte sollten berücksichtigt werden:
    - A. carotis communis.
    - A. carotis interna am Abgang, ggf. soweit distal wie möglich.
    - A. carotis externa am Abgang.
    - A. vertebralis am Abgang und/oder im intervertebralen Abschnitt.
    - A. subclavia proximal.
  - Zusätzlich sollten Dopplersignale an den Stellen in der Arterie abgeleitet werden, an denen sich eine Wandauflagerung befindet oder ein Arterienverschluß vermutet wird. Die Untersuchungen sollten im Seitenvergleich durchgeführt werden.
  - Bei Verwendung von Sektorscannern sollte das Meßvolumen soweit wie möglich in die Nähe des Bildrandes plaziert werden (Abb. 175).
  - Einfacher ist die Plazierung des PW-Meßvolumens im Longitudinalschnitt der Arterie unter Verwendung elektronischer Scanner mit planer Ankopplungsfläche.
  - Nachteil elektronischer Scanner ist, daß diese nicht gekippt werden können und damit die Untersuchung kranialer Abschnitte der A. carotis interna erschwert oder unmöglich ist.
  - Zur Doppleruntersuchung sollte das B-Bild eingefroren bleiben. Hierdurch wird eine optimale Qualität des registrierten Dopplersignals erreicht.

  Beachte: Das PW-Doppler-Meßvolumen sollte $^2/_3$ der Gefäßweite erfassen und nicht zu klein eingestellt werden. Die Gefäßwand soll außerhalb des Sample volume liegen.
  - Die A. carotis interna und externa werden identifiziert durch Anwendung der intermittierenden Kompression der A. temporalis superficialis (vgl. S. 268). Durch die Kompression läßt sich das Dopplersignal in der A. carotis externa modulieren, wohingegen die Modulation des Dopplersignals in der A. carotis interna ausbleibt. Bei der Durchführung dieses Modulationstests ist darauf zu achten, daß das PW-Meßvolumen in den Gefäßen mindestens 1 cm kranial der Karotisbifurkation plaziert wird.
  - Die Darstellung der Aa. vertebrales im V1- bis V3-Abschnitt erfolgt wie im Schema der Abb. 169 dargestellt.
  - Im Vorfeld der PW-Doppleruntersuchung der extrakraniellen hirnversorgenden Arterien ist die Untersuchung der Ophthalmika-Äste mittels der 8 MHz-CW-Dopplerstiftsonde (s. S. 270) empfehlenswert.
- **Farbduplexuntersuchung:**
  - S. Farbduplex periphere Arterien, S. 84.

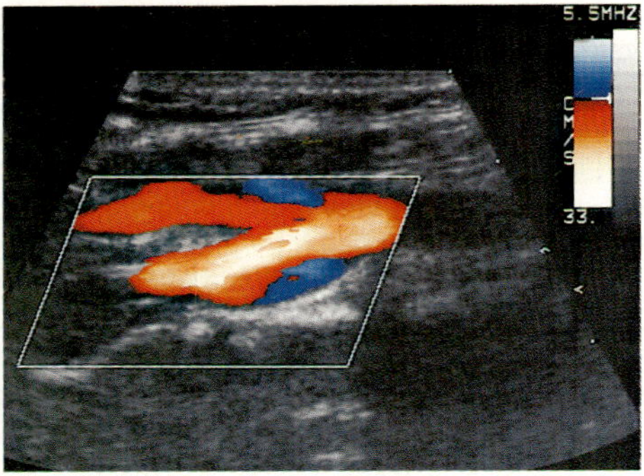

Abb. 173 Sekundärströmung (blau) im Gefäßlängsschnitt einer normalen Carotisbifurkation

- Unter Verwendung elektronischer Farbsonden mit planer Ankopplungsfläche ist das Kippen der Sonde meist nicht erforderlich, da das trapezoidförmige Farbdopplerfeld in schrägem Winkel in das horizontal im B-Bild eingestellte Gefäß plaziert werden kann (Abb. 61).
- Im Farbdopplermodus sollten die Karotiden von kaudal nach kranial kontinuierlich in ihrer Längsschnittdarstellung beschallt werden. Dabei ist auf lokalisierte Farbveränderungen oder Farbumschläge zu achten.
- Ungenügende Darstellung der A. carotis interna im B-Bild aufgrund anatomischer Gegebenheiten kann zur duplexsonographischen Fehldiagnose des A.-carotis-interna-Verschlusses führen. In diesem Fall sollte immer auf dopplersonographische indirekte Hinweise (s. S. 289) für den A.-carotis-interna-Verschluß geachtet werden (z. B. Erniedrigung des enddiastolischen Flusses in der A. carotis communis im Seitenvergleich gegenüber der gesunden Seite).

Beachte: Ein Farbumschlag muß nicht einer patholog-retrograden systolischen Strömung entsprechen. Er ist im Bereich des Karotisbulbus physiologisch und häufig nachweisbar (Abb. 173).

- Die Farbdoppleruntersuchung wird kombiniert mit der PW-Doppleruntersuchung an Standard-Ableitorten (vgl. S. 74) durchgeführt. Zur genauen Identifizierung und Analyse von Veränderungen oder Umschlägen des Farbdopplersignals ist an diesen Stellen immer die zusätzliche Auswertung des PW-Dopplerfrequenzspektrums notwendig. Hierzu wird das PW-Meßvolumen in den entsprechenden Bereich der Farbveränderung plaziert. Kriterien zur Analyse des PW-Dopplersignals s. S. 89.

Diagnostische Aussage

➤ **Stenose, Verschluß:**

- Mit Hilfe der Duplexsonographie lassen sich Vertebralis-Abgangsstenosen, die das Lumen um mehr als 50% einengen, mit einer Sensitivität von ca. 82% diagnostizieren. In nahezu allen Fällen gelingt der Nachweis eines Subclavian-Steal-Phänomens.

- A.-carotis-Stenosen mit einer Lumeneinengung von bis zu 50% lassen sich mit Hilfe der konventionellen Schwarzweiß-Duplexsonographie mit einer Sensitivität von im Mittel 96% diagnostizieren. Über 50%ige Karotisstenosen werden mit einer mittleren Sensitivität von 98% erfaßt, die diagnostische Sensitivität bei Karotisverschlüssen liegt bei 100%.
- In der Erfassung und Quantifizierung von Stenosen ist die Duplextechnik der Dopplerstiftsonde überlegen.
- Bei Pseudookklusionen gelingt manchmal mit der Duplexsonographie keine sichere Diagnostik, da farbkodierte Flußsignale poststenotisch nicht mehr darstellbar sein können. In diesen Ausnahmefällen ist die CW-Dopplersonographie der Duplexsonographie überlegen.
- Der diagnostische Gewinn der Farbduplexsonographie im Bereich der extrakraniellen hirnversorgenden Arterien liegt in der Optimierung der Darstellung echoarmer Arterienstenosen. Im Gegensatz hierzu behindern von Stenosen ausgehende Schallschatten die Interpretation des Farbdopplersignals. Vorteile der Duplexsonographie in der Identifizierung filiformer Karotisstenosen sind stark abhängig von der Qualität des verwendeten Farbduplexgerätes. In diesen Fällen kann die Darstellung sehr hoher oder auch sehr niedriger Frequenzanteile größere Schwierigkeiten bereiten. Eine Optimierung der Farbintensität kann bei diesen Fragestellungen durch den Einsatz von Echokontrastmitteln erzielt werden.

- **Gefäßwand (Intima-Media-Dicke):** Unter Verwendung von 7,5 – 10 MHz-B-Bild-Sonden läßt sich die arterielle Intima-Media-Dicke der A. carotis communis sehr gut beurteilen. Besonders bei Patienten mit arterieller Hypertonie und Hypercholesterinämie erscheint der Intima-Media-Komplex der A. carotis communis verdickt (> 0.8 mm). Es besteht eine positive Korrelation zwischen verdickter Intima-Media der A. carotis communis und KHK.
- **Sonomorphologie von Plaques:**
  - Im Gegensatz zur CW-Dopplersonographie lassen sich mit dem B-Bild am besten geringe arteriosklerotische Gefäßwandveränderungen darstellen und beurteilen. Gemessen an der Angiographie beträgt die Sensitivität der zweidimensionalen Ultraschalldiagnostik in der Diagnose geringgradiger, unter 50%iger Karotisstenosen unter Verwendung von 7,5 MHz-B-Bild-Sonden 99%.
  - Echoarme Gefäßwandauflagerungen können im zweidimensionalen Ultraschallbild unerkannt bleiben.
- **Entzündliche Gefäßerkrankungen:** Sowohl mit der zweidimensionalen Ultraschallmethode als auch mit der Schwarzweiß- und farbkodierten Duplexsonographie lassen sich entzündliche Gefäßwandveränderungen (z. B. bei Morbus Takayasu) mit hoher diagnostischer Treffsicherheit nachweisen. Sonomorphologisches Korrelat ist eine diffuse langstreckige Intima-Media-Verdickung, deren Regression unter Kortisontherapie im zweidimensionalen Ultraschallbild verfolgt werden kann.
- **Aneurysma:** Zum sicheren Nachweis von Arterienaneurysmen und deren Größenbestimmung reicht die B-Bild-Sonographie aus. Hämodynamische Veränderungen können mit der konventionellen Duplexsonographie beurteilt werden. Gegenüber der B-Bild-Sonographie und der konventionellen Schwarzweiß-Duplexsonographie hat die Farbdopplersonographie den Vorteil der exakteren Beurteilung durchströmter Restlumina in thrombosierten Gefäßerweiterungen.

9.4 Untersuchung extrakranieller Arterien mit Duplex

- **Dissektion:** Der Nachweis einer Dissektionsmembran im Gefäß ist mit dem B-Bild fast immer möglich. Die Untersuchung von wahrem und falschem Lumen setzt eine EKG-getriggerte Untersuchung voraus. Das wahre Lumen ist an seiner systolischen Expansion zu erkennen. Durch den Einsatz der Dopplerstiftsonde oder der konventionellen schwarzweiß-kodierten Duplexsonographie erhärtet sich die bereits im B-Bild geäußerte Diagnose einer im Gefäßlumen sich bewegenden Dissektionsmembran aufgrund des ableitbaren „Schwipp-Schwapp-Dopplersignals".
- **Aneurysma spurium:** Ein Aneurysma spurium läßt sich mit Hilfe der Schwarzweiß- oder noch besser der Farbduplexsonographie mit ausreichender Sicherheit diagnostizieren.
- **Intrakranielle arteriovenöse Angiome:** Indirekter Hinweis für intrakranielle arteriovenöse Fisteln können mit Hilfe der konventionellen oder farbkodierten Duplexsonographie extrakranieller hirnversorgender Arterien nur dann erkannt werden, wenn das Shuntvolumen ausreichend groß ist. Bei Verdacht auf hämodynamisch relevante intrakranielle A.-V.-Fistel sollte auch immer die V. jugularis der betroffenen Seite duplexsonographisch dargestellt werden. Sehr häufig läßt sich ein pulsatiler Venenfluß dopplersonographisch nachweisen. Dura-Angiome, die häufig den Sinus transversus betreffen und oft von der A. occipitalis gespeist werden, sind in einem hohen Prozentsatz mit Hilfe der Dopplerstiftsonde oder der konventionellen Duplexsonographie an einer Erhöhung des enddiastolischen Flusses in der A. carotis externa der betroffenen Seite sowie am pulsatilen Fluß der V. jugularis zu erkennen.
- **Glomustumoren:** Die Diagnose von Glomustumoren erfordert nicht nur den Einsatz der B-Bild-Diagnostik, sondern auch der Schwarzweiß- oder farbkodierten Duplexsonographie, um Strömungsgeschwindigkeitserhöhungen in der A. carotis externa, die den Glomustumor versorgt, zu erkennen. Typischerweise sind Glomustumoren hypervaskularisiert und stellen sich somit im Farbdopplersonogramm gut dar. Indirekter Hinweis kann auch eine Aufweitung der Karotisbifurkation sein.

Beachte:

- Perivaskuläre Farbartefakte können im Umgebungsgewebe von Karotisstenosen auftreten.
- Häufiges Schlucken oder Halsbewegungen können zu artefaktartigen Dopplerkurvenveränderungen führen.
- Physiologisch können Turbulenzen im Bulbusbereich entstehen.
- Bei Subklavia-Stenosen ist die Fortleitung von Turbulenzen in die gleichseitige A. vertebralis möglich, ohne daß eine Vertebralis-Abgangsstenose der gleichen Seite vorliegt.
- Abgangsstenosen im Bereich hypoplastischer Vertebralarterien können unerkannt bleiben.

- **Fehlerquellen:** S. Fallstricke S. 52.

Grundlagen

- Die Ausstromwiderstände in den Karotiden sind unterschiedlich. Die A. carotis interna, die ausschließlich Hirngewebe versorgt, hat einen niedrigen Strömungswiderstand. Der Ausstromwiderstand der A. carotis externaist dagegen erhöht, da dieses Gefäß überwiegend muskelversorgend ist. Ein Ast der A. carotis externa, die A. thyreoidea superior, speist die Schilddrüse und damit parenchymatöses Gewebe mit niedrigem Strömungswiderstand. Der Ausstromwiderstand der A. carotis communis stellt eine Kombination zwischen demjenigen der A. carotis externa und demjenigen der A. carotis interna dar. Der Ausstromwiderstand der A. carotis interna steigt mit zunehmendem Alter an. Dieses Phänomen ist auch an der A. carotis externa nachweisbar, aber meist weniger stark ausgeprägt.
- Der Strömungswiderstand in der A. vertebralis ist gegenüber demjenigen in der A. carotis interna gering.
- Im Bereich des Augenwinkels anastomosieren die Äste der A. carotis externa mit der A. supraorbitalis und A. supratrochlearis. Normalerweise ist die Blutströmungsrichtung in den Aa. supraorbitalis und supratrochlearis von intrakraniell nach außen gerichtet. A.-carotis-interna-Stenosen mit einem lokalen Stenosegrad > 70–80% oder A.-carotis-interna-Verschlüsse können durch Abnahme des intraarteriellen Druckes in der A. ophthalmica eine Änderung der Blutströmungsrichtung in den ipsilateralen Ophthalmica-Ästen (von extra- nach intrakraniell) bewirken.
- Bei proximalen A.-subclavia-Stenosen kann es durch poststenotischen Druckabfall zu einer verminderten Blutströmung oder einer Strömungsumkehr in der gleichseitigen A. vertebralis kommen (Subclavian-Steal-Phänomen, s. S. 302). Der Nachweis einer Strömungsumkehr erfolgt durch einen speziellen Kompressionstest (s. S. 303).

Stiftsonde

- **Analogkurve:**
  - Parameter und Einflußfaktoren zur Auswertung der Doppleranalogkurve hirnversorgender Arterien s. periphere Arterien S. 89.
  - Die genannten Auswertungskriterien sollten immer seitenvergleichend beurteilt werden.
  - *A. carotis communis:*
    - Akustisch pulsatiles Geräusch. Der Klangcharakter ist unterschiedlich und kann mehr einem Interna- oder Externasignal ähnlich sein.
    - In der frühen Systole steiler Kurvenanstieg.
    - Die maximale systolische Frequenzverschiebung bzw. Geschwindigkeit sollte 4 KHz (unter Verwendung einer 4 MHz-Sendefrequenz) oder 1,2 m/sec. nicht übersteigen.
    - Systolische Signalbreite: Im Seitenvergleich nicht unterschiedlich.
    - Enddiastolische Strömungsgeschwindigkeit: Liegt bei jungen Menschen deutlich über der Nullinie und nähert sich ab einem Alter von ca. 60 Jahren zunehmend der Nullinie an. In der A. carotis communis liegt sie zwischen demjenigen der A. carotis externa und interna.

9.5 Normalbefund

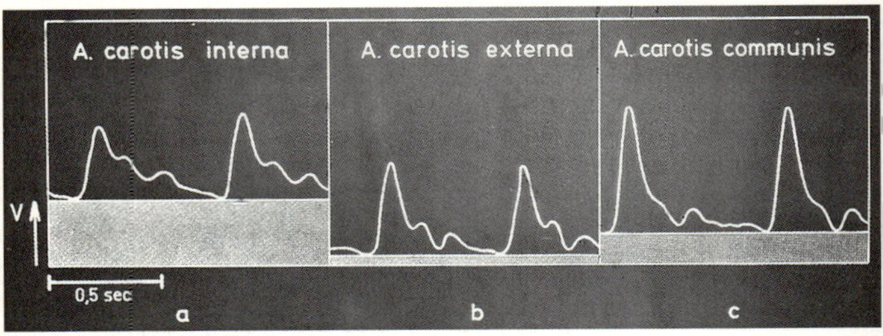

Abb. 174 a–c a) Normale Doppleranalogkurve der A. carotis communis; b) A. carotis externa; c) A. carotis interna; die enddiastolische Blutströmungsgeschwindigkeit in der A. carotis communis liegt zwischen derjenigen der A. carotis externa und derjenigen der A. carotis interna

- *A. carotis interna:*
  - Akustisch weiches, hochfrequentes Geräusch.
  - Strömungsrichtung, Amplitudenhöhe und Systole s. A. carotis communis S. 281.
  - Systolische Signalbreite: Gegenüber der A. carotis communis verbreitert. Sie sollte jedoch nicht seitendifferent sein.
  - Enddiastolische Strömungsgeschwindigkeit: In der A. carotis interna aufgrund des geringeren Ausstromwiderstandes erhöht und liegt über derjenigen der A. carotis communis. Mit zunehmendem Alter steigt der Ausstromwiderstand in der A. carotis interna an, so daß sich die enddiastolische Blutströmungsgeschwindigkeit der A. carotis interna und A. carotis communis der Nullinie annähert, wobei die A. carotis communis auf der Nullinie liegen kann.
- *A. carotis externa:*
  - Akustisch peitschendes Geräusch.
  - Strömung ist normalerweise kranialwärts gerichtet.
  - Systole und Amplitudenhöhe s. A. carotis communis S. 281.
  - Systolische Signalbreite: Schmal und nicht seitendifferent.
  - Enddiastolische Strömungsgeschwindigkeit: Im Gegensatz zur A. carotis communis und der A. carotis interna in der A. carotis externa aufgrund des erhöhten Ausstromwiderstandes erniedrigt. Daher liegt das enddiastolische Niveau der Dopplerkurve der A. carotis externa normalerweise unter demjenigen der A. carotis communis.

➤ **Frequenzspektrum:**
- Frequenzfreies Fenster s. periphere Arterien S. 89.
- *Formanalyse:* Der Analogkurve vergleichbar hat das normale Dopplerfrequenzspektrum der A. carotis communis und A. carotis interna ein monophasisches Aussehen (Abb. 174). Auch das Strömungssignal der A. carotis externa ist in der Regel monophasisch, kann aber auch biphasisch sein (selten). Auch wenn die enddiastolische Blutströmungsgeschwindigkeit in der A. carotis externa erhöht ist, so ist der frühdiastolische Dip meist noch erkennbar

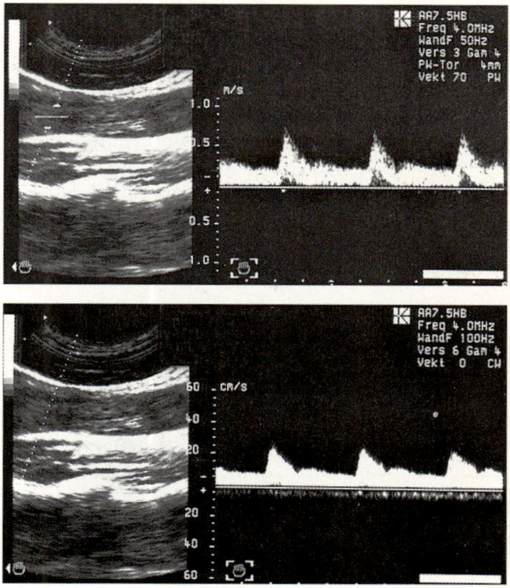

Abb. 175 a und b
a) Dopplerfrequenzspektren der A. carotis communis abgeleitet mit dem PW-Doppler; b) abgeleitet mit dem CW-Doppler. Durch Erfassung von niedrigen Blutströmungsgeschwindigkeiten am Gefäßrand nimmt die Bandbreite des Frequenzspektrums, das mit einer CW-Doppler-Stiftsonde abgeleitet wurde, zu

Die Nullinie wird jedoch nicht unterschritten, so daß es sich nicht um einen echten frühdiastolischen Rückstrom wie bei den peripheren Aterien (s. S. 91) handelt (Abb. 175).

- *Qualitative Bewertung des Frequenzspektrums* (Abb. 175): Einzelheiten s. periphere Arterien, S. 91.
- *Semiquantitative Bewertung des Frequenzspektrums:*
  - Eine Beurteilung des Frequenzspektrums kann durch Bestimmung des Pulsatilitätsindex PI nach Gosling und des Resistance-Index RI nach Pourcelot (s. S. 213) erfolgen. In hirnversorgenden Arterien sollte RI $< 0{,}75$ sein.
  - Pulsatilitätsindex $PI = \dfrac{Vmax(systol.) - V(enddiast.)}{Vmean}$.
  - Bei hirnversorgenden Gefäßen ist der PI < 1, bei extremitätenversorgenden Gefäßen > 1.
  - Die Berechnung des Pulsatilitätsindex setzt die Kenntnis der mittleren Strömungsgeschwindigkeit voraus.
  - In der Routinediagnostik der hirnversorgenden Arterien ist die Berechnung des PI und RI von untergeordneter Bedeutung.

9.5 Normalbefund

B-Bild

- **Sonographische Beurteilungskriterien:** S. Indikationen zur B-Bild-Untersuchung S. 77.
- **Befund:**
  - S. Normalbefund periphere Arterien B-Bild, S. 92.
  - Normale Gefäßweiten extrakranieller Arterien gibt Tabelle 26 wieder.
  - Entfernung der A. carotis interna zum Schallkopf:
    - Latero-dorsaler Verlauf: Sondennah (A. carotis externa fern).
    - Dorso-medialer Verlauf: Schallkopfferne Lage (A. carotis externa nah).
  - A. carotis interna und externa sollten immer unter Verwendung des Dopplers mit Duplexsonographie differenziert werden.
  - Bulbus caroticus: Normalerweise lokale Aufweitung des Gefäßlumens.

Beachte: Die A. carotis interna ist in der Regel kaliberstärker als die A. carotis externa.

Tabelle 26 Normale Gefäßweiten extrakranieller Arterien

Gefäß	**Lumenweite (mm)**
A. subclavia	7 ± 1
A. carotis communis	7 ± 1
A. carotis interna	5 ± 1
A. carotis externa	4 ± 1
A. vertebralis	3 ± 1

Duplexmethode

- **Befunde:**
  - Da die Duplexmethode eine Kombination von B-Bild und Dopplertechnik darstellt, treffen die in den vorangegangenen Kapiteln B-Bild-Sonographie und Frequenzanalyse dargestellten Normalbefunde zu.
  - Strömungsgeschwindigkeit: Duplexsonographie gestattet nicht nur die Bestimmung der maximalen Dopplerfrequenzverschiebungen, sondern auch die Ermittlung winkelkorrigierter Blutströmungsgeschwindigkeiten in Gefäßen. Die dopplersonographischen Kriterien können daher um die winkelkorrigierte Blutströmungsgeschwindigkeit erweitert werden:
    - Normwerte maximaler systolischer und enddiastolischer Strömungsgeschwindigkeiten in Abhängigkeit zu den untersuchten extrakraniellen Arterien sind in Tab. 27 zusammengefaßt.
    - Die enddiastolische Maximalfrequenz und -geschwindigkeit in der A. carotis communis, A. carotis interna und A. vertebralis nimmt mit zunehmendem Alter ab. Ursache hierfür ist die altersbedingte Zunahme der Sklerose der kleinen Hirnarterien, die den zerebralen Ausstromwiderstand erhöht.

Tabelle 27 Normwerte maximaler systolischer und enddiastolischer Strömungsgeschwindigkeiten in Abhängigkeit zur untersuchten Arterie

Hirnversorgende Arterie	Maximale systolische Strömungs-geschwindigkeit	Maximale enddiastolische Strömungs-geschwindigkeit
A. carotis communis	0,7±0,04 m/sec.	0,19±0,02 m/sec.
A. carotis interna	0,8±0,05 m/sec.	0,3±0,1 m/sec.
A. carotis externa	0,8 ±0,05 m/sec.	0,2±0,05 m/sec.
A. vertebralis	0,45 ±0,17 m/s	0,18 ±0,12 m/s

- *Normaler Farbdopplerbefund:*
  - Pulssynchrone monophasische Farbfüllung des Arterienlumens im Bereich der A. carotis communis, externa, interna, A. vertebralis ohne Rückflußkomponente.
  - Farbsignal füllt das Gefäßlumen komplett aus, keine Aussparungen.
  - Zur Darstellung der diastolischen Strömung in hirnversorgenden Arterien kann eine Absenkung des mit der Sonde erfaßbaren Frequenzbereiches notwendig sein. Dies kann aber zu Alias-bedingten Farbumschlägen im systolischen Farbdopplersignal führen.

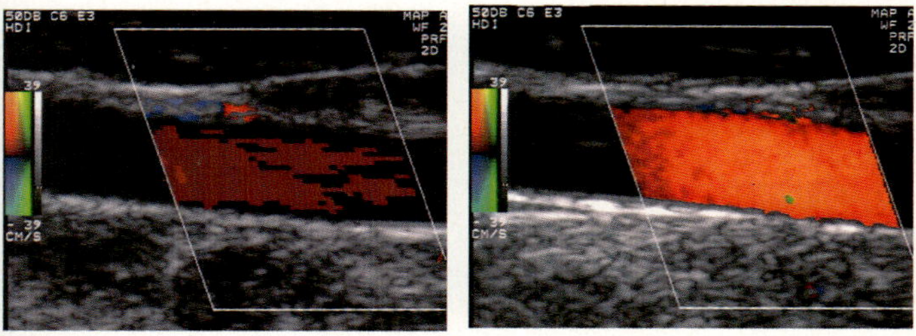

b

Abb. 176 a und b Normales Farbduplexsignal der A. carotis communis mit korrektem Farbgeschwindigkeitsbereich (±]]39 m/s). a) in der Systole; b) in der Diastole

9.5 Normalbefund

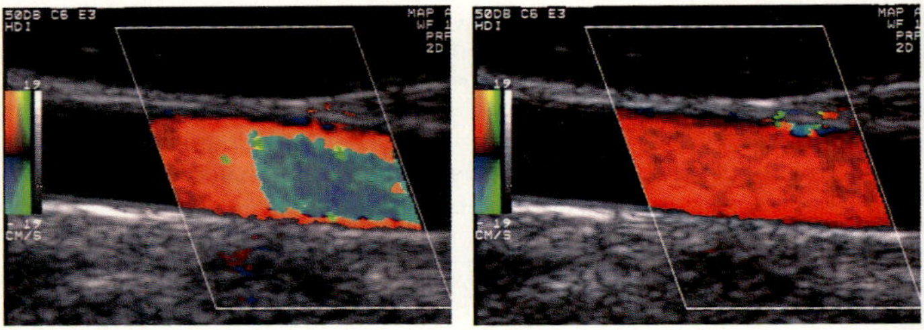

a

Abb. 177 a und b Normales Farbduplexsignal der A. carotis communis nach Absenken des mit der Sonde detektierbaren Frequenzbereichs. Der Farbgeschwindigkeitsbereich ist falsch niedrig (±19 m/s). a) Alias-bedingter Farbumschlag in der Systole; b) es besteht ein Farbsignal in der Diastole

Grundlagen

- **Definition von Karotisstenosen:**
  - Berechnung des lokalen und distalen Stenosegrades in %.
  - Die angiographische Berechnung von Stenosegraden berücksichtigt das Ausmessen des distalen Stenosegrades. Der distale Stenosegrad ist aber im Vergleich zum lokalen Stenosegrad geringer. Häufig kommt es daher vor, daß duplexsonographisch höhergradige A.-carotis-interna-Stenosen beschrieben werden, die dann im Arteriogramm als mittelgradig bezeichnet werden.
- **Klinische Zeichen der extrakraniellen Verschlußkrankheit:**
  - *Prodromi ischämischer Hirninfarkte:* Dauer meist nur Sekunden bis Minuten. TIA in 50 – 75 % der Fälle.
  - *A. ophthalmica:* Amaurosis fugax oder Erblindung.
  - *A. cerebri media:*
    - Kontralaterale brachiofazial betonte sensomotorische Hemiparese, motorische oder globale Aphasie, quadrantenförmiger Gesichtsfeldausfall, Anosognosie, Apraxie, "Déviation conjugée", Blickwendung zum Herd, selten fokale Anfälle.
    - Symptome akuter Durchblutungsstörungen im Stromgebiet der A. carotis interna gleichen oft denjenigen der A. cerebri media, da diese Arterie am häufigsten von der akuten Ischämie betroffen ist.
  - *A. cerebri anterior:* Distal betonte kontralaterale Monoparese des Beins mit Sensibilitätsstörungen, oft Blasen- und Darminkontinenz .
  - *A. cerebri posterior:* Kontralaterale homonyme Hemianopsie, Hemiparese und Hemihypästhesie.
- **Stadieneinteilung der extrakraniellen Verschlußkrankheit:**
  - *Stadium 1:* Asymptomatisches Stadium (Zufallsdiagnose).
  - *Stadium 2:*
    a) Transitorisch-ischämische Attacke (TIA): Reversible neurologische Ausfälle (Minuten bis 24 Stunden).
    b) Prolongiertes reversibles, ischämisches neurologisches Defizit (PRIND): Reversible neurologische Symptomatik (> 24 Stunden).
  - *Stadium 3:*
    - a) Akuter Schlaganfall.
    - b) Progredienter Insult, fortschreitende neurologische Symptomatik (diskontinuierlich innerhalb von 6 – 48 Stunden).
  - *Stadium 4:* Kompletter, abgeschlossener Schlaganfall.
- **Diagnostisches Vorgehen beim asymptomatischen Patienten mit Verdacht auf Karotisstenose:**
  - *Anamnese*, neurologischer Status.
  - *Dopplerstiftsonde* (Analog- oder Frequenzanalysekurve).
  - *Duplexsonographie.*
  - Nur bei geplantem operativem Vorgehen ist eine weitere bildgebende Diagnostik (Angiographie) notwendig.

  Beachte: Falls der Stenosegrad > 70% beträgt, kann auch beim asymptomatischen Patienten eine Operation erwogen werden.

9.6 Stenosen im Karotisstrombahngebiet

- **Diagnostisches Vorgehen bei Patienten *mit* zerebralen Akutsymptomen und Verdacht auf Karotisstenose:**
  - *Anamnese*, internistischer und neurologischer Status.
  - *CCT* (Hämorrhagie, Ischämie, Grenzzonen- oder Territorealinfarkt, lakunärer Infarkt).
  - *EKG* (Ausschluß von Herzrhythmusstörungen).
  - *Dopplersonographie* der Ophthalmika-Äste.
  - *Schwarzweiß- oder Farbduplexsonographie.*
  - *Transkranielle Dopplersonographie.*
  - *Echokardiographie* (Ausschluß kardialer Emboliequellen).
  - *Angiographie:* Bei unklarem sonographischem Befund oder vor geplanter OP (intraarterielle DSA).
- **Mögliche pathologische Befunde:**
  - Stenose/Verschluß der Karotiden.
  - Gabelstenose der A. carotis interna und der A. carotis externa.
  - Fibromuskuläre Dysplasie der A. carotis interna: Perlschnurartig hintereinander geschaltete Stenosen mit und ohne lokale Dilatationen.
  - Aneurysma (thrombosiert oder nicht-thrombosiert).
  - Dissektion im Bereich der A. carotis communis oder A. carotis interna.
  - Entzündliche Stenosen: Diffuse Wandverdickung (Morbus Takayasu).
- **Ischämische Hirninfarkttypen im CT und deren Bedeutung hinsichtlich ihrer Genese:**
  - Stenosen > 75%: Grenzzoneninfarkte.
  - Embolien: Territorialinfarkte.
  - Mikroangiopathie: Lakunäre Infarkte.
  - **Differentialdiagnose ischämischer Hirninfarkte:** S. mögliche pathologische Befunde.

Stiftsonde Analogkurve

- Die nachfolgenden direkten Dopplerkriterien von Analogkurvenlassen sich nur ab Stenosierungsgraden, die mindestens 60% betragen, verwerten.
- **Direkte Kriterien einer A.-carotis-Stenose:**
  - Die Analogkurvenphänomene, die bei kontinuierlicher Verschiebung der Dopplerstiftsonde über einer hochgradigen A.-carotis-communis-Stenose abgeleitet werden können, entsprechen denjenigen der A.-carotis-interna-Abgangsstenose (s. Abb. 178).
  - Lokaler Stenosegrad < 40%: Keine Veränderung des akustischen Dopplersignals oder der Doppleranalogkurve.
  - Lokale und distale Stenosegrade von 40%–60% und 30%–50%:
    - Veränderung des akustischen Dopplersignals.
    - Geringfügige Erhöhung der Spitzenfrequenz (> 4 KHz).
  - Abgangsstenosen mit lokalem Stenosegrad 60–70%, distalem Stenosegrad ca. 50% (mittelgradige Stenosen): Deutliche Erhöhung der systolischen und diastolischen Maximalfrequenz (> 4 KHz).

- Lokaler Stenosegrad ca. 80%, distaler Stenosegrad ca. 70% (hochgradige Stenosen):
  - Erhöhung der enddiastolischen Spitzenfrequenz mit systolischer Spitzenumkehr (typisches Kurvenbild bei kontinuierlicher Ableitung von proximal nach distal, Abb. 178).
  - Akustisches Signal: Ausgeprägte Turbulenzen wie „Schritte im Kies".
- Filiforme Abgangsstenosen, lokaler und relativer Stenosegrad > 60%:
  - Variable Stenosesignale.
  - Akustisches Signal: Ausgeprägte Turbulenzen wie „Schritte im Kies".

➤ **Indirekte Kriterien von A.-carotis-Stenosen:**

- Erst bei hochgradigen Karotisstenosen (lokaler Stenosegrad ca. 80%, distaler Stenosegrad ca. 70%) können indirekte Kriterien nachgewiesen werden.
- Reduktion der systolischen Amplitude des Signals im poststenotischen Arteriensegment.
- Verzögerter Anstieg des systolischen Signals im poststenotischen Arteriensegment.
- A.-carotis-interna-Stenose:
  - Durch stenosebedingte Widerstandserhöhung im A.-carotis-interna-Stromgebiet kommt es zur Absenkung des enddiastolischen Flusses in der gleichseitigen A. carotis communis.
  - Mehrdurchblutung der gleichseitigen A. carotis externa: Systolische und enddiastolische Maximalfrequenz dort erhöht.
  - Die ipsilaterale A. supraorbitalis/A. supratrochlearis weist einen im Seitenvergleich stark verminderten Fluß, Nullfluß oder retrograde Strömung auf. In jedem Fall muß zur Dokumentation von Flußveränderungen eine Kompression der A. facialis und A. temporalis erfolgen.

Beachte: Nicht in allen Fällen geht eine A.-carotis-interna-Stenose mit Veränderungen des Dopplersignals in den ipsilateralen Ophthalmica-Ästen einher:

- Retrograder Fluß: Häufigkeit ca. 40%.
- Nullfluß: Häufigkeit ca. 15%.
- Einseitige Amplitudenreduktion ca. 30%.
- Normalbefund: Häufigkeit ca. 15%.

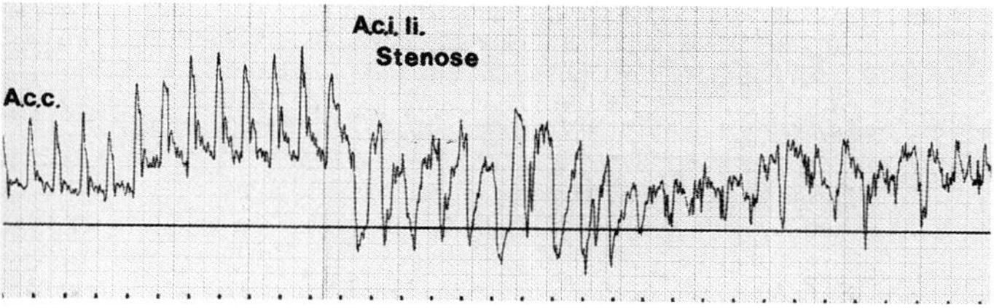

Abb. 178 Doppleranalogkurve bei Verschiebung der Dopplerstiftsonde (von kaudal nach kranial) über eine 70%ige A.-carotis-interna-Abgangsstenose; direkt prästenotisch: Erhöhung der systolischen und enddiastolischen Maximalfrequenz; im Bereich der maximalen Strömungsbeschleunigung (im Stenosejet): Erhöhung der enddiastolischen Frequenz mit systolischer Amplitudenumkehr; im poststenotischen Arteriensegment: Abfall der enddiastolischen und systolischen Maximalfrequenz. Evtl. verzögerter Anstieg des systolischen Dopplersignals

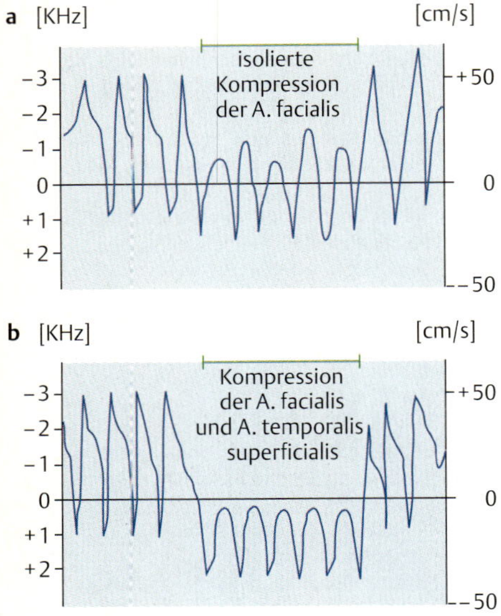

Abb. 179 Mögliche Dopplerbefunde in der A. supraorbitalis oder supratrochlearis bei ipsilateraler hochgradiger A.-carotis-interna-Stenose oder Verschluß

- A.-carotis-externa-Stenose:
  - Durch stenosebedingte Widerstandserhöhung im A.-carotis-externa-Stromgebiet wird die Strömung in der A. carotis communis dominiert durch die A. carotis interna: Erhöhung des enddiastolischen Flusses in der ipsilateralen A. carotis communis im Seitenvergleich.
  - Mehrdurchblutung der gleichseitigen A. carotis interna: Systolische und enddiastolische Maximalfrequenz dort erhöht.
  - A. supraorbitalis oder supratrochlearis der betroffenen Seite können eine erhöhte antegrad gerichtete Blutströmung aufweisen.

Stiftsonde Frequenzspektrum

➤ **Direkte Kriterien von Karotisstenosen** (Abb. 180):
  - Mit dem Dopplerfrequenzspektrum können auch geringgradige extrakranielle Arterienstenosen erkannt werden.
  - Eine Synopsis zwischen dem Grad der Lumeneinengung einer A.-carotis-Stenose, dem typischen Aussehen der Doppleranalogkurve oder des Dopplerfrequenzspektrums ist in der Tab. 28 wiedergegeben.

➤ **Indirekte Kriterien einer A.-carotis-Stenose:**
- S. Analogkurve S. 289.
- Kinking, Coiling der A. carotis: Dopplersonographisch kann eine Änderung der Strömungssrichtung im Bereich der Knick- oder Schlingenbildung nachgewiesen werden. Nur beim Vorliegen einer Knickstenose sind Strömungsbeschleunigungen nachweisbar, die denen bei arteriosklerotisch bedingten Stenosen entsprechen.

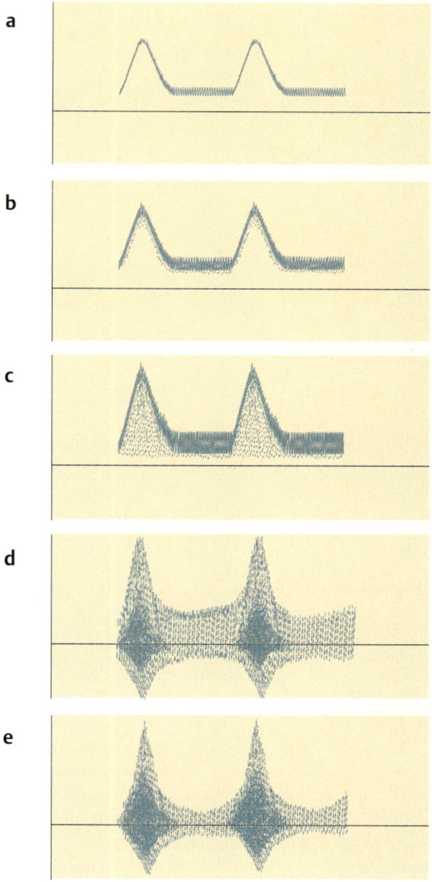

Abb. 180 a–e a) lokaler Stenosegrad < 40 %, relativer Stenosegrad < 30 %: Normalbefund (< 4 KHz); b) lokaler Stenosegrad 40–60 %, relativer Stenosegrad ca. 30 %: Spektrumverbreiterung, evtl. geringe Zunahme der Amplitude (> 4 KHz); c) lokaler Stenosegrad 60–70 %, relativer Stenosegrad ca. 50 %: Spektrumverbreiterung (Wegfall des schallfreien Fensters) und deutliche Zunahme der Amplitude (4–8 KHz); d) lokaler Stenosegrad 70–90 %, relativer Stenosegrad ca. 70 %: Spektrumverbreiterung (Wegfall des schallfreien Fensters) und deutliche Erhöhung der Amplitude (> 8 KHz) und systolisch inverse Strömungsanteile; e) lokaler und relativer Stenosegrad > 90 %: Spektrumverbreiterung und variable Amplitude und systolisch inverse Strömungsanteile

B-Bild

- **Kriterien einer Karotisstenose im zweidimensionalen Ultraschallbild** (Abb. 181)**:**
  - Verdickung der arteriellen Intima-Media-Dicke, der sonographischen Doppelkontur der Gefäßwand, auf > 0,7 mm möglich.
  - Wandkonturunregelmäßigkeiten mit und ohne Schallschatten.
  - Wandkonturunregelmäßigkeiten mit glatter und rauher Oberfläche.
  - Homogen/inhomogen erscheinende Wandauflagerungen.
  - Kombination der genannten sonomorphologischen Eigenschaften.

9.6 Stenosen im Karotisstrombahngebiet

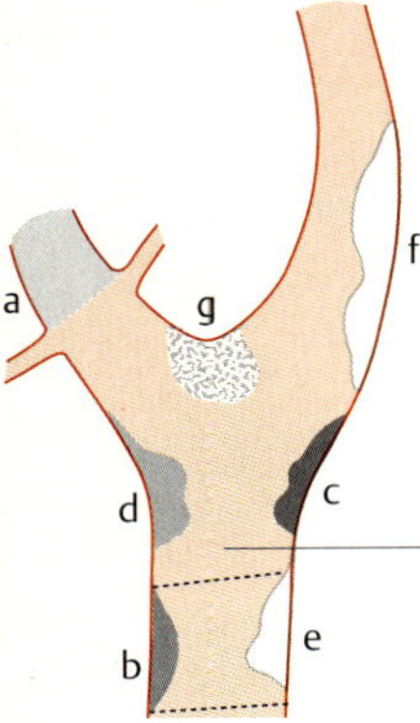

Abb. 181 a–g Verschiedene Arten von Plaques. a) kompletter Verschluß; b) echoreich, glatt und mit Schallschatten; c) echoreich und rauh; d) echoreich mit Ulcus; e) echoarm und glatt; f) echoarm mit Ulcus; g) schall-lichte Plaque im Bifurkationsbereich

- **Sonographischer Befund bei extrakranieller Arterienstenose:**
  - Aussagen über die Stenoselänge und die Querschnittsreduktion sind auch bei qualitativ hochwertiger B-Bild-Technik sehr schwierig.
  - Zur Quantifizierung einer Stenose müssen dopplersonographische Kriterien herangezogen werden (s. Duplexmethode S. 278).

Duplexmethode

- Da die Duplexmethode eine Kombination von B-Bild und Dopplertechnik darstellt, treffen zur Stenosegradbeurteilung die Parameter der Frequenzanalyse und des B-Bildes zu. Darüber hinaus hat die Duplexsonographie den Vorteil der winkelkorrigierten Geschwindigkeitsmessung in Gefäßen.
- Abhängig vom Schweregrad der extrakraniellen Arterienstenose im nachgeschalteten Stromgebiet Blutströmungsgeschwindigkeitsabfall mit verzögertem Anstieg des systolischen Signals und reduzierter Amplitude (s. S. 95).
- Die Synopsis zwischen B-Bild-Befund, dem Grad der Lumeneinengung einer A.-carotis-interna-Stenose sowie dem jeweiligen Dopplerfrequenzanalysebefund ist in der Tabelle 28 wiedergegeben.
- **Farbduplexsonographische Kriterien bei A.-carotis-Stenosen:**
  - Lokale Farbaussparung bei stark verkalkten Stenosen.
  - Unmittelbar in der Stenose abhängig vom Stenosegrad Farbveränderungen, die höheren Frequenz- und Geschwindigkeitsanteilen entsprechen.
  - Verminderte Pulsatilität des Farbdopplersignals (nur filiforme Stenosen).
  - Bei lokalen Farbumschlägen im Gefäßlumen ist an dieser Stelle unbedingt das Dopplerfrequenzanalysesignal abzuleiten, um eine tatsächliche Beschleunigung der arteriellen Blutströmung nachzuweisen.

  Beachte: Der farbdopplersonographische Nachweis von Strömungsbeschleunigungen ist in erheblichem Maße abhängig von der Wahl des Farbgeschwindigkeitsbereiches bzw. der Pulsrepetitionsrate, der Gaineinstellung und der Größe des Farb-Sample volumes (s. Fallstricke S. 52). Bei korrekt eingestelltem Farbgeschwindigkeitsbereich ist ein Farbalias-Phänomen häufig erst bei $>50\%$ Lumeneinengung nachweisbar.

Tabelle 28 Morphologische und dopplersonographische Kriterien für die Bestimmung von Stenosegraden an der A. carotis interna (modifiziert nach Neuerburg-Heusler, Henrici)

	I. Nicht-stenosierende Plaques	**II. Geringgradige Stenose**	**III. Mittelgradige Stenose**	**IV. Hochgradige Stenose**	**V. Subtotale Stenose**
Lokaler Stenosierungsgrad	**< 40%**	**40–60%**	**60–70%**	**70–90%**	**> 90%**
Stenosierungsgrad relativ zum distalen Lumen	**0**	**< 30%**	**ca. 50%**	**ca.70%**	**> 90%**
Indirekte Kriterien	kein Hinweis auf Strömungsbehinderung			A. ophthalmica: Nullströmung oder retrograd, A. carotis communis: Strömung vermindert	
Analogkurve	unauffällig	Veränderung im Audiosignal, geringe lokale Strömungszunahme	deutliche Strömungszunahme, Verlust der Pulsatilität und systolische Spitzenumkehr	starke lokale Strömungszunahme mit systolischer Spitzenumkehr	variables Stenosesignal mit Intensitätsminderung
Spektrumanalyse		Spektrumverbreiterung	Spektrumverbreiterung bei Intensitätszunahme des niederfrequenten Anteils	inverse Frequenzanteile im verbreiterten Spektrum	inverse Frequenzanteile bei reduziertem Spektrum
Poststenotisch	unauffällig			verminderte systolische Strömungsgeschwindigkeit	schwer auffindbares, stark reduziertes Signal

Fortsetzung Tabelle 28, S. 294 ▸

9.6 Stenosen im Karotisstrombahngebiet

Tabelle 28 (Fortsetzung)

	I. Nichtstenosierende Plaques	**II. Geringgradige Stenose**	**III. Mittelgradige Stenose**	**IV. Hochgradige Stenose**	**V. Subtotale Stenose**
Lokaler Stenosierungsgrad	**< 40 %**	**40 – 60 %**	**60 – 70 %**	**70 – 90 %**	**> 90 %**
Systolische Spitzenfrequenz (Stenose) bei 4 MHz Sendefrequenz	**< 4 KHz**	**> 4 KHz**	**4 – 8 KHz**	**> 8 KHz**	**variabel**
B-Bild-Nachweisgüte	+++	+++	++	+	+
B-mode	geringe Plaqueausdehnung		mittelgradige Lumeneinengung	hochgradige Lumeneinengung	höchstgradige Lumeneinengung
Farbdoppler	keine oder lokale Verwirbelung	segmentale systolische Strömungsbeschleunigung	umschriebene segmentale systolische und diastolische Strömungsbeschleunigung	eng umschriebene segmentale hochgradige Srömungsbeschleunigung, poststenotische Rückströmungsanteile	
Systolische Maximalgeschwindigkeit (cm/s)	< 120	> 120	> 140	> 260	variabel
Enddiastolische Maximalgeschwindigkeit (cm/s)	< 40	< 40	> 40	> 70	variabel

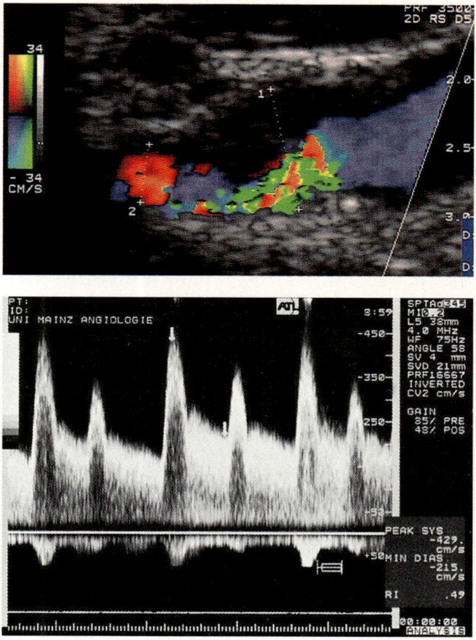

a

b

Abb. 182 a und b   Hochgradige exzentrische Stenose der A. carotis interna (Patient mit absoluter Arrhythmie). a) Farbduplexbild: Farbaliasphänomen im Stenosebereich (Blau-rot-Umschlag). Zusätzlich deutlich Varianzkodierung (grün) bei turbulenter Strömung. Im Bereich der Stenoseöffnung sind retrograde systolische Strömungsanteile (rot) zu erkennen; b) Frequenzspektrum: Systolisch frequenzfreies Fenster verstrichen, retrograd systolische Strömungsanteile unterhalb der Nullinie. Vmax systol. = 4,29 m/s, Vmax enddiastol. = 2,15 m/s. Infolge der absoluten Arrhythmie deutliches Schwanken der Maximalgeschwindigkeiten

Stellenwert der einzelnen Verfahren

- **Asymptomatischer Patient mit Karotisstenose:**
  - *Dopplerstiftsonde:* Beim asymptomatischen Patienten ist sie zur Lokalisierung höhergradiger Stenosen geeignet.
    - *Analogkurve:* Die Sensitivität hinsichtlich der Diagnose von Karotisstenosen > 70% liegt bei 81 – 95%. Karotisstenosen < 70% lassen sich durch Ableitung analoger Dopplerkurven mit einer Sensitivität von 30%– 77% erkennen.
    - *Dopplerfrequenzspektrum:* Karotisstenosen > 70% können mit einer Sensitivität von 83%– 99% diagnostiziert werden. Stenosen < 50% lassen sich mit einer Sensitivität von 52 %– 83% erkennen.

- *Konventionelle Duplexsonographie:* Erhöht beträchtlich die diagnostische Sensitivität in der Diagnose von Carotis-interna-Stenosen. Die Sensitivität bei Stenosen < 50% bei 80–94%, im Falle von Stenosen > 50% bei 89–98%.
- *Farbduplexsonographie:* Erhöht die diagnostische Treffsicherheit der konventionellen Duplexsonographie. Mit dieser Technik lassen sich vor allem echoarme Karotisstenosen an der Farbaussparung erkennen, die im zweidimensionalen Schwarzweiß-Bild nicht diagnostizierbar sind. Die Farbduplextechnik beschleunigt den Untersuchungsablauf durch das erleichterte Auffinden einer Region mit beschleunigter Strömung.
- *Angiographie:* Nur in Einzelfällen indiziert, wenn sich daraus invasive Therapiemaßnahmen ableiten.

➤ **Symptomatischer Patient mit Karotisstenose:**
- *CCT:* Bei Patienten mit Schlaganfallsymptomatik sollte zuerst ein Schädel-CT mit und ohne Kontrastmittel erfolgen. Damit gelingt die Unterscheidung zwischen Hirnischämie und Hirnblutung, die für das therapeutische Prozedere (Lyseindikation bei ischämischem Schlaganfall, aber nicht bei Hirnblutung) von grundlegender Bedeutung ist.
- *Dopplerstiftsonde:* Der primäre Einsatz der Dopplerstiftsonde ist vor allem dann erforderlich, wenn zur nachfolgenden Duplexuntersuchung elektronische Duplexsonden mit planer Auflagefläche benutzt werden, mit denen sich die Carotis-interna-Strombahn nicht komplett bis zur Schädelbasis hin verfolgen läßt (Abb. 167).
- *Duplexsonographie:* Im Anschluß an die Doppleruntersuchung. Mit diesen Methoden können auch geringgradige Stenosen mit rauher Oberfläche (Emboliequellen!) mit hoher Treffsicherheit erkannt werden.
- *Transkranielle Dopplersonographie:* Basisdiagnostik beim Patienten mit zerebraler Ischämie zum Ausschluß höhergradiger intrakranieller Arterienstenosen. Geringgradige Stenosen lassen sich allerdings nur schwer erfassen (s. S. 326).
- *Echokardiographie:* Beim Schlaganfallpatienten mit Hirnischämie von großer Bedeutung, da 2/3 aller Hirnischämien kardialer Genese sind. In der Ultraschalldarstellung kardialer Emboliequellen ist die transösophageale Echokardiographie der transthorakalen überlegen.
- *Angiographie:* Bei unklarem Sonographie-Befund oder vor invasiven Therapiemaßnahmen.

Klinisches Prozedere

➤ **Allgemeine Maßnahmen:**
- Reduktion der Risikofaktoren.
- Behandlung von Begleiterkrankungen (z. B. KHK).
- Blutdruckeinstellung auf systolische Werte von 150–190 mmHg.

➤ **Spezielle Therapiemaßnahmen:**
- *Patient mit Karotisstenose ohne neurologische Symptome:*
  - Thrombozytenaggregationshemmer (z. B. ASS 300 mg pro Tag).
  - Nach aktueller Datenlage (ACAS-Studie) ist die operative Therapie der asymptomatischen Karotisstenose in Einzelfällen indiziert.

- *Patient mit akuten flüchtigen neurologischen Symptomen (TIA) und Karotisstenose (Stadium II):*
  - Thrombozytenaggregationshemmer (100 – 300 mg ASS pro Tag, Ticlopidin 2 × 250 mg pro Tag).
  - Bei kardialer embolischer Hirninfarktgenese: Orale Antikoagulation.
  - Bei Patienten mit TIA-Symptomatik ist eine operative Therapie der Karotisstenose indiziert, wenn der Stenosegrad über 70% beträgt und die perioperative Komplikationsrate <3% ist. Bei geringgradigen Karotisstenosen (Stenosegrad < 30%) ist die konservative Therapie dem operativen Vorgehen überlegen. Bei mäßiggradigen Stenosen (30 – 50%) sind die Langzeitergebnisse bei operativem und konservativem Vorgehen nahezu identisch (NASCET-Studie, ECST-Studie).
- *Patient mit akuten neurologischen Symptomen im Stadium III und IV:*
  - Akutphase: Intensivmedizinische Betreuung.
  - Fibrinolyse nur in ausgewählten Fällen.

  Beachte: Ausschlußkriterien! Die Lyse-Therapie ist nur dann erfolgversprechend, wenn der Therapiebeginn innerhalb eines Zeitfensters von weniger als 3 Stunden liegt, oder bei akutem embolischem Mediaverschluß mit ausgeprägtem neurologischem Defizit, bei akutem thromboembolischem A.-basilaris- oder A.-vertebralis-Verschluß mit progredienten Infarktsymptomen oder inkompletten Hirnstammausfällen.
  - Heparin (Indikation: Dauer der Ischämiesymptomatik > 3 Stunden).
  - Hypervolämische Hämodilution.
  - Thrombozytenaggregationshemmer (Sekundärprophylaxe s. o.).
  - Evtl. Hirnödem-Therapie.

  Beachte: Voraussetzung zur Gabe von fibrinolytischen Substanzen und Heparin ist der primäre Ausschluß einer Hirnblutung mittels CCT.

9.7 Karotisverschluß

Grundlagen

- **Klinische Zeichen und Stadieneinteilung** s. S. 287.
- **Diagnostisches Vorgehen beim asymptomatischen Patienten oder beim Patienten mit zerebralen Akutsymptomen und Verdacht auf Karotisverschluß:** S. Karotisstenose S. 287.
- **Mögliche pathologische Befunde:**
  - Verschluß der A. carotis communis oder der A. carotis interna.
  - A.-carotis-interna-Verschluß mit simultaner A.-carotis-externa-Stenose oder A.-carotis-externa-Verschluß.
  - Thrombosiertes Aneurysma der A. carotis communis oder interna.
- Ischämische Hirninfarkttypen im CT und deren pathophysiologische Relevanz (s. S. 287).
- Mögliche kardiovaskuläre Ursachen einer Schlaganfallsymptomatik (s. S. 287).

Stiftsonde

- Die folgenden Punkte und Kriterien beziehen sich auf die Analogkurve, da mit dem Frequenzspektrum direkt über den Arterienverschlüssen kein Signal zu orten ist, es sei denn, es handelt sich um eine Kollateralströmung. Die indirekten sonographischen Kriterien des Frequenzspektrums sind mit denen der Analogkurve identisch.
- **Direkte Kriterien eines A.-carotis-Verschlusses:**
  - Über einem Carotis-communis-Verschluß kann kein Dopplersignal abgeleitet werden.
  - Bei Verdacht auf A.-carotis-communis-Verschluß sollte primär immer eine Duplexsonographie der Carotisstrombahn erfolgen.
  - A. carotis interna:
    - Vor dem Verschluß kann ein Stumpfsignal (Abb. 184) ableitbar sein. Dieser Befund ist selten, da die Carotis interna in der Regel unmittelbar am Abgang verschlossen ist und daher kein offener Stumpf vorliegt.
    - In Höhe des Verschlusses läßt sich kein Dopplersignal orten.
    - Bei medialem (Häufigkeit ca. 10%) statt lateralem Abgang der A. carotis interna kann sie mit der A. carotis externa verwechselt werden. Diese Fehlerquelle kann durch die Identifizierung der A. carotis externa durch intermittierende Kompression der gleichseitigen A. temporalis und damit der Modulation des Externa-Dopplersignals ausgeschlossen werden.
- **Indirekte Kriterien eines A.-carotis-Verschlusses:**
  - Detektion des Kollateralkreislaufs (s. S. 321).
  - Verminderter, aufgehobener oder retrograder Fluß in der gleichseitigen A. supraorbitalis und/oder A. supratrochlearis (Flußphänomene s. S. 289).
  - A. carotis interna:
    - S. Karotisstenose S. 289.
    - Durch verschlußbedingte Widerstandserhöhung in der A. carotis interna kommt es zu einer signifikanten Absenkung des enddiastolischen Flusses im Bereich der gleichseitigen A. carotis communis, die enddiastolische Strömungsgeschwindigkeit liegt meist auf der Nullinie.

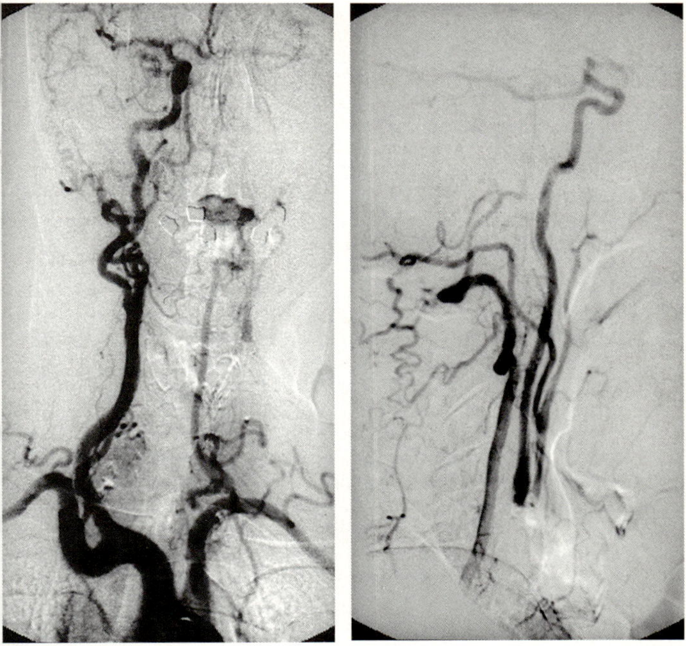

b

Abb. 183 a und b a) Mögliche anatomische Situation bei A.-carotis-communis-Verschluß. Das Blut wird über die A. thyreoidea inferior zur A. thyreoidea superior und A. carotis externa umgeleitet; b) Angiographie: Retrograde Füllung der A. carotis interna über die A. carotis externa

- In ca. 10% der Fälle über der gleichseitigen A. supraorbitalis/supratrochlearis normale antegrade Blutströmungsrichtung. Ursache kann ein gut funktionierender Kollateralkreislauf über den Circulus arteriosus Willisii sein, z.B. Kollateralversorgung der betroffenen A. ophthalmica über die gleichseitige A. communicans posterior, Abgang der A. ophthalmica aus der A. meningea media (Gefäßvariation, Orbitakollateralen über A. maxillaris).
- Bei Patienten mit schlankem Hals ist ventral die simultane Erfassung der gleichseitigen A. vertebralis möglich, so daß trotz verschlossener A. carotis interna ein ähnliches Dopplersignal abgeleitet wird. Durch Modulation des Signals der A. vertebralis (intermittierende Kompression in der Mastoidgrube) kann dieser Fallstrick ausgeschlossen werden.
- Das Dopplersignal der A. thyreoidea superior kann bei A.-carotis-interna-Verschluß deren Offenheit vortäuschen. Diese Fehlermöglichkeit läßt sich durch Modulation des Signals der A. thyreoidea superior (intermittierende Kompression der Schilddrüse) ausschließen.

- A. carotis externa (Abgang):
  - Es läßt sich dort kein Dopplersignal orten, es sei denn, es handelt sich um Kollateralströmung.
  - Durch Wegfall der typischen Widerstandserhöhung kommt es zu einem Anstieg des enddiastolischen Flusses in der gleichseitigen A. carotis communis. Durch Mehrdurchblutung der gleichseitigen A. carotis interna steigt deren systolische und enddiastolische Maximalfrequenz an (Abb. 178).
  - Die ipsilaterale A. supraorbitalis/supratrochlearis weist eine unveränderte antegrade Blutströmung auf, die sich durch Kompression der gleichseitigen A. temporalis und facialis nicht beeinflussen läßt.

➤ **Kollateralen:**

- Mit der CW-Stiftsonde werden alle Gefäße erfaßt, die auf dem Dopplerstrahl liegen. Daher werden auch Strömungen über arteriellen Kollateralen, die den Verschluß überbrücken, mit erfaßt, so daß kein Dopplersignal über dem verschlossenen Arteriensegment abgeleitet werden kann.
- Bei A.-carotis-communis-Verschluß aber offener Carotis interna kann das arterielle Blut über die A. thyreoidea inferior zur A. thyreoidea superior in die A. carotis externa geleitet werden. Die A. carotis externa wird dann retrograd durchströmt und versorgt die A. carotis interna, die im Dopplersonogramm eine antegrade, kranialwärts gerichtete Blutströmung aufweist (Abb. 183).
- Häufiger wird die Befundkonstellation A.-carotis-communis-Verschluß und simultaner gleichseitiger A.-carotis-interna-Verschluß beobachtet. In diesem Fall erfolgt der Kollateralkreislauf über die A. vertebralis und A. occipitalis.
- *Tips zur Diagnose des arteriellen Kollateralkreislaufs bei A.-carotis-communis-Verschluß mit der CW-Dopplerstiftsonde:*
  - Die arteriellen Kollateralgefäße im entsprechenden Halsabschnitt sind durch vermehrte Schlingenbildung charakterisiert. Die wechselnden Richtungen des Gefäßverlaufs können durch das kontinuierliche Abtasten der Gefäße mit der CW-Dopplerstiftsonde erkannt werden.
  - Im Vergleich zum eher rauhen Dopplersignal der offenen A. carotis communis weisen die Schilddrüsenarterien, die Kollateralfunktion übernommen haben, ein weiches Dopplersignal auf.
  - Im Falle eines Kollateralkreislaufs über die A. vertebralis zur gleichseitigen A. occipitalis kann in diesem Gefäß eine retrograde Blutströmungsrichtung mit der CW-Sonde dargestellt werden.

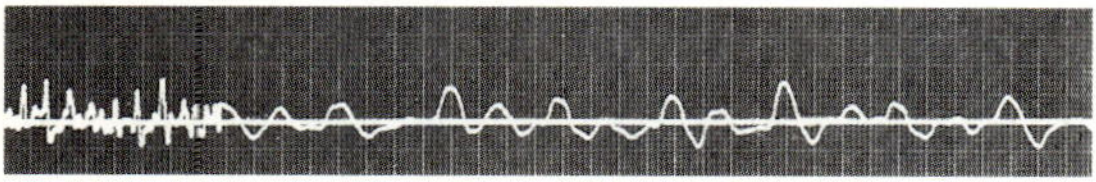

Abb. 184 Stumpfsignal, das direkt vor dem A.-carotis-interna-Verschluß abgeleitet wurde

B-Bild

- **Verschluß der A. carotis communis, A. carotis interna und externa:**
  - Fehlende Querpulsation der Arterie, stattdessen häufig Längspulsation des verschlossenen Arteriensegments.
  - Vermehrte Binnenechos im verschlossenen Lumen (Die Darstellung vermehrter Echogenität im verschlossenen Arterienlumen ist nicht immer möglich und ist z.B. abhängig vom Auflösungsvermögen der B-Bild-Sonde).
  - Die Diagnose eines Arterienverschlusses kann nicht allein mit der B-Bild-Technik erfolgen. Der Einsatz der Doppler- oder Duplexsonographie ist notwendig.

Duplexmethode

- **Direkte Kriterien von Verschlüssen der A. carotis communis, A. carotis interna und externa:**
  - S. B-Bild s.o.
  - S. Dopplerstiftsonde S. 298.
  - Kein Farbdopplersignal im Arterienlumen sichtbar.
  - Kuppelphänomen: kuppelförmige Begrenzung der Farbkodierung am proximalen Verschlußabschnitt.
- **Indirekte Kriterien von A.-carotis-communis-, A.-carotis-interna- und externa-Verschlüssen:** S. Stiftsonde S. 298.

Stellenwert der einzelnen Verfahren

- **Asymptomatischer Patient mit Karotisverschluß:**
  - *Stiftsonde:* Zur Lokalisation von Verschlüssen ist die Dopplerkurvenanalyse beim asymptomatischen Patienten ausreichend. Die Sensitivität dieser Methode liegt bei 93–98%.
  - *Duplexsonographie:* Die Sensitivität beträgt 96–100%. Farbduplexsonographie erhöht die diagnostische Treffsicherheit nicht entscheidend. Vor allem Pseudookklusionen bereiten Probleme in der Diagnostik. Sie können jedoch in der Angiographie manchmal nach sehr langer Belichtungszeit noch erkannt werden.
  - *Angiographie:* Nur dann erforderlich, wenn sich hieraus invasive Therapiemaßnahmen ableiten.
- **Patient mit Symptomen des Karotisverschlusses:** S. Karotisstenose S. 295.

Klinisches Prozedere

- **Allgemeine Maßnahmen** s. Karotisstenose S. 296.
- **Spezielle Therapie:** Es besteht keine Indikation zur operativen Therapie eines Carotis-interna-Verschlusses. Eine Ausnahme stellt der unmittelbar postoperativ nach Thrombendarteriektomie einer Karotisstenose aufgetretene Verschluß dar. Hier kann eine sofortige chirurgische Desobliteration indiziert sein. Bei chronischen Interna-Verschlüssen kann in Einzelfällen die Anlage eines extrakraniellen Bypasses zwischen A. temporalis und A. cerebri media über ein Bohrloch im Schläfenbein erwogen werden.

9.8 Stenose/Verschluß der A. subclavia

Grundlagen

- **Lokalisation:** Häufiger proximal als distal des Vertebralisabgangs, Verschlüsse finden sich links wesentlich häufiger als rechts. Die Ursache hierfür ist unbekannt.
- **Proximal des Abgangs der A. vertebralis** gelegene hochgradige Stenosen und Verschlüsse der A. subclavia sind meist gut kollateralisiert, am häufigsten über die ipsilaterale A. vertebralis (Steal-Phänomen, Abb. 185).
- **Distal des Abgangs der A. vertebralis** gelegene hochgradige Stenosen und Verschlüsse der A. subclavia bewirken keinen Steal-Effekt und verursachen auch keine Schwindelsymptomatik.
- **Subclavian-Steal-Syndrom:** Hochgradige Stenose oder Verschluß proximal des Abgangs der A. vertebralis aus der A. subclavia mit retrograder Blutströmung in der ipsilateralen A. vertebralis und Schwindelsymptom.
- **Subclavian-Steal-Phänomen:** Hochgradige Stenose oder Verschluß proximal des Abgangs der A. vertebralis aus der A. subclavia mit retrograder Blutströmung in der ipsilateralen A. vertebralis ohne Schwindelsymptomatik.

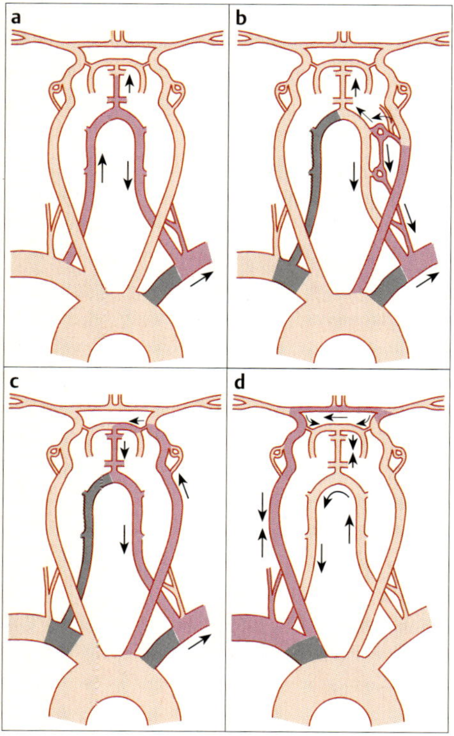

Abb. 185 a – d Mögliche Kollateralkreisläufe (Steal-Typen) bei A.-subclavia-Verschluß proximal des Abgangs der A. vertebralis.
a) vertebrovertebraler Überlauf; b) karotidobasilärer Überlauf; c) externovertebraler Überlauf; d) karotidosubklavialer Überlauf (nach Büdingen, von Reutern)

➤ **Klinische Zeichen von A.-subclavia-Stenosen/-Verschlüssen:**

- A.-subclavia-Stenosen < 70% sind klinisch asymptomatisch; sie führen nicht zu signifikanten Blutdruckseitendifferenzen an den Armen.
- Oft supra- und infraklavikulär auskultierbares Gefäßgeräusch.
- In seltenen Fällen kann von rauhen arteriosklerotischen Plaques oder Stenosen der A. subclavia eine periphere arterielle Embolie ausgehen.
- A.-subclavia-Stenosen > 70% und -Verschlüsse können klinisch an einer einseitigen, belastungsabhängigen Armschwäche mit und ohne Schwindelbeschwerden erkannt werden.
- Kompressionssyndrom als Ursache von A.-subclavia-Stenosen oder -Verschlüssen s. S. 132.

Beachte: Seitendifferente systolische Oberarmarteriendrücke > 20 mmHg weisen auf eine hochgradige A.-subclavia-Stenose oder -Verschluß hin.

➤ **Diagnostisches Vorgehen beim Patienten mit Verdacht auf A.-subclavia-Stenose/-Verschluß:**

- *Anamnese*, neurologische Untersuchung, Provokationsmanöver zum Ausschluß einer funktionellen Enge (s. S. 132).
- *Seitenvergleichende Dopplerdruckmessung und seitenvergleichende Blutdruckmessung am Oberarm:*
  - Die Differenzierung zwischen hochgradiger A.-subclavia-Stenose und A.-subclavia-Verschluß auf der Grundlage der seitenvergleichenden Blutdruckmessung ist schwierig.
  - Belastungstest: Nach 5 Minuten lang durchgeführten Faustschlüssen sinkt der Blutdruck bei Verschluß stärker ab als bei einer Stenose.
- *Stiftsonde:* Analog- oder Frequenzanalysekurve über der A. subclavia und der A. vertebralis.
- *Konventionelle Duplexsonographie/Farbduplexsonographie.*
- *Angiographie:* Bei unklarem Sonographiebefund und vor invasiven Maßnahmen.
- *Kompressionstests:*
  - Im Fall einer retrograden Blutströmung in der ipsilateralen A. vertebralis, die jetzt die Funktion einer extremitätenversorgenden Arterie übernommen hat, kann durch Kompressionsmanöver die Strömung in der A. vertebralis moduliert werden. Bei Oberarmkompression mittels Manschette oder durch die Faustschlußprobe läßt sich in der ipsilateralen A. vertebralis die Abnahme der systolischen und enddiastolischen Blutströmung dokumentieren.
  - Nach Beendigung der Oberarmkompression nehmen in der betroffenen A. vertebralis systolische und enddiastolische Blutströmungsgeschwindigkeit zu.
  - Im Fall eines vertebrovertebralen Überlaufs läßt sich die kompressionsbedingte Modulation des Vertebralis-Dopplersignals auch in der kontralateralen A. vertebralis nachweisen.
  - Die Vertebralisdopplersignale zum Nachweis eines Steal-Phänomens sollten mit Positionierung der Dopplerstiftsonde in der Mastoidgrube registriert werden.

Beachte: In der Mastoidgrube Verwechslung der A. vertebralis mit der A. occipitalis möglich.

9.8 Stenose/Verschluß der A. subclavia

- **Mögliche pathologische Befunde:**
  - Stenose oder Verschluß von A. subclavia, A. axillaris oder Truncus brachiocephalicus (s. S. 132).
  - Dissektion der A. subclavia (s. S. 122).
  - Teilthrombosiertes Aneurysma der A. subclavia.
  - Retrograde Blutströmung in der A. vertebralis der von der A.-subclavia-Stenose oder dem A.-subclavia-Verschluß betroffenen Seite ohne Schwindelsymptomatik (Steal-Phänomen), mit Schwindel-Symptomatik (Steal-Syndrom).
- **Mögliche Ursachen von A.-subclavia-Stenosen/-Verschlüssen:** Arteriosklerose, Arteriitis, Trauma, iatrogen, kongenitale Anomalie des Aortenbogens, Kompressionssyndrom (Halsrippe, Skalenusenge), Aneurysmen.

Dopplerdruckmessung

- Mit der Dopplerdruckmessung kann nicht zwischen A.-subclavia-Stenosen und A. subclavia-Verschlüssen unterschieden werden.

Stiftsonde

- **Grundlagen:**
  - *Analogkurve:* Stenosen der A. subclavia können ab einer Gefäßlumeneinengung von 60% erfaßt werden.
  - *Frequenzanalyse:* Auch Stenosen < 60% lassen sich durch Veränderungen des Frequenzspektrums nachweisen (s. periphere Arterienstenosen S. 102).
- **Direkte Kriterien einer A.-subclavia-Stenose:**
  - S. Abb. 186.
  - Am Ort der größten Strömungsbeschleunigung: Erhöhung der systolischen und diastolischen Strömungsgeschwindigkeit. Bei hochgradigen Stenosen Auftreten einer systolischen Spitzenumkehr. (Abb. 186).
  - Frequenzspektrum: S. periphere Arterien (s. Tabelle 13).
- **Direkte Kriterien eines A.-subclavia-Verschlusses:**
  - Im PW-Doppler kein Dopplersignal ableitbar.
  - Mit der CW-Dopplerstiftsonde monophasisches Kollateralsignal.
- **Indirekte Kriterien von A.-subclavia-Stenose und -Verschluß** (Abb. 186):
  - Poststenotisch monophasisches Dopplersignal.
  - Systolische Signalverbreiterung.
  - Bei guter Kompensation enddiastolische Frequenz/Strömungsgeschwindigkeit auf der Nullinie, bei schlechter Kompensation über der Nullinie.
  - Systolische Amplitudenreduktion.

  Beachte: Die Differenzierung zwischen hochgradiger A.-subclavia-Stenose und A.-subclavia-Verschluß basiert allein auf der Ableitung eines Stenosesignals. Ist dieses nicht zu orten, so ist die dopplersonographische Unterscheidung zwischen A.-subclavia-Stenose und A.-subclavia-Verschluß unmöglich.
- **Dopplerbefunde der ipsilateralen A. vertebralis bei proximaler hochgradiger A.-subclavia-Stenose oder bei Verschluß** (Abb. 187):
  - Mittelgradige bis hochgradige Subclavia-Stenose: Systolische Entschleunigung des Dopplersignals der ipsilateralen A. vertebralis.
  - Bei hochgradigen A.-subclavia-Stenosen und -Verschlüssen: Pendelströmung in der ipsilateralen A. vertebralis (Abb. 187).

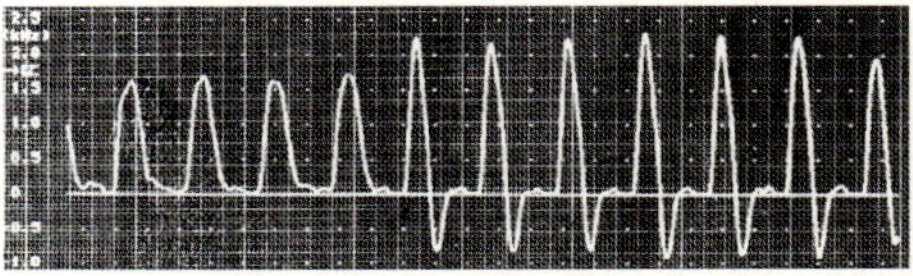

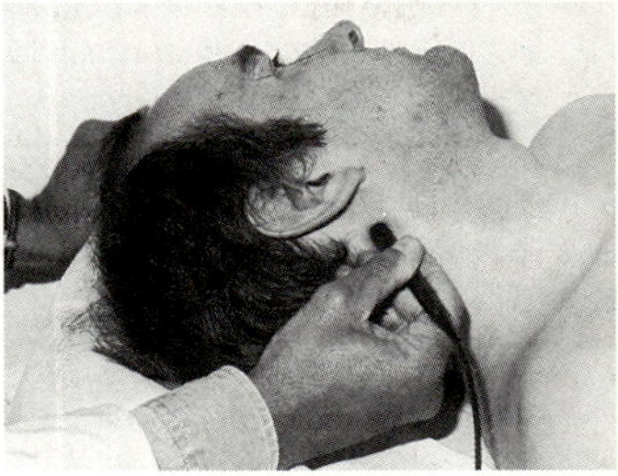

Abb. 186 a und b a) Doppleranalogkurvendokumentation der gesunden A. subclavia rechts und eines A.-subclavia-Verschlusses links (Ableitort infraklavikulär distal des Arterienverschlusses); b) Sondenposition zur Untersuchung der A. vertebralis im Bereich der Grube hinter dem Mastoid

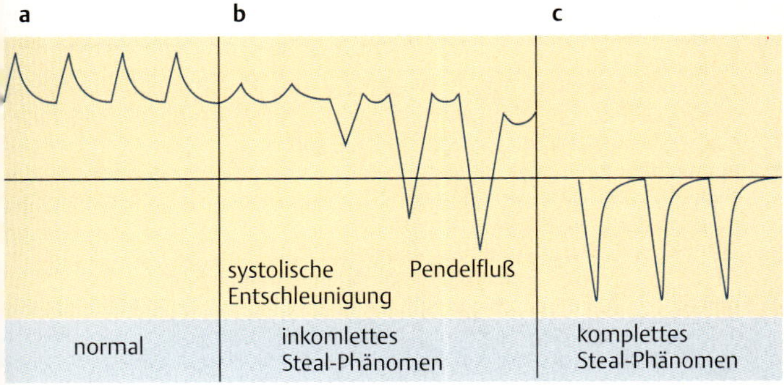

Abb. 187 a–c Dopplerbefunde der A. vertebralis bei hochgradiger Obstruktion der ipsilateralen A. subclavia (nach Widder)

- Bei A.-subclavia-Verschlüssen retrograde Blutströmung in der ipsilateralen A. vertebralis (Abb. 187).
- Bei Beschallung der A. vertebralis im Abgangsbereich ist eine Überlagerung des A.-subclavia-Signals mit demjenigen der A. vertebralis möglich.
- Der Nachweis eines Subclavian-Steal-Phänomens in der betroffenen A. vertebralis erfordert die Oberarmkompression oder Faustschlußprobe.

Beachte:

- Durch Verwackeln der Dopplersonde während der Kompression kann eine Abnahme der systolischen und enddiastolischen Strömung in der A. vertebralis vorgetäuscht werden.

9.8 Stenose/Verschluß der A. subclavia

- Die Modulation der Blutströmung in der A. vertebralis durch die Oberarmkompression ist bei externosubklavialem Überlauf nicht nachweisbar, da bei diesem Typ des Subclavian-Steal-Syndroms die ipsilaterale Vertebralarterie verschlossen ist.
- Hyperämieeffekte der A. subclavia nach Oberarmkompression oder Faustschlußprobe können bei mittelgradigen A.-subclavia-Stenosen die normale antegrade Blutströmung in der ipsilateralen A. vertebralis fälschlicherweise modulieren (selten).

B-Bild

➤ Befunde bei Stenose oder Verschluß der A. subclavia unter Verwendung einer 7,5 MHz-Sonde s. Karotisstenose und -Verschluß S. 301.

Duplexmethode

➤ **Konventionelle Schwarzweiß-Duplexsonographie:** Die Kriterien für eine A.-subclavia-Stenose oder einen -Verschluß entsprechen denjenigen, die in den vorangegangenen Kapiteln Frequenzanalyse und B-Bild aufgeführt sind.
➤ **Farbduplex:** Die Kriterien entsprechen denjenigen der Karotisstenose S. 292.

Stellenwert der einzelnen Verfahren

➤ **Dopplerdruckmessung:** Die Diagnose einer hochgradigen A.-subclavia-Stenose oder eines -Verschlusses gelingt durch die seitenvergleichende Dopplerdruckmessung und Blutdruckmessungan den Oberarmen.
➤ **Dopplerstiftsonde:** Nachweis einer Blutdruckseitendifferenz und Dokumentation der A.-subclavia-Obstruktion sowie eines eventuell bestehenden Steal-Phänomens in der ipsilateralen A. vertebralis.
➤ **Konventionelle Duplex-/Farbduplexsonographie:** Hohe diagnostische Treffsicherheit bei einer A.-subclavia-Stenose oder einem -Verschluß.
Beachte: Vor Durchführung einer Dilatation einer A.-subclavia-Stenose ist die Untersuchung des Vertebralis-Kreislaufs zwingend erforderlich. Besteht bei A.-subclavia-Stenosen ein antegrader Fluß in der ipsilateralen A. vertebralis, so ist die zerebellare Emboliegefahr während Gefäßdilatation erhöht, bei retrogradem Fluß ist das Embolierisiko minimal.
➤ **Invasive bildgebende diagnostische Maßnahmen:** Nur wenn sich daraus weitere invasive Therapiemaßnahmen ableiten, bei Patienten mit Symptomen ist eine Angiographie vor Operation/Dilatation notwendig.

Klinisches Prozedere

➤ Therapieoptionen bei Patienten mit symptomatischen A.-subclavia-Stenosen und -Verschlüssen:
- Dilatation des kurzstreckigen A.-subclavia-Verschlusses oder der A.-subclavia-Stenose (Die Dilatation der A.-subclavia-Stenose sollte nur bei Steal-Phänomen mit retrograder Perfusion der ipsilateralen A. vertebralis durchgeführt werden).
- Anlage eines Bypasses.
- Resektion der 1. Rippe oder einer Halsrippe bei hierdurch bedingtem Kompressionssyndrom der A. subclavia (s. S. 132).

9.9 Stenosen und Verschlüsse der A. vertebralis

Grundlagen

- **Lokalisation:** Am häufigsten im Abgangsbereich.
- Abschnitte der extrakraniellen A. vertebralis s. Anatomie S. 264.
- Mögliche Steal-Formen s. S. 302.
- **Klinische Zeichen von Durchblutungsstörungen in der vertebrobasilären Strombahn:**
  - Blitzsynkopen (Sturzanfälle), Dysphagie, Diplopie, Nystagmus, Ataxie, Sprachstörungen, Schlucklähmung, Affektinkontinenz.
  - Wallenberg-Syndrom: Symptome des zerebralen Insults mit Horner-Syndrom, homolateraler Hemianhidrose des Gesichts, Gaumensegelparese, Hemiataxie, Trigeminusausfall, kontralateral dissoziierte Empfindungsstörungen.
- **Stadieneinteilung der extrakraniellen Verschlußkrankheit** s. S. 287.
- **Diagnostisches Vorgehen beim Patienten mit Verdacht auf arterielle Durchblutungsstörungen im Bereich der Vertebralarterien:**
  - *Anamnese*, neurologische Untersuchung.
  - *Seitenvergleichende Blutdruckmessung* (Ausschluß eines Subclavia-Verschlusses mit Steal-Phänomen/Syndrom).
  - *Stiftsonde* (Analog- oder Frequenzanalysekurve): Ableitung an Atlasschlinge und Vertebralisabgangsbereich.
  - *Duplexsonographie:* Vertebralisabgang, Vertebralisverlauf und zwischen den Querfortsätzen.
  - *Angiographie:* Nur erforderlich bei unklarem Doppler-/Duplexbefund.
- **Mögliche pathologische Befunde:**
  - Hypoplasie der A. vertebralis (s. Anatomie S. 264).
  - A.-vertebralis-Abgangsstenose/-Verschluß.
  - Stenosen im Verlauf zwischen den Querfortsätzen.
  - Verschluß der A. basilaris.
  - Steal-Phänomen der A. vertebralis bei A.-subclavia-Verschluß (s. S. 302).
  - Dissektion der A. vertebralis.
- **Mögliche Ursachen von arteriellen Durchblutungsstörungen im Vertebralisstromgebiet:** Kardiale Emboliequelle, Arteriosklerose, Dissektion, Vaskulitis (Morbus Takayasu), Trauma.

Stiftsonde

- **Befunde:**
  - Zunahme der Amplitude des Dopplersignals:
    - In der gesunden A. vertebralis bei Steal-Phänomen oder Hypoplasie der kontralateralen A. vertebralis.
    - Im Falle hochgradiger Karotisstenosen oder -Verschlüsse bei Kollateralisation der Karotisobstruktion über die hintere Hirnstrombahn.
  - Abnahme der systolischen Amplitude:
    - Intrakranielle Stenosen der A. basilaris oder A. vertebralis.
    - Vertebralishypoplasie.
  - Fehlendes Dopplersignal:
    - A.-vertebralis-Verschluß.
    - Die A. vertebralis liegt in zu großer Gewebetiefe und ist mit einem 4 MHz-Dopplers nicht erreichbar.

9.9 Stenosen und Verschlüsse der A. vertebralis

- **Analogkurve:** Die Kriterien entsprechen denen des Frequenzspektrums.
- **Direkte Kriterien einer Hypoplasie der A. vertebralis:**
  - Seitendifferenz in der Signalamplitude (auf der Seite der Hypoplasie ist die Signalamplitude vermindert).
  - Erniedrigung der enddiastolischen Strömung gegenüber der gesunden Gegenseite.
  - Akustisches Signal dem der A. carotis externa vergleichbar.
  - Die betroffene A. vertebralis ist meist schwer auffindbar.
  - Verwechslung der A. vertebralis mit der A. occipitalis im Atlasschlingenbereich (A. occipitalis läßt sich komprimieren, A. vertebralis läßt sich nicht komprimieren).
- **Direkte Kriterien einer A.-vertebralis-Stenose:** In der Analogkurventechnik lassen sich mit der Dopplerstiftsonde Vertebralisstenosen ab einem Grad der Lumeneinengung von 60% erfassen. Die direkten Stenosezeichen sind denjenigen der A.-carotis-interna-Stenose vergleichbar (s. S. 288).
- **Indirekte Kriterien einer A.-vertebralis-Stenose:**
  - Nachweis zervikaler Kollateralen, z.B. entlang des lateralen Randes des M. sternocleidomastoideus (diese Kollateralen sind aufgrund ihrer oberflächlichen sondennahen Lage auf Sondendruck gut komprimierbar).
  - Kollateralen (z.B. über Truncus thyrocervicalis oder costocervicalis) dorsal des M. sternocleidomastoideus. Ihr Verlauf ist meist geschlängelt und daher mit der Dopplersonde nicht kontinuierlich abzuleiten.
  - Schlingenbildung der A. vertebralis führt zu Richtungsänderungen der Blutströmung und kann zur Fehldiagnose eines Steal-Phänomens Anlaß geben. Daher sollte bei Richtungsänderung immer der Oberarmkompressionstest durchgeführt werden (s. S. 303).

  Beachte: Kräftige Kollateralen können eine offene A. vertebralis vortäuschen.
- **Direkte Kriterien eines A.-vertebralis-Verschlusses, einer A.-vertebralis-Aplasie:**
  - Der direkte Nachweis eines A.-vertebralis-Verschlusses im Abgangsbereich gelingt nicht.
  - Die Diagnose eines A.-vertebralis-Verschlusses kann über die dopplersonographische Dokumentation von Kollateralen erfolgen, die den distalen A.-vertebralis-Abschnitt wieder auffüllen.
  - Nachweis von Kollateralen s. indirekte Kriterien bei Stenose.
- **A.-vertebralis-Dissektion** s. Karotisdissektion S. 310.
- **Steal-Phänomene** s. S. 302.

B-Bild

- Die Beurteilung der A. vertebralis aufgrund von Befunden der zweidimensionalen Ultraschalluntersuchung allein sollte vermieden werden. Dazu ist unbedingt die kombinierte Anwendung der Doppler- und/oder Duplexsonographie notwendig.

9.9 Stenosen und Verschlüsse der A. vertebralis

Duplexsonographie

- **Kriterien der Vertebralishypoplasie:**
  - Die Definition einer Hypoplasie der A. vertebralis ist umstritten. Sie sollte auf folgenden duplexsonographischen Kriterien beruhen:
    - Gefäßdurchmesser < 2 mm.
    - Geringe Signalamplitude und Reduktion der enddiastolischen und systolischen Blutströmung.
    - Frequenzfreies systolisches Fenster im gesamten Gefäßverlauf nachweisbar.
    - Im Farbduplex Darstellung der seitendifferenten Kaliberunterschiede der A. vertebralis.
- **Duplexsonographische Kriterien von A.-vertebralis-Stenosen:** S. Duplexsonographie peripherer Arterien S. 105.

Stellenwert der einzelnen Verfahren

- **Seitenvergleichende Oberarmblutdruckmessung:** Sollte vor Untersuchung des Vertebralisstromgebietes erfolgen, um hochgradige A.-subclavia-Stenosen oder A.-subclavia-Verschlüsse (Ursache eines Steal-Phänomens in der A. vertebralis) auszuschließen.
- **Stiftsonde:** Stenosen oder Verschlüsse lassen sich mit der CW-Dopplerstiftsonde mit einer hohen Sensitivität von 80%–90% nachweisen. Voraussetzung für diese hohe Treffsicherheit ist der Einsatz der Frequenzanalysetechnik.
- **Konventionelle Duplex-/Farbduplexsonographie:** Erhöht beträchtlich die diagnostische Sensitivität in der Diagnose von A.-vertebralis-Stenosen. Zusätzlich erlauben die genannten bildgebenden Verfahren Aussagen über:
  - Okklusion der A. vertebralis proximal und distal der Foramina intervertebralia.
  - Segmentverschlüsse im extrakraniellen Verlauf der A. vertebralis.
  - Exaktere Definition der Vertebralishypoplasie.
  - Vertebralisabgangsstenosen.
- **Transkranielle Dopplersonographie:** Sollte bei Patienten mit Schwindelbeschwerden oder Durchblutungsstörungen im Bereich der A. vertebralis immer in Ergänzung zur Doppler-/Duplexsonographie durchgeführt werden. Dies ist besonders dann erforderlich, wenn A.-vertebralis-Stenosen oder -Verschlüsse doppler-/duplexsonographisch direkt nachgewiesen werden können, oder aufgrund von indirekten doppler-/duplexsonographischen Kriterien Hinweise für eine Strömungsbehinderung im Vertebralis-Basilaris-System bestehen.
- **Angiographie:** Bei symptomatischer Vertebralisischämie, unklarem Sonographie-Befund oder vor geplanter invasiver Therapie.

Klinisches Prozedere

- **Allgemeine Therapie** s. Karotisstenose S. 296.
- **Operation oder Dilatation** von A.-vertebralis-Stenosen und -Verschlüssen wird aufgrund mangelnder Erfahrung kontrovers diskutiert. Ihre Indikation kann in Einzelfällen gegeben sein, die invasive Therapie sollte in hierfür spezialisierten, interventionellen angiologisch-radiologischen oder gefäßchirurgischen Zentren durchgeführt werden.

9.10 Karotisdissektion

Grundlagen

➤ **Definition:** Bei Arteriendissektionen handelt es sich um eine Spaltung der Arterienwand im Bereich der Intima-Media-Schicht. Es entsteht ein wahres und ein falsches Lumen. Im falschen Lumen liegt eine Pendelströmung, im wahren Lumen eine antegrade Strömung vor. Das wahre wird häufig durch das falsche Lumen komprimiert.
➤ Dissektionen können in der A. carotis oder A. vertebralis auftreten. Spontane Dissektionen der A. carotis interna ereignen sich meist schädelbasisnah. Dissektionen werden begünstigt durch Marfan-Syndrom, arterielle Hypertonie, zystische Medianekrose, Kollagenose oder eine fibromuskuläre Dysplasie.
➤ **Klinische Symptome:**
  - *Dissektion der A. carotis:* Fokal neurologische Ausfälle, komplettes oder inkomplettes Horner-Syndrom, Schmerzen im Halsbereich und Kopf,
  - *Dissektion der A. vertebralis:* Symptome nicht immer vorhanden, mögliche Symptome sind Wallenberg-Syndrom (s. S. 307), spastische Tetraparese, Sensibilitätsstörungen für Schmerz- und Temperaturreize, Blasenlähmung, Drehschwindel, Übelkeit, Brechreiz, Erbrechen, Blitzsynkopen.
➤ **Untersuchungsgang:**
  - *Dopplerstiftsonde.*
  - *Duplexsonographie.*
  - *MR und MR-Angio.*

Dopplerstiftsonde

➤ Mit der Dopplerstiftsonde läßt sich in der Analogkurve sowie in der Frequenzanalysekurve über Dissektionen der A. carotisoder A. vertebralis ein Dopplersignal mit systolisch/diastolischem ausgeprägtem Pendelfluß nachweisen. Die Amplitude der vorwärts und rückwärts gerichteten Strömungsanteile ist gleich hoch.
➤ Dopplersonographisch kann die Arteriendissektion auch als hochgradige Stenose oder Verschluß imponieren.

Duplexsonographie

➤ **B-Bild:**
  - Membran im Gefäßlumen mit pulssynchroner Bewegung.
  - Arterienstenose und Verschluß (B-Bild-Kriterien s. S. 291).
➤ **Dopplersonographische Kriterien:** S. Dopplerstiftsonde s. o.
➤ **Farbduplexsonographische Kriterien:**
  - B-Bild siehe oben.
  - Dopplerkriterien siehe oben.
  - Farbdoppler:
    • Pendelfluß: systolisch-diastolischer Farbwechsel im falschen Lumen.
    • Zeichen der Arterienstenose oder des Verschlusses (s. S. 292).

Stellenwert der Verfahren

- **Duplexverfahren:** Bester Nachweis der Dissektion.
- **MR und MR-Angio:** Bei zweifelhaftem Duplexbefund indiziert. Die Sensitivität des MRA liegt bei 95%.

Klinisches Prozedere

- **Konservativ:**
  - Häufig kommt es bei Dissektionen im Bereich der A. carotis oder A. vertebralis zu einem spontanen Anlegen der Dissektionsmembran und damit einer Obliteration des falschen Lumens (ca. 80% der Fälle) im Verlauf von 4–6 Wochen, so daß abhängig von der klinischen Symptomatik eine abwartende Haltung bei diesem Krankheitsbild vertretbar ist. Evtl. ist eine orale Antikoagulation angezeigt.
  - Die Therapie sollte aus der Gabe von Heparin und Bettruhe bestehen.
  - Die Dissektion im Bereich der A. vertebralis sollte konservativ mit Antikoagulantien behandelt werden.
- **Operativ:** Die Indikation zur Operation ist gegeben bei Dissektion der A. carotis mit neurologischen Symptomen, nachgewiesenen flottierenden Intima-Einrissen oder Aneurysmabildung.

9.11 Glomustumor

Grundlagen

- **Definition:** Semimaligne Geschwulst. Sie entsteht in der Karotisgabel aus den Chemorezeptorzellen der Karotisadventitia; maligne Entartung ist möglich, sehr seltenes Krankheitsbild.
- **Bevorzugte Lokalisationen:**
  - Karotisgabel.
  - Finger (subungual).
- **Klinische Symptome:**
  - Im Karotisgabelbereich: Palpabler Tumor, der mit Bradykardie und Synkopen einhergehen kann.
  - Im Bereich der Akren: Schmerzhafte, derbe, bläulich-rote Knötchen, häufig subungual.
  - Fistelgeräusch auskultierbar.
- **Untersuchungsgang:**
  - *Duplexsonographie, CT, Angiographie.*

Duplexsonographie

- Die gefäßreichen Glomustumoren lassen sich am besten mit der Farbduplexsonographie-Methode darstellen:
  - Im B-Bild echoreicher umschriebener Tumor mit lokaliserten hyporeflektierenden Binnenechos.
  - Bei Lokalisation in der Karotisgabel echoreicher umschriebener Tumor mit hyporeflektierenden Binnenechos in der Gefäßaufzweigung (Abb. 188).
  - Im Tumor lassen sich mit dem PW-Doppler Signale, die Fisteln ähneln, ableiten.
  - Farbdopplersignale im Tumor nachweisbar.

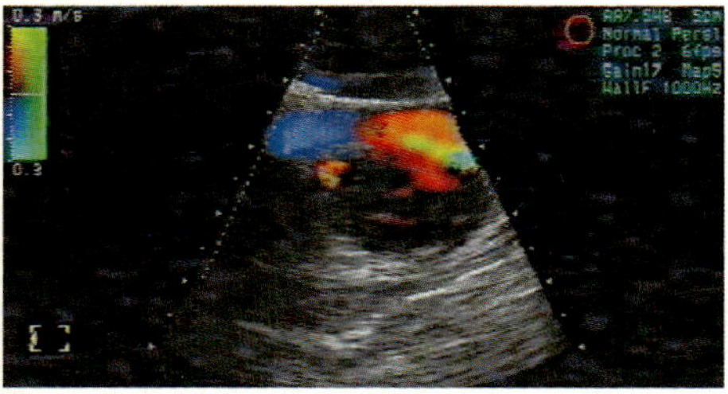

Abb. 188 Farbduplexsonogramm eines Glomustumors

Stellenwert der Verfahren

- **Farbduplexsonographie:** Typisch ist der Gefäßreichtum der Geschwulst, die sich am besten mit der Farbduplexsonographie darstellen läßt.
- **Kontrastmittel-CT oder Angiographie:** Bei zweifelhaftem Befund oder vor geplantem invasivem therapeutischem Vorgehen empfehlenswert.

Klinisches Prozedere

- Operative Entfernung des Tumors.

Ihre Meinung ist uns wichtig!

Die folgenden Angaben beziehen sich auf den Band:

1. Das gefällt mir besonders:

2. Das sollte in der nächsten Ausgabe geändert werden (Verbesserungsvorschläge):

! Alle Einsender nehmen an einer Verlosung von je 25 Buchgutscheinen im Wert von DM 50,– teil.

Absender nicht vergessen!

Direktionale Dopplersonographie der extrakraniellen Arterien

- **Untersuchungsablauf:**
  - Beiderseits sind nacheinander und kontinuierlich zu untersuchen: A. carotis communis, A. carotis interna und externa.
  - Punktuell sind seitenvergleichend zu untersuchen: A. vertebralis. A. supraorbitalis oder -trochlearis, mit Kompressionstest der Externaäste. A. subclavia.
- **Dokumentation:**
  - *Normalbefund:* Einzeldokumentation von A. carotis communis, A. carotis interna und externa, A. vertebralis, A. supraorbitalis oder -trochlearis, A. subclavia.
  - *Pathologischer Befund:*
    - Zusätzliche Einzeldokumentation der Dopplerströmungskurve oder Frequenzspektren aus dem Stenosemaximum und poststenotisch.
    - Bei Subclavian-Steal-Phänomen Dokumentation der Vertebralisströmung vor und während provozierter Hyperämie.
- **Befundung:**
  - Beschreibend oder anhand eines Gefäßschemas.
  - Stenosedefinition mittels direkter und indirekter dopplersonographischer Kriterien, bei Anwendung der Frequenzanalyse Stenosegradabschätzung über die systolischen Dopplerfrequenzen in der Stenose.

Duplexsonographie der extrakraniellen Arterien

- **Untersuchungsablauf:**
  - Nacheinander sind im Längsschnitt unter gleichzeitiger Ermittlung des Dopplerfrequenzspektrums bzw. der winkelkorrigierten Strömungssignale und im Querschnitt kontinuierlich zu untersuchen: A. carotis communis, A. carotis interna und externa.
  - Nur im Längsschnitt: Aa. vertebrales .
  - Bei klinischem Verdacht auf Subclavia-Verschluß oder Stenose: Aa. subclaviae.
  - In jedem Fall sollte der Duplexsonographie extrakranieller hirnversorgender Arterien eine direktionale Doppleruntersuchung der Hirn- und Periorbitalarterien vorgeschaltet werden.
- **Dokumentation:**
  - *Normalbefund:* Einzeldokumentation von Aa. carotides communes, internae und externae sowie von Aa. vertebrales (mindestens V2-Abschnitt) und gegebenenfalls Aa. subclaviae im Längsschnitt mit den Strömungssignalen.
  - *Pathologischer Befund:* Bei Stenose/Verschluß zusätzliche Dokumentation aus dem gesunden und aus dem pathologischen Segment mit Strömungssignalen.
  - *Farbkodierung:* Dokumentation der Blutströmung in Farbe.
- **Befundung:**
  - Beschreibend oder anhand eines Gefäßschemas.
  - Ausdehnung, Sonomorphologie von arteriosklerotischen Gefäßwandveränderungen, beinhaltend Stenosegraduierung auf der Basis der mittels Dopplersonographie festgestellten systolischen oder enddiastolischen Maximalfrequenzen bzw. winkelkorrigierten Geschwindigkeiten und unter Berücksichtigung indirekter dopplersonographischer Kriterien (z. B. Fluß in den Periorbitalarterien).

10.1 Anatomie der intrakraniellen Arterien

A. carotis interna/Karotissiphon

- **Verlauf:** Durch den Canalis caroticus in den intrakraniellen Raum, intrakranieller Verlauf in einer Rinne an der Seitenfläche des Keilbein-Körpers nach oben (C 5-Segment) bis zum Sinus cavernosus. Die Arterie zieht im Sinus cavernosus ein kurzes Stück nach vorn (C 4-Segment), und wendet sich dann in spitzem Bogen (C 3-Segment) nach kranial hinten. Der distale Anteil des Schenkels ist das C 2-Segment, der gesamte Bogen wird als Karotissiphon bezeichnet. Als erster Ast geht im Bereich des distalen Schenkels die A. ophthalmica ab. Der letzte Abschnitt der Carotis interna (C 1-Segment) vor der Gabelung zieht senkrecht nach oben. An der Gabelung teilt sich die A. carotis interna in die A. cerebri anterior und A. cerebri media. Dieser Abschnitt wird als intrakranielle Karotis-Bifurkation oder als Karotis-T bezeichnet.
- **Anatomische Varianten** sind extrem selten.

A. cerebri media

- **Verlauf:** Im Bereich des Karotis-T geht der Hauptstamm der A. cerebri media (M 1-Segment) nach lateral ab. Über eine Länge von 10 – 25 mm läuft er senkrecht auf die Schläfenregion zu. Die distalen Abschnitte werden als M 2 –M 4-Segment bezeichnet. Im M 2-Abschnitt teilt sich das Gefäß in 2 – 5 Äste. Sie setzen die Richtung des Hauptstammes fort und wenden sich dann im Bereich der Inselregion rechtwinklig nach oben.
- **Anatomische Varianten:** Gedoppelte Anlage des Hauptstammes bzw. frühzeitige Abgabe kaliberstarker Äste in ca. 10% der Fälle. Weitere Variationen des Verlaufes und der Teilung in die Endäste sind häufig, siehe neurologische Spezialliteratur.

A. cerebri anterior, A. communicans anterior

- **Verlauf:** Im Bereich des Karotis-T geht die A. cerebri anterior nach medial ab mit horziontalem Verlauf (A 1-Segment). Danach biegt sie als A. pericallosa (A 2-Segment) im rechten Winkel nach oben um. Rechte und linke A. cerebri anterior sind über die kurze A. communicans anterior miteinander verbunden.
- **Anatomische Varianten:** Hypoplasien der A. cerebri anterior in ca. 4%, der A. communicans anterior in ca. 9% der Fälle.

A. cerebri posterior, A. communicans posterior

- **Verlauf:** Die A. cerebri posterior geht aus der A. basilaris ab, läuft im proximalen Abschnitt (P 1-Segment) nach lateral und ventral bis zur Mündung der A. communicans posterior. Danach zieht sie im P 2-Segment nach dorsal. Die A. communicans posterior verbindet im Circulus Willisii A. cerebri media und A. cerebri posterior und damit vordere und hintere Hirnstrombahn.
- **Anatomische Varianten:** In 10% Ursprung der A. cerebri posterior aus der A. carotis interna. In ca. 85% der Fälle Aufteilung in zwei Äste, in ca. 15% in drei und mehr Äste. Anlagevarianten der A. communicans posterior sind häufig, Hypoplasie in ca. 20%, Aplasie in 1 – 2% der Fälle.

A. vertebralis und A. basilaris

- **Verlauf:** Im Schädelinneren gibt die A. vertebralis die A. cerebelli inferior posterior ab. Rechte und linke A. vertebralis vereinigen sich in Höhe des kaudalen Brückenrandes zur A. basilaris. Sie verläuft auf dem Hirnstamm nach oben, um sich nach ca. 3 – 4 cm in die rechte und linke A. cerebri posterior zu teilen. Kurz vor der Gabelung geht aus der A. basilaris beidseits die A. cerebelli inferior anterior ab, die kaliberschwächer ist als die A. cerebelli inferior posterior.
- **Anatomische Varianten:** Im vertebrobasilären System sind Anlagevarianten häufig. Hypoplasien der A. vertebralis in ca. 10 % der Fälle; Aplasie bzw. Hypoplasie der A. cerebelli inferior posterior in ca. 10 %. Sehr variable Weite des Kalibers sowie der proximalen und distalen Teilungsstelle der A. basilaris. Nähere Angaben siehe neurologische Spezialliteratur.

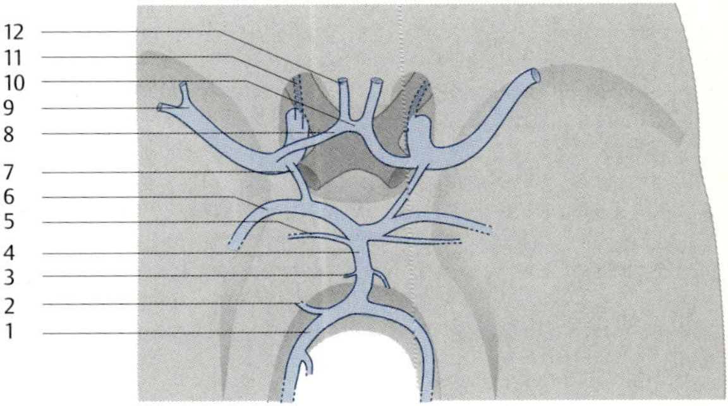

Abb. 189 Hirnbasisarterien und Circulus arteriosus Willisii. Aufsicht auf die Schädelbasis von innen (nach Büdingen, G.-M.,v.Reutern, H.J.) 1 = A. vertebralis; 2 = A. cerebelli inferior posterior (PICA); 3 = A. cerebelli inferior anterior (AICA); 4 = A. basilaris; 5 = A. cerebelli superior; 6 = A. cerebelli posterior (P_2); 7 = A. communicans posterior; 8 = A. cerebri anterior (pars horizontalis); 9 = A. cerebri media; 10 = A. communicans anterior; 11 = A. ophthalmica; 12 = A. cerebri anterior

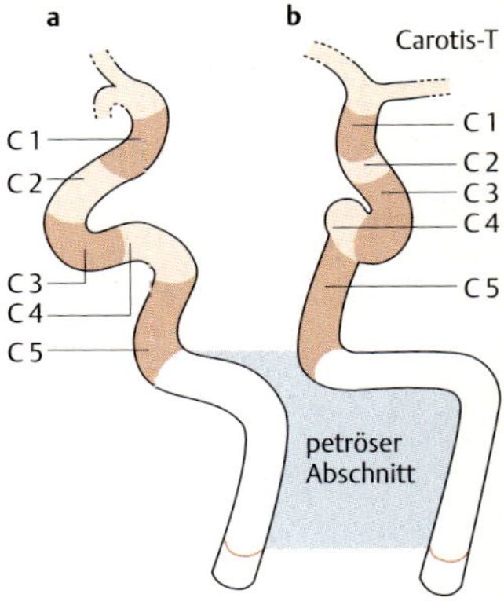

Abb. 190 a und b Bezeichung der intrakraniellen Segmente der A. carotis interna. a) Ansicht von lateral; b) Ansicht von ventral (nach Büdingen, von Reutern)

10.2 Intrakranielle Arterien/Dopplersonographie

Prinzip

- **Identifzierung der intrakraniellen Arterien:**
  - Zuordnung des Strömungssignals zu einer bestimmten Untersuchungstiefe.
  - Bestimmung der Strömungsrichtung.
  - Reaktion des Signals auf Kompressionstests.

Methode

- **Dopplerverfahren:**
  - PW-Doppler (s. S. 11) zur Ableitung von Strömungssignalen aus einer definierten Tiefe.
  - Ultraschallfrequenz 2 MHz.
  - Zur transtemporalen Untersuchung muß die Schädelkalotte vom Ultraschall durchdrungen werden. Hierzu ist im Vergleich zur CW-Dopplersonographie der extrakraniellen Gefäße eine höhere Schallenergie erforderlich.
- **Grundeinstellung des Ultraschallgerätes, Position des Sample volumes:**
  - 2 MHz-Schallkopf. Möglichkeit der variablen Einstellung der Sendeleistung. Eine Reduktion der Sendeleistung auf 10 mW/cm² muß gewährleistet sein.
  - Das Sample volume hat in der Regel eine Ausdehung von 5 mm und wird in Schritten von 5 mm verschoben.
  - Mögliche Untersuchungstiefe im Bereich von 3 – 12 cm.
  - Darstellung des Strömungssignals immer in Form eines Frequenzspektrums, wahlweise mit zusätzlich errechneter Hüllkurve oder Mittelwertskurve.

Schallfenster zur Untersuchung der intrakraniellen Arterien

- **Transtemporaler Zugang:**
  - Erforderlich zur Untersuchung der A. cerebri media, der A. cerebri anterior, der A. communicans anterior und der A. cerebri posterior.
  - Im Bereich der Temporalschuppe können 3 Schallfenster unterschieden werden:
    - Vorderes Schallfenster nahe der Orbita.
    - Mittleres Schallfenster vor dem Ansatz der Ohrmuschel.
    - Hinteres Schallfenster oberhalb des Ansatzes der Ohrmuschel in Projektion auf den knöchernen Gehörgang.
  - Erforderliche Sendeleistung: 75 – 100 mW/cm².
  - Bei ca. 10% der Patienten ist unabhängig vom Alter wegen zu hoher Knochendicke eine Untersuchung über den transtemporalen Zugang nicht möglich. Bei älteren Frauen liegt der Anteil nicht durchschallbarer Temporalschuppen deutlich höher.
- **Transorbitaler Zugang:**
  - Untersuchung des Karotissiphons, A. ophthalmica, A. cerebri anterior.
  - Die Schallsonde wird leicht auf das geschlossene Augenlid aufgesetzt.
  - Sendeleistung: 10 – 25 mW/cm².
- **Transnuchaler Zugang:**
  - Erforderlich zur Untersuchung der A. basilaris, der distalen Abschnitte der A. vertebralis sowie der A. cerebelli inferior posterior.
  - Die Untersuchung wird im Sitzen durchgeführt, der Patient neigt den Kopf nach vorne und nimmt das Kinn auf die Brust.

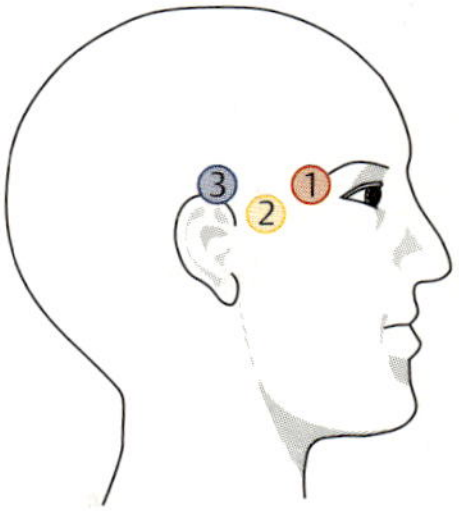

1 = vorderes Schallfenster
2 = mittleres Schallfenster
3 = hinteres Schallfenster

Abb. 191 Position der drei Schallfenster bei transtemporalem Zugang

- Die Schallsonde wird entweder in der Mittellinie oder leicht von lateral bei zur Seite gedrehtem Kopf am Übergang des Hinterkopfes in den Hals aufgesetzt. Der Schallstrahl dringt durch das Foramen magnum in den Schädel ein.
- Je nach Untersuchungstiefe ist eine Sendeleistung von 50 – 100 mW/cm^2 erforderlich.

Strömungsanalyse

- **Darstellung des Frequenzspektrums:** Strömung, die sich auf den Schallwandler *zubewegt* (z. B. A. cerebri media bei transtemporaler Beschallung) wird oberhalb der Nullinie dargestellt.

Beachte: Bei der extrakraniellen Ableitung von Frequenzspektren der A. carotis wird Strömung oberhalb der Nullinie dargestellt, die sich vom Schallwandler *wegbewegt*.

- **Qualitative Analyse des Frequenzspektrums:** Beim transtemporalen Zugang sind infolge der Schallabschwächung durch den Knochen die zurückgeworfenen Schallsignale sehr intensitätsschwach. Zur ausreichenden Darstellung dieser Signale ist eine hohe Eingangsverstärkung erforderlich. Durch die zwangsläufige gleichzeitige Verstärkung des Hintergrundrauschens kann das systolische frequenzfreie Fenster verkleinert oder ganz verstrichen sein. Daher kann das frequenzfreie systolische Fenster als charakteristisches Zeichen einer regelrechten laminaren Strömung nicht als diagnostisches Kriterium herangezogen werden.
- **Quantitative Analyse des Frequenzspektrums:**
  - Ableitung der PW-Dopplersignale ohne Sichtkontrolle, daher ist keine Winkelkorrektur zur Berechnung der Strömungsgeschwindigkeit möglich. Sämtliche in den achtziger Jahren publizierten Normwerte der Strömungsgeschwindigkeit intrakranieller Arterien wurden ohne Winkelkorrektur erstellt. Man ging von einem weitgehend parallelen Verlauf der intrakraniellen Gefäße zum Schallstrahl aus und gab neben den Dopplerfrequenzverschiebungen die ohne Kenntnis des Beschallungswinkels errechneten Strömungsgeschwindigkeiten an. Die transkranielle Farbduplexsonographie zeigt jedoch, daß lediglich am Hauptstamm der A. cerebri media ein vernachlässigbar kleiner Winkel zwischen Schallstrahl und Gefäßachse vorliegt.

- Die folgenden Angaben der Normalwerte beziehen sich auf eine Arbeitsfrequenz von 2 MHz.
- Tabelle 29 zeigt eine Übersicht über die Normwerte der systolischen Maximalgeschwindigkeiten (Vmax systol), die mittleren Geschwindigkeiten (Vmean) und die entsprechenden Werte der Dopplerfrequenzverschiebung.
- Tabelle 30 zeigt die pathologischen Werte der genannten Parameter.

Tabelle 29 Normwerte der Geschwindigkeiten und Dopplerfrequenzverschiebung intrakranieller Arterien bei einer Arbeitsfrequenz von 2 MHz

Gefäß	Vmax systol. (m/s)	Vmean (m/s)	ΔFmax systol. (KHz)	ΔFmean (KHz)
A. carotis interna	0,81 ±0,16	0,52 ±0,11	2,1 ±0,4	1,3 ±0,3
A. cerebri media	< 60 Jahre 0,93 ±0,15 > 60 Jahre 0,78 ±0,15	< 60 Jahre 0,58 ± 0,1 > 60 Jahre 0,45 ±0,11	< 60 Jahre 2,4 ±0,4 > 60 Jahre 2,0 ±0,4	< 60 Jahre 1,5 ±0,3 > 60 Jahre 1,2 ±0,3
A. cerebri anterior, A. communicans anterior	0,73 ±0,22	0,50 ±0,14	1,9 ±0,5	1,3 ±0,4
A. cerebri posterior, A. communicans posterior	0,55 ±0,15	0,37 ±0,10	1,4 ±0,4	0,9 ±0,3
A. vertebralis, A. basilaris	0,57 ±0,19	0,35 ±0,13	1,4 ±0,4	0,9 ±0,3

Tabelle 30 Pathologische Werte der Geschwindigkeiten und Dopplerfrequenzverschiebung intrakranieller Arterien bei einer Arbeitsfrequenz von 2 MHz

Gefäß	Vmax systol. (m/s)	Vmean (m/s)	ΔFmax systol. (KHz)	ΔFmean (KHz)
Stenose der A. cerebri media	> 1,6	> 0,9	> 4,0	> 2,2
Stenose der A. basilaris	> 1,2	> 0,7	> 3,0	> 1,8

A. carotis interna, Karotissiphon

- **Indikation zur Untersuchung:**
  - Zerebraler Insult im Mediastrombahngebiet.
  - Abklärung einer Amaurosis fugax.
  - Präoperative Abklärung des intrakraniellen Karotisabschnittes vor OP einer extrakraniellen Karotisstenose.
- **Mögliche pathologische Befunde:**
  - Stenose im Bereich des Karotissiphons.
  - Verschluß der intakraniellen Karotisstrombahn.
  - Sinus-cavernosus-Fistel.
  - Seltene pathologische Befunde s. S. 342.
- **Beschallungsregion, Position der Sonde:** Transorbitaler Zugang. Position der Sonde auf dem geschlossenen Augenlid, leicht mediale Ausrichtung.
- **Grundeinstellung des Ultraschallgerätes, Position des Sample volumes:**
  - Sendeleistung 10 – 25 mW/cm^2.
  - Plazieren des Sample volumes in 60 – 70 mm Tiefe.
- **Kompressionstest:** Bei transtemporaler Beschallung kann in einer Tiefe von 70 mm auch das Signal der A. cerebri posterior erfaßt werden, deren Strömung ebenfalls auf die Sonde zu gerichtet ist. Kompression der ipsilateralen A. carotis communis hat eine starke Strömungsverminderung bis hin zur Strömungsumkehr im Siphonbereich zur Folge (Abb. 194). Die Strömung der A. cerebri posterior wird dagegen nicht beeinflußt.

Beachte: Vor Kompression Plaquebildungen und Stenosen der A. carotis communis duplexsonographisch ausschließen!

A. cerebri media

- **Indikation zur Untersuchung:** S. A. carotis interna s. o.
- **Mögliche pathologische Befunde:**
  - Stenose und Verschluß der A. cerebri media.
  - Seltene pathologische Befunde s. S. 342.
- **Beschallungsregion, Position der Sonde:** Transtemporaler Zugang, mittleres Schallfenster. Auf einer Linie zwischen lateralem Augenwinkel und oberem Ansatz der Ohrmuschel wird die Sonde ca. 1 cm vor dem äußeren Gehörgang aufgesetzt.
- **Grundeinstellung des Ultraschallgerätes, Position des Sample volumes:**
  - Sendeleistung 50 – 100 mW/cm^2.
  - Plazieren des Sample volumes in 40 – 50 mm Tiefe.
  - In der angegebenen Untersuchungstiefe ist regelmäßig der Media-Hauptstamm (M 1-Segment) anzutreffen.

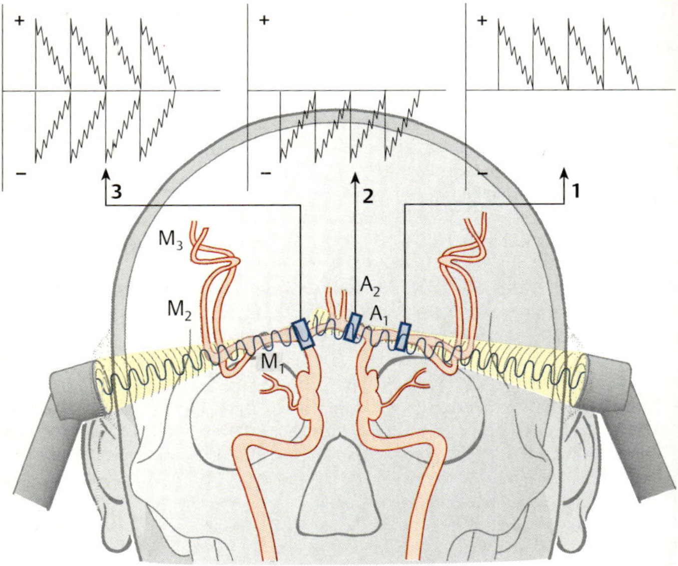

Abb. 192 Strömungsdarstellung in Abhängigkeit von der Position des Sample volumes bei transtemporaler Beschallung. Position 1: Hauptstamm der A. cerebri media, Strömung auf die Sonde zu; Position 2: A. cerebri anterior, Strömung von der Sonde weg; Position 3: Intrakranielle Karotisgabel, simultane Registrierung von Strömungskomponenten in beiden Richtungen (nach Neuerburg-Heusler). A1 – 2, C1 – 4 und M1 – 3 sind Segmentbezeichnungen

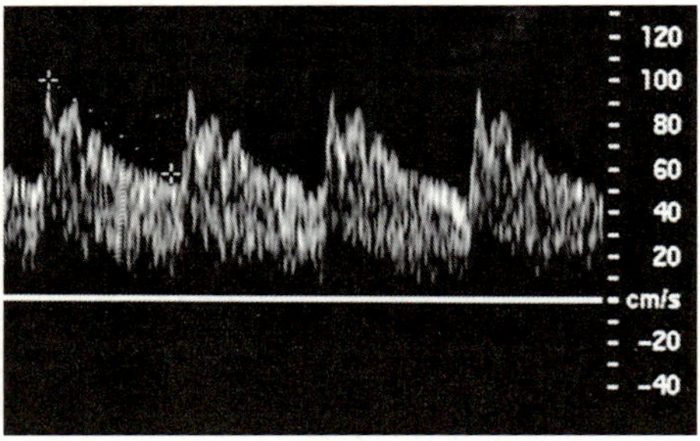

Abb. 193 Strömungssignale der A. cerebri media. Normalbefund. Vmax systol. 0,99 m/s

A. cerebri anterior, A. communicans anterior

➤ **Indikation zur Untersuchung:**
- Infarkt im Versorgungsgebiet der A. cerebri anterior.
- Prüfung der Kollateralfunktion bei Verschluß der A. carotis interna bzw. A cerebri media.

➤ **Mögliche pathologische Befunde:**
- Stenose der A. cerebri anterior.
- Verschluß der A. cerebri anterior.
- Stenose bzw. Verschluß der A. communicans anterior.

➤ **Beschallungsregion, Position der Sonde:** Transtemporaler Zugang, vorderes Schallfenster s. S. 316, ggf. leichte Angulierung des Schallstrahls nach vorn.

➤ **Grundeinstellung des Ultraschallgerätes, Position des Sample volumes:**
- Sendeleistung 75 – 100 mW/cm^2.
- Plazieren des Sample volumes in 60 – 80 mm Tiefe.

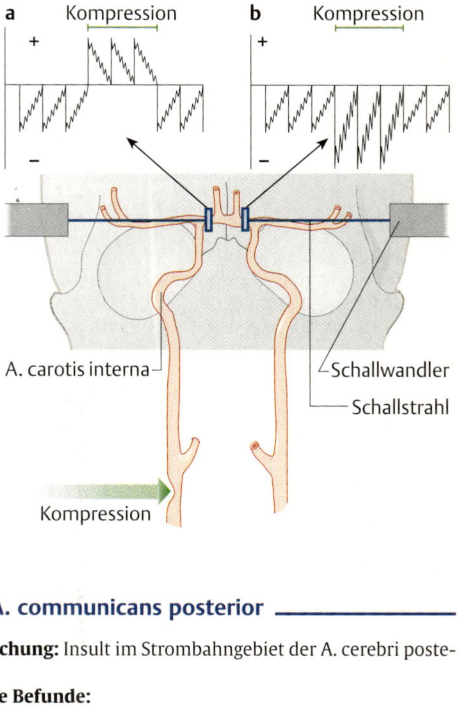

Abb. 194 Kompressionstest bei Untersuchung der A. cerebri anterior. a) Kompression der A. carotis communis hat eine Umkehr der Strömungsrichtung der ipsilateralen A. cerebri anterior zu Folge; b) in der kontralateralen A. cerebri anterior bewirkt die Karotiskompression eine deutliche Amplitudenzunahme. Die Strömungssteigerung ist beweisend für eine offene A. communicans anterior

A. cerebri posterior, A. communicans posterior

➤ **Indikation zur Untersuchung:** Insult im Strombahngebiet der A. cerebri posterior.

➤ **Mögliche pathologische Befunde:**
- Stenose und Verschluß der A. cerebri posterior.
- Seltene pathologische Befunde s. S. 343.

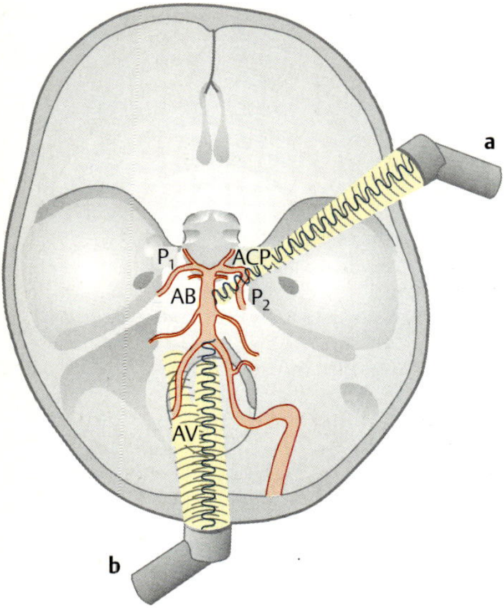

Abb. 195 a und b Schematische Darstellung der Beschallung der A. cerebri posterior (ACP). a) Über temporalen Zugang (hinteres Schallfenster); b) A. basilaris (AB) und A. vertebralis (AV) über transnuchalen Zugang; P_1, P_2 = Segmentbezeichnungen (nach Neuerburg-Heusler)

- **Beschallungsregion, Position der Sonde:**
  - Transtemporaler Zugang, hinteres Schallfenster. Position der Sonde oberhalb und etwas hinter dem Ansatz der Ohrmuschel. Leichtes Kippen des Schallstrahls nach kaudal und dorsal erleichtert das Auffinden des P 1-Segmentes, bei stärkerer Dorsalkippung des Schallstrahls kommt das P 2-Segment der A. cerebri posterior zur Darstellung. Das P 1-Segment ist kürzer und schwieriger darstellbar. Zum Auffinden dieses Segmentes kann das Aufsuchen der Basilaris-Teilungsstelle (sog. Basilarisknopf) hilfreich sein, aus der ein typisches, beidseits der Nullinie gelegenes Strömungssignal abgeleitet werden kann.
  - Untersuchung der A. communicans posterior ebenfalls über transtemporalen Zugang, jedoch Verschiebung des Schallkopfes weiter nach kaudal.
- **Grundeinstellung des Ultraschallgerätes, Position des Sample volumes:**
  - Sendeleistung 75 – 100 mW/cm^2.
  - Plazierung des Sample volumes in 60 – 75 mm Tiefe.

A. vertebralis, A. basilaris

- **Indikation zur Untersuchung:**
  - Insult/TIA im vertebrobasilären Strombahngebiet.
  - Hirnstamm-Insult.
  - Abklärung von Schwindelattacken.
  - Koma unklarer Genese: Verdacht auf Basilaristhrombose.
  - Subclavian Steal-Phänomen.
- **Mögliche pathologische Befunde:**
  - Stenose oder Verschluß der A. vertebralis bzw. A. basilaris.
  - Seltene pathologische Befunde s. S. 343.
- **Beschallungsregion, Position der Sonde:** Transnuchaler Zugang. Die Sonde wird am Übergang vom Hinterkopf zum Hals aufgesetzt. Leichte Angulierung des Schallstrahls nach kranial. Beginn der Untersuchung in der Mittellinie, zur optimalen Signalableitung der A. vertebralis ist eine leichte Kippung der Sonde nach rechts und links erforderlich.
- **Grundeinstellung des Ultraschallgerätes, Position des Sample volumes:**
  - Sendeleistung 50 – 100 mW/cm^2.
  - Untersuchung der A. vertebralis: Sample volume in 60 – 70 mm Tiefe.
  - Untersuchung der A. basilaris: Sample volume in 85 – 110 mm Tiefe.

10.3 Intrakranielle Arterien/Farbduplex

Prinzip

- **Identifizierung der intrakraniellen Arterien:**
  - Darstellung von Weichteilstrukturen, die das Auffinden der intrakraniellen Gefäße erleichtern:
    - Mesencephalon (A. cerebri posterior).
    - Übergang Rückenmark–Hirnstamm (Vertebralarterien, A. basilaris).
  - Darstellung knöcherner Strukturen, die das Auffinden der intrakraniellen Gefäße erleichtern: Kleiner Flügel des Keilbeins und Pars petrosa des Schläfenbeins. Typischerweise verläuft die A. cerebri media parallel zum kleinen Keilbeinflügel.
  - Farbkodierte Darstellung der Hirnbasisarterien.
  - Positionierung des Sample volumes unter Sichtkontrolle.
  - Bestimmung der Strömungsrichtung.
  - Winkelkorrigierte Bestimmung der Strömungsgeschwindigkeit.
  - Prüfung der Veränderung des Signals bei Kompressionstests.

Methode

- **Duplexverfahren:**
  - Geschwindigkeitsabhängige, flächenhafte, farbkodierte Strömungsdarstellung, ggf. auch leistungsabhängige flächenhafte Strömungsdarstellung (Angio-Mode, s. S. 15).
  - PW-Doppler mit variabler Größe des Sample volumes.
  - Zur B-Bild-Darstellung der intrakraniellen Strukturen und zur flächenhaften intrakraniellen Strömungsdarstellung sind im Vergleich zur PW-Dopplersonographie ohne Sichtkontrolle deutlich höhere Schallenergien erforderlich.
  - Abhängig von der Knochendicke ist die benötigte Ultraschallenergie sehr variabel und liegt bei transtemporaler Beschallung bei 180 – 300 mW/cm^2.
- **Grundeinstellung des Ultraschallgerätes:**
  - Elektronischer 2,0 – 2,25 MHz Phased-array-Schallkopf, variable Einstellung der Sendeleistung.
  - Ultraschallfrequenz zur Gewinnung von B-Bild und farbkodierter Strömungsdarstellung in der Regel 2,0 – 2,25 MHz.
  - Ultraschallfrequenz zur Gewinnung der Strömungsinformation aus dem Sample volume in der Regel 2,0 MHz.
  - Abbildungstiefe 8 – 10 cm.
  - Zu Beginn der Untersuchung hohe Sendeleistung und hohe Farbverstärkung zum Auffinden der intrakraniellen Gefäße, dann stufenweise Rücknahme von Sendeleistung und Farbverstärkung bis zu dem Bereich, der noch eine ausreichende und eindeutige Gefäßdarstellung zuläßt.
  - Bei transnuchalem Zugang farbkodierte Darstellung der Gefäße (wegen Fehlen des Knochenfensters) mit geringeren Schallenergien als bei transtemporaler Beschallung.
  - Darstellung des PW-Doppler-Signals als Frequenzspektrum.
  - Größe des Farbsektors ca. 5 × 7 cm.
  - Farbgeschwindigkeitsbereich bei symmetrischer Skalierung ca. ±30 – 40 cm/s. Der Farbgeschwindigkeitsbereich muß der individuellen Situation angepaßt werden; in einem gesunden Arteriensegment sollen die höchsten Geschwindigkeiten ohne Farbalias-Phänomen dargestellt werden.
  - Varianzkodierung zugeschaltet.

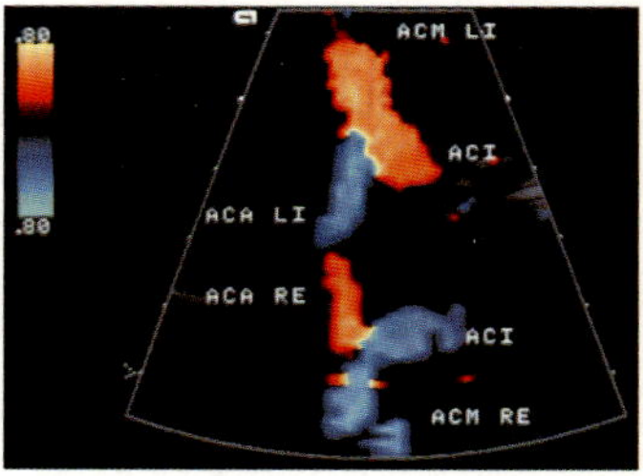

Abb. 196 Vorderer Abschnitt des Circulus arteriosus Willisii. Sondenposition linkstemporal. Darstellung sowohl der ipsilateralen als auch der kontralateralen A. carotis interna (ACI), A. cerebri media (ACM) und A. cerebri anterior (ACA). Die A. communicans anterior ist nicht sichtbar (aus Arning, C. Farbkodierte Duplexsonographie der hirnversorgenden Arterien. Stuttgart: Thieme 1996)

Schallfenster zur farbkodierten Untersuchung intrakranieller Arterien

- **Transtemporaler Zugang:**
  - Untersuchung der A. cerebri media, A. cerebri posterior und A. carotis interna.
  - A. cerebri anterior und die A. communicans anterior lassen sich nicht regelmäßig darstellen.
  - Eine kompette Darstellung des Circulus arteriosus Willisii gelingt nur in Ausnahmefällen.
  - Der Schallkopf wird im Bereich der Temporalschuppe über dem vorderen oder mittleren Schallfenster (s. S. 316) aufgesetzt.
  - Einstellung einer transversalen Ebene, ähnlich der Schnittführung im CT.
  - ***Beachte:*** Es ist empfehlenswert, keine absolut horizontale Schnittführung zu wählen, sondern die Ebene vorne etwas anzuheben.
  - Der auf der Transversalebene senkrecht stehende Schnitt ist zur Beurteilung der A. cerebri media nicht geeignet.
- **Transnuchaler Zugang:**
  - Untersuchung der A. vertebralis und der A. basilaris.
  - Der Schallkopf wird am Übergang vom Hinterkopf in den Nacken in der Mittellinie aufgesetzt.
  - Einstellung einer Transversalebene zwischen Foramen occipitale magnum und Nasenwurzel.
  - Bei mangelhafter Darstellung der Vertebralarterien wird der Schallkopf neben der Mittellinie positioniert und die Transversalebene nach rechts oder links gekippt.
  - Eine Darstellung des Y-förmigen Zusammenflusses der beiden Vertebralarterien zur A. basilaris sollte angestrebt werden.
- **Transorbitaler Zugang:** Um eine Gefährdung der Linse durch die hohe Ultraschallenergie auszuschließen, sollte keine transorbitale farbkodierte Untersuchung der intrakraniellen Gefäße durchgeführt werden.

10.3 Intrakranielle Arterien/Farbduplex

Strömungsanalyse

- **Darstellung des Frequenzspektrums:**
  - Positionierung des Sample volumes im Bereich des farbkodierten Strömungssignals. Das Sample volume muß hier im Unterschied zu den extrakraniellen Arterien nicht auf 2/3 des Lumens eingegrenzt werden. Es kann den gesamten Gefäßdurchmesser umfassen.
  - Ausrichtung des Winkelkorrekturbalkens parallel zum Gefäßverlauf.
  - Strömung, die sich auf den Schallkopf zubewegt, z. B. der A. cerebri media bei transtemporaler Beschallung, wird oberhalb der Nullinie dargestellt.
- **Indikation und Untersuchungsablauf** s. PW-Doppler der intrakraniellen Arterien S. 316.

Stellenwert des Verfahrens

- **Transkranielle Farbduplexsonographie:** Erlaubt im Gegensatz zur transkraniellen PW-Dopplersonographie Aussagen über den Gefäßverlauf, mit Einschränkungen auch über das Gefäßkaliber.
- Erleichterte Zuordnung pathologischer Befunde zu einem bestimmten Gefäßabschnitt.
- **Aneurysmen der Hirnbasisarterien** können dargestellt werden, eine Aussage über die zum farbduplexsonographischen Nachweis erforderliche Mindestgröße eines Aneurymas ist derzeit nicht möglich
- **Arteriovenöse Malformationen** können dargestellt werden. Infolge des Farbalias-Phänomens bei hoher Strömungsgeschwindigkeit sind sie durch ein Farbmosaikmuster gekennzeichnet. Als Ausschlußuntersuchung ist die transkranielle Farbduplextechnik jedoch nicht geeignet, da Angiome mit kleinem Shuntvolumen dem Nachweis entgehen können.
- **Stenosemorphologie:** Bei transkranieller Technik ist im Gegensatz zur extrakraniellen Duplexsonographie keine Aussage möglich.
- **Hirnbasisarterien:** Untersuchung gelingt mit konventioneller PW-Dopplertechnik häufiger als mit farbkodierter Technik. Eine Aussage über die A. cerebri media ist mit konventioneller PW-Dopplertechnik in 80–90% der Fälle möglich, bei farbkodierter Untersuchung gelingt die Darstellung des Gefäßes in ca. 50–60%. Durch die Anwendung von Ultraschallkontrastmitteln läßt sich die diagnostische Aussage verbessern.
- Die transkranielle Farbduplextechnik kann die herkömmliche transkranielle PW-Dopplersonographie noch nicht ersetzen.

PW-Doppler

- **A. carotis interna:**
  - Der Schallstrahl kann auf den Scheitelpunkt des spitzen Winkels des Karotissiphons, den proximalen (C 4-Segment) oder distalen (C 2-Segment) Schenkel des Siphons treffen. Die Strömung kann daher oberhalb, unterhalb oder beidseits der Nullinie dargestellt werden. Durch leichtes Kippen der Sonde ist eine eindeutige Darstellung des Signals ober- oder unterhalb der Nullinie möglich. Die Strömung im proximalen Schenkel ist auf die Sonde zu, im distalen Schenkel von ihr weg gerichtet.
  - Die A. carotis interna weist eine hohe enddiastolische Strömung auf.
  - Strömungsgeschwindigkeit und Frequenzverschiebung, Normalwerte s. Tabelle 29, S. 318.
  - Auch bei transtemporalem Zugang (Sendeleistung 75 – 100 mW/cm^2) kann der distale Anteil der A. carotis interna erfaßt werden. Das Signal wird in 60 – 65 mm Tiefe abgeleitet. Der Winkel zwischen Gefäßachse und Schallstrahl ist bei dieser Registrierung jedoch ungünstig, so daß Geschwindigkeitsangaben nicht zulässig sind.
- **A. cerebri media:**
  - Die Strömung im Media-Hauptstamm ist auf die Sonde zu gerichtet. Bei Untersuchung in geringerer Tiefe können auch Signale in entgegengesetzter Richtung registriert werden. Diese stammen von Media-Ästen, die sich im Bereich der Inselregion nach oben wenden.
  - Elongationen und Schleifenbildungen verursachen erhebliche Variationen der systolischen Maximalwerte. Maßgeblich für die diagnostische Aussage und den Seitenvergleich ist immer die höchste ableitbare Geschwindigkeit bzw. Dopplerfrequenzverschiebung.
  - Mit zunehmendem Alter nimmt die Strömungsgeschwindigkeit in der A. cerebri media ab.
  - Normalwerte s. Tabelle 29, S. 318.
  - Kompressionstest: Zur Identifzierung nicht erforderlich.
- **A. cerebri anterior, A. communicans anterior:**
  - Strömung von der Sonde weg gerichtet. Bei Tieferfahren des Sample volumes kann das Signal der gegenseitigen A. cerebri anterior erfaßt werden, in diesem Fall ist die Strömung auf die Sonde zu gerichtet.
  - Normalwerte S. Tabelle 29, S. 318.
  - Nur der horizontale Abschnitt (A 1-Segment) kann erfaßt werden.
  - Eine selektive Ableitung eines Signals der A. communicans anterior ist nicht möglich. In der Regel liegen Mischsignale aus A. cerebri anterior und A. communicans anterior vor.
  - *Kompressionstest:* Prüfung der Durchgängigkeit des vorderen Abschnittes des Circulus Willisii durch Kompression der ipsilateralen und der kontralateralen A. carotis communis. Ipsilaterale Kompression hat eine Strömungsumkehr in der A. cerebri anterior zur Folge. Eine Strömungszunahme bei kontralateraler Kompression ist beweisend für eine offene A. communicans anterior.

Beachte: Vor Kompression Plaquebildungen und Stenosen ausschließen!

10.4 Normalbefund

- **A. cerebri posterior, A. communicans posterior:**
  - Proximaler Abschnitt (P 1-Segment): Strömung auf die Sonde zu.
  - Distaler Abschnitt (P 2-Segment): Stömung von der Sonde weg.
  - Normalwerte s. Tabelle 29, S. 318.
  - *Kompressionstest:*
    - Bei regelrechtem Abgang der A. cerebri posterior aus der A. basilaris kommt es bei Kompression der ipsilateralen A. carotis communis zu einer Zunahme der Strömungsgeschwindigkeit.
    - Geht die A. cerebri posterior aus der A. carotis interna ab (Häufigkeit 10%), nimmt die Strömungsgeschwindigkeit ab. Vor Kompression an Plaquebildungen und Stenosen denken!
  - *Augenschluß-Test:* Funktionstest zur Identifizierung der A. cerebri posterior. Der Patient schließt die Augen für kurze Zeit und blickt dann auf einen hellen Gegenstand; innerhalb weniger Augenblicke Strömungszunahme um 20–30% in der A. cerebri posterior. Bei Beschallung der benachbarten A. cerebelli superior tritt dieses Phänomen nicht auf.
- **A. vertebralis, A. basilaris:**
  - Sowohl die Strömung der A. vertebralis als auch der A. basilaris ist von der Sonde weg gerichtet. Eine Differenzierung der beiden Gefäße oder des Zusammenflusses ist somit anhand der Strömungsrichtung nicht möglich. Auch die Geschwindigkeit ändert sich nicht.
  - Ein Strömungssignal, das auf die Sonde zu gerichtet ist, stammt meist aus der A. cerebelli inferior posterior.
  - In einer Tiefe von 100 mm stammt das abgeleitete Signal in der Regel aus der A. basilaris.
  - Eine sichere Aussage über die A. basilaris ist nur in ca. 80% der Untersuchungen möglich.
  - Für Ungeübte kann die Unterscheidung der A. vertebralis von der A. basilaris sehr schwierig sein.
  - Normalwerte s. Tabelle 29, S. 318.
  - *Kompressionstest:* Wegen der tiefen Lage der Vertebralisschlinge ist eine Kompression nur schwer oder überhaupt nicht durchführbar. Der Vertebralis-Kompressionstest ist daher von eingeschränkter Aussage. Durch Kompression der Vertebralarterie an der Atlasschlinge ist eine Differenzierung von linker und rechter Vertebralarterie möglich. Ipsilateral kommt es dabei zur Strömungsabschwächung.

Farbduplextechnik

- **Farbkodierte Strömungsdarstellung:**
  - Farbkodierung s. technische Grundlagen S. 22.
  - Bei transtemporaler Beschallung werden A. cerebri media, das P-1 Segment der A. cerebri posterior sowie das C-1 Segment der A. carotis interna rot kodiert. Das P-2 Segment der A. cerebri posterior sowie die A. cerebri anterior kommen blau zu Darstellung. Abhängig von der Untersuchungstiefe können in der gleichen Schnittebene die kontralateralen Hirnbasisarterien mit entsprechender Farbkodierung in der Gegenrichtung dargestellt werden.
  - Bei transnuchaler Untersuchung werden sowohl die Vertebralarterien als auch die A. basilaris blau kodiert wiedergegeben.

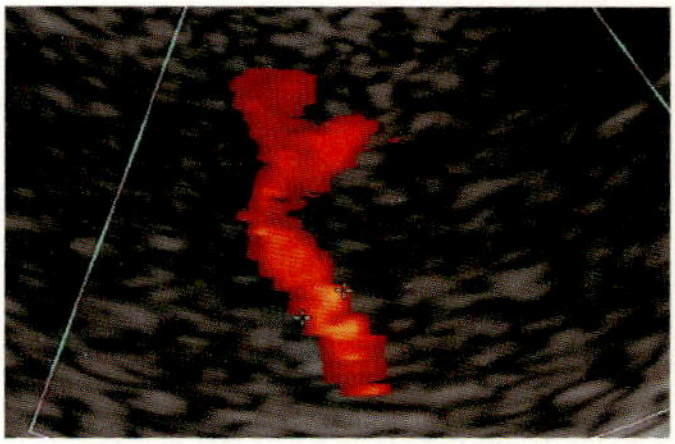

Abb. 197 Farbkodierte Darstellung des Hauptstammes der A. cerebri media. Normalbefund

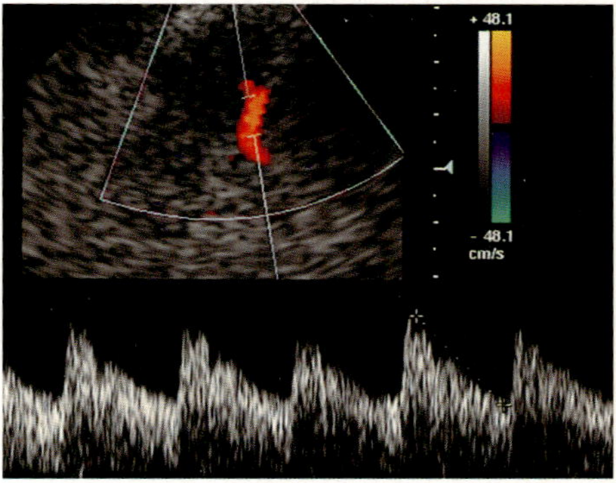

Abb. 198 Strömungssignal der A. cerebri media. Nahezu paralleler Verlauf der Arterie zum Schallstrahl. Vmax systol. 0,74 m/s. Altersentsprechender Normalbefund bei 68jähriger Patientin

- **Qualitative Analyse des Frequenzspektrums:** S. PW-Doppler S. 317.
- **Quantitative Analyse des Frequenzspektrums:**
  - Winkelkorrigierte Bestimmung der systolischen Maximalgeschwindigkeit.
  - Nur bei Untersuchung der A. cerebri media sind die mit und ohne Winkelkorrektur bestimmten Geschwindigkeiten annähernd gleich. Die Erklärung liegt im nahezu parallelen Verlauf des Gefäßes zur Einfallsrichtung der Schallstrahlen.
  - Bei allen übrigen intrakraniellen Arterien ist mit stärkeren Abweichungen zwischen winkelkorrigierter und unkorrigierter Geschwindigkeitsbestimmung zu rechnen s. S. 317.

10.5 Stenose der A. cerebri media

Indikation und Untersuchungsablauf

- **Indikation** s. PW-Doppler der intrakraniellen Arterien S. 319.
- **Untersuchung der extrakraniellen Karotisstrombahn** mit konventionellem oder Farbduplex.
- **Untersuchung der Strömungsrichtung** der A. supratrochlearis mit der 8 MHz-CW-Doppler-Stiftsonde.
- **Ableitung von Frequenzspektren** aus dem Media-Hauptstamm.

Extrakranieller Befund

- **Das Strömungssignal der A. carotis communis** wird weder durch eine Stenose noch einen Verschluß der A. cerebri media beeinflußt.
- **Das Strömungssignal der extrakraniellen Carotis interna** wird nur selten von einer nachgeschalteten Stenose der A. cerebri media beeinflußt. Eine stark hämodynamisch wirksame Cerebri media-Stenose kann eine Reduktion der Strömungsgeschwindigkeiten in der vorgeschalteten A. carotis interna mit sich bringen.

PW-Doppler

- **Beschallungsregion, Position der Sonde,** s. S. 316.
- **Grundeinstellung des Ultraschallgerätes, Position des Sample volumes,** s. S. 316.
- **Ableitung von Frequenzspektren:**
  - Ableitung von Frequenzspektren aus dem Media-Hauptstamm (M 1-Segment) unmittelbar im Bereich der höchsten Geschwindigkeiten sowie distal davon aus der poststenotischen Region.
  - Die distalen Abschnitte des Hauptstammes sind in der Regel in einer Tiefe von 30 – 40 mm zu erfassen.
  - Bei Ableitung von Stenosesignalen der A. cerebri media sollte eine relativ hohe Empfangsverstärkung gewählt werden, da die hochfrequenten Anteile des Stenosesignals häufig eine niedrige Amplitude haben, bei der Knochenpenetrationen stark abgeschwächt werden und dem Nachweis entgehen können.
  - Obwohl ein gepulster Doppler zum Einsatz kommt, können die erhöhten Geschwindigkeiten bei Stenosen der A. cerebri media meist ohne Alias-Phänomen erfaßt werden. Die Erklärung hierfür ist die relativ geringe Untersuchungstiefe und die dadurch mögliche hohe Pulsrepetitionsrate.
  - Berechnung der maximalen systolischen und der mittleren Frequenzverschiebung bzw. Geschwindigkeit.
- **Qualitative Analyse des Frequenzspektrums:**
  - Das Fehlen des frequenzfreien systolischen Fensters ist bei Untersuchung der A. cerebri media als Stenosekriterium nicht geeignet (s. S. 317).
  - Höhergradige Stenosen sind durch retrograde systolische Strömungskomponenten gekennzeichnet. Sie entstehen streng genommen erst unmittelbar poststenostisch, d. h. im Bereich der Öffnung des Stenosetrichters.
  - Stenosen sind häufig mit dem akustischen Phänomen des „musical murmur" verbunden.
  - Eine im Seitenvergleich um 50% erhöhte Strömungsgeschwindigkeit macht das Vorliegen einer Stenose wahrscheinlich.
- **Quantitative Analyse des Frequenzspektrums:** Kriterien einer höhergradigen Stenose der A. cerebri media s. Tabelle 30, S. 318.

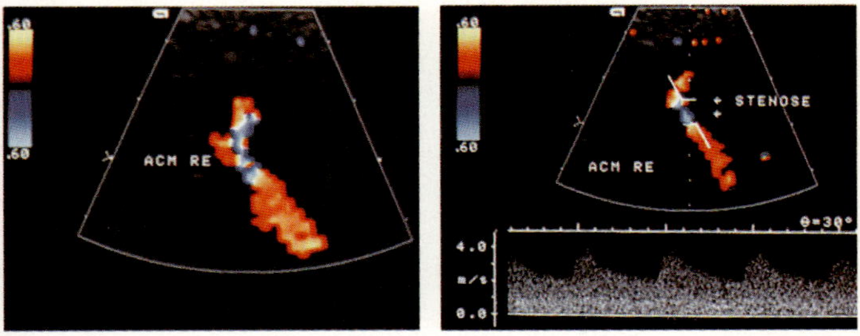

b

Abb. 199 a und b Hochgradige Stenose der A. cerebri media unmittelbar vor der Trifurkation. a) Farbalias-Phänomen im Stenosebereich; b) PW-Doppler: Nachweis stark erhöhter systolischer und enddiastolischer Strömungsgeschwindigkeiten. Die systolische Maximalgeschwindigkeit beträgt mehr als 3 m/s (aus Arning, C. Farbkodierte Duplexsonographie der hirnversorgenden Arterien. Stuttgart: Thieme 1996)

Farbduplex

- **Grundeinstellung des Ultraschallgerätes, Größe des Farbfensters** s. S. 324.
- **Nachweis der Strömungsbeschleunigung** im Bereich einer Stenose durch umschriebenes Auftreten eines Alias-Phänomens (s. S. 14) sowie verstärkte Varianzkodierung. Es resultiert ein Rot-blau-grün-Mosaik im Verlauf des Media-Hauptstammes.
- Wahl einer hohen Farbverstärkung.
- Das Farbdopplersignal dient dem Nachweis und der Lokalisation der Strömungsbeschleunigung, ist zur Stenosequantifizierung jedoch nicht geeignet.
- Zur Quantifizierung gezielte Ableitung von Strömungssignalen mit PW-Doppler aus der Region mit dem Farbalias-Phänomen und distal aus dem poststenotischen Segment.

Stellenwert des Verfahrens

- **Höhergradige Stenosen** der A. cerebri media sind sicher nachweisbar.
- **Nachweis mäßiggradiger Stenosen:** Im Gegensatz zur Situation bei den übrigen intrakraniellen Arterien aufgrund des güngstigen Winkels zwischen Schallstrahl und Gefäßachse möglich.

10.5 Stenose der A. cerebri media

- Eine Prozentangabe der Lumenreduktion ist nicht möglich.

Beachte:
- *Falsch positive Befunde:*
  - In den ersten Wochen nach zerebralem Insult durch reaktive Hyperämie bei spontaner Rekanalisation eines Verschlusses der A. cerebri media (Strömungsbeschleunigung, vorgetäuschtes Stenosesignal).
  - Durch Verwechslung mit einem Kollateralgefäß (beschleunigte Strömung).
  - Strömungsbeschleunigung bei intrakranieller arterio-venöser Fistel. (s. Sinus-cavernosus-Fistel S. 336).
- *Falsch negativer Befund:* Bei alleiniger Verwendung der systolischen Spitzengeschwindigkeit bzw. Frequenzverschiebung; durch Schallabschwächung des Knochens mangelhafte Wahrnehmung hochfrequenter, aber intensitätsschwacher Signale. Bei Untersuchung der A. cerebri media daher zusätzliche Berechnung der mittleren Strömungsgeschwindigkeit bzw. Frequenzverschiebung.

Klinisches Prozedere

- Bei TIA infolge Stenose der A. cerebri media Antikoagulation mit Kumarin-Derivaten. Bei einer retrospektiven Untersuchung an 151 Patienten mit hochgradigen Stenosen der intrakraniellen Arterien zeigte sich die Marcumar-Therapie der Gabe von Acetylsalicylsäure überlegen.
- Bei Kontraindikation einer Marcumarisierung Therapie mit Thrombozytenfunktionshemmern (Acetylsalicylsäure, Ticlopidin).
- Zur Insultprophylaxe bei asymptomatischer Stenose der A. cerebri media durch Marcumar oder Acetylsalicylsäure liegen keine gesicherten Daten vor.

Indikation und Untersuchungsablauf

- Indikation s. PW-Doppler der intrakraniellen Arterien, S. 323.
- Untersuchung der extrakraniellen Vertebralisstrombahn mit konventioneller oder Farbduplexsonographie.
- Ableitung von Frequenzspektren aus beiden Vertebralarterien sowie der A. basilaris.

Extrakranieller Befund

- Nur bei starker hämodynamischer Wirksamkeit einer Stenose der A. basilaris ist mit einer Auswirkung auf die vorgeschalteten extakraniellen Vertebralarterien mit Abnahme der systolischen und diastolischen Strömungsgeschwindigkeit zu rechnen.

PW-Doppler

- **Beschallungsregion, Position der Sonde** s. S. 323.
- **Grundeinstellung des Ultraschallgerätes, Position des Sample volumes** s. S. 323.
- **Ableitung von Frequenzspektren:**
  - Ableitung von Frequenzspektren und Berechnung der Frequenzverschiebung s. A. cerebri media S. 330.
  - In einer Tiefe von 100 mm stammt das abgeleitete Signal in der Regel aus der A. basilaris. Eine Unterscheidung von der Vertebralarterie anhand der Strömungsrichtung ist nicht möglich.
  - Hohe Empfangsverstärkung wegen großer Untersuchungstiefe.
  - Erhöhte Strömungsgeschwindigkeiten bei einer Basilarisstenose sind häufig mit einem Alias-Phänomen verbunden. Infolge der geringen Pulsrepetitionsrate bei großer Untersuchungstiefe sind die maximalen, ohne Umschlag in die Gegenrichtung darstellbaren Geschwindigkeiten niedrig.
- **Qualitative Analyse des Frequenzspektrums:**
  - Fehlen des frequenzfreien systolischen Fensters s. S. 317.
  - Höhergradige Stenosen sind durch retrograde systolische Strömungskomponenten gekennzeichnet. Im Frequenzspektrum kann es zu einer Überlagerung dieser Strömungskomponenten durch Frequenzanteile kommen, die infolge Alias-Phänomen in der Gegenrichtung dargestellt werden.
- **Quantitative Analyse des Frequenzspektrums:** Kriterien einer höhergradigen Stenose der A. basilaris s. Tabelle 30, S. 318.

Farbduplex

- **Grundeinstellung des Ultraschallgerätes, Größe des Farbfensters** s. S. 324.
- Horizontale Schnittführung, Darstellung beider Vertebralarterien bis zur Vereinigung zur A. basilaris, Darstellung der A. basilaris nach Möglichkeit im gesamten Verlauf.
- Nachweis der Strömungsbeschleunigung in der Stenose durch umschriebenes Farbalias-Phänomen sowie verstärkte Varianzkodierung.
- Wahl einer hohen Farbverstärkung.
- Das Farbsignal dient dem Nachweis und der Lokalisation der Strömungsbeschleunigung, ist jedoch zur Stenosequantifizierung nicht geeignet.

10.6 Stenose der A. basilaris

Stellenwert des Verfahrens

- Mit **Doppler- und Duplexsonographie** können nur höhergradige Basilarisstenosen mit ausreichender Sicherheit erfaßt werden.
- **Stenosierungsgrad:** Prozentuale Angaben sind nicht möglich.
- **PW-Dopplertechnik:** Im Bereich der A. basilaris der farbkodierten Strömungsdarstellung deutlich überlegen (s. S. 326).
- Im Vergleich zur Diagnostik der A. cerebri media ist die Aussage der Farbduplexsonographie bei der Untersuchung der A. basilaris von untergeordneter Bedeutung.
- Die Unterscheidung einer Basilarisstenose von einer Stenose der intrakraniellen Vertebralisabschnitte ist dopplersonographisch nicht möglich.

Beachte:

- Falsch-positiver Befund durch Kollateralgefäß und arteriovenöse Fistel (s. S. 333).
- Verwechslungsmöglichkeit mit der A. cerebelli inferior posterior; Unterscheidung durch die Strömungsrichtung (s. S. 317).
- Falsch-negativer Befund durch mangelhaften Nachweis hoher Frequenzverschiebungen bei intensitätsschwachen Signalen.

Klinisches Prozedere

- Bei Nachweis einer Stenose der A. basilaris sollte auch bei fehlender klinischer Symptomatik eine Antikoagulation erfolgen.
- Nach Ausschluß von Kontraindikationen ist eine Therapie mit Kumarinderivaten indiziert.
- Bei Kontraindikationen für eine Marcumarisierung Gabe von Acetylsalicylsäure oder Ticlopidin.

Indikation und Untersuchungsablauf

- **Indikation:**
  - Klinischer Verdacht auf Sinus-cavernosus-Fistel: Wahrnehmung eines pulssynchronen Ohrgeräusches durch den Patienten. Auftreten von Doppelbildern (Verlauf der Augenmuskelnerven durch den Sinus cavernosus). Protrusio bulbi (Abflußbehinderung der V. ophthalmica durch Druckerhöhung im Sinus cavernosus).
  - Z.n. Schädel-Hirn-Trauma, Schädelbasis-Fraktur.
- **Untersuchungsablauf:**
  - Bestimmung des Shunt-Volumens.
  - Verlaufsbeobachtung nach interventioneller Therapie.
  - Beurteilung der extrakraniellen Gefäße: Untersuchung von A. carotis communis, A. carotis interna und A. carotis externa mittels Farbduplex-Technik (s. S. 276). Ableitung von Frequenzspektren (s. S. 282).
  - Bestimmung des Durchmessers der A. carotis communis im Querschnitt.
  - Untersuchung der Strömungsrichtung der A. supratrochlearis mit der 8 MHz-CW-Doppler-Stiftsonde.
  - Beurteilung der intrakraniellen Gefäße: Ableitung von Frequenzspektren aus dem Karotissiphon, der A. cerebri media, der A. cerebri anterior und der A. cerebri posterior.

Extrakranieller Befund

- Das Signal der A. carotis communis und A. carotis interna zeigt infolge des niedrigen peripheren Widerstandes eine deutliche Erhöhung der systolischen und diastolischen Strömungsgeschwindigkeit.
- Das Signal der A. carotis externa wird von einer Sinus-cavernosus-Fistel nicht beeinflußt.
- Die A. supratrochlearis zeigt bei orthograder Durchströmung im Seitenvergleich eine verminderte Amplitude. Häufig ist sie auch retrograd durchströmt. Durch die Sogwirkung der AV-Fistel kommt es zur Verschiebung der Trennlinie zwischen Interna-und Externastrombahngebiet nach innen (s. S. 270).

PW-Doppler

- **Beschallungsregionen (transorbital und transtemporal) und Positionen der Sonde** s. S. 316.
- **Grundeinstellung des Ultraschallgerätes, Position des Sample volumes** s. S. 316.
- **Ableitung von Frequenzspektren:**
  - Ableitung von Frequenzspektren des Karotissiphons, der A. cerebri media, der A. cerebri anterior und A. cerebri posterior.
  - Berechnung der maximalen systolischen und enddiastolischen Strömungsgeschwindigkeiten.
- **Qualitative Analyse der Frequenzspektren:**
  - Das Frequenzspektrum der extrakraniellen Carotis interna zeigt eine deutliche Verbreiterung, retrograde systolische Strömungsanteile liegen jedoch nicht vor.

- Das Frequenzspektrum der intrakraniellen Carotis interna, abgeleitet im Bereich der AV-Fistel, zeigt in der Regel ein komplett verstrichenes frequenzfreies Fenster mit Auftreten retrograder systolischer Strömungsanteile. Das Signal ist einem Stenosesignal sehr ähnlich.
- Akustisch imponiert das Signal aus der Sinus-cavernosus-Fistel als systolisch-diastolisches „Maschinengeräusch".
- Die Strömungssignale der A. cerebri media und A. cerebri anterior zeigen, falls sie nicht an der Shunt-Versorgung beteiligt sind, keine pathologische Veränderung. Ebenso stellt sich die A. cerebri posterior unauffällig dar.

➤ **Quantitative Analyse der Frequenzspektren:**
- Im Bereich der Sinus-cavernosus-Fistel sind systolische und diastolische Strömungsgeschwindigkeit bzw. Frequenzverschiebung stark erhöht. Häufig wird das 3–4fache des Normalwertes erreicht. Wegen starker Variabilität ist eine Angabe von Geschwindigkeitsgrenzwerten nicht möglich.
- Die Berechnung der mittleren Strömungsgeschwindigkeit kann geräteintern und halbautomatisch erfolgen. Alternativ kann sie bei Kenntnis von systolischer und diastolischer Geschwindigkeit nach folgender Formel annähernd bestimmt werden:

$$\text{Vmean} = \frac{(\text{Vmax syst.} + 2\ \text{Vdiast.})}{3}$$

- *Strom-Zeit-Volumen:*
  - Berechnung des Strom-Zeit-Volumens *Q* der Carotis communis im Seitenvergleich zur Abschätzung des Shunt-Volumens :
    $Q = \pi r^2\ \text{Vmean}$
    r = Radius der Carotis communis; Vmean = mittlere Strömungsgeschwindigkeit der Carotis communis.
  - Das normale Strom-Zeit-Volumen der Carotis communis beträgt ca. 300–400 ml/min.
  - Bei Berechnung des Stromzeitvolumens sollte ein Mittelwert aus mindestens 3 Einzelmessungen gebildet werden.
- *Shuntvolumen:*
  - Das Shuntvolumen errechnet sich durch Subtraktion des Stromzeitvolumens der gesunden von dem der erkrankten Seite.
  - Eine Bestimmung des Shuntvolumens ist auch durch Seitenvergleich des Stromzeitvolumens der A. carotis interna möglich.

Farbduplex

➤ **Grundeinstellung des Ultraschallgerätes, Größe des Farbfensters** s. S. 324.
➤ Aufgrund der hohen Geschwindigkeiten kann in der gesamten Region des Sinus cavernosus ein Farbalias-Phänomen dargestellt werden.
➤ Varianzkodierung: Zusätzliche Darstellung eines Rot-blau-grün-Mosaiks.
➤ Die A. cerebri media kommt, falls sie nicht an der Versorgung des Shunts beteiligt ist, ohne Farbalias zur Darstellung.

Stellenwert des Verfahrens

- **Sichere Diagnose einer Sinus-cavernosus-Fistel** durch den direkten Nachweis der Shunt-Verbindung und der Strömungsveränderungen im Bereich der zuführenden Arterien.
- **Transkranielle Farbduplexsonographie:** Ermöglicht keine Aussage über das Shuntvolumen. Hierzu ist die Untersuchung der extrakraniellen Karotisabschnitte erforderlich.

Beachte:

- Das AV-Fistel-Signal kann mit einem Stenosesignal verwechselt werden.
- Bei gleichzeitigem Vorliegen einer Sinus-cavernosus-Fistel und einer extrakraniellen Karotisstenose kann das Ausmaß der extrakraniellen Stenose überschätzt werden.
- Kongenitale arteriovenöse Malformationen können das gleiche doppler- und duplexsonographische Erscheinungsbild wie eine Sinus-cavernosus-Fistel haben. Die Unterscheidung erfolgt durch die Lokalisation und die Identifizierung der zuführenden Gefäße.

Klinisches Prozedere

- Therapie der Wahl ist der radiologisch-interventionelle Verschluß einer Sinus-cavernosus-Fistel durch einen absetzbaren Ballon. Alternativ kommt ein neurochirurgisches Vorgehen in Frage.

10.8 Zerebraler Kreislaufstillstand/Hirntod

Grundlagen

- Die Feststellung des Hirntodes erfolgt *unabhängig* davon, ob eine anschließende Organexplantation möglich ist.
- Die folgenden Ausführungen beziehen sich nur auf die Hirntoddiagnostik beim Erwachsenen. Sie stützen sich auf die Stellungnahmen des wissenschaftlichen Beirates der Bundesärztekammer vom 5.12.1991 und 9.5.1997. Die „Entscheidungshilfen zur Feststellung des Hirntodes" wurden im Deutschen Ärzteblatt veröffentlicht.
- **Definition Hirntod:** Der Hirntod ist definiert als Zustand des irreversiblen Erloschenseins der Gesamtfunktion des Großhirns, des Kleinhirns und des Hirnstamms bei einer durch kontrollierte Beatmung aufrechterhaltenen Herz-Kreislauf-Funktion.

Diagnose des Hirntodes

- **Erforderlich zur Diagnose des Hirntodes sind:**
  - *Erfüllung der Voraussetzungen* (siehe unten).
  - *Klinische Ausfallssymptome:*
    - Koma.
    - Lichtstarre beider mittel- bis maximal weiter Pupillen, wobei die Wirkung eines Mydriatikums ausgeschlossen sein muß.
    - Fehlen des okulo-zephalen Reflexes.
    - Fehlen des Kornealreflexes.
    - Fehlende Reaktion auf Schmerzreize im Versorgungsgebiet des N. trigeminus.
    - Fehlen des Pharyngeal- und Trachealreflexes.
    - Ausfall der Spontanatmung.
  - *Irreversibilitätsnachweis der klinischen Ausfallssymptome:*
    - Bei primär supratentorieller Schädigung erneuter Nachweis der klinischen Ausfallssymptome nach einer Beobachtungszeit von mindestens 12 Stunden.
    - Bei primär infratentorieller Schädigung ist neben dem Nachweis der klinischen Ausfallssymptome der Nachweis eines Nullinien-EEG oder des zerebralen Kreislaufstillstandes zwingend erforderlich.
    - Bei sekundärer Hirnschädigung erneuter Nachweis der klinischen Ausfallssymptome nach einer Beobachtungszeit von mindestens 3 Tagen.
  - *Feststellung und Dokumentation* der erfüllten Voraussetzungen und aller klinischen Symptome übereinstimmend und unabhängig durch zwei qualifizierte Ärzte.
- **Voraussetzungen:**
  - *Akute, schwere primäre oder sekundäre Hirnschädigung:* Primäre Hirnschädigung z. B. durch Hirnverletzung, Hirninfarkt, intrakranielle Blutung, malignen Hirntumor. Sekundäre Hirnschädigung z. B. durch Hypoxie, kardial bedingten Kreislaufstillstand oder Schockzustand anderer Genese.
  - *Ausschluß anderer Ursachen* des Ausfalls der Hirnfunktion im Untersuchungszeitraum: Intoxikationen, dämpfende Wirkung von Medikamenten, Unterkühlung, neuromuskuläre Blockaden, entzündliche Erkrankungen, endokrines oder metabolisches Koma sowie Kreislaufschock.

Ergänzende apparative Diagnostik zur Bestätigung der klinischen Zeichen des Hirntodes

- **Nullinien-EEG:** Kontinuierliche Registrierung über eine Zeitdauer von mindestens 30 Minuten.
- **Erlöschen der frühen akustisch evozierten Potentiale (FAEP)** und der zerebralen bzw. hochzervikalen Komponente der somatosensibel evozierten Potentiale (primär supratentorielle und sekundäre Hirnschädigung).
- **Dopplersonographie, Gehirnperfusionsszintigraphie oder beidseitige Angiographie:** Nachweis des zerebralen Zirkulationsstillstandes.
- Die apparative Diagnostik ist alleine nicht zum Nachweis des irreversiblen Ausfalls der Hirnfunktion geeignet. Immer müssen primär die klinischen Ausfallssymptome nachgewiesen werden.
- Bei zusätzlicher Ableitung eines Nullinien-EEG, dem Nachweis von erloschenen frühen akustisch evozierten Potentialen oder der Diagnose eines zerebralen Kreislaufstillstandes kann jedoch die Irreversibilität der Hirnschädigung ohne weitere Beobachtungszeit festgestellt werden. Die folgenden Ausführungen beziehen sich ausschließlich auf die Diagnostik des zerebralen Kreislaufstillstandes mittels dopplersonographischer Techniken.

Dopplersonographie

- **Untersuchungsbedingungen:**
  - Zur sicheren Interpretation einer dopplersonographischen Untersuchung bei der Fragestellung „zerebraler Kreislaufstillstand“ wird ein systolischer Blutdruck von mindestens 80 mmHg gefordert.
  - Es müssen intra- und extrakranielle Carotis- und Vertebralisstrombahn untersucht werden.
- **Grundeinstellung des Ultraschallgerätes:**
  - Die darstellbaren Signale sind häufig niederfrequent und intensitätsschwach.
  - Niedriger Geschwindigkeitsbereich, z. B. ±0,5 m/s.
  - Möglichst niedriger Wandfilter.
  - Durchführung der Untersuchung mit maximaler Sendeleistung des PW-Dopplers (100 mW/cm^2).
  - Hohe bis maximale Empfangsverstärkung.

Befunde der Dopplersonographie

- **Bei erhöhtem Hirndruck:**
  - Mit zunehmendem Hirndruck steigt der periphere Widerstand der zerebralen Zirkulation.
  - Strömungskurvenform: Ändert sich vom Niedrigwiderstandssignal zum Hochwiderstandssignal und ähnelt dem Signal extremitätenversorgender Gefäße.
  - Mit steigendem Hirndruck kommt es zunächst zu einer Reduktion, dann zu einem kompletten Verlust der enddiastolischen antegraden Strömungskomponente.

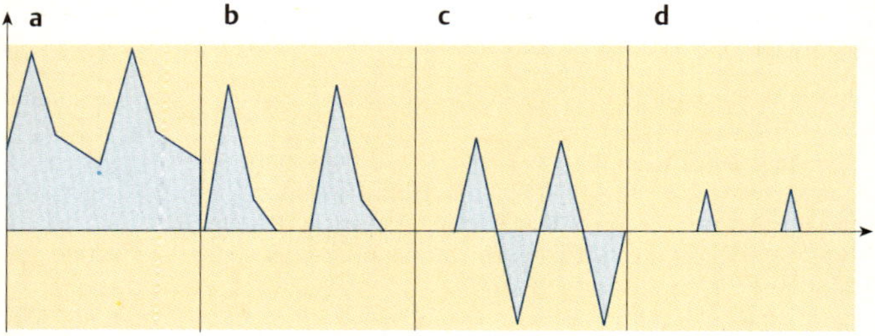

Abb. 200 a – d Veränderung des Strömungssignales intrakranieller Arterien mit zunehmendem Hirndruck. a) Normalbefund; b) Verminderung bzw. Verlust der antegraden enddiastolischen Strömungskomponente; c) biphasisches Strömungssignal („oszillierende Strömung“); d) kleine systolische Spitzen

- Bei weiterer Zunahme des Hirndrucks kommt die Gewebeperfusion zum Erliegen. Zunächst ist aufgrund der Elastizität der Hirnbasisarterien noch ein biphasisches Signal mit deutlichem frühdiastolischem Rückstromanteil nachweisbar. Dieses Phänomen wird auch als oszillierende Strömung oder „Elastizitätsfluß“ bezeichnet. Ein effektiver Bluttransport findet nicht mehr statt.
- Weitere Hirndrucksteigerung: Phänomen der kleinen systolischen Spitzen, das sind sehr schmale, systolisch antegrade Strömungskomponenten mit einer Geschwindigkeit < 0,5 m/s und einer Frequenzverschiebung < 1 KHz (bei 2 MHz Arbeitsfrequenz). Eine diastolische Rückstromkomponente ist nicht mehr darstellbar (unterhalb der Nachweisgrenze).
- Steigt der intrakranielle Druck noch weiter, sind im Bereich der Hirnbasisarterien keinerlei Strömungssignale mehr ableitbar.

➤ **Bei zerebralem Kreislaufstillstand:**
- Oszillierende Strömung.
- Kleine systolische Spitzen.
- Vollkommen fehlendes Strömungssignal.
- Die gleichen Veränderungen sind im Bereich der extrakraniellen Strombahn zu beobachten. Die Veränderungen sind an der A. carotis interna und den Vertebralarterien deutlicher ausgeprägt als an der A. carotis communis. Das Signal der A. carotis externa zeigt hingegen keine Veränderung.
- Beweisend für einen zerebralen Zirkulationsstillstand ist einer der folgenden Befunde, wenn er bei mindestens zweimaliger Untersuchung im Abstand von mindestens 30 Minuten dokumentiert werden konnte.
  - Biphasisches Strömungssignal bzw. oszillierende Strömung oder kleine systolische Spitzen (< 0,5 m/s) in der A. cerebri media, der intrakraniellen A. carotis interna sowie in der extrakraniellen A. carotis interna und A. vertebralis beidseits.

- Fehlendes Strömungssignal der Hirnbasisarterien. Dieser Befund kann nur dann als Zeichen des zerebralen Kreislaufstillstandes gewertet werden, wenn durch denselben Untersucher ein Signalverlust bei vorher eindeutig nachweisbarem Signal dokumentiert wurde und zusätzlich an den extrakraniellen Arterien die Zeichen des zerebralen Kreislaufstillstandes nachweisbar sind.

Stellenwert des Verfahrens

➤ **Dopplersonographie:**

- Wichtiger Bestandteil der Hirntod-Diagnostik. Sie wurde 1991 vom Wissenschaftlichen Beirat der Bundesärztekammer bei der 2. Novellierung der „Entscheidungshilfen zur Feststellung des Hirntodes" in die Reihe der ergänzenden Untersuchungen aufgenommen.
- Im Gegensatz zur Angiographie ermöglicht die Dopplersonographie eine direkte, nichtinvasive Aussage über die zerebrale Perfusion.
- Die Diagnose eines zerebralen Zirkulationsstillstandes kann dopplersonographisch sicher gestellt werden. Bei Beachtung der vorgenannten Kriterien sind falsch-positive Diagnosen nicht zu erwarten.
- Bei Patienten mit Schädeltrepanation ist die Dopplersonographie zur Feststellung des zerebralen Zirkulationsstillstandes nicht geeignet.

Beachte:

- Ein nicht nachweisbares Signal der A. cerebri media kann durch ein fehlendes temporales Schallfenster bedingt sein. Indirekt ist dann eine Aussage anhand der Veränderungen des extrakraniellen Carotis-interna -Signales und des Vertebralis-Signales möglich.
- Falsch positiver Befund bei beidseitigem Verschluß der A. carotis interna im distalen intrakraniellen Abschnitt; Differenzierung anhand des Vertebralis-Signales möglich, welches bei beidseitigem Interna-Verschluß eine hohe Kollateral-Strömung aufweist.
- Erschwerte Diagnose eines zerebralen Kreislaufstillstandes mit Dopplersonographie bei intrakranieller A.V.-Fistel.

A. carotis interna, Karotissiphon

- **Dissektion:**
  - Die direkte Darstellung von Dissektionsmembranen im intrakraniellen Raum ist derzeit mit transkranieller Duplextechnik nicht möglich. In der Regel beginnt die Dissektion im extrakraniellen Abschnitt und ist hier einer duplexsonographischen Untersuchung sehr gut zugänglich. Neben dem morphologischen Befund Nachweis von charakteristischen Strömungsveränderungen im wahren und im falschen Lumen (s. Aortendissektion S. 228).
  - Intrakranielle Kompression des wahren Lumens durch das falsche Lumen: Nachweis der resultierenden Strömungsbeschleunigung im transkraniellen Doppler oder Duplex, Unterscheidung von einem Stenosesignal (arteriosklerotischer oder vaskulitischer Genese) ist jedoch nicht möglich.
  - Beurteilung der Ausdehnung einer Karotisdissektion in den intrakraniellen Raum: Selektive Angiographie oder eine MRT erforderlich.
- **Intrakranielles Aneurysma der Carotis interna:**
  - Klinische Symptomatik: Abhängig von der Lokalisation des Aneurysmas und der Kompression benachbarter Hirnnerven; häufig Okulomotoriusparese oder einseitiger Visusverlust durch Kompression des N. opticus.
  - Die transkranielle PW-Dopplertechnik zeigt bei intrakraniellen Aneurysmen keine spezifischen Befunde. Bei transkranieller farbkodierter Untersuchung können Aneursymen dargestellt werden. Möglicherweise kann der Nachweis durch die leistungsabhängige Strömungsdarstellung verbessert werden. Ausreichende Erfahrungen liegen noch nicht vor.
  - Diagnostische Methoden der Wahl: Selektive Angiographie, MRT und CT.
- **Sinus cavernosus-Fistel**, s. S. 335.

A. cerebri media

- **Aneurysma** der A. cerebri media.
- **Fibromuskuläre Dysplasie:** Sehr seltene, nichtarteriosklerotische Ursache einer Stenose der A. cerebri media. Einen spezifischen farbduplexsonographischen Befund gibt es nicht. Die transkranielle Duplexsonographie läßt über die Stenosemorphologie keine Aussage zu. Diagnostische Methode der Wahl ist die selektive Angiographie.
- **Kongenitale arteriovenöse Malformation:**
  - Am häufigsten im Versorgungsgebiet der A. cerebri media. Es liegen Gefäßektasien in Verbindung mit multiplen arteriovenösen Kurzschlußverbindungen (intrakranielle Angiome) vor.
  - Die im Bereich der A.V.-Shunts stark erhöhte Strömungsgeschwindigkeit ist bei der farbkodierten Untersuchung an einem typischen Farbmosaikmuster zu erkennen, welches im Gegensatz zur Situation bei einer Stenose in einer größeren flächenhaften Ausdehnung nachweisbar ist. Bei entsprechend hohem Shunt-Volumen kann auch in der extrakraniellen Carotis interna eine Zunahme der systolischen und insbesondere enddiastolischen Strömung vorliegen. Resistance- und Pulsatilitätsindex der angiomversorgenden Gefäße sind erniedrigt.

- Zur Ausschlußdiagnostik arteriovenöser Malformationen ist die transkranielle Farbduplextechnik nicht geeignet, da Angiome mit kleinem Shuntvolumen dem Nachweis entgehen können. Diagnostische Methoden der Wahl sind selektive Angiographie, MRT und CT.

Beachte: Die Beurteilung einer extrakraniellen Karotisstenose anhand der Geschwindigkeits- und Frequenzparameter (s. S. 290) wird durch einen intrakraniellen A.V.-Shunt stark erschwert.

A. cerebri anterior

- Aneurysma.

A. cerebri posterior

- Aneurysma.
- Kongenitale arteriovenöse Malformation.

A. vertebralis, A. basilaris

- Dissektion.
- Aneurysma.
- Fibromuskuläre Dysplasie.
- Kongenitale arteriovenöse Malformation.

10.10 Dokumentation

Normalbefund

- Einzeldokumentation von Frequenzspektren.
- Einzeldokumentation mit winkelkorrigierter Berechnung der Strömungsgeschwindigkeit sowie Dokumentation der Blutströmung in Farbe (Video, Farbprinter).
  - A. cerebri media bds.
  - A. cerebri anterior bds.
  - A. cerebri posterior bds.
  - A. carotis interna im Endabschnitt bds.
- Bei gegebener Indikation zusätzlich:
  - A. vertebralis bds.
  - A. basilaris, soweit erreichbar.
- Evtl. ergänzende bzw. alternative Darstellung von:
  - A. ophthalmica bds.
  - Carotissiphon bds.

Pathologischer Befund

- Zusätzliche Dokumentation der Frequenzspektren aus der Stenoseregion sowie dem poststenotischen Segment.

11.1 Inhaltl. Befundungskriterien Doppler Untersuchung

Tabelle 31 Befundungskriterien einer dopplersonographischen Untersuchung (modifiziert nach Neuerburg)

PW-, CW-Doppler	
Strömungsnachweis	
Strömungsrichtung	orthograd retrograd frühdiastol. Rückstrom Pendelströmung Reaktion auf Modulations- bzw. Kompressionstests
Analogkurve	Amplitude systol. Spitzenumkehr
Frequenzspektrum	frequenzfreies systol. Fenster maximale systol. und enddiastol. Frequenzverschiebung retrograde systolische Strömungskomponenten
Strömungsgeschwindigkeit	winkelkorrigierte Berechnung der maximalen systolischen und enddiastol. Geschwindigkeit umschriebene oder längerstreckig nachweisbare Strömungsgeschleunigung
Strömungsmodulation (zusätzlich bei Venen)	Atmungsmodulation Valsalva-Manöver proximale/distale Kompression bzw. Dekompression
B-Bild	
Darstellbarkeit	
Anatomie	regulär Normvariante, Kinking/Coiling
Gefäßdurchmesser	Innen-/Außendurchmesser absoluter Durchmesser (Aneurysma)
Pulsation	Querpulsation Längspulsation
Gefäßwandstrukturen	Lokalisation
Echomuster	homogen/inhomogen echoarm/echoreich Schallschatten

Fortsetzung Tabelle 31, S. 346 ▶

Tabelle 31 (Fortsetzung)

B-Bild	
Oberfläche	durchgehend unterbrochen
Gefäßbinnenstrukturen	Dissektionsmembran Thrombus (echoreich/echoarm, wandadhärent/umspült)
Zusätzlich bei Venen: Komprimierbarkeit des Lumens Durchmesser im Vergleich zur Begleitarterie	
Farbdoppler	
Strömungsnachweis	
Strömungsrichtung	systolisch/diastol. Farbwechsel antegrade Strömung während der gesamten Herzaktion retrograde Strömung während der gesamten Herzaktion Pendelströmung
Strömungscharakteristik	Farbalias-Phänomen Strömungsbeschleunigung (umschrieben, längerstreckig) Varianzkodierung systolische retrograde Strömungskomponenten

A

Halbfette Seitenzahlen = Haupttextstelle.

Halbfette Seitenzahlen = Haupttextstelle.

Halbfette Seitenzahlen = Haupttextstelle.

Halbfette Seitenzahlen = Haupttextstelle.

Halbfette Seitenzahlen = Haupttextstelle.

B

Halbfette Seitenzahlen = Haupttextstelle.

C

D

Halbfette Seitenzahlen = Haupttextstelle.

E

Halbfette Seitenzahlen = Haupttextstelle.

F

G

Halbfette Seitenzahlen = Haupttextstelle.

Halbfette Seitenzahlen = Haupttextstelle.

L

M

Halbfette Seitenzahlen = Haupttextstelle.

N

O

P

Halbfette Seitenzahlen = Haupttextstelle.

Q

R

S

Halbfette Seitenzahlen = Haupttextstelle.

Halbfette Seitenzahlen = Haupttextstelle.

W

Halbfette Seitenzahlen = Haupttextstelle.

Y

Z

Notizen

Notizen

Checklisten

griffig, kompakt, bestechend übersichtlich

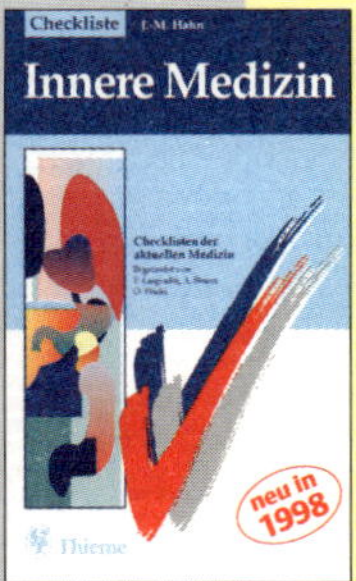

Innere Medizin

neu in 1998

Hahn

Sie können nicht alles im Kopf haben – aber in der Kitteltasche!
• Differentialdiagnose und Therapie • **Alle Notfälle** in **einem** Teil komplett abgehandelt • **Leitsymptomteil** • **Jetzt** mit detaillierten Infos zu Impfungen, Prophylaxen bei Fernreisen, Arzneimitteltherapie bei geriatrischen Patienten • Fallstricke und Merksätze wurden besonders markiert • Zahlreiche Verweise auf Internet-Adressen

2. A. 1998. 808 S., 142 Abb., 12 Farbtafeln, 247 Tab.
DM 49,80 ISBN 3 13 107242 3

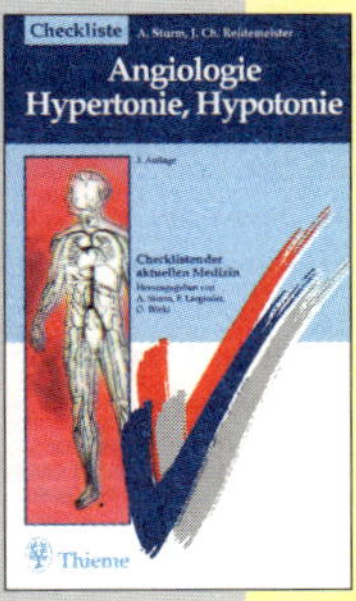

Angiologie, Hypertonie, Hypotonie

Sturm/Reidemeister

Einmalig!
Ihr moderner, kompetenter Ratgeber zu allen Fragen der Angiologie, Hypertonie und Hypotonie in Klinik und Praxis • Mit **Grundlagen und Untersuchungstechniken** im grauen Teil • **Alle Krankheitsbilder** zu Angiologie, Hypertonie inkl. konservativer Therapie sind im blauen Teil umfassend dargestellt – Abbildungen zeigen die möglichen Befunde • **Operative Therapieverfahren** inkl. gefäßchirurgischer Eingriffe im roten Teil.

1998. 480 S., 172 Abb.
DM 64,– ISBN 3 13 617803 3

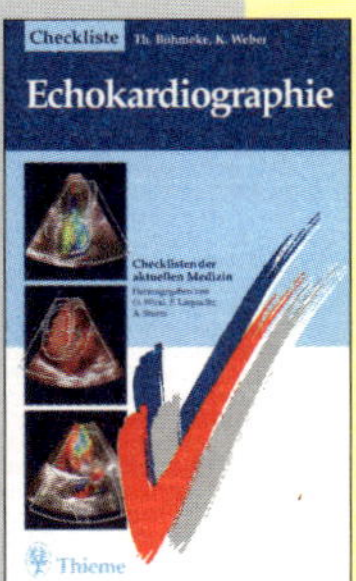

Echokardiographie

Böhmeke/Weber

Der praktische Leitfaden für eine der wichtigsten nichtinvasiven Methoden!
• Alle echokardiographischen Verfahren • Alle echokardiographisch diagnostizierbaren Erkrankungen
Neu in der 2. Auflage:
• Ausführliche Darstellung der transösophagialen Echokardiographie • Zu jedem Befund das weitere Vorgehen • Rund 80 neue Abbildungen, größtenteils mit erläuternden Schemata

2. A. 1998. 244 S., 528 Abb.
DM 59,80 ISBN 3 13 129402 7

Thieme

Preisänderungen vorbehalten

Kurzglossar

- **Alias-Phänomen:** Bei gepulsten Doppler-Verfahren (PW-Doppler, Farbdoppler) werden Frequenzverschiebungen oder Strömungsgeschwindigkeiten oberhalb der → Nyquist-Grenze in der Gegenrichtung dargestellt, beim Farbdoppler als Umschlag in die Gegenfarbe.
- **Nyquist-Grenze:** Grenzwert, bis zu dem die Dopplerfrequenzverschiebung bzw. Geschwindigkeit eindeutig bestimmt werden kann. Nyquist-Grenze = PRF/2 für beide Strömungsrichtungen (symmetrische Null-Linienposition); Nyquist-Grenze = PRF bei Strömungsdarstellung nur in einer Richtung.
- **Pulsrepetitionsrate (PRF):** Anzahl der Schallimpulse pro Sekunde (gepulster Doppler). Die maximal mögliche PRF hängt von der Untersuchungstiefe ab (vor neuem Impuls muß Rücklauf des vorhergehenden abgewartet werden).
- **Analogkurve**: Einfachste Darstellung von Strömungsinformation im zeitlichen Verlauf, gibt einen mittleren Wert der jeweiligen Dopplerfrequenz-Verschiebung wieder. Darstellung als Summenkurve oder in 2-Kanal-Technik.
- **Frequenzverschiebung (syn. Doppler-Shift):** Differenz zwischen Sendefrequenz und empfangener Frequenz der Ultraschallimpulse (KHz-Bereich). Wird entsprechend der Strömungsrichtung mit + oder – gekennzeichnet.
- **Trägerfrequenz (syn. Arbeitsfrequenz):** Sendefrequenz des CW-, PW- oder des Farbdopplers (im MHz-Bereich).
- **Frequenzspektrum, Frequenzanalyse:** Darstellung aller Frequenzkomponenten eines Signals im zeitlichen Verlauf. Wiedergabe der jeweiligen Frequenzen abhängig von der Amplitude (unterschiedliche Grauwerte/Helligkeitsstufen).
- **Frequenzfreies Fenster:** Frequenzfreier Raum zwischen Nullinie und systolischer Frequenzverschiebung. Darstellbar bei Frequenzanalyse, meist als spitzes Dreieck, Ausdruck laminar ungestörter Strömung. Nachweisbar bei allen physiologischen arteriellen Strömungssignalen.
- **Frühdiastolischer Rückstrom (syn. Frühdiastolischer Dip):** Strömungsumkehr in der frühen Diastole. Physiologisch bei Arterien mit hohem peripherem Widerstand (Extremitäten, Mesenterialarterien nüchtern).
- **Systolische Spitzenumkehr:** Veränderung der Analogkurve bei hochgradigen Arterienstenosen; in der Systole bricht die Kurve ein und nähert sich der Nulllinie (im Fequenzspektrum nicht nachweisbar).
- **Retrograd systolische Strömungsanteile**: Veränderung des Frequenzspektrums bei hochgradigen Arterienstenosen. Retrograde Strömung unterhalb der Nullinie während der Systole im Bereich der Stenoseöffnung.
- **Systolische Entschleunigung:** Kurzfristige Abnahme der systolischen Strömungsgeschwindigkeit bei inkomplettem Subclavian-Steal-Phänomen (A. vertebralis).
- **Sample volume (syn. Meßvolumen):** Bereich, aus dem die Strömungsinformation empfangen wird (mit gepulstem Doppler). Größe variabel einstellbar, meist 2–15 mm.
- **Wandfilter (syn. Hochpaßfilter):** Variabel einstellbarer Filter, eliminiert niederfrequente Anteile des Frequenzspektrums. Arterielle Untersuchungen: 100–200 Hz; venöse Untersuchungen 50–75 Hz.
- **Winkelkorrektur:** Erforderlich zur Umrechnung der Dopplerfrequenzverschiebung in Strömungsgeschwindigkeit. Innerhalb des Sample volumes wird der Winkelkorrekturbalken parallel zur Gefäßachse ausgerichtet.